DIE ERFINDUNG DER HYSTERIE

SABINE ARNAUD

Die Erfindung der Hysterie im Zeitalter der Aufklärung

(1670-1820)

Aus dem Französischen von Heiko Pollmeier

VERLAG TURIA + KANT
WIEN–BERLIN

Bibliografische Information der Deutschen Nationalbibliothek
Die Deutsche Bibliothek verzeichnet diese Publikation in der Deutschen Nationalbibliografie; detaillierte bibliografische Daten sind im Internet über http://dnb.ddb.de abrufbar.

Bibliographic information published by the
Deutsche Nationalbibliothek
The Deutsche Nationalbibliothek lists this publication in the Deutsche Nationalbibliografie; detailed bibliographic data are available on the Internet at http://dnb.dnb.de.

ISBN 978-3-85132-933-9

Originaltitel:
»L'Invention de l'hystérie au temps des Lumières (1670-1820)«
Erschienen bei Editions de l'EHESS, Paris 2014

Cover: Bettina Kubanek, Visuelle Gestaltung, Berlin
unter Verwendung eines Ausschnitts des Gemäldes von
Johann Heinrich Füssli: »Die Nachtmahr« (1781)

VERLAG TURIA + KANT
A-1010 Wien, Schottengasse 3A/5/DG1
Büro Berlin: D-10827 Berlin, Crellestraße 14
info@turia.at | www.turia.at

INHALT

DANKSAGUNG

Es ist mir eine große Freude, allen zu danken, die mich im Frühstadium unterstützten, als diese Arbeit Gestalt annahm: Evelyn Ackerman, Michel Beaujour, Vincent Crapanzano, Anne Deneys-Tunney und Arlette Farge. Das Interesse, das Antoine de Baecque, Peter Cryle, Jan Goldstein, Catriona Seth, Anne Vila, Caroline Warman und Elizabeth Williams an meiner Arbeit bekundeten, hat mich seither begleitet, und mit tiefer Dankbarkeit weise ich hier auf diese Unterstützung hin. Auch Marie Kloos, Thordis Laackman, Friederike Seeman-Sterling, Jean Terrier und insbesondere Tim-Tra Dang bin ich für ihre Mitarbeit und ihre tatkräftige Unterstützung beim Abschluss dieser Arbeit sehr dankbar. Schließlich möchte ich meine allergrößte Dankbarkeit jener Person aussprechen, die mir am Beginn dieser Arbeit zur Seite stand, ebenso meinen Eltern.

Unzählige Bibliothekare haben meinen Weg gekreuzt und mir bei der Recherche Zugang zu Texten verschafft, darunter viele seltene Quellen, von denen das vorliegende Buch sehr profitierte. Den Bibliothekaren der *Académie de médecine* zu Paris, der *Bibliothèque interuniversitaire de Santé*, der *Bibliothèque de l'Assistance publique*, der *Bibliothek des Max Planck Instituts für Wissenschaftsgeschichte* Berlin, der *Bibliothèque nationale de France* in Paris, der *Medizinfakultät* Montpellier, des *Stadtarchivs* Arles, der *Archives départementales du Vaucluse* in Avignon, der Archive der *Académie des Sciences, Belles-Lettres et Arts* in Rouen, der *Bibliothèque interuniversitaire* in Lausanne, der *Bibliothèque publique et universitaire* [nun: *Bibliothèque de Genève*] in Genf, der *New York Public Library*, der *New York Academy of Medicine*, der *Oskar Diethelm Library* in New York, der *Moody Library* in Galveston und der *Francis A. Countway Library* der Harvard University bin ich dankbar für ihre Unterstützung.

Die *Société Internationale d'Étude des Femmes de l'Ancien Régime*, das *Graduate Center* (*CUNY*), die *New York Academy of Medicine* und die *Francis A. Countway Library* der Harvard University haben diese Arbeit großzügigerweise mit Forschungsstipendien während meiner Promotion unterstützt. Das *Melbern G. Glasscock Center for Humanities Research* an der Texas A&M University hat mir einen Forschungsaufenthalt zuteilwerden lassen, und das *ICI Kulturlabor Berlin* sowie das *Institute for the Medical Humanities* der University of Texas Medical Branch in Galveston haben mir Forschungsaufenthalte gewährt, die mir ermöglichten, die Ergebnisse meiner Forschungen zu diskutieren, zu lehren und mir die nötige Zeit zu nehmen, dieses Werk zu verfassen. Das *Max Planck Institut für Wissenschaftsgeschichte* Berlin hat mir die ideale Umgebung geboten, um dieses Werk abzuschließen. Dank all jenen, welche die Arbeit unterstützt haben.

Möge dieses Buch meine Dankbarkeit gegenüber allen Künstlern und Forschern ausdrücken, nah und fern, die es inspiriert haben.

EINLEITUNG

> »Denn nicht, indem sie beschreiben, üben Worte ihre Macht aus: Erst indem sie benennen, aufrufen, befehlen, intrigieren, verführen, schneiden sie in die Natürlichkeit der Existenzen, setzen Menschen in Bewegung, trennen sie und vereinen sie zu Gemeinschaften. Das Wort hat ganz anderes nachzuahmen als nur seinen Sinn oder seinen Referenten: die Macht der Rede, der es seine Existenz verdankt, die Bewegung des Lebens, die Geste einer Adressierung, die Wirkung, die es vorwegnimmt, den Empfänger, dessen Zuhören oder Lektüre es im Voraus nachahmt.«[1]

Die Ausdrücke »Hysterie« und »hysterisch« sind in die Alltagssprache eingegangen; Journalisten verwenden sie regelmäßig, Politiker gelegentlich. Kaum ausgesprochen, evozieren diese Wörter eine Vielzahl spektakulärer Erscheinungen, als da wären: Zuckungen, Schreie, Weinkrämpfe, Lachanfälle oder auch Schreckstarre. Über die Jahrhunderte wurde ihre Verwendung immer alltäglicher: Sie dienten zur Bezeichnung erhitzter Körper, unangebrachter Fröhlichkeit, drohender Verkrampfung oder exzessiven sexuellen Verlangens. Weil diese Wörter mit übertriebenen Gesten und überwältigenden Schmerzen gleichgesetzt werden, rufen sie Faszination oder aber Herablassung hervor. Sie scheinen dem Bereich der Fiktion zu entstammen. Eine Welt tut sich auf, ein Imaginäres, in dem sich zerzauste Frauen, geltungssüchtige Künstler, transzendenzsuchende Mystiker tummeln – kurzum: Gestalten, die außer sich sind, von einer Illusion erregt, welche sich bald in Schmerz verwandelt.

Die Kategorie der Hysterie hat eine lange Geschichte, und ihre Konstruktion vollzog sich lange vor der Entstehung der Psychoanalyse, mit der sie seither verbunden zu sein scheint. Gegen Ende des 16. Jahrhunderts wurden zahlreiche Theorien ausgearbeitet, die unterschiedliche ungeklärte physiologische Phänomene als hysterische Pathologie deuteten. Manche Ärzte versuchten damals, Frauen von der Anschuldigung der Besessenheit loszusprechen, sie vor Verfolgung durch die Kirche und vor Nachstellun-

---

1 Rancière, 2010: 9.

gen durch das Volk zu bewahren. Ihr Interesse am Körper entwickelte sich im 17. und mehr noch im 18. Jahrhundert, parallel zum zeitgenössischen Ansinnen, Diagnosen zu erstellen und diese innerhalb von Krankheitslehren (oder auch: Nosologien) einzuordnen. Häufige medizinische Neuformulierungen boten ebenso viele Gelegenheiten, Bedeutungen und Konnotationen zu vervielfachen. Es ist die Rede von »Vapeurs«[2], von »Erstickungen der Gebärmutter«, vom »Mutterleiden« oder auch von »uterinen Affektionen«. Die Beschreibung hysterischer Beschwerden zieht sich durch Romane, Theaterstücke, Pamphlete sowie Briefwechsel. Mit den französischen Revolutionären und den *French prophets*[3] findet die Diagnose sogar in die französische und englische Politik Eingang. Um 1820, am Ende dieses Weges, ist der Begriff etabliert, und es dominieren zwei Auslegungen: Die eine bezeichnet eine Frauenkrankheit, die mit den Geschlechtsorganen und der Sexualität zusammenhängt; die andere, seltenere, verortet den Sitz der Pathologie im Gehirn. Es war der Psychoanalyse vorbehalten, diese anfängliche Streuung an Bedeutungen neu zu ordnen und der Erklärung einer Übertragungsneurose, die ihren Ursprung in einem verdrängten Konflikt hat, zur Vorherrschaft zu verhelfen.

Dieses Buch versucht sich an der Dekonstruktion einer Reihe von Entwicklungslinien, Assoziationen und auch Neubeschreibungen, die zur Theoretisierung der Kategorie »Hysterie« entwickelt wurden. Es wird analysiert, wie der Ausdruck sich in vielfältigen Formen verbreitet und dabei ins Zentrum der Aufmerksamkeit medizinischer, literarischer, politischer und ideologischer Diskurse rückt. Seine Verwendung wird erkennbar auch in der Vielfalt von Bildern, Gemeinplätzen, Rollen und Karikaturen, die ihn begleiten. Ironie und Argwohn haben nicht erst nachträglich die Diagnose (und mit ihr die Patienten) in Verruf gebracht, ganz im Gegenteil gehören sie zur Konstruktion des Ausdrucks selbst. Die medizinischen Theorien übernehmen, verwerten und verschieben die Gesamtheit dieser Diskurse, indem sie zuweilen daraus den Ausgangspunkt ihrer

---

2 In der deutschsprachigen Literatur der Zeit finden sich sowohl der französische Ausdruck »Vapeurs« als auch die Übersetzungen »Ausdünstungen«, »Dünste«, »Dämpfe« oder »Blähungen«. Da sich kein einheitlicher deutscher Begriff durchgesetzt hat, wird der Ausdruck »Vapeur« bzw. der Plural »Vapeurs« verwendet [A.d.Ü.].

3 Als »French prophets« galt die 1706 durch Élie Marion (1678-1713) in London gegründete religiöse Sekte der »Enfants de Dieu« (»Kinder Gottes«), ein Zusammenschluss französischer Hugenotten im englischen Exil [A.d.Ü.].

Interpretation entlehnen. Es gilt, anhand der Erforschung der Hysterie die Rolle der Aussagemodalitäten abzuwägen, welche die semantischen Konstruktionen nacheinander definieren und verschieben.

Die Lektüre der Texte von Ärzten, Patienten, Schriftstellern und Philosophen über die Hysterie ermöglicht es zu untersuchen, wie es zu einem bestimmten Moment als notwendig erachtet wurde, eine gewisse Menge an Gesten abzugrenzen und als Symptome einer Pathologie zu verstehen. Was führt zur Zusammenstellung eines Textensembles um einen Begriff herum und zur Bestimmung einer Pathologie? Zahlreiche Arbeitsschritte tragen dazu bei: die Benennung und Beschreibung von Symptomen, das Erzählen erlittener Beschwerden und das Einschreiben in Traditionen. Die Frage, die dieses Buch aufwirft, lautet: Wie erzeugt man eine Krankheit? Wie entwickelt sich die Wahrnehmung einer Diagnose in bestimmten Momenten weiter? Und wie verändert sie die Furcht ihrer Opfer? Während das Interesse an der Pathologie zunimmt, gibt eine ganze Reihe von damals gestellten typischen Fragen Anlass, alle Aspekte zu entfalten. Im Zentrum der folgenden Untersuchung steht die Tatsache, dass man von Hysterie gesprochen, deren Theorie erstellt, eine gewisse Zahl an Patienten identifiziert sowie aufgrund dieser Diagnose verstanden und behandelt hat. Mit anderen Worten: Uns interessiert, dass diese Kategorie funktionierte.

BENENNEN

Im Jahr 1818 untermauert Jean-Baptiste Louyer-Villermay die große Bedeutung der Kategorie »Hysterie« nachdrücklich, wenn er sie in Charles-Joseph Panckouckes *Dictionnaire des sciences médicales* [Wörterbuch der medizinischen Wissenschaften] auf gut fünfzig Seiten definiert.[4] Dem Text ist eine Liste mit zwölf Diagnosen vorangestellt, die der Arzt, der an der Pariser Medizinfakultät promovierte und Mitglied mehrerer in- wie aus-

---

[4] Louyer-Villermay, 1818 (Hystérie). Dieses zwischen 1812 und 1822 veröffentlichte Wörterbuch versammelt Artikel prominenter Persönlichkeiten, namentlich von Jean le Rond d'Alembert, Philippe Pinel, Jean-Étienne-Dominique Esquirol, René-Théophile-Hyacinthe Laënnec. Der Eintrag folgt auf die Veröffentlichung zweier Werke Louyer-Villermays zur Kategorie der Hysterie: Louyer-Villermay, 1802; ders., 1806-1816.

ländischer Gesellschaften war[5], als Synonyme begreift: »Hysterizie, Hysterizismus, Hysteralgie, hysterisches Leiden, hysterische Affektion, uterine Affektion, Erstickung der Gebärmutter, Verengung der Gebärmutter, Mutterleiden: Man hat diese Krankheit auch hysterische Vapeurs, Aufsteigen der Gebärmutter, uterine Neurose genannt.«[6] Die aufgeführten Ausdrücke scheinen die Kategorie in eine Tradition einzureihen. Mit seiner Begriffsliste nimmt Louyer-Villermay Bezug auf eine Medizingeschichte, die er neu interpretiert, um zu einer allumfassenden Darstellung der Diagnose zu gelangen. Die Aneignung früherer Zugänge – sowohl in Form einer Entlehnung wie in der einer Anfechtung – erschafft eine Textdichte, die das Interesse des Arztes rechtfertigt. Es geht weniger darum, die Symptome wiederzuerkennen, als darum, unterschiedliche Theorien miteinander zu verschränken. Bei Ausarbeitung einer Definition ergibt sich die Gelegenheit, bestimmte Merkmale zu unterdrücken und andere hervorzuheben, damit die Diagnose leichter anwendbar wird. Mit seiner Liste von Synonymen reduziert der Verfasser ein reichhaltiges Register von Zugängen zum Körper auf eine einzige Pathologie, deren Identifizierung sowohl Umformulierung wie Umdeutung ist.

Durch Zuordnung mehrerer Theorien unter eine einzige Kategorie verleiht ihnen Louyer-Villermay einen einzigen Ursprung: den Uterus. Die Wahl des Ausdrucks »Hysterie« rechtfertigt der Arzt damit, dass »er ziemlich gut die Vorstellung ausdrückt, die man an ihn knüpft, und [...] dass es sich so eingebürgert hat«.[7] Der Ausdruck fungiert als Beweis dafür, dass der Ursprung der Krankheit in der Gebärmutter liegt; der Name wird als Metonymie gelesen. Louyer-Villermay führt weiter aus:

»Wäre es anders, müsste man zumindest die Bezeichnung ändern. Denn das Wort ›Hysterie‹ impliziert die Nichtexistenz dieser Krankheit beim Mann. Unangemessene Ausdrücke verstoßen in den Wissenschaften jedoch primär gegen die Vernunft, sodass dieses Wort nicht beibehalten

---

[5] Louyer-Villermay (1776-1838) hat Titel angehäuft: Er war *Médecin de la 3e Légion de la garde nationale, médecin du 2e Dispensaire de la Société philantropique, attaché aux tribunaux du département de la Seine*, Mitglied der *Société de l'Ecole de médecine*, Mitglied der *Académie royale de médecine* (gegründet im Dezember 1820), Mitglied der *Académie de médecine* (1821).

[6] Louyer-Villermay, 1818 (Hystérie): 226-272.

[7] Ebenda: 226.

werden könnte, wenn es uns nicht eine genaue Vorstellung von einer den Frauen eigentümlichen Krankheit gäbe.«[8]

Der Verfasser bekräftigt seine Wahl unter Berufung auf die verbindliche Wissenschaft seiner Zeit. Zugleich stellt er diese als einen Bereich des Wissens dar, der sich aufgrund einer wahrgenommenen Rolle und der Funktion der definitionsmächtigen Sprache entwickelt. Es wird eine Gleichwertigkeit postuliert, eine vollkommene Wechselseitigkeit zwischen der Vorstellung und der Terminologie. Dies ist das Mittel, die Pathologie vollständig und genau zu definieren. 1816 fasst Louyer-Villermay die sich wandelnde Wahrnehmung von »Vapeurs« zu »Hysterie« in einem Satz zusammen: »Ein Mann kann nicht hysterisch sein, er hat keinen Uterus.«[9] Er stellt seine Behauptung als Offensichtlichkeit dar, die auf einer jahrhundertealten Medizingeschichte fußt. Erschaffung und Verwendung der Kategorie werden somit zu einer beiläufigen Tatsache. Weil niemand der Anwendung dieses Ausdrucks widerspricht, kann Louyer-Villermay einen Konsens behaupten und gleich auch zum Schlüssel seiner Erklärung machen. Dieser Konsens ist 1816 jedoch ebenso neu wie fragil: Der Ausdruck »Hysterie« kommt bis zur Definition im besagten Wörterbuch eher selten vor.

Die Erschaffung dieser Kategorie im Laufe der ersten zwanzig Jahre des 19. Jahrhunderts findet sich nämlich durch ihre gleichzeitige Verwendung bei zwei anderen einflussreichen Ärzten legitimiert. Beide repräsentieren zwei miteinander konkurrierende Institutionen: Der eine ist Professor an der Medizinfakultät von Montpellier, der andere mit denselben Funktionen in Paris betraut. In seinem *Cours élémentaire de maladies des femmes* [Grundkurs über die Frauenkrankheiten] mit dem hochtrabenden Untertitel *Essai sur une nouvelle méthode pour étudier et pour classer les maladies de ce sexe* [Versuch einer neuen Methode, die Krankheiten dieses Geschlechts zu untersuchen und zu klassifizieren] vollzieht Joseph-Marie-Joachim Vigarous ab 1801 eine Gleichsetzung: Er bringt die Hysterie mit sieben anderen Diagnosen in Verbindung.[10] Philippe Pinel wiederum definiert in seinen Nosographien die Hysterie mehrmals. Als leitender Arzt des Pariser Krankenhauses *Salpêtrière* begnügt er sich nicht damit, den Ursprung der Pathologie im weiblichen Geschlechtsorgan zu

---

8 Ebenda: 230-231.

9 Louyer-Villermay, 1806-1816: Bd. 2: 161.

10 Vigarous, Jahr X [1801], Bd. 1: 447 (»affection hystérique«).

lokalisieren; ihm zufolge wird die Funktionsstörung des Körpers von einem nicht befriedigten Sexualverlangen hervorgerufen. Er bekräftigt die Zuschreibung der Pathologie im Rückgriff auf eine alte medizinische Praxis:

»Der ursprüngliche Sitz der Hysterie ist, wie ihr Name schon anzeigt, die Gebärmutter, und ganz oft ist auch eine strenge Enthaltsamkeit eine ihrer entscheidenden Ursachen; dies hat zu einem allen Matronen bekannten Mittel geführt, das Ambroise Paré in seiner üblichen naiven Art beschreibt, wenn er dafür die Anwendung von Reibungen verordnet.«[11]

Dass er sich auf eine alte medizinische Praxis beruft, erlaubt Pinel auf bewährte Weise, den Ursprung der Pathologie zu begründen. In späteren Ausgaben wird die Kopula »ist« durch »scheint zu sein« ersetzt, womit die Behauptung abgeschwächt wird: »[W]ie ihr Name anzeigt, scheint (es) die Gebärmutter zu sein«.[12] Eröffnet diese Korrektur die Möglichkeit anderer Lokalisierungen als der Gebärmutter, so lässt Pinel im Anschluss wenig Zweifel, wenn er auf die Autorität des Beraters und Chirurgen Heinrichs II., Ambroise Paré, hinweist, dem nachgesagt wird, die Chirurgie revolutioniert zu haben. Pinel artikuliert also den Blickwinkel der Scham, er instrumentalisiert das Wissen der Chirurgen und die Rolle der Hebammen, ohne die Ärzte hinzuzuziehen. Er lässt den Leser eine Praxis erahnen, ohne dass die Ärzte sich dazu herablassen müssen. Das »allen Matronen bekannte Mittel« sind die Masturbation sowie die Einführung eines Pessars in das weibliche Geschlechtsorgan. Dieses Instrument ist eine Art metallischer Zylinder, der mit Löchern versehen ist, durch die man die Dämpfe unterschiedlicher Kräuter dringen lässt. Diese sollten die Gebärmutter nach unten ziehen und somit die Erstickung bekämpfen, die als das Ergebnis ihres Aufsteigens im Unterleib angesehen wurde. Und indem Pinel auf Paré verweist, führt er dessen ungeschminkte Worte als Zeichen seiner eigenen Unschuld und als zusätzlichen Beweis für die Gültigkeit seiner Behauptung an. Die Hysterie wird isoliert und als ein ausschließlich weibliches Leiden dargestellt, dessen Ursprung im Uterus lokalisiert wird.

Für Pinel, Vigarous und Louyer-Villermay dient nun gerade der Name der Hysterie als Beweis für den Ursprung der Pathologie. Sie ist fortan mit

---

[11] Pinel, Jahr XI [1803], Bd. 3: 103. Die Ausgabe enthält einen Band mehr als die vorhergehenden, und jeder Band ist selbst wiederum erweitert.

[12] Pinel, 1807, Bd. 3: 285, und ders., 1818, Bd. 3: 291.

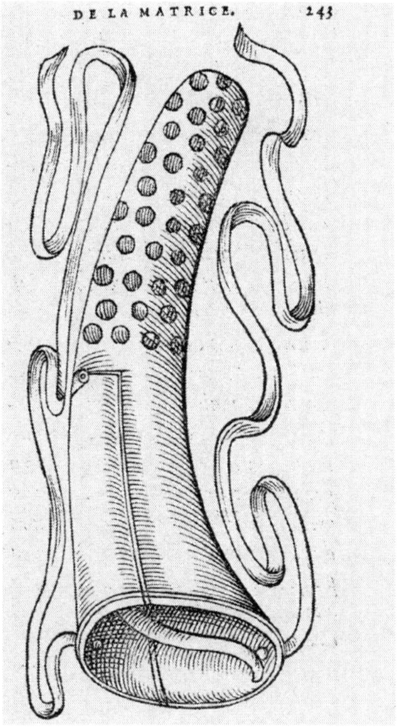

Abb. 1: Pessar (Paré, [1573]).

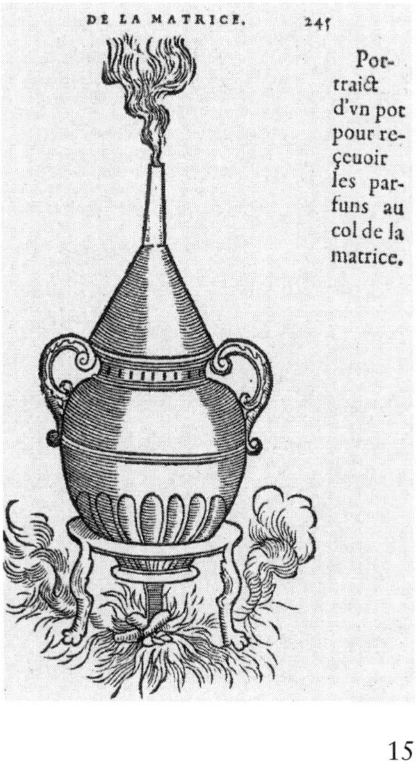

Abb. 2: Behälter zur Verbrennung von Kräutern, auf den ein Pessar gesetzt wird (Paré, [1573]).

einem Geschlecht verbunden. In Ermangelung eines Besseren ermöglicht es ihnen die griechische Etymologie, die Ursache der Symptome zu erklären. Im Bemühen um methodologische Strenge stellen sie eine strikte Gleichwertigkeit zwischen dem Namen, der Vorstellung und dem Ursprung der Pathologie her. Der Bezug auf das Lateinische adelt das Wissen. Die Gültigkeitserklärung der Kategorie »Hysterie« geschieht in einer Rückkehr zur Antike, die Autorität verleiht.

In der Rechtfertigung ihrer Wahl verschweigen Louyer-Villermay und Pinel jedoch, dass es sich um einen neuen Ausdruck handelt. Dieser kommt in den Abhandlungen, die angeblich ihre Theorie enthalten, nicht vor.[13] Freilich wird seit langem eine hysterische Pathologie vermutet, die ihren Ursprung in der Gebärmutter habe. Ihre erste Erwähnung in der Literatur findet sich angeblich in Shakespeares *König Lear*.[14] Gerne entdeckt man ihre ersten Beschreibungen in Hippokrates' Schriften, in einem Platon-Dialog, ja sogar in den Beschreibungen der Lahunpapyri von 1900 v. Chr., ohne dass der Begriff dort aufscheint.[15] Diese lange Genealogie von Texten und Quellenangaben, die herbeizitiert werden, sobald man von Hysterie spricht, lässt eine überraschende Tatsache außer Acht: In der ersten Hälfte des 16. Jahrhunderts taucht das Adjektiv »hysterisch« auf, während bis 1703 das Substantiv »Hysterie« sich den Blicken entzieht.[16]

An dieser Stelle kann man auf die Arbeiten von Etienne Trillat und Helen King verweisen, die beide die sukzessiven Missverständnisse bei der Lektüre der hippokratischen Schriften offengelegt haben. Denn das Wort »Hysterie« kommt dort *nicht* vor. Émile Littré hat es in seiner Übersetzung eingeführt und somit den Text im Lichte der medizinischen Theorien des 19. Jahrhunderts interpretiert. In der Abhandlung *Des maladies des femmes* [Über die Frauenkrankheiten] werden die Krankheiten »des Uterus« oder die »im Uterus angesiedelten« Krankheiten erwähnt. Eine von ihnen, die *suffocatio hysterica*, ist durch Atemnot, Krämpfe und Erstickung gekennzeichnet. Ein aus dem hippokratischen Korpus hervorgegangener Aphorismus schlägt die Ehe als geeignetstes Gegenmittel vor. So genügt die ziemlich vage Beschreibung einer Pathologie, um vielfältige und

---

[13] Zur Wandlung der wissenschaftlichen Terminologien im Anschluss an die Französische Revolution siehe: Corsi, 2005: 223-245.

[14] Micale, 1995: 16.

[15] Vgl. Veith, 1965.

[16] Trillat, 1986: 14-15.

wiederholte Vergleiche über Jahrhundert hinweg miteinander zu verbinden.[17] Der Verweis auf die Notwendigkeit der Ehe durchzieht die Texte bis ins späte 19. Jahrhundert als elegante Formel, das unbändige Begehren der Gebärmutter auszusprechen. Obwohl das Wort nicht fällt, beginnt hier die Tradition, bahnt sie sich als Palimpsest an. Die Verweise existieren hinter einer Leerstelle. Die Ärzte des 16. bis 18. Jahrhunderts lesen die Hysterie als Entdeckung des Hippokrates; so geben sie ihren Texten eine Abstammung.

Bei seinem ersten Erscheinen im Jahr 1703 ist der Ausdruck nicht definiert. Er erscheint ein einziges Mal als Kapitelüberschrift in einem anonym veröffentlichten Werk innerhalb des *Nouveau traité du rhumatisme et des vapeurs* [Neue Abhandlung über den Rheumatismus und die Vapeurs] von Jacques Dumoulin.[18] Mehr noch, dieses späte Auftauchen bleibt selten[19], denn erst 1748 scheint der Begriff zum zweiten Mal datierbar zu sein, und zwar in La Mettries unter Pseudonym veröffentlichtem *Ouvrage de Pénélope* [Penelopes Werk], 1768 gefolgt von einer Erwähnung in einem im *Journal de médecine, chirurgie, pharmacie* veröffentlichten Artikel Pierre Armand Dufaus[20], ohne dass sich der Ausdruck bereits durchgesetzt hätte. Der Verfasser kommentiert darin das Werk des berühmten Arztes Pierre Pomme, der selbst jedoch von »affections vaporeuses« (»vaporöse Affektionen«) spricht.[21] 1771 taucht das Substantiv »Hysterie« wieder auf, und zwar in Hélians medizinischem Handwörterbuch, dem *Dictionnaire du diagnostic*. Dieses wendet sich an die »Pfarrer und Landleute, die sich um Kranke fern der Städte (und ohne Zugang zu

---

[17] Diesen Aspekt entwickelt King (1998: 28-61) in ihrer Studie über die Geschichte der uterinen Erstickung seit den hippokratischen Texten, in denen der griechische Term auftaucht: »hysterica pnix«.

[18] Dumoulin, 1703: 153.

[19] Diese Erkenntnis basiert auf intensiven Forschungen in den Sammlungen der medizinischen Akademien und Fakultäten von Paris, Montpellier und New York, der *Countway Library* der Universität Harvard, der *New York Public Library*, der *Bibliothèque Nationale de France* und den Handschriftenarchiven der Städtischen Bibliotheken von Rouen, Arles, Lyon, Avignon und Montpellier. Das Adjektiv »hystérique« (»hysterisch«) taucht ab 1568 auf Französisch auf; es wird zunächst auf die Beschwerden der Gebärmutter angewendet und ein wenig später auch auf die Patienten ausgedehnt, die daran leiden.

[20] Dufau, 1768.

[21] Pomme verwendet den Ausdruck jedoch in seiner Antwort in derselben Ausgabe des *Journal de médecine* 29 (1768), 273-275.

Ärzten) kümmern«[22]; es spricht ein breites Publikum an, über die privilegierten Schichten hinweg. Der Umfang der Zuschreibung bleibt jedoch begrenzt: Anstatt einer Definition muss sich der Leser mit einem bloßen Verweis auf den Ausdruck »vapeurs hystériques« (»hysterische Vapeurs«) begnügen. Das Wort dient also nur zur Wiederholung.

Zur selben Zeit verwendet Nicolas das Wort *hystérie* [»Hysterie«] in seiner französischen Übersetzung der *Nosologia methodica* [Methodische Krankheitslehre] von François Boissier de Sauvages de la Croix.[23] Es steht in einer Kapitelüberschrift (§ XX), auf die eine Reihe von Ausdrücken folgt, die ihm zugeordnet werden: »allgemein(sprachlich) ›hysterisches Übel‹, *amarry* auf Languedokisch [Okzitanisch]; ›hystero-hypocondriakisches Übel‹ der Stahlianer; ›nervöse Melancholie‹ von Lorry; *Spleen* und *Vapours* der Engländer; *isterismo* de Chochi Bagni di Pisa.«[24] Diese Ausgabe wurde im darauffolgenden Jahr von Gouvions Übersetzung verdrängt, der wiederum die von Sauvages verwendete lateinische Form beibehält: *hysteria*.[25] Im 1790 veröffentlichten *Dictionnaire encyclopédique* [Enzyklopädisches Wörterbuch] fehlt das Wort erneut, bevor es dann in Nystens medizinischem Wörterbuch[26] von 1814 wieder auftaucht, sowie in dem von Panckoucke herausgegebenen, in dem es endgültig als glaubwürdig bestätigt wird. Die Neuartigkeit des Ausdrucks ist zu diesem Zeitpunkt vergessen.

Gegen Ende des 18. Jahrhunderts ist jedoch nicht nur der Begriff neu, sondern auch die Interpretation des Ursprungs der Symptome. Die Hysterie ist der Uterus, schreiben die Ärzte, und halten dies für offensichtlich. Und doch scheinen sie beim ersten Auftauchen des Begriffs die Hysterie keineswegs als eine Pathologie darzustellen, die im weiblichen Organ entspringt. Boissier de Sauvages verortet ihren Ursprung ebenso wenig im Uterus wie Dumoulin, Dufau oder Hélian.[27] Alle diese Ärzte schlagen mehrere Interpretationen vor und bringen die hysterischen Symptome mit

---

[22] Hélian, 1771: V (Vorwort). [Auf S. 419 steht unter dem Stichwort »Vapeurs hystériques« ein Verweis auf das Stichwort »Passions hystériques« (305-316), A.d.Ü.]

[23] Boissier de Sauvages de la Croix, 1763.

[24] Boissier de Sauvages de la Croix, 1771, Bd. 1: 791. Mit »Stahlianern« sind die Anhänger des Hallenser Medizinprofessors Georg Ernst Stahl (1659-1734) gemeint [A.d.Ü.].

[25] Boissier de Sauvages de la Croix, 1772, Bd. 4: 131.

[26] Nysten, 1814.

[27] Anonym, in: Dumoulin, 1703, 157.

einer Menge anderer Pathologien in Zusammenhang. Gerade einmal Sauvages sieht in ihr die Folgen einer »weichen und verweiblichten Konstitution« – und übernimmt dabei den Zugang von Ärzten, die über vaporöse Affektionen geschrieben haben.[28]

Sauvages' Krankheitslehre stellt nun gerade auf der Ebene der Aussageweise des medizinischen Wissens einen Bruch mit den vorhergehenden Versuchen der Einordnung der Pathologie dar, etwa bei Raymond Vieussens, seinem Vorgänger in Montpellier, bei seiner eigenen Veröffentlichung von 1731 oder den älteren Publikationen von Daniel Sennert[29], John Jonston[30], Friedrich Hoffmann[31] oder Thomas Sydenham[32], auf den er sich manchmal bezieht.[33] Was Sauvages' Zugang so neuartig macht, ist sein Anspruch, die Pathologien auf der Basis einer Methodologie zu klassifizieren, die auf dem Studium der Mathematik, der Geometrie und der Physik gründet. Im Vorwort seines Buches weist Sauvages auch auf die Bedeutung der Geschichte, der Philosophie und der Mathematik für Theorie und Praxis der Medizin hin. Mit dem Wort »Geschichte« bezeichnet er die Kenntnis der Tatsachen, mit Philosophie die Kenntnis der Ursachen, der Prinzipien und der Erfahrung; mit Mathematik die Notwendigkeit, Kraft, Geschwindigkeit und Intensität zu messen. Seine Nosologie stellt er als »Wissenschaft von den Krankheiten« dar »oder als die Kunst, alles, was sie betrifft, sei es bejahend oder verneinend zu beweisen«.[34] Er betont die Notwendigkeit, Wörter zu wählen, die zu »Zeichen unserer Vorstellungen«[35] werden, und »darauf zu achten, dass die Bedeutung der Wörter feststehend, beständig und bekannt«[36] sei. Die Bedeutung seiner methodischen Krankheitslehre basiert darauf, jede Pathologie in Bezug

---

[28] Boissier de Sauvages de la Croix, 1771, Bd. 1: 792; 1772, Bd. 4: 133.

[29] Sennert, 1611.

[30] Jonston, 1644. Von Nicholas Culpeper ins Englische übersetzt ebenso wie *The Idea of Practical Physick*, London: Peter Cole, 1657.

[31] Hoffmann, 1743

[32] Sydenham, 1696.

[33] Zu medizinischen Zuordnungen gibt es relativ wenige Arbeiten; vgl. Jewson, 1976; L. S. King, 1966; Martin, 1990; Yeo, 2003; Boissier de Sauvages de la Croix, 2011.

[34] Boissier de Sauvages de la Croix, 1771, Bd. 1: 15; 1772, Bd. 1: 95 (»Fondement de la Nosologie Historique«).

[35] Ebenda: 96.

[36] Ebenda.

auf die gegebenen Arten und jede betrachtete Art in einer Reihe von Gattungen zu verstehen, die ihrerseits einer Reihe von Klassen angehören.

Sauvages verbeugt sich im Vorwort seiner *Nosologie méthodique* [Methodische Krankheitslehre] mehrmals vor Carl von Linné, sofern beide an Klassifikationen von Ausdrücken nach Klassen und Arten arbeiten.[37] Der berühmte Botaniker hat in seiner *Philosophia botanica* [Botanische Philosophie] postuliert, dass die Bezeichnung »sogleich die Namen vorschreibt«. Er fordert: »Man muss aus unserer Republik die Gattungsnamen verbannen, die aus zwei ganzen und getrennten Wörtern zusammengesetzt sind.« »Gattungsnamen, die andere Wurzeln haben als Griechisch oder Lateinisch, müssen verworfen werden.« Oder auch: »Adjektive eignen sich für Gattungsnamen weniger als Substantive.«[38] Die Benennung der hysterischen oder vaporösen Affektionen durch »*hysteria*« zeigt das Bemühen des Professors der Medizinfakultät von Montpellier, ein Substantiv mit einer griechischen Wurzel vorzulegen.[39] Er adelt eine Diagnose und beseitigt dabei ungenaue Ausdrücke, die zu endlosen Spekulationen Anlass geben. So wird die Pathologie willkürlich in eine Tradition eingeschrieben. Das Benennen scheint nunmehr ausschließend zu funktionieren: demarkieren, den Körper jeder anderen Interpretation entziehen.

Die Beschreibung der Hysterie wirft auch ein Problem in der taxonomischen Einordnung auf. Die Kategorie kommt in Sauvages' *Nosologie* mehrmals zum Einsatz, manchmal unter den »krampfartigen Krankheiten«, dann wiederum bei den sog. »moralischen Krankheiten«, den *morbi morales*. Die krampfartigen Krankheiten bilden eine Klasse für sich: Diese Krankheiten sind allesamt von einer ständigen oder unterbrochenen Verkrampfung bestimmter Muskeln gekennzeichnet. Der Verfasser unterscheidet vier Arten von Spasmen.[40] Im Gegensatz zu seinen Kollegen, die

---

[37] Sauvages beweist dermaßen großes Interesse an der Botanik, dass ihm nach dem Tod von Aymé-François Chicoyneau der Botaniklehrstuhl an der medizinischen Fakultät übertragen wird (1740).

[38] Linné, 1788: 203, 208 und 213.

[39] Es ist schwierig auszumachen, wer in dieser Klassifizierungsbegeisterung die ersten Schritte getan hat. Elizabeth A. Williams (2002) zufolge ist die Entscheidung für den Ausdruck »Hysteria« selbst eine Hommage an Linné, da seine Prinzipien angewandt werden.

[40] Ein teilweiser Muskeltonus (etwa Nackenstarre) umfasst alle Formen von Starre oder Unbeweglichkeit von Gliedmaßen oder Organen. Allgemeine Spasmen (wie Tetanus oder Katalepsie) weiten sich auf den gesamten Körper aus. Die von der

seit Willis Hysterie und Hypochondrie zu einer einzigen Pathologie verschmolzen, trennt er die beide radikal voneinander: Die Hysterie reiht er unter die Pathologien ein, die den Körper aus dem Gleichgewicht bringen, während er die Hypochondrie zusammen mit der Manie und der Melancholie zu den »extravaganten Krankheiten« zählt. Die Hysterie wird nochmals unterteilt. Sauvages unterscheidet diverse Ursachen, die unterschiedlich lokalisiert werden: »Leukorrhöe«, »Menorrhagie«, »libidinöse Hysterie«, »stomachische Hysterie« sowie »fiebrige Hysterie«. Von dieser Definition aus stellt Sauvage die der Hysterie eigentümliche Verbindung zwischen der Pathologie und der Moral her: »Ein klonischer und tonischer Spasmus der Gliedmaßen und selbst der inneren Organe, dessen vergängliche Höhepunkte ein wenig variieren und von einer großen Todesfurcht begleitet werden.«[41] Eben diese Furcht unterscheidet die Hysterie von anderen krampfartigen Krankheiten, weshalb sie zu den »moralischen Leiden« zu zählen ist. Dies impliziert eine ganz andere Vorgangsweise von Seiten des Arztes, der sich nicht mehr mit antihysterischen Medikamenten begnügen kann, sondern die Patienten mit geeigneten Worten beruhigen muss.

Sauvages macht seine Einordnung noch komplexer, wenn er am Ende des dritten Bandes die hysterischen und hypochondrischen Leiden den krampfartigen gegenüberstellt. Er fasst die beiden ersten in der Klasse der »moralischen Krankheiten« zusammen, indem er dieses Mal die melancholischen Krankheiten, die Epilepsie, die Simulation und die Vapeurs ebenfalls hinzuzählt (25. Klasse). Die Spasmen stellen hingegen einen Makel des Körpers dar, der »irrtümlich, launenhaft, aus einer schlechten Gewohnheit heraus und ohne Grund« Gestalt annimmt (23. Klasse). Es sind einfach unerklärliche Konvulsionen. Die hysterischen und hypochondrischen Leiden entstehen hingegen aus der Emotion und der Verwirrung der Vorstellungskraft, woraus sich ein doppeltes Verhältnis der Hysterie zur Lüge und zur Simulation ergibt. Die Klasse der »moralischen Krankheiten«, in deren Mitte »mehrerer Arten von Hysterie« Erwähnung getan wird, enthält ihrerseits 44 Diagnosen.

---

unwillkürlichen, erzwungenen Unruhe eines Organs geprägten Spasmen umfassen Konvulsionen und Zuckungen, während allgemeine tonische Spasmen Hysterie, Zittern, Kinderkonvulsionen, Epilepsie, Veitstanz und Beri-Beri umfassen.

[41] Boissier de Sauvages de la Croix, 1763, Bd. 1: 388.

Sauvages bildet seine Nosologie auf ganz eigentümliche Weise und überzeugte nachfolgende Nosologen nicht. Er schlägt eine Reihe von Brücken zwischen den Diagnosen, die er mit einem Geflecht von Pathologien in Verbindung bringt. Das führt ihn dazu, nicht nur Nomen, sondern auch Adjektive zu verwenden, die einen besonderen Charakter kennzeichnen. Es gibt das hysterische Zucken, den hysterischen Tetanus, die hysterische Erschöpfung, die hysterische Synkope, die hysterische Asphyxie, die hysterische Katalepsie, die hysterische Apoplexie, die hysterische Hypochondrie, den hysterischen Schwindel, die hysterische Panthophobie und die hysterische Schlaflosigkeit.[42] Von Kategorie zu Kategorie wiederholen sich Kennzeichen und Symptome. Wie soll man diese Verwendung des Adjektivs »hysterisch« verstehen? Steht es für die Intensität der Symptome, die Schwierigkeit ihrer Ausmerzung, ihre moralische Ursache oder für das Geschlecht des Patienten? Die Tabelle ist nicht so aufgebaut, dass jede Diagnose eine andere ausschließen würde, sondern einschließend, was hybride Pathologien erlaubt. Offenbar bedeutet im 18. Jahrhundert, zumindest für Sauvages, das Klassifizieren weniger die Festlegung einer einzigartigen und geschlossenen Kategorie, als vielmehr Unterschiede und Variationen ineinander spielen zu lassen, damit man eine ständige Vergleichsmöglichkeit behält. Die extreme Genauigkeit der Klassifikation, die Sauvages zu dieser Strategie einer Verflechtung von Ausdrücken führt, trägt zu einer Verwässerung der Kategorien bei. Man muss darin jedoch keine Schwäche der »klassifizierenden Vernunft«[43] sehen, sondern eine Auffassung von Klassifizierung, die sich stark von jener unterscheidet, die später vorherrschen wird, zum Beispiel bei William Cullen, Jean-Louis Alibert, David Hasack oder François-Joseph-Victor Broussais[44], für die eine nosologische Tabelle eine strenge Anwendung abgegrenzter und vordefinierter Kategorien impliziert.

Die begriffliche Erfassung der Hysterie mag zwar der Klarheit des nosologischen Gebäudes schaden, ihre Integration in ein Werk mit 2.400 Pathologien impliziert dennoch das Verschwinden besonderer Aussagemodi in der Rede davon und die Entscheidung für solche Kriterien, die

---

[42] Boissier de Sauvages de la Croix, 1771, Bd. 1: 763, 737; Bd. 2: 305, 306, 316, 326, 359, 615, 687.

[43] Tort, 1989.

[44] Cullen, 1777-1784; ders., 1785, 1792; Alibert, 1817; Hosack, 1821; Broussais, 1821.

Allgemeingültigkeit beanspruchen. Den Arzt interessiert weniger der einzelne Körper als vielmehr die Reihe identifizierbarer Symptome. Der Patient ist ein Körper, der anhand einer Liste von vorher bestimmten Kriterien analysiert wird. Als nebulöse Struktur muss die Nosologie die Unbeschreibbarkeit der Hysterie beherrschen; auch wenn die Symptome noch so unbestimmt sind, hat diese Unbestimmtheit dennoch ihre Regeln. Die von Cullen und Pinel übernommene nosologische Vorgehensweise entfernt sich, wie wir noch sehen werden, beträchtlich von anderen zeitgenössischen Formaten medizinischen Schreibens.

In Sauvages' Nachfolge erwarteten die Nosologen von den Krankheitsnamen, dass sie gemäß einer Logik klarer Differenzierung funktionieren. Alleine schon durch ihre Benennung war die Hysterie weder Hypochondrie noch Epilepsie oder konvulsiver Spasmus. Die Identifizierung der Diagnose fungiert als Reduktion, als die Behauptung einer Nichtgleichheit, wodurch ebenso sehr Unterscheidungen und Ausschließungen geschaffen werden, nach denen die Zugehörigkeit zu einer Pathologie behauptet wird. In der englischen Sprache kann man dasselbe Phänomen beobachten.[45] William Cullen[46] übernimmt Sauvages' Terminologie und verwendet den neuen Ausdruck *hysteria* in seinen Vorlesungen von 1765.[47] Dessen zahlreiche Unterteilungen lehnt Cullen indes ab, beklagt sogar die hohe Zahl abgegrenzter Pathologien; für ihn sind alle Pathologien unterschiedslos nervlichen Ursprungs. Er führt die Neurosen als neue Kategorie ein, in der er alles zusammenfasst, was vom Nervensystem herstammt. Indem Cullen die Hysterie zur Neurose erklärt, löst er die oft postulierte Verbin-

---

[45] Die englischen Wörter *hysteria* und *hystericism* tauchen 1682 beziehungsweise 1710 auf, doch ersteres wird *de facto* erst 1764 verwendet. 1615 taucht in England das Adjektiv *hysterical* auf, dem bald der Ausdruck *hystericks* folgt, ein Name, der 1649 für die Heilmittel gegen das homonyme Übel verwendet wird, und 1657 eine andere Adjektivform, *hysteric*. Die erste nachgewiesene Erwähnung des Ausdrucks auf Englisch stammt von 1682, allerdings ohne Definition, und er verschwindet für mehrere Jahrzehnte aus dem Sprachgebrauch, genau wie seine französische Entsprechung. Erst 1764 taucht er wieder auf, und zwar ohne weitere Definition in Thomas Marryats *The new Practices of physick* (Dublin, 1764: 220). Als Kapitelüberschrift verwendet ihn Andrew Duncan (1781: 217, 234, 237-241).

[46] William Cullen (1710-1790) studierte in Edinburgh und gilt neben Sydenham als einer der großen englischen Ärzte der vorwissenschaftlichen Zeit. Er veröffentlichte einige Jahre nach Sauvages seine Nosologie (vgl. Dechambre, 1880).

[47] Cullen, 1786, Bd. 1: 329-330. 1745 wurde für das Medizinische Wörterbuch von Robert James (1743-1745) der Ausdruck *hysterica* gewählt.

dung zwischen Hysterie und Verstellung auf und schreibt ihr einen rein physiologischen Ursprung zu: Wenn die Nerven angegriffen sind, leiden Geist und Körper parallel an einem Ungleichgewicht. Cullens Beschreibung der Hysterie fällt genauso knapp aus wie die Beschreibung anderer Diagnosen; sein Stil ist trocken und bündig, worin er Sauvages ähnelt. Cullen betont die Schwierigkeit, die Hysterie (»das hysterische Uebel«) sowohl von der Dyspepsie (Verdauungsstörung) als auch von der Hypochondrie zu unterscheiden, und lehnt weitere Unterteilungen ab. Es mag paradox erscheinen, dass er sich für diesen Ausdruck entscheidet, da Cullen zufolge Männer ebenso Opfer der Hysterie werden können wie Frauen. Wahrscheinlich muss man in dieser Verwendung den Wunsch des Nosologen erkennen, den bereits von einem Kollegen gewählten Kategorien zu folgen, um Parallelen zwischen den beiden Landessprachen herzustellen. Dieser Gebrauch wissenschaftlicher Ausdrücke veranschaulicht die These von Vicq d'Azyr, dem Sekretär der *Société royale de médecine* [Königliche Gesellschaft für Medizin] und späteren Mitglied der *Académie française* [Französische Akademie], der zufolge »die Idiome der Wissenschaft mit dem täglichen Fortschritt bereichert werden und mit ihnen die Kunst des Denkens vervollkommnet wird. Die technischen, wiedererkennbaren Ausdrücke, die sozusagen in allen Ländern dieselben sind, bilden in gewisser Weise eine Universalsprache, die von allen Völkern gleichermaßen geschrieben, verstanden und gesprochen wird«.[48] Am Ende des 18. Jahrhunderts war man daher bestrebt, eine neue Sichtweise auf die Diagnosen in einer von allen wiedererkennbaren Benennung zu verankern.

Der in den Nosologien gewählte Ausdruck gilt in der Folge als maßgebend.[49] Die fortan anerkannte und eingeordnete Hysterie wird allmählich zu einer gewöhnlichen Diagnose, einer Diagnose, die keine besondere Methode mehr erfordert. Während ihre angebliche Irreduzibilität verschwindet, gewinnt die Pathologie eine neue Gültigkeit. Die Schwierigkeit ihrer Identifizierung ist nur noch ein Detail, die Ungewissheit ihrer Erklärung nur noch eines ihrer Kennzeichen. All das ist nur noch eine Phase, die überwunden werden wird.

Was also ist vorgefallen, dass zu Beginn des 19. Jahrhunderts die Etymologie des Wortes die Begründung einer Pathologie mit der Offen-

---

[48] Vicq d'Azyr, 1786.

[49] Das Wort *hysteria* wird 1795 in Motherbys *New medical dictionary* aufgenommen.

sichtlichkeit einer Binsenweisheit bestätigt? Um 1800 ist das Interesse an der Hysterie Teil einer Bewegung, die im Rückblick die medizinischen Kenntnisse hin zu einem einheitlichen, abgeschlossenen Wissen neu organisiert. Zuweilen parallele, dann wieder gegensätzliche Traditionen kommen in einer Schreibpraxis überein, die über die Vermittlung von Echos, von wiederholten, manchmal verfremdeten Zitaten funktioniert. Vigarous, Pinel oder Louyer-Villermay fassen ihre Arbeit als ein Bemühen um Konvergenz auf, als ein nachträgliches Wissen, welches klar das bereits vage Geahnte wiedererkennt und identifiziert. Zu Beginn des 19. Jahrhunderts wählten die Ärzte Referenzkategorien, weil sie ihre Disziplin etablieren wollten. Sie grenzten Pathologien, Arten und Geschlechter ab, um Identifizierungen zu ermöglichen. Die Pathologie hat ihr Geheimnis verloren, ihre Geschichte wird umgeschrieben. Nunmehr soll sowohl die Gültigkeit des wissenschaftlichen Diskurses behauptet werden als auch der Unterschied zwischen männlicher und weiblicher Pathologie. Das Buchstäbliche folgt auf das Unbestimmte, auf das Variable, ja sogar Widersprüchliche. Die Ärzte flüchten aus dem unendlichen Kreis der Symptome in den engen Kreis der Etymologie. Der Name organisiert die Beziehung zu den Beschwerden, das Rätsel verschwindet und wird durch ein semantisches Gesetz ersetzt. Die Diagnose erstarrt in der Abgrenzung zur Ursache. Während die Ärzte im 18. Jahrhundert die Ausdrücke variierten, um von ähnlichen Affektionen zu sprechen, sprechen ihre Nachfolger durch die Verwendung der Hysterie als Kategorie nunmehr ein Urteil aus. Die Autorität des medizinischen Diskurses verläuft über eine sprachliche Reflexion, welche die Selbstbezüglichkeit des Diskurses legitimiert.

Entscheidend für die veränderte Erfassung der Pathologie ist weniger das Auftauchen des Ausdrucks als vielmehr der Augenblick seiner Etablierung in den medizinischen Diskursen. Das Wort »Hysterie« existiert bereits seit Anfang des 18. Jahrhunderts, hat aber plötzlich eine Funktion: Es wird zum Schlüssel für die Identifizierung von Beschwerden. Diese Arbeit möchte nachvollziehen, warum das Wort »Hysterie« zu einem bestimmten Zeitpunkt als Lösung erscheint. Der umfassende Erfolg eines Ausdrucks nach anfänglichem Desinteresse nur wenige Generationen zuvor sagt sehr viel über die Konstruktion einer medizinischen Kategorie aus, wie im Folgenden zu zeigen ist.

Anstatt in der neuen Verwendungsweise des Ausdrucks »Hysterie« ein Anzeichen einer sich verändernden Wahrnehmung zu sehen, versuchen wir zu verstehen, wie am Ende des 18. Jahrhunderts seine plötzliche Verwendung eine Bedeutung erschafft. »In gewisser Weise«, schreibt Charles E. Rosenberg, »existiert eine Krankheit nicht, solange wir nicht anerkennen, dass sie existiert, indem wir sie wahrnehmen, benennen und auf sie reagieren.«[50] Wir werden also nicht versuchen, die Gründe zu klären, warum diese Kategorie gewählt wurde, sondern möchten den Bruch ermessen, der durch ihren Gebrauch in der Aussageweise des Wissens entstanden ist. Indem wir uns auf die Ebene des Gebrauchs einer Terminologie begeben und nicht auf die ihres Ursprungs[51], wollen wir ausmachen, wie sie das Denken hervorruft und eine ursprüngliche Kluft überbrückt. Das Wort, das mehr ist als die Verbindung zwischen einem Signifikat und einem Signifikanten, erscheint hier in seiner Kraft, den ihn begleitenden Diskurs zu verankern sowie zu verwandeln: als Ausgangspunkt einer Reihe von Aussagen. Im besonderen Fall bietet die Wahl des Ausdrucks nämlich Gelegenheit zu einer epistemologischen Verschiebung: Wie wurden Beschwerden in einem bestimmten Moment zur »Hysterie«? Wie wurde die Hysterie zu einem »Frauenleiden«? Die Verwendung des Namens ist eine Stellungnahme am Beginn einer Reihe von Bestimmungen im Feld des Wissens.

Dieses Buch möchte ein Beispiel der Wissensbildung beschreiben, mit allen Paradoxien dieses Vorgangs: Es versucht, die Bewegung zu erfassen, noch während das Wissen sich definiert und seine Gegenstände wie Zugangsweisen verändert. Wir möchten die tastenden Versuche, die Verschiebungen, die Auslassungen und das etwaige erneute Aufgreifen von Konzeptionen und bildlichen Vorstellungen neu verstehen. Es geht um zweierlei: sich so weit wie möglich sinnhafter Einordnungen zu enthalten, um sehen zu können, wie diese funktionieren, und zu analysieren, wie bestimmte Texte andere Texte ausspielen, deren Divergenzen verschweigen, um eine nachträgliche Konstruktion sicherzustellen. Unverhoffte Unterschiede, Umwege, Abweichungen und Fehlinterpretationen zeigen jeweils die Prioritäten in der Bestimmung einer Pathologie an.

Nachträglich mit der Hysterie gleichgesetzte Diagnosen bezeichnen nicht dasselbe – auch fallen die Theorien anders aus, je nachdem, ob dies 1575, 1670, 1730, 1770 oder um 1820 geschieht. Die zu diesen Zeitpunk-

---

[50] Rosenberg, 1992: XIII.

[51] Zur Kratylos'schen Frage des Ursprungs der Sprache vgl. Todorov, 1972 und Genette, 1996.

ten in Erzählungen gefassten Beschwerden haben nicht denselben Stellenwert in der Gesellschaft. Sie erscheinen nicht in derselben Textform und werden nicht von denselben Lesern rezipiert. Unterschiedliche Arten des Schreibens werden entworfen und richten sich an unterschiedliche Zielgruppen. Nach den Werken über Frauenkrankheiten und die Fortpflanzung im 16. und 17. Jahrhundert begegnet man diesen Diagnosen in den Abhandlungen über hysterische oder vaporöse Affektionen. Nach der Französischen Revolution erscheinen keine Werke mehr über die Vapeurs. Stattdessen schreibt man über die Frauen, die Erziehung oder die Sitten, und in Nosologien ist fortan von »Hysterizismus« oder »Hysterie« die Rede.

Was rechtfertigt die Zusammenstellung von Texten, die manchmal so wenig miteinander gemein haben? Wollte man einzig nach Maßgabe ähnlicher Symptome vorgehen, könnte man ebenso gut andere Diagnosen der Zeit – wie etwa Tetanus, Mutterkornvergiftung oder Epilepsie – zusammentragen. Die Therapien, Theorien oder Zugänge zum Körper laufen ebenso wenig auf ein vereinheitlichendes Kriterium hinaus. Ebenso variiert je nach Epoche der Patiententypus: Nacheinander sind beide Geschlechter, alle Konfessionen und Gesellschaftsklassen betroffen. Das einzige Element, das diese Texte in ein und derselben Geschichte verbindet, ist eben das Netz aus gemeinsamen Bezügen, die von Text zu Text wiederaufgenommen werden. Die – selbst kurze oder unzuverlässige – Erwähnung von Theorien vorangegangener Ärzte, die Zitate und überstrapazierten Konvergenzen bezeugen, dass ihre Verfasser glauben, zur Bildung ein und desselben Wissens beizutragen.

Die begriffliche Fassung der Hysterie erscheint als Collage von Verweisen. Ihre Theoriebildungen wirken wie eine Reihe von Überlagerungen, die ihr eine Hybridität am Schnittpunkt von Texten über die Einbildungskraft, die Sexualität und die Fortpflanzung verleihen. Die Kategorie, die gewählt wurde, um physiologische Erscheinungen zu versammeln, die von Konvulsionen bis zur Katalepsie reichen, taucht in einem gesättigten Aussagefeld auf: Die Namen von konvulsiven Krankheiten, Frauen- und Nervenkrankheiten wuchern uneingeschränkt. In der Ablagerung dieser Konzeptionen, in ihren unterschiedlichen und widersprüchlichen Assoziationen findet die Konstruktion der Hysterie statt. Mehr als darum, Interpretationen miteinander zu verbinden, geht es darum, dem Arbeitsprozess des Wissens beizuwohnen, der sich in Bezug auf bereits vorhandene

Kenntnisse gestaltet. Die Frage ist also, wie die Hysterie als eine besondere Pathologie ausgearbeitet wurde, obwohl ihre Theoretisierung das Ergebnis einer Assimiliationsbewegung ist. Die Wahl des Ausdrucks und seine Theoretisierung sind alles andere als vereinheitlicht.

Es sollen hier nicht nachträglich Formen der Gleichwertigkeit, welche spätere psychoanalytische und psychiatrische Methoden erklären würden, nachgezeichnet, sondern Ablagerungen analysiert werden. Wir werden darzustellen versuchen, wie sich unterschiedliche Schreibweisen der Hysterie in einem Netzwerk von Texten und der Verwendung spezifischer, sie begleitender Wörter verschieben, ihre Bedeutungen beeinflussen und neue Benennungen nötig machen. Durch die Analyse der Schreibweisen soll untersucht werden, wie epistemologische und kulturelle Fragen auf die Konstruktion dieser Kategorie einwirken. Es wird hier nicht die Geschichte einer Idee vorgeschlagen, sondern eine Geschichte der Aussage von Texten, die nachträglich im Namen einer einheitlichen Diagnose zusammengestellt worden sind. Es geht um die Geschichte der Abweichungen und Umwege, die ihre Konstruktion ermöglicht haben, wobei die Überschneidungen, Vermittlungen, Ambivalenzen und Fehlinterpretationen nachgezeichnet werden. Mit dem Ausdruck »Aussage« wollen wir gleichzeitig die begrifflichen Entscheidungen, welche die Konstruktion des Wissens ermöglichen, die Ereignisse des Schreibens, die anthropologischen und gesellschaftlichen Anliegen sowie die Konstruktion eines Zielpublikums für solche Schriften berücksichtigen. Wir sehen das plötzliche Auftauchen der Hysterie weniger als einen Einschnitt, der es erlauben würde, eine Kategorie in einer Bewegung fortschreitender Ausdifferenzierung zu konstruieren, sondern vielmehr als neue Erzählweise des Sinnlichen, als Reihe von Verkettungen, als Aufteilung des Wissens.

Die Konstruktion der Hysterie ist vor allem die Erschaffung eines diskursiven Raums zur Entwicklung eines Wissens, in dem es mit anderem Wissen in Beziehung gesetzt werden kann. Sofern in diesem Buch die rhetorischen, narrativen und literarischen Modelle untersucht werden, die in der Konstruktion einer Pathologie Verwendung finden, stellt es sich in die Tradition von Michel Foucault, der die Rolle der Sprache bei der Ausarbeitung medizinischen Wissens hervorhebt.[52] Doch der Akzent wird ein wenig verschoben. In *Naissance de la clinique* (dt. *Die Geburt der Klinik*)

---

[52] Foucault (1969: 285-307) hat sich mehrmals mit der Kategorie der Hysterie beschäftigt.

hat Foucault das Vorhandensein eines grammatischen und eines mathematischen Modells analysiert und Philippe Pinels Verweis auf Étienne Bonnot de Condillac als beispielhaft für eine Medizin eingestuft, die sich als Semiologie begriff.[53] Die Betonung legte er auf die Aufzählung von Symptomen, die Tabellarisierung des Körpers und die Entwicklung eines medizinischen Blicks. Diese Analyse entfaltet mit aller Kraft den Chiasmus zwischen dem Sichtbaren und dem Sagbaren, der im medizinischen Denken zu beobachten ist. Die Texte über hysterische Affektionen erlauben es jedoch auch, weitere Veränderungen in der Rolle der Sprache zu identifizieren. Wir interessieren uns hier weniger für die Schärfe eines Blicks als für die Ausarbeitung einer kohärenten Pathologie. Wir wollen das Zusammenwirken unterschiedlicher Schriftregime untersuchen und damit eine Zeitlichkeit in den Diskurs einschreiben. Selbst dort, wo offenbar die Notwendigkeit einer deskriptiven Sprache herrscht, die mit dem Krankenhaus selbst entstand, entwickeln sich parallel dazu andere Aussagemodi, in die Zitate und Verweise auf sexuelle, religiöse, moralische oder literarische Vorstellungswelten (*imaginaires*) eingearbeitet sind.

In den letzten zwanzig Jahren ist der Austausch zwischen den praktizierenden Ärzten und jenen, welche die medizinische Praxis von außen denken, trotz der großen Entwicklungen in den *medical humanities*, die Ethik, Philosophie und Medizingeschichte vereinen, schwierig geblieben. Die Debatte wird durch Autoritätskonflikte vergiftet. Und wenn es ein Thema gibt, das geeignet erscheint diese Debatte neu anzufachen, dann das Thema der Hysterie, so wie es in den 1970er Jahren konstruiert wurde.[54] Die

[53] Foucault, 1973: 128.

[54] Im Laufe der 1970er Jahre erklärten Hélène Cixous, Luce Irigaray und Michèle Montrelay die Hysterie zu einem charakteristischen Kennzeichen der Frau. Sie nahmen das Hysterische als Sinnbild in Beschlag. Lacan interpretierte die Frage des Hysterischen als die der sexuellen Differenz und formulierte sie folgendermaßen: »Was heißt es, eine Frau zu sein?« Am 1. Mai 1972 hielt die Lacan-Schülerin Catherine Clément anlässlich einer Tagung über die Gewalt gegen Frauen ein Referat über die Hysterie, in dessen Folge sich das weibliche Publikum einhellig für »hysterisch« erklärte. Die Erforschung der Hysterie wird zum Ausgangspunkt einer Neubewertung der Macht- und Wissensbeziehungen zwischen den Geschlechtern. Die Hysterie erscheint als Repräsentation der Frau und ihrer Rolle in der Gesellschaft *par excellence*: als eine Frau, die mehr weiß, erlebt, empfindet, als sie ausdrücken kann; eine Frau, der ein ›Maulkorb‹ verpasst wird, sodass sie sprachlos wird. Vgl. Irigaray,

Absicht dieses Buches besteht darin, die Begrifflichkeiten zu verschieben, in denen ein solches Thema gedacht wurde. Die Hysterie ist hier nicht Symbol männlicher Unterdrückung. Wir wollen auch keine genealogische Reihe rekonstruieren, in der Mesmer und Puységur als Vorboten der Psychoanalyse erscheinen. Wir wollen weder einen Fortschritt der Therapie darlegen, noch Fortschritte oder deren Nützlichkeit bestreiten; wir versuchen andere Fragen zu stellen. Wir wollen die Hysterie nicht von der Geschichte des medizinischen Wissens her verstehen, sondern wir wollen von der Geschichte dieser Kategorie ausgehen, um die Funktionsweise des Wissens zwischen 1670 und 1820 zu verstehen. Die Hysterie wird hier also nicht als Krankheit erforscht, sondern als Beispiel.

Bei der Erfassung des medizinischen Wissens des 18. Jahrhunderts hat man oft nur die zögerlichen Anfänge einer Beobachtung des Körpers wahrgenommen. Von bemerkenswerten Ausnahmen abgesehen, wurden die medizinischen Texte von den Wissenschaftshistorikern lange Zeit unter Berufung auf einen epistemologischen Einschnitt vernachlässigt, der angeblich die vorwissenschaftliche Medizin von jener trennte, die seitdem in der Suche nach Objektivität Gestalt angenommen hätte. Tatsächlich sehen die Ärzte im 18. Jahrhundert ihre Rolle weit jenseits eines Nachdenkens über die Therapeutik. Die Pathologien liefern ihnen den Vorwand, von anderen Dingen zu sprechen: von der menschlichen Gattung und der sexuellen Differenz, von nationalen Unterschieden und von den Gesellschaftsklassen, von der Moderne und von Lebensformen. Durch das Nachdenken über die Beziehungen zwischen Seele und Körper treten die Ärzte in ein Zwiegespräch mit der Philosophie. Zur Zeit der Französischen Revolution denken sie über ihre Rolle innerhalb der Nation nach und betonen die Wichtigkeit der Gesundheit des Individuums für die Gesellschaft. Dementsprechend ist das medizinische Wissen im 18. Jahrhundert nicht isoliert. Bis zum Erscheinen von Robert James' *Medical dictionary* [Medizinisches Wörterbuch], das sogleich von Diderot ins Französische übersetzt wurde[55], muss man medizinische Ausdrücke in den allgemeinen Wörterbüchern suchen.[56] Die Patienten blieben damals generell bei sich

1980; Cixous, 1976; Cixous / Clément, 1975; Lacan, 2015: 252-267; Montrelay, 1977. Evans (1991) hat diese Geschichte nachgezeichnet.

[55] James, 1743-1745, in der französischen Übersetzung von Denis Diderot u.a. als James, 1746-1748.

[56] Bis dahin sind die Referenzwörterbücher für die Medizin Jean Nicots *Thresor de*

zu Hause. Da sie nicht den medizinischen Raum des Krankenhauses betreten, sind sie kein exklusives Eigentum des medizinischen Blicks, zu dem sie in der Folge oft werden. Körperliche Störungen sind Teil des Alltags, und diese Nähe macht daraus ein Thema des Schreibens, das über die Entwicklung von Heilverfahren hinausgeht. Es ist somit auch nicht selten, dass Literaten zur Medizin Stellung nehmen, sich von Pathologien inspirieren lassen, um Romanfiguren zu erschaffen, und somit in anderen Kontexten von den medizinischen Kenntnissen sprechen. All diese Texte ermöglichen es, die Bildung eines normativen Zugangs zum Menschen und zur Moderne zu beobachten.

Diese Arbeit untersucht die Ausarbeitung eines medizinischen Diskurses in seiner beruflichen, anthropologischen und philosophischen Dimension. Sie zielt darauf ab zu bestimmen, wie die Verbreitung der Kategorie »Hysterie« Konzeptionen eingeführt hat, die in der männlichen Wahrnehmung der Frau, der Nervenkrankheiten, der Moderne und der Sexualität bestimmend waren, und gleichzeitig zur Selbstbehauptung der Medizin als Disziplin geführt haben. Wir wollen hier die medizinischen Texte als Akteure verstehen, die zu einer sozialen, anthropologischen und epistemologischen Geschichte beigetragen haben. Die Ärzte beziehen unterschiedliche Dimensionen ein, um das Interesse der Leser zu wecken und ihre Rolle über die therapeutische Praxis hinaus zu etablieren. Sie versammeln ein ganzes Ensemble von Bezügen, Vorstellungen und Mythen und lassen der Phantasie freien Lauf. Die Beziehungen zwischen Pathologie und Empfindsamkeit, Genie, Gesellschaftsklassen, sexueller Differenz, Sexualität und Nationalität werden nacheinander durchgespielt und bieten dem Leser die Gelegenheit zur Identifikation. Der Körper erscheint mehr als ein Gegenstand sexueller, moralischer und rhetorischer Besetzungen denn als Gegenstand der Interpretation.

Im Anschluss an das erste Kapitel, das in groben Zügen die Konstruktion der Hysterie zwischen dem 17. und dem Beginn des 19. Jahrhunderts nachzeichnet, schlagen wir fünf Wege zur Untersuchung der Frage ein, was den Gebrauch dieser Kategorie motivierte, und zeichnen fünf charakteristische Schreibweisen vom *Ancien Régime* bis zur Geburt

---

la langue francoyse tant ancienne que moderne (1606), Pierre Bayles *Dictionnaire historique et critique* (1697) sowie Antoine Furetières *Dictionnaire universel contenant généralement tous les mots français, tant vieux que modernes et les termes des sciences et des arts* (1690).

der Französischen Republik nach. Mit der Publikation der Schriften von Thomas Willis und von Thomas Sydenham um 1670 wird die englische Medizin zum Bezugspunkt für die kontinentaleuropäische Medizin. Sie wird umfassend übersetzt und zirkuliert unter den Ärzten auch in der Originalsprache. Eine gleichzeitige Durchquerung des französischen und des englischen Textkorpus soll es ermöglichen, die französischen Schriften in einer weiteren Transformationsbewegung des medizinischen Wissens ins rechte Licht zu rücken. Die zuerst als ein isolierter Extremfall dargestellte Hysterie wird in der zweiten Hälfte des 18. Jahrhunderts zur regelmäßig gestellten Diagnose, bevor sie als Gefahr für die Gesellschaft präsentiert wird. Die Frage ist nicht, wie sich die Interpretation der Hysterie gewandelt hat, sondern vielmehr: Was steht beim Schreiben dieser Diagnose auf dem Spiel?

KAPITEL 1
DIAGNOSEN ANWENDEN UND WISSEN EINTEILEN

»Ein Wörterbuch begänne in dem Augenblick, wo es nicht mehr den Sinn wiedergäbe, sondern die Arbeit an den Worten.«[1]

Einen Ausgangspunkt für die Forschung bietet die Liste synonymer Diagnosen, die Jean-Baptiste Louyer-Villermays 1818 erstellte. Louyer-Villermay verfolgt hier nach, wie über die Jahrhunderte Diagnosen zur Anwendung kommen, verschwinden und eventuell wiederkehren. So sollen diverse Verschiebungen und Diskrepanzen in der Wahrnehmung jenes Phänomens veranschaulicht werden, das später als Hysterie definiert wird. Drei Fragen bestimmen den Rahmen dieser Diagnosen: der Geschlechterunterschied, der Adel und religiöse Praktiken. Das Wissen aller drei Frageformen überschneidet sich zwar, überlagert sich allerdings nicht. Es entwickelt sich, wie man sehen wird, nach jeweils eigenem Rhythmus. Manchmal bearbeiten Spezialisten die Fragestellungen, manchmal sind sie Gegenstand einer öffentlichen Debatte.

DIE PATHOLOGIE UND DER UNTERSCHIED ZWISCHEN DEN GESCHLECHTERN

Wenn man bis zum Ausgang des 17. Jahrhunderts von »Gebärmuttererstickung«, »uterinen« oder »melancholischen Wutanfällen«, von »Liebeswahn« oder »erotischer Melancholie« spricht, evoziert man *vapeurs*, die angeblich im Körper zirkulieren. Der Begriff »Vapeurs« stellt hier keine Diagnose dar. Er soll Pathologien mit wechselnden Symptomen erklären helfen: unter anderem Blässe, Beklemmungen, Steifheit, Unpässlichkeiten und Katalepsie. Helen King[2] hat bereits eine lange Liste griechischer,

---

1 Bataille, 1929: 382 [ND 1968: 177-178].

2 H. King, 1998.

lateinischer und arabischer Werke zusammengestellt, welche Material für diese Texte liefern.[3] Die vorherrschende Diagnose lautet »Gebärmuttererstickung« (*praefocatio matricis*). Erstmals auf Französisch dargelegt wurde diese in Ambroise Parés 1575 erschienenem Werk *De la génération de l'homme* [Von der Fortpflanzung des Menschen]. Von da an wird das Thema in Werken über Frauenkrankheiten oder Fortpflanzung behandelt, die sich exklusiv an Ärzte richten. Diese Pathologien galten damals als spezifisch weiblich.[4]

Der Arzt Jean Liébault[5] von der Pariser Medizinfakultät erklärt in seinen 1585 posthum erschienenen *Trois livres des maladies et infirmitez des femmes* [Drei Bücher über die Krankheiten und Gebrechen der Frauen] die Vapeurs als Folge zurückgehaltenen Menstruationsblutes, das zu dauerhaften Vapeurs führe.[6] Eine Neuauflage des Werkes im Jahr 1651 verortet den Ursprung der Pathologie im Unterleib. Das Buch vertritt die These, dass die Gebärmutter nach oben oder seitwärts wandere. Dennoch erlaubten die wenigen Sektionen dieser Epoche nicht, diese angeblichen Bewegungen nachzuverfolgen.[7] Ausgelöst durch die Wanderung der Gebärmutter, welche sich von den Vapeurs und übermäßiger Luft zu lösen versucht, kommt es zum Ersticken, wenn das Zwerchfell sich zusammenzieht. Wie verhält es sich also mit diesen Vapeurs? Liébault verweist auf »die großen Venen und Arterien«, »aber auch verborgene Spirakeln im Innern des Körpers«. Auch der Leibarzt Maria von Medicis und spätere oberste Arzt Heinrichs IV., André Du Laurens[8], sieht die Quelle der

---

3 Die von Louyer-Villermay für das *Dictionnaire des sciences médicales* (1818) zusammengestellte Bibliographie zitiert 25 lateinische Werke über die Gebärmuttererstickung im 16. Jahrhundert.

4 Die Rolle des Geschlechterdenkens in der Konzeptualisierung der Hysterie ist Gegenstand zweier Werke mit unterschiedlicher Ausrichtung und einem jeweils fest umrissenen Textkorpus: Dorlin, 2006; Micale, 2008; siehe auch Williams, 2002.

5 Ein Kollege Liébaults, Guy Patin, hat dieses Werk fälschlich vorgestellt als eine Übersetzung von Giovanni Marinello, *Le medicine partinenti alle infirmità delle donne,* Venedig 1574.

6 Liébault, 1651: 44.

7 Ebenda: 416-417; zu den Sektionen siehe Park, 2006; Mandressi, 2003.

8 André Du Laurens (ca. vor 1560-1709) ist um 1583 Arzt in Montpellier. Er unterrichtet an der dortigen Medizinfakultät und wird *Regent royal.* 1600 wird er an den Hof gerufen und zum Leibarzt Maria von Medicis. Nachdem er einen Prozess gewonnen hat, wird er *médecin ordinaire*, dann 1606 *premier médecin* Heinrichs IV. von Frankreich.

Gebärmuttererstickung in »einem bösartigen und giftigen Vapeur, der aus der Unterdrückung des Menstruationsblutes und des Samens herrührt und von dort nach oben wandert, was zum Ersticken führt und manchmal die Atmung aussetzen lässt«.[9] Du Laurens zufolge reagiert die Gebärmutter auf die Vapeurs bestimmter geruchsintensiver Körper und wird von diesen entweder angezogen oder abgestoßen. Im siebten Buch seiner *Œuvres anatomiques* [Anatomische Werke] macht der Arzt sich Gedanken über das männliche Begehren, das den Mann sein Glied nah an den »mit Infektionen besudelten Schamteilen der Frau« einführen lässt, »die wie ein Abfluss oder Pfuhl am tiefsten Punkt des ganzen Körpers sitzen«.[10] Hier greift der Arzt eine in der Renaissance oft behandelte Frage auf, die auf dem Aristoteles zugeschriebenen Text *De generatione animalium* (dt. *Über die Zeugung der Geschöpfe* (*peri zôôn genêseôs*)) beruht, welcher die Bedeutung der Gebärmutter für die Wahrnehmung der Frau unterstreicht.[11]

Für Du Laurens gibt es edle und niedere Körperteile. Der Körper besitzt eine Hierarchie, die wiederum die Hierarchie zwischen der himmlischen Ordnung und jener der menschlichen Wesen widerspiegelt, letztere bezeichnet durch die Erbsünde. Die Fortpflanzung erscheint rätselhaft, insbesondere weil sie die Menschen auf die niedersten Teile ihres Körpers verweist. Du Laurens bezeichnet nicht als einziger die Gebärmutter als Abfluss[12], wobei man in den Wörterbüchern vergeblich nach einer physiologischen Definition dieses Begriffes sucht. Dessen symbolischer Wert ist nur schwer abzuschätzen. In Abschnitten über hysterische Affektionen bezeichnet der Begriff Sekrete, die schaden können, wenn sie nicht rechtzeitig ausgeschieden werden. Frauen verwandeln Sekrete, welche sie auf diese Weise nicht ausscheiden können, in weißen Ausfluss: Weißfluss[13] und Menses (Monatsfluss) oder »Unterdrückung der Menses«[14], bald schon Menstruationen genannt. Cathy McClive hat die terminologische Vielfalt zur Benennung des Blutverlusts nachgewiesen und die erste Erwähnung des Wortes »Menstruation« auf das Jahr 1761 datiert, wo es in

---

9 Du Laurens, 1646: 337.

10 Ebenda.

11 Aristoteles, 1959 [Lehrschriften, 8.3]. Siehe Berriot-Salvadore, 1993; Maclean, 1995; Fissell, 2004: 35-89.

12 Du Laurens, 1646: 337.

13 H. King, 2005.

14 Mauriceau, [1668]: 46 (»Menses« nach Duden, 1987, A.d.Ü.).

Astrucs Vorlesungsaufzeichnungen, der *Traité des maladies des femmes* [Abhandlung über die Frauenkrankheiten] Verwendung findet.[15] Der Mann entledigt sich seiner Abfälle durch seine schweißtreibende, aktivere Lebensweise, bevorzugt mittels Transpiration. Diese Unterscheidung der Geschlechter ist allerdings nicht durchgreifend. Laut Michael Stolberg legten die Ärzte hämorrhoidale Blutungen beim Manne als menstruale Verluste aus.[16] Den Ärzten zufolge ist das Menstruationsblut schädlich und soll auf das Umfeld – sogar auf bestimmte Objekte wie etwa Spiegel – Wirkung besitzen. Angeblich lässt es Milch und Wein umkippen, macht Pflanzen unfruchtbar und Hunde krank oder tötet Fliegen.[17] Die Gebärmutter dient nicht nur der Fortpflanzung, sondern bewahrt den Körper vor Rückständen. Hier sammeln sich Abgänge und Samen an, der verdirbt, wenn die Gebärmutter nicht befruchtet wird. Allein durch seine Existenz belegt das Organ die ursprüngliche Unfähigkeit der Frau, sich anders von dem zu befreien, was ihr schaden könnte. Von dort ist es nur ein Schritt zu dem Gedanken, dass diese ›Tasche‹ das Ausscheiden von Abfällen so weit wie möglich verzögert. Eine dysfunktionale Gebärmutter hält also als Erklärung für hysterische Anfälle her. Sieht man in der Überlastung der Gebärmutter die Ursache für die Vapeurs, dann zieht man eine Verbindung zwischen der Unterbrechung der Regelblutung und den vaporösen Affektionen. Der Arzt muss also gewährleisten, dass die »Menses« ausgetauscht werden, damit keine unheilvollen Vapeurs in den Körper eindringen. Die Gesundheit der Frau liegt in seiner Hand.

Zu Beginn des 17. Jahrhunderts mehren sich die Veröffentlichungen zum Thema. Die Abhandlung des Apothekers Henri Joly, adressiert an André Du Laurens, bietet die erste und reich detaillierte Beobachtung in einer Volkssprache. Sie vermischt eine hypochondrische Quelle mit einer hysterischen Ursache, wobei sie die Vapeurs der Milz, der Bauchfellfalte und der Leber mit denjenigen der Gebärmutter gleichsetzt.[18] In ähnlicher Weise sieht Nicolas Abraham de la Framboisière, Arzt an der Pariser Medizinfakultät, 1613 die Gebärmuttererstickung als Vapeurseffekt verdorbenen

---

[15] McClive, 2005: 77.

[16] Stolberg, 2005. Siehe Park, 2006; Lord, 1999.

[17] Liébault, 1651: 416; (Pseudo-)Aristoteles, 1991: 17bis; Mauriceau, [1668]: 46. Dies findet man noch bei Hunauld im 18. Jahrhundert.

[18] Joly, 1609.

Samens. Und Helkiah Crooke, Leibarzt des englischen Königs James I. [Jakob I.], erklärt zwei Jahre später die Mutterleiden (»fitte of the mother«) mit Hilfe solcher Vapeurs.[19] Die Ärzte sammeln Berichte außergewöhnlicher Fälle: So rettet Andreas Vesalius eine tot geglaubte junge Frau, gerade als er zur Sektion ansetzt. Mit seinem Skalpell erweckt er sie augenblicklich aus der hysterischen Katalepsie, in die sie verfallen war. Jacques Ferrand schließt sich diesen Theorien mit einem Buch über erotische Melancholie an, worin er verwandte Symptome und Diagnosen zusammenträgt. Er betont deren häufiges Auftreten beim weiblichen Geschlecht[20] und zitiert berühmte Fälle. Darunter den Fall junger Frauen aus Lyon, die sich in einen Brunnen geworfen haben sollen, um ihre uterinen Aufwallungen abzukühlen.[21] Ganz Europa scheint hier übereinzustimmen. Der dänische Arzt Thomas Bartholin spricht 1647 von »bösen Vapeurs«, die sich »versteckt« halten und »die Gebärmutter reizen«, was zum Ersticken führe.[22] Wenig später wird ein Werk aus dem Lateinischen übersetzt, das Exkremente in der Gebärmutter von Frauen fortgeschrittenen Alters oder auch »Gebärmutterraserei«[23] als Ursache benennt. Es war bereits zu Beginn des 17. Jahrhunderts von Jean de Varandée, Professor der Medizinischen Fakultät in Montpellier, verfasst worden, und findet noch in der berühmten Abhandlung *Traité des maladies des femmes grosses*[24] [Abhandlung über die Krankheiten schwangerer Frauen] des Pariser *Maître-Chirurgien* François Mauriceau ein Echo. Auch der deutsche Arzt Michael Ettmüller listet am Ende des 17. Jahrhunderts alle durch menstrualen Ausfluss bewirkte »Laster« auf. Im Kapitel zu den hysterischen Affektionen beschreibt er die weißen Blumen noch als »einen Abfluss, der sich durch die natürlichen Teile eines schleimigen oder rohen und schleimhaltigen oder wässrigen, mehr oder weniger reichlich serösen Temperaments ergibt, mal beißend, salzig und stechend, mal gutartig, & mild«.[25]

Das letzte Drittel des 17. Jahrhunderts erlebt einen Wandel im Umgang mit der Pathologie und im Gebrauch der Begriffe. In seiner 1667 veröf-

---

19 La Framboisière, 1613: 666; Crooke, 1615.

20 Ferrand, 1627: 9.

21 Siehe auch Berriot-Salvadore, 1993; L. Dixon, 1995.

22 Bartholin, 1647: 188.

23 Varandée, [1619]: 179.

24 Mauriceau, [1668].

25 Ettmüller, 1698: 114.

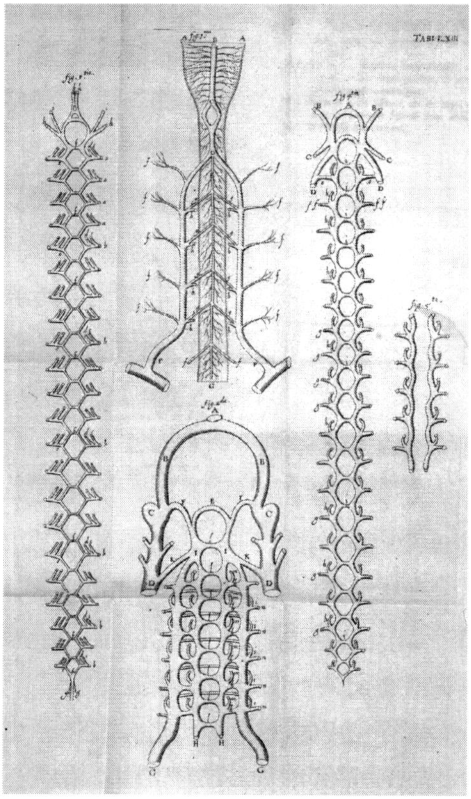

Abb. 3: Anatomie der Nerven nach Willis (1664).

fentlichten und 1681 ins Englische übertragenen *Pathologicae cerebri et nervosi generis specimen* [Kennzeichen eines Gehirn- und Nervenleidens] entwickelt Thomas Willis, Professor für Naturphilosophie in Oxford und Inhaber einer Arztpraxis in London, aus der Ähnlichkeit konvulsiver Symptome bei Frauen und Männern den Nachweis für den bis dahin gängigen Interpretationsfehler.[26] Seine Beschreibung männlicher Symptome endet mit der Aussage: »Wenn diese seltsamen Beschwerden bei einer Frau aufgetreten wären, hätte es geheißen, dass es sich um Mutterleiden oder hysterische Leiden handle, und man hätte die Gebärmutter ins Visier genommen, umso mehr, als der Anfall mit dem Eindruck eines geblähten Unterleibs begonnen hatte.«[27] Für Willis liegen die Ursachen für die Beschwerden im Gehirn und im Nervensystem, was er der Bewegung von

[26] Er war zu seinen Lebzeiten auch für seine chemischen Forschungen bekannt. Siehe Debus, 2001.
[27] Willis, 1681: 38.

»Lebensgeistern«[28] zuschreibt. Dies übertrifft Thomas Sydenham mit einer 1682 veröffentlichten Dissertation[29] über »hysterische und hypochondrische Affektionen«, die er nach eigenem Bekunden genauso wenig auseinanderhalten könne wie zwei Eier. Mehr als die Hälfte der Bevölkerung sei betroffen, darunter fast alle Frauen, sowie sitzende Männer. Diese Feststellungen werden von den wichtigsten Abhandlungen über die Vapeurs lange Zeit wiederholt, bis in der Mitte des 18. Jahrhunderts diese häufige Wiederholung allein die Dringlichkeit einer Untersuchung begründet.

Die Autorität von Willis und Sydenham hat bewirkt, dass in den folgenden Jahrzehnten nur wenige Ärzte die Ursache der Pathologie in der Gebärmutter lokalisieren.[30] Sie beschuldigen vielmehr eilig ihre Gegner, unwissend zu sein und nicht mit den allerneusten medizinischen Entdeckungen mitzuhalten. Die Begriffe Gebärmuttererstickung, Gebärmutterraserei und Mutterleiden kommen seltener zur Anwendung. In Frankreich will Martin Lange, als er 1689 die erste exklusive Abhandlung zu den Vapeurs veröffentlicht, das Verständnis dieser Beschwerden radikal umstürzen.

Im Vorwort zu seinem Werk fordert er die Unterstützung der Pariser Medizinfakultät für seine neuen Thesen ein. Unterstützung erhält er aus der Feder des Leibarztes Ludwigs XIV.: Antoine d'Aquin (auch: Daquin, 1629-1696) betont die Unkenntnis im Umkreis der Pathologie und spricht »von vagen Namen ohne deutliche Vorstellung, derer die Ärzte sich bedienen, um ihre Unwissenheit zu verdecken, oder um das Volk mit Worten zu ergötzen«.[31] Martin Lange nimmt als erster den Begriff »Vapeurs« in den

---

[28] Die Erklärung dieses Begriffes ist nicht einfach. Wir verweisen auf Georges Canguilhems Arbeit über die *Spiritus animales*, die »Lebensgeister« bei Descartes; seine Interpretation kann für die Lektüre medizinischer Texte des 17. und 18. Jahrhunderts herangezogen werden: »Die Spiritus animales [Lebensgeister] sind der feinste Teil des Blutes, ein flüssiger Körper, der schnell durch den Körper bewegt wird: dadurch, daß sie unaufhörlich durch die Arterien über das Gerin zu den Nerven und den Muskeln fließen, bewegen sie die gesamte körperlich Maschine. Die Zusammensetzung der Spiritus ist dieselbe wie beim Blut [...] Ihr physisches Wesen ist dasjenige des Windes oder der Flamme. Sie sind Blut, das seine Eigenart (*forme*) verloren hat. Folglich gibt es keinen Zweifel daran, daß die Spiritus animales ›nur Körper‹ sind.« (Canguilhem, 2008, 41).

[29] Sydenham, 1742. Sydenham (1624-1689), der »englische Hippokrates«, hat die Chorea (minor) – oder auch Veitstanz – im 18. Jahrhundert benannt.

[30] Micale, 1995: 20.

[31] Lange, 1689: 2.

Titel einer medizinischen Abhandlung auf; zugleich ist er der letzte, der sie mit Exkrementen erklärt.[32] Lange etabliert eine Analogie zwischen der Fermentierung der Erde[33] und den Vapeurs des Körpers, die er mit der Atemluft vergleicht, welche auch zusammengesetzt sei aus notwendigen Vapeurs und aus schädlichen, Beschwerden hervorrufenden Vapeurs.[34] Er bricht nicht mit der Interpretation konvulsiver Pathologien als weiblichen Krankheiten, mindert aber deren Bedeutung und umgeht in vielen Überlegungen die ausschlaggebende Rolle der Gebärmutter. Der Arzt unterscheidet vier Typen von Vapeurs, deren Herkunft er verschiedenen Körperteilen zuordnet. Er spricht von epileptischen Vapeurs (aus flüchtigen Fermenten), von melancholischen Vapeurs (mit Ausgang in der Milz) und Drüsenvapeurs, die durch das Verderben zusammenhängender Fermente in den Drüsen entstünden. Die samenbedingten – oder hysterischen – Vapeurs ihrerseits seien das Ergebnis einer von den Sinnen oder der Phantasie provozierten Fermentation samenhaltiger Salze, bei der die Lebensgeister in Richtung der Fortpflanzungsorgane dirigiert werden. In Einklang mit Willis' Ansichten geht die anfängliche Bewegung der Beschwerden also nicht mehr von unten nach oben, sondern vom Gehirn aus in den restlichen Körper. Der Arzt vergleicht diese Vapeurs mit durch die Bewegung der Lebensgeister ausgelöstem Gären, Schwitzen oder Kitzeln.[35] Seine Ausführungen vermeiden in der Beschreibung des außergewöhnlichen Charakters der Pathologie jegliche Abwertung, darin übereinstimmend mit einem weiteren Berater Ludwigs XIV., dem Arzt Marin Cureau de La Chambre, der in seiner Abhandlung *Les charactères des passions* [Der Charakter der Leidenschaften] die physiologischen Effekte von Emotionen mit den Vapeurs erklärt.[36]

Sehr schnell vermehren sich die Abhandlungen über die Vapeurs, und man wird Zeuge einer Vervielfältigung der Erklärungen. Die meisten Texte verfolgen die Vorstellung einer Männer wie Frauen gleichermaßen betreffenden Pathologie, sodass die Unterscheidung der Adjektive hysterisch und hypochondrisch wie eine bloße Redekonvention erscheint. So schreibt Ettmüller in seinem Werk über Frauenkrankheiten bezüglich des Mannes:

---

32 Ebenda: 5-6.

33 Ebenda: 24.

34 Ebenda: 24-25.

35 Ebenda: 174-176.

36 Cureau de La Chambre, 1662: 60.

»Wäre er eine Frau, sähe man diese Leidenschaft als hysterisch an. Es war jedoch eine hypochondrische Affektion.«[37] Die Ärzte bemühen sich, Belegfälle dafür zu finden, dass die gleichen Symptome beim Mann wie bei der Frau vorkommen. Die Behauptung, dass nicht alleine Frauen betroffen seien, ist mehr als eine quantitative Einschätzung. Die Ausdehnung der Diagnose auf Männer macht daraus eine Pathologie des Menschengeschlechts. Eine beide Geschlechter betreffende Affektion lässt sich nicht als weibliche Laune auffassen. Auf diese Weise ist ihre Verbreitung tatsächlich eine ganz eigenständige Pathologie.

Im Jahr 1691 begreift Jean Chastelain, Professor an der Universität Montpellier, die Vapeurs als eine schädliche Kontraktion der Muskelfasern. Auf sein Werk folgt ein Jahr später eine Arbeit Pierre Brisseaus, der die hysterischen Affektionen und die sie mobilisierenden, sympathetischen Bewegungen als einen Rückfluss der Lebensgeister beschreibt.[38] John Purcell sieht 1702 hierin eine Auswirkung wiederholter Verdauungsprobleme, und Dumoulin wiederum eine Folge des Blutüberflusses bzw. Blutmangels.[39] William Falconer erwägt das Vorkommen von Insekten oder Würmern im Körper als Ursache, William Stuckley die Milznerven.[40] Richard Blackmore entwickelt diese Hypothese 1725 weiter und hält die schlechte Zirkulation der Lebensgeister für verantwortlich. 1729 folgt Nicolas Robinson mit Überlegungen zum Ungleichgewicht zwischen festen und flüssigen Teilen in den Nerven.[41] Es bedürfte eines ganzen Buches, wollte man diese Interpretationen mit allen Varianten erfassen, die Richard Browne 1729, Charles Barbeyrac 1731, David Kinneir 1739, Richard Manningham und John Andree (beide 1746), Lallemant 1751, Charles Perry 1755 und Pierre Hunauld 1756 vorlegen.[42] Joseph Raulin identifiziert 1758 sieben indirekte und sieben direkte Ursachen.[43] Trotz theoretischer Abweichungen bleibt der Begriff der Vapeurs bei den Ärzten bevorzugt. Bis 1789 reißt diese kontinuierliche Publikationskette nicht ab und bringt immer neue Nuancen hervor.

---

[37] Ettmüller, 1698: 164-165.

[38] Chastelain, 1691; Brisseau, 1692.

[39] Purcell, 1702; Dumoulin, 1703.

[40] Falconer, 1770; Stukeley, 1723.

[41] Blackmore, 1725; Robinson, 1729.

[42] Browne, 1729; Barbeyrac, 1731; Kinneir, 1739; Manningham, 1746; Andree, 1746; Lallemant, 1751; Perry, 1755; Hunauld, 1771.

[43] Raulin, 1758.

Der Geschlechterunterschied verschwindet nicht aus dem medizinischen Diskurs, sondern wird fortan in Begriffen der Empfindsamkeit auf Fasern und Körperteile gedacht. Als hinreichend vage und theoretisch flexible Bezeichnung funktioniert der Name Vapeurs geschlechtsunabhängig. Das scheint der Grund für seine häufige Anwendung vor allem bei der hysterischen Affektion zu sein. Einige Ärzte jedoch kritisieren seine Dehnbarkeit. In seiner *Traité des affections vaporeuses du sexe avec l'exposition de leurs symptomes ... & la methode de les guirir* [Abhandlung über die vaporösen Affektionen des weiblichen Geschlechts mit einer Darlegung ihrer Symptome ... & der Heilmethode] – im Folgejahr wiederaufgelegt mit einer bezeichnenden Hinzufügung im Titel: *On y trouve aussi des connoissances relatives aux affections vaporeuses des hommes* [Worinnen man auch Erkenntnisse über die vaporösen Affektionen des Mannes findet] – geht Joseph Raulin, königlicher Berater und *médecin ordinaire*, im Jahr 1759 auf Willis ein und wehrt sich insbesondere dagegen, die Pathologie einem bestimmten Geschlecht zuzuordnen.[44] Im Vorwort beschreibt er, wie die Affektion seit der Antike mit der Gebärmutter assoziiert werde, was neuerdings durch die Präsenz gleicher Symptome beim Manne widerlegt sei. Und wie Willis merkt Raulin das Gefühl einer Kugel [*globus hystericus*, A.d.Ü.] im Unterleib an.[45] Er radikalisiert die Formulierung in der Formel: »Man hätte schwören können, es wären Frauen, wenn man sich ihres Geschlechts nicht sicher gewesen wäre.«[46] Raulin verweigert sich pflichtbewusst dem Adjektiv »hysterisch«. Ebenso zögerlich ist er beim Wort »Vapeurs«, dessen Gebrauch ihm oft als zu leichtfertig erscheint. Er zieht ihm den Ausdruck »vaporöse Affektion« vor, der das Geschlecht des Patienten unberücksichtigt lässt und nicht ebenso überstrapaziert wird.[47] Raulin möchte die Assoziationen korrigieren, welche der Ausdruck »Vapeurs« nahelegt:

»Leidet eine Frau an Unruhe, Gähnen, Aufstoßen, Spasmen oder unregelmäßigen Bewegungen in den Nerven, beklagt sie sich darüber

---

[44] Vila, 1998: 229-235; Dorlin, 2006: 99-103, 127-129.

[45] Raulin, 1758: IX-XI.

[46] Ebenda: 43.

[47] Joseph Raulin ist Montesquieus Hausarzt. Das erlaubt ihm, sich in Paris niederzulassen und Werke zu veröffentlichen, die zu seinem Ruhm beitragen. Panckouckes *Encyclopédie méthodique* (1782-1832) präzisiert: »Seither dehnt sein Ruf sich von der Hauptstadt über ganz Frankreich aus.«

bitter. Ihre Eltern, Freundinnen und Nachbarinnen reagieren darauf gleichgültig: Es seien Vapeurs. Diese leichten Vapeurs entwickeln sich unbemerkt weiter. Die Kranke wird traurig und vergießt Tränen, oder aber sie wirkt heiter. Sie artikuliert unverständliche Begriffe. Oder sie sagt schöne Dinge. Sie lacht, singt, oder sie weint und lacht abwechselnd – ganz unbewusst. Man lacht mit ihr, macht sich über ihren Zustand lustig und sagt, es seien Vapeurs. Schließlich werden diese Vapeurs heftiger. Das ist der übliche Lauf: Zunächst ist man durch leichte konvulsive Bewegungen erregt. Man verfällt den Krämpfen. Man verliert die Kontrolle über die Sinne. Die Glieder werden steif, lassen sich manchmal nicht beugen, ganz ohne äußere Anzeichen [...] Nach der Attacke spricht man ganz wie zuvor von Vapeurs. Dennoch mehren sich diese Anfälle; sie treten sehr oft auf. Die Körperfunktionen werden dabei in Mitleidenschaft gezogen. Daraus kommt es zu gefährlichen Stauungen in den Eingeweiden.«[48]

Raulin zeigt sich besorgt darüber, dass der Ausdruck jenseits der Medizin erfolgreich sei, denn dies schwäche die Glaubwürdigkeit der Diagnose. Sein weitläufiger Gebrauch bewirke den Verlust seiner wissenschaftlichen Autorität. Raulin bedauert die unbedachte Anwendung und verurteilt ein Vorgehen, das die Heftigkeit und die Gefahren dieser Erkrankung vernachlässigt. Der Arzt nimmt die von den Vapeurs ausgehenden Gefahren ernst und unterstützt damit die betroffenen Patienten. Der Traktat beschränkt die Rolle des Arztes nicht darauf, die Ursachen zu bestimmen und geeignete Behandlungsmaßnahmen zu ergreifen. Raulin macht es sich zur Aufgabe, gegen eine Wahrnehmung der Pathologie zu kämpfen, die oft gleichgültig – wenn nicht ironisch – betrachtet werde.

Raulin vermehrt die Parallelen und Vergleiche zwischen männlichen und weiblichen Symptomen.[49] Die Häufigkeit hysterischer Affektionen bei Frauen rühre von einem unterschiedlichen Maß an Empfindsamkeit oder Empfindlichkeit her. Darin liege eine Quelle der physiologischen Ungleichheit. Raulin steht implizit in der Tradition von Aristoteles und Galen, in der Mann und Frau gegenübergestellt werden wie Kälte und Wärme oder Stärke und Schwäche.[50] Der Text stellt die Vapeurs der Frauen als Ergeb-

---

[48] Raulin, 1758: XXII-XXIV.

[49] »Ebenso bei Männern wie bei Frauen«; »über die Vapeurs (Dämpfe) hinaus, über die hypochondrischen Affektionen (Neigungen) hinaus« (Ebenda: 21, 97).

[50] Siehe Galen, 1856, Bd. 2: 97-103.

nis der weiblichen Natur dar und die Vapeurs der Männer als Ergebnis einer Verweiblichung. Die Frauen werden zweifach als Opfer dargestellt: als Opfer einer zarten Konstitution und als Opfer einer Erziehung, die sie – wenn auch zu ihrem Schutz – noch weiter schwächt.[51] Was die Männer betrifft: »Ganz wie die Frauen werden sie vaporös, wenn ihre Nerven die natürliche Festigkeit verlieren. Manchmal kommt es vor, dass sie temperamentbedingt schwach sind; aber meistens führen Ausschweifungen, Erschöpfung, Müßiggang, geistige Anstrengung, usw. dazu.«[52] Weil Männer über ihre natürlichen Verhältnisse leben, sind sie mit einer Pathologie geschlagen. Die schlechte Pflege des männlichen Körpers bewirke, dass er auf eine Ebene mit dem weiblichen zurückfalle. Die Verallgemeinerung der Vapeurs wäre also kein Indiz dafür, dass die Pathologie gegenüber dem Geschlecht gleichgültig ist, sondern stünde für eine Verweiblichung der Sitten. Raulin fügt weiter unten hinzu: »Bald wird sich zeigen, dass die Männer – in ihrem Begehren, die Frauen und ihre Lebensweise zu imitieren, deren Krankheiten auf sich ziehen.«[53] Kulturelle Ähnlichkeiten reduzieren die physiologischen Unterschiede und mindern die in Fasern und Nerven eingeschriebene, natürliche Ungleichheit.[54]

Man darf nicht vergessen, dass Weiblichkeit im 17. und 18. Jahrhundert bei adligen Männern als ein Distinktionsmerkmal galt.[55] Sie zeigte Bildung und eine Empfindsamkeit an, die aufgrund der Sympathie zwischen Seele und Körper diesen schwächt.[56] Verletzlichkeit, Sensibilität und Leidenschaften stellt Raulin der Ausschweifung und dem Müßiggang als Gegengewicht gegenüber, je nachdem, welches Bild er vermitteln will. Raulin ist nicht daran gelegen, Unterschiede zwischen den Geschlechtern zu entwickeln: Die physiologische Ungleichheit wird als ursprünglich dargestellt, aber niemals formuliert. Die zahlreich angeführten Ursachen nehmen dem Traktat seinen dogmatischen Charakter. Mehr noch, die Interpretation entlastet den Kranken, der die Diagnose annehmen kann, ohne dass ein spezifischer Ursprung ihm die Schuld zuweist. Der Autor

51 Raulin, 1758: XXXIV-XXXV.

52 Ebenda: 42.

53 Ebenda: 97-98.

54 Zur Entwicklung der Auffassung vom Fieber als Indiz für Körperbeschwerden siehe Wenger, 2007.

55 Elias, 1969; Barker-Benfield, 1992.

56 Fernando Vidal legt den Prozess der »Anthropologisierung« und »Psychologisierung« der Paarung Sympathie/Antipathie dar in: F. Vidal, 2006: 305-306.

bestätigt: »Alle Leidenschaften können Vapeurs verursachen.«[57] Er will weniger ein erschöpfendes Kompendium der Symptome erstellen als den Rahmen beschreiben, in dem die Interpretation sich entwickeln kann. Der Arzt führt kontrastierend die Lebensweise der Bäuerinnen an, deren ständig aktiver Körper den Vapeurs nicht anheimfällt, ohne die Patienten anzuklagen oder zu stigmatisieren. Jeder Fall scheint auf einer partikularen Empfindsamkeit und Physiologie zu beruhen. Unendlich sind dabei die Beziehungen unter den Organen und unter den Affektionen. Moral und Physiologie finden sich konstant miteinander verwoben. Diesem Standpunkt schließt sich einige Jahre später der Schotte Whytt mit seiner Abhandlung über die hysterischen und hypochondrischen Affektionen an, gerichtet an »Personen, die aufgrund natürlicher oder erworbener Zärtlichkeit, ihrer Lebensweise oder ihres Besitzes Opfer von Nervenkrankheiten sind, etwa Frauen oder Gelehrte«.[58]

Einige Jahre nach Raulin unterscheidet der schnell zu Ruhm gelangte Arzt Robert Whytt, der in Edinburgh studierte sowie Medizin praktizierte, zwei Typen von Ursachen für das Leiden: Veranlagung und situationsabhängige Gründe. In Abgrenzung zu den Experimenten Albrecht von Hallers zur Rolle der »Irritation«, der »Reizung« in den körperlichen Bewegungen[59] greift Whytt das Konzept der »Sympathie« wieder auf und macht es für ein neues Verständnis des Körpers auf der Basis des Nervensystems nutzbar.[60] »Whytts wesentliche Behauptung lautete, dass die körperlichen Reaktionen nicht ohne Grund erfolgen und nicht das Resultat eines blinden Mechanismus sind«, schreibt Christopher Lawrence.[61] Whytt bereitet so den Niedergang der Physiologie Herman Boerhaaves mit vor. Das Sympathie-Konzept hatte bereits im 17. Jahrhundert Ärzten erlaubt, die endlose Liste an Verbindungen zwischen den Organen und den sympathetischen Fähigkeiten der Nerven in Betracht zu ziehen. Aufgrund einer konstanten Interaktion zwischen Moral und Physiologie berührt diese Fähigkeit den Körper in seiner Gesamtheit, obschon die sympathetische Fähigkeit für Whytt »immer zentral durch das Nervensystem koordiniert

---

57 Raulin, 1758: XVIII.

58 Whytt, 1767: Bd. 1, Einleitung, XVIII-XIX. Die deutsche Ausgabe (1794) enthält nur die »Vorerinnerung«, nicht aber die »Einleitung« [A.d.Ü.].

59 Haller, 1752; Haller, 1759-1776.

60 Vila, 1998: 13-28; Steinke, 2005; Duchesneau, 1982: 171-234.

61 Lawrence, 1979: 25.

wird«.[62] Und alle Pathologien können so als nervenbedingt betrachtet werden. In diesem Rahmen begreift Whytt die Existenz rein nervlicher Unordnungen, welche er »hypochondrische und hysterische Zufälle«[63] nennt, »weil sie größtentheils von einer ungewöhnlichen Zärtlichkeit oder widernatürlichen Empfindsamkeit der Nerven herrühren«[64]. Er begreift hysterische und hypochondrische Krankheiten in ihrer physiologischen und moralischen Dimension, wobei er die mögliche Behinderung der Nerven oder der Leidenschaften der Seele mitberücksichtigt. Deswegen erscheint ihm der Unterschied zwischen dem Männlichen und dem Weiblichen zweitrangig, umso mehr, was die von ihm zusammengetragenen ›nervenbedingten, hysterischen und hypochondrischen Affektionen‹ (Nervenkrankheiten, Hysterie und Hypochondrie) betrifft. Diese untersucht er in umfassenden Kapiteln über die Rolle der Nerven, die er definiert als »dünne Fäden, die aus dem Gehirn und dem Rückenmark entstehen, und sich in alle Theile des Körpers vertheilen«.[65] Damit steht sein Buch in direkter Nachfolge von Willis.

Wie der Leser bereits weiß, wird die Diagnose in den folgenden Jahren unter dem Begriff der Hysterie neu formuliert, und damit rückt die Frage nach dem Geschlechterunterschied wieder ins Zentrum der theoretischen Bemühungen. Mit der Einführung des Begriffs »Hysterie« an Stelle des Begriffs »Vapeurs« kommen die Ärzte zu einer ausschließlich weiblichen Diagnose und grenzen die Hypochondrie davon ab. Die Hypochondrie wird also zu einem Nervenleiden, das beide Geschlechter betrifft, insbesondere aber die Männer, und ganz besonders die Gelehrten[66] mit ihrem Heiligenschein der dichterischen Schaffenskraft. Louyer-Villermay knüpft hier an ältere Theorien an, die er zuspitzt:

»Die Hypochondrie kommt als Krankheit zu allen Zeiten, in jedem Land, zu jeder Jahreszeit und bei allen Temperaturen vor. Sie ist beiden Geschlechtern gemeinsam. Allerdings betrifft sie nicht unterschiedslos alle

---

62 Rocca, 2007: 88.

63 Whytt, 1767, 1777 (der Wortlaut des englischen Originaltitels: »Disorders which have been commonly called nervous, hypochondriac or hysteric«; dt.: Robert Whytt, *Beobachtungen über die Natur, Ursachen und Heilung der Krankheiten, die man gemeiniglich Nervenübel ingleichen hypochondrische und hysterische Zufälle nennet*, 1794: 3).

64 Ebenda: »Vorerinnerung«: 4.

65 Ebenda: 8.

66 Edelman, 2003: 16-22; Riva, 1992.

Altersgruppen noch alle Gesellschaftsklassen. Ihr häufiges Auftreten ist bis zu einem bestimmten Maß direkte Folge der Entwicklung des menschlichen Verstandes und des kulturellen Fortschritts. Ihre Opfer wählt sie vorzugsweise unter den Gelehrten, den Bürgern, die in Kabinetten emsiger Arbeit nachgehen, den Künstlern oder den Dichtern, den distinguiertesten unter den Literaten, und vor allem im Milieu der Leute, die über glühende Phantasie oder starke Empfindsamkeit verfügen.«[67]

Die Hypochondrie wird zu einer vornehmen Pathologie, die eher moralisch als natürlich ist und beide Geschlechter betrifft.[68] Mit diesem Konzept durchbricht Louyer-Villermay die Parallelisierung von Hypochondrie und Hysterie. Die Hysterie macht er zu einer eigentlich weiblichen Affektion, die keine Entsprechung beim Manne hat. Der Arzt hebt gleich eingangs hervor, dass Frauen für Hypochondrie wenig anfällig seien. Und in den Texten über Hysterie machen die angeführten Fälle aus dem Uterus als Fortpflanzungsorgan eher ein Geschlechtsorgan. Statt Ursachen zu erforschen, werden die sexuellen Praktiken der Patienten hinterfragt. Über eine Patientin heißt es zum Beispiel: »Während der letzten drei Schwangerschaftsmonate erleidet sie neue Anfälle, die ihr selbst verursacht scheinen durch die Langsamkeit, mit der ihr Liebhaber vorgeht. Denn sie treten nicht auf, wenn dieser beim Akt unverzüglich ans Ziel gelangt.«[69] Im Namen der medizinischen Erkenntnis schiebt der Arzt jegliche Scham beiseite. Mit der Erzählung der physiologischen Beschwerden stigmatisiert er die Frau und bedient den Mythos der lüsternen, unersättlichen Frau. Der Geschlechterunterschied dient ihm dazu, die Ungleichheit zwischen den Geschlechtern in der Pathologie festzuschreiben. Während die theoretischen Bemühungen auch durch die Etymologie des Begriffes gerechtfertigt sind, konstruiert man so die Wahrnehmung der Frau, die nicht mehr in der Gesamtheit ihres Körpers, ihrer Lebensweise, ihrer Empfindsamkeit oder ihres Intellekts betrachtet wird, sondern als ein »glühender Ofen«. Der Arzt setzt sexuelle Begierde und Pathologie in eins, sodass die hysterische Pathologie die Gier des Uterus enthüllt. Diese Gleichung macht jede Frau zu einer potentiellen Hysterikerin.

---

[67] Louyer-Villermay, 1818 (Hystérie): 107-108.

[68] Ebenda.

[69] Ebenda: 246.

Als einer von wenigen widersetzt sich Étienne-Jean Georget[70] Louyer-Villermays Interpretation und bringt sich dadurch in die Verlegenheit, eine eigene Terminologie vorschlagen zu müssen. Er führt den Begriff »Gehirnleiden« (»*cérébropathie*«) ein und erklärt den Zusatz »krampfhaft (*cérébropathie spasmodique ou convulsive*)« als unumgänglich, »zum Unterschiede von der Hypochondrie, die ich einfach Gehirnleiden nenne«.[71] Da auch für ihn eine gültige Diagnose auf einer strengen Sprache beruht, nähert er die erwähnten Kategorien einander an und gibt zu bedenken: »Die Perfektionierung der Ideen muss zur Perfektionierung der Sprache führen. Als die Chemiker die Nomenklatur änderten und auf solide Grundlage stellten, führten sie ihre Wissenschaft zu immensen Fortschritten und klassifizierten eine Unmenge an Körpern eindeutig.«[72] Zur Unterstützung seiner These empfiehlt er, Charles Le Pois[73] und Willis zu lesen, zwei Ärzte vom Beginn bzw. vom Ende des 17. Jahrhunderts, welche beide die Pathologie im Gehirn lokalisieren. Nachdem Georget deren Verortung in der Gebärmutter mit Verachtung zurückgewiesen hat, situiert er den Ursprung in moralischen Affektionen und in einer nervlichen Fragilität. In einem Kapitel zu den Geschlechterunterschieden stellt Georget Mann und Frau klar einander gegenüber und verweist auf »die Kraft der Vernunft, welche die eine Hälfte des Menschengeschlechts unumkehrbar der anderen unterwirft.«[74] Er erklärt die Zahl »krampfhafter, vermeintlich hysterischer« Affektionen bei den Frauen mit der Bedeutung ihrer »Gemüthserregungen« oder »Gemüthsaffecten«[75] (*affections morales*). In seinem Kapitel über die Hysterie nennt Georget jedoch die Selbstbefriedi-

---

[70] Als Schüler Pinels und Esquirols hatte Georget eine – wenn auch sehr kurze – Karriere (1793-1828).

[71] Georget, 1823: 403.

[72] Georget, 1820: Bd. 1, 263. In der deutschen Übersetzung (*Ueber die Physiologie des Nervensystems ...*) müsste dieses Zitat auf S. 403 stehen, ist dort aber ausgelassen [A.d.Ü.].

[73] Das Buch *Selectiorum observationum et consiliorum. De cognoscendis et curandis, praecipue internis humani corporis morbis* [Ausgewählte Beobachtungen und Ratschläge über die Diagnose und Heilung besonders von inneren Krankheiten des menschlichen Körpers] (1618) von Charles Le Pois (oder lateinisch: Carolus Piso, 1563-1633), lokalisiert anscheinend erstmals die Ursache für die »Gebärmuttererstickung« im Gehirn.

[74] Georget, 1823: 106.

[75] Ebenda.

gung als häufige Ursache.[76] Er schreibt so die sexuelle Begierde tief in die Pathologie ein: Als Grund führt er das an, was andere als Therapie vorschlagen. Er behauptet sogar, noch nie »die Hysterie als Folge geistiger Anstrengungen«[77] gesehen zu haben. Georget gibt zu bedenken, dass Gehirnleiden praktisch nur Mädchen und junge Frauen betreffen, und empfiehlt ihnen die Ehe als bestes Gegenmittel. Über beispielhafte Beobachtungen ordnet er die Hysterie dem weiblichen Geschlecht zu und stellt sie so der Hypochondrie wie der Epilepsie gegenüber. Die Zitate von Louyer-Villermay und Georget veranschaulichen die Tendenz des frühen 19. Jahrhunderts, ungeachtet aller theoretischen Konflikte Diagnosen zunehmend einem bestimmten Geschlecht zuzuordnen. Darum verbinden sich zu dieser Zeit trotz aller ausgetragenen Theoriestreitigkeiten die Interpretationen der Beschwerden miteinander. Ungeachtet der Tatsache, dass Briquet und einige andere Theoretiker im Laufe des 19. Jahrhunderts von männlicher Hysterie sprechen, gilt die Hysterie nun überwiegend als weibliche Krankheit. Als sechzig Jahre später Charcot und dann Freud diese Interpretationen zu verschieben versuchen und von männlicher Hysterie sprechen, stoßen sie auf ein tiefsitzendes Unverständnis, geprägt vom Klischee, zu dem die Hysterie verkommen war.[78]

DIE VAPEURS UND DER ADEL

Der soziale Status der Patienten variiert ähnlich wie deren Geschlecht. Wenn man den Schriften von Ambroise Paré, Jean Liébault, André Du Laurens, Helkiah Crooke, Jean de Varandée, Jacques Ferrand oder Thomas Bartholin Glauben schenkt, waren im 17. und zu Beginn des 18. Jahrhundert die Diagnosen der Hysterie, Gebärmuttererstickung oder

---

[76] Ebenda: 403-404.

[77] Ebenda: 403. [Im französischen Original ist an dieser Stelle von einem »krampfhaften Gehirnleiden« (*cérébropathie spasmodique*) die Rede, A.d.Ü.]

[78] »Beseelt vom Wunsch, seine neu erworbenen Ansichten über männliche Hysterie den Wiener Forscherkollegen zu präsentieren, hielt Freud nach der Rückkehr von seinem Aufenthalt bei Jean-Martin Charcot in Paris einen Vortrag. Er erinnerte sich lebhaft daran, dass seine Zuhörer dachten, dass das, was er ›sagte, unglaublich war [...] einer von ihnen, ein alter Chirurg rief tatsächlich aus: ›Aber, mein sehr geehrter Herr, wie können Sie so einen Unsinn reden? Hysteron [sic] bedeutet Gebärmutter. Wie kann also ein Mann hysterisch sein?‹« (Gilman, 1993: 402).

Mutterleiden nicht streng an eine Gesellschaftsschicht gebunden. Nichtsdestotrotz wird der Ausdruck Mutterleiden oft in den Kampagnen für Frauen aus dem Volk verwendet. La Framboisière schreibt, dass dieser Ausdruck in der »Umgangssprache« benutzt werde und vom Ausdruck »Gebärmuttererstickung« unterschieden werden müsse.[79] Auch der *Discours d'une estrange et cruelle maladie* [Rede über eine seltsame und grausame Krankheit] von Henri Joly erkennt in diesen Pathologien das Schicksal des Volkes:

»Eine Sache ist für die Naturphilosophen über jeglichen Zweifel erhaben: dass die kleine Welt, indem sie von der großen geschützt wird, durch diese angetrieben, regiert und bewegt wird, gesund oder krank gemacht wird, glücklich oder melancholisch, freigiebig oder sparsam, verzagt oder tapfer, reich oder arm, lasterhaft oder tugendhaft, & insgesamt diesen Einflüssen unterworfen, so wie die Sterne ihr leuchten & schicken, sei es zum Guten oder zum Schlechten, sogar ihrem Sprechen entfliehend (*fuyuant leur dire mesme*).«[80]

Ab der zweiten Hälfte des 17. Jahrhunderts beginnt man, den Begriff »Vapeurs« auf die Diagnosen anzuwenden. Von nun an werden sie als eine Pathologie des Adels dargestellt. Vielleicht unterscheidet dies am deutlichsten den Körper der Vapeurs von denen des Wahnsinns; denn beide werden auf soziale Konventionen bezogen. Die »Unvernunft, und mit ihr die Demenz« waren, wie George Rosen festhält, »ursprünglich an die Qualität des Willens gebunden und nicht an die Integrität der Vernunft. Man erwartete von einem mit Vernunft gesegneten Mann, dass er sich vernünftig verhält, d. h. im Rahmen der sozialen Parameter«.[81] Während der Wahnsinn als ein Ausbruch aus dem bestehenden Rahmen angesehen wird, benennen die Vapeurs eine Extravaganz, die im sozialen Raum funktioniert, ohne jedoch dessen Codes oder Grundsätze zu gefährden, diese sogar eher steigert oder feiert. So hat es auch Paumerelle in *La philosophie des vapeurs* [Die Philosophie der Vapeurs] in Szene gesetzt. Der königliche Leibarzt Antoine d'Aquin behandelt die Vapeurs ab 1658 in zahlreichen Bemerkungen seines *Journal de santé de Louis XIV* [Kran-

---

[79] La Framboisière, 1613: 666.
[80] Joly, 1609: 1-2.
[81] Rosen, [1968]: 166.

kentagebuch Ludwigs XIV.].[82] Seine Notate für das Jahr 1675 breiten sich über mehrere Seiten aus, darunter dieser Ausschnitt:

»Der König litt seit sieben oder acht Jahren unter Vapeurs, wenn auch viel seltener als früher. Vapeurs, die aus der Milz und aus den melancholischen Säften (*humores*) aufstiegen, von denen der Kummer stammt und die Einsamkeit, nach der man lechzt. Sie gleiten durch die Arterien zum Herzen und in die Lungen, wo sie Herzrasen, Unruhe, Erschöpfung und erhebliche Atemnot auslösen. Von dort steigen sie zum Hirn auf, wo sie die Sehnerven verstören und dadurch Schwindel erregen. Dabei berühren sie das Nervensystem und schwächen die Beine derart, dass man ohne Hilfe weder sich aufrechthalten noch laufen vermag. Dies stellt für einen jeden einen ärgerlichen Anfall dar, insbesondere aber für den König, der besonders den Kopf für all seine Angelegenheiten braucht. Sein der Melancholie sehr zuneigendes Temperament, sein meist im Sitzen verbrachtes Leben, seine in Ratssitzungen verbrachte Zeit und sein ungestillter Hunger, die ihn große Mengen essen lässt, gaben Anlass zur Entwicklung dieser Pathologie. Starke, tiefwurzelnde Hindernisse, welche die Rohheiten in den Venen erregten und die melancholischen Säfte daran hinderten, natürlich abzufließen, führen durch ihre Anwesenheit dazu, dass sie sich überhitzen und fermentieren. Erstaunlich ist nicht, dass der Aderlass dieses Unordnung so stark zum Vorschein bringt, denn es ist sicher, dass sie durch die Bewegung in der Masse von Blut und in allen Venen diese Säfte (*humores*) aufwühlt, ohne sie abzuführen, und sie zum Kochen und Verdunsten bringt«.[83]

Louis Marin hat das Krankentagebuch des Königs als erster einer kritischen Prüfung unterzogen und gezeigt, dass es dazu benutzt wird, selbst noch die Krankheit als Zeichen seiner Größe herauszustellen.[84] Sein einzigartiger Charakter ist in die Physiologie und ihre Exzesse eingeschrieben, was der Arzt mit parabolischen Begriffen herausarbeitet. Wirbel, Schwindel, Atemnot oder Hitzewallungen sind hier nicht Zeichen weiblicher Fragilität, sondern stehen für die Singularität eines zu einer einzigartigen Mission berufenen Körpers. Daran schließen sich die Auswirkungen der Lebensweise an, die reichhaltigen Speisen und häufig durchwachten Nächte. Die Vapeurs verweisen auch auf eine Sorge und Verantwortung

---

[82] Aquin u.a., 2004: 194-195.

[83] Ebenda: 194.

[84] Marin, 1986: 193-249; siehe auch Perez, 2004.

ohnegleichen. Im Thema der melancholischen Säfte erscheint auch das Thema des Genies, so wie es Aristoteles im *Problem XXX* (zur Melancholie) dargestellt hat.[85] Die Vapeurs exemplifizieren also zugleich die Stellung des Königs, seine Tätigkeit und sein Genie im antiken Sinne. Die Vapeurs werden so zum Preis für das letzte Privileg: das Königtum. Vermutlich richtete sich d'Aquins Schrift nicht nur an den König, sondern zirkulierte auch unter seinen Angehörigen. Die Vermutung liegt nahe, dass der Arzt auf diese Weise ein Modell kreiert, welchem die königlichen Untertanen nacheifern. Als emblematischer Körper einer Repräsentationsregentschaft in Pomp und Pracht wird Ludwig XIV. auch zum Modell für den von den Höflingen reproduzierten und perpetuierten pathologischen Körper.

Die Veröffentlichung von Abhandlungen, die einen Zusammenhang zwischen Pathologie, Sensibilität und Lebensweise aufstellen, fördert im 18. Jahrhundert die Wahrnehmung der Vapeurs als einer aristokratischen Pathologie. Die Affektion ist Gegenstand von Briefwechseln und muss für alles herhalten: »Sie wollen also nicht, dass man *Vapeurs* sagt. Was aber machen wir, wenn Sie uns dieses Wort nehmen? Denn man benutzt es für alles. Bis ihr Cartesianer ein anderes gefunden habt, bitte ich Sie um Erlaubnis, mich dessen zu bedienen«, schreibt Madame de Sévigné ihrer Tochter.[86] Mit ihr bespricht sie die Vapeurs des Königs, die Konvulsionen der Königin und sehr oft ihre eigenen Vapeurs. Einige Briefe später fährt sie fort:

»Sie erscheinen mir ausgesöhnt mit dem Wort *vapeurs*, welches Sie nicht mehr aussprechen wollen, solange man es Ihnen nicht erklärt. Sie haben nachgegeben zugunsten des Handels, welcher völlig unterbrochen worden wäre, wenn Sie dieses Wort verbannt hätten. Es hilft, tausend Dinge, die keinen Namen haben, zu erklären.«[87]

Wenn Madame de Sévigné Recht hat, dient der Ausdruck Vapeurs in Ermangelung eines anderen Begriffs und in Abwesenheit eines geeigneten Systems dazu, körperliche Beschwerden zu erklären. Es ist ein flexibler, schwankender Ausdruck, ganz wie die Symptome, die er beschreiben soll.

---

[85] Die *Problemata* wurden Aristoteles zugeschrieben, stammen allerdings wahrscheinlich von Theophrast. Vgl. Aristoteles, 1947-1961, Bd. 9 (1961).

[86] Sévigné, 1978: 583.

[87] Ebenda: 634-635.

Er muss dem Text zur Verfügung stehen und ausdrücken, was man von ihm erwartet. Und während er hie und da auf dem Umweg über intime Tagebücher und Briefe auftaucht, eignet man ihn sich an, um seelischen Beschwerden eine Stimme zu geben. Verlangsamung, Benommenheit, Langeweile, übertriebene Weinkrämpfe oder Lachanfälle werden in »Vapeurs« umgetauft. Die Briefwechsel zwischen Madame de Deffand (d.i. Marie de Vichy-Chamrond, die Marquise de Deffand) und Julie de Lespinasse sowie Diderots Briefwechsel mit Sophie Volland verwenden den Ausdruck gerne. Die organische Dimension der Vapeurs verliert sich, ihr Ursprung und ihre Wirkung werden immer nebulöser. Es ist mehr der Name für eine existentielle Ästhetik als eine Pathologie. Eben diese Effekte scheinen in den vaporösen Nebeln der Ölgemälde des 18. Jahrhunderts illustriert zu sein, die Diderot in seinen *Salons* beschreibt.[88] Gelegentlich werden sie aus der Entfernung als Beschwerden betrachtet, die für einige nur vorübergehend seien, sobald der Wunsch überwiegt, sie nicht als beunruhigend anzusehen:

»Ich schreibe Ihnen, Madame mit höchstens dem halben gesunden Menschenverstand, den ich in die Welt gebracht habe. Sie werden mich fragen, wer mich so dumm gemacht hat: niemand, Gott sei Dank! Aber die Tatsache ist, dass ich es wundersamer Weise bin. Die Schwierigkeit besteht darin, Ihnen ganz klar zu sagen, was ich habe; denn es ist nicht Migräne. Was ich fühle, ist nicht so schmerzhaft, aber es ist dunkler, schwerer, und ich weiß, wie Sie es nennen, es sei denn, es heißt Vapeurs. Was aber sind Vapeurs, werden Sie mir sagen! Ich weiß nicht, Madame: Man muss dieses hässliche böse kleine Übel gefühlt haben, um es zu kennen. Alles, was ich Ihnen nur noch einmal sagen kann, ist, dass er bei mehreren Eigenschaften, die alle sehr unangenehm sind, eine ganz einzigartige Eigenschaft hat: Er betäubt die Sinne, löscht die Phantasie aus, schwächt sogar die Vernunft; und glaube nicht, dass auf diese Weise geschieht, wie die Leidenschaften. Die Vernunft schweigt nur vor den Leidenschaften, weil die Leidenschaften lauter sprechen als sie, aber hier schweigen die Leidenschaften, und der Vernunft geht es nicht besser. Das

---

88 »Es ist ein nur halb ausgemaltes, mit Glasur überzogenes Bild. All diese vaporösen, angedeuteten, hingehauchten Figuren erinnern an solche, die der Zufall unserer Phantasie in den Wolken andeutet.« (Diderot, 1821: 41; über: Noël Hallé, Minerve conduisant la paix à l'hôtel de ville [Minerva geleitet den Frieden ins Rathaus], 1767.)

ist im Grunde meine Krankheit, es ist nicht möglich für mich, Madame, es Ihnen besser zu definieren. Viel nützlicher wäre für mich, davon zu genesen; aber alle Medizin ist hier machtlos. Einer der Herren Ärzte, die ich kürzlich konsultierte, sagte mir: ›Beschäftigen Sie sich!‹ Das war der Vorschlag eines Einfaltspinsels; denn, was ist schon eine Beschäftigung, die man sich selbst gibt! Also müsste der Herr Arzt mir eine geben, noch dazu eine schöne. Ein anderer rät mir: ›Nehmen Sie sich einen Liebhaber!‹ Aber wäre das nicht eine feine Verschreibung, und wer garantiert, dass man perfekte Liebhaber in den Apotheken findet? Alles gut überprüft, Madame, ich denke, ich bleibe bei meinen Vapeurs. Lassen Sie sie mich morgen mit zu Ihnen nach Hause bringen. Ich kenne keine süßere Art und Weise, um sie zu überwinden; stimmen Sie zu, bis ich Ihnen die Note geschickt habe. Sie finden es ein wenig schwarz; aber schelten sie mich nicht. Es ist unsere Farbe: wir Vaporösen brachen mit den Farben rosa und hellblau, zu unserem Nachteil. Zum Glück für das Publikum, vermuten wir, was uns ein wenig wild macht. Was aber will man uns sagen, und es ist nicht mehr ehrlich für uns, der Welt zu entfliehen als sie zu langweilen?«[89]

Dieser durch Henri Requin im 19. Jahrhundert überlieferte Brief stammt von Aimond de Saint-Marc.[90] Der Text gibt sich als Darlegung einer moralischen Konzeption, die den tumultartigen Charakter der Leidenschaften einer auf der Suche nach Frieden begriffenen Vernunft gegenüberstellt. Die Briefschreiberin schildert ihre Erfahrung als Abstumpfung von Fähigkeiten, einer umgreifenden Benommenheit, die ihr alle Kraft nimmt. Sie lässt die verschiedenen Perspektiven auf die Pathologie, die ihr von Doktoren und aus ihrem Umfeld bekannt sind, zur Sprache kommen und versucht zugleich, diese Interpretationen gegeneinander abzuwägen. Sie wechselt den Ton, der von Vertrautheit (»dieses böse kleine Übel«) über Ironie (»wir anderen Vaporösen haben gebrochen ...«) und Beschreibung (»das ist keine Migräne«) bis zu einer Aussage von erkenntniskritischem Wert reicht (»es ist nicht möglich, es Ihnen besser zu erklären«). Die Leich-

[89] Archives départementales [Bezirksarchiv], Avignon, bat. CA, Sammlung Requin, 5 F 196.

[90] Das Manuskript stammt aus dem Besitz des Sammlers, Priesters und Kunsthistorikers Henri Requin (1851-1917), der einen Bestand an notariellen Akten und kunsthistorischen Dokumenten zusammengetragen hat (Barber, 1920).

tigkeit im Registerwechsel des Darübersprechens erlaubt es, Abstand zu wahren. Die Vapeurs werden zu einem Wort, das man spielerisch einsetzt, um niemanden zu stigmatisieren, den es betrifft.

Zur gleichen Zeit erwähnt Samuel-Auguste Tissot, der lange als Armenarzt tätig war, bevor er wohlhabende Kreise behandelte[91], in seinem erstmals 1761 veröffentlichten *Avis au peuple sur la santé* (dt. *Anleitung für das Landvolk in Absicht auf seine Gesundheit*) hysterische wie hypochondrische Pathologien mit keinem Wort, obschon er sich lebhaft für Vapeurs und Nervenkrankheiten interessiert. Als das Werk mit dem Untertitel *Traité des maladies les plus fréquentes* [Abhandlung über die häufigsten Krankheiten] 1763 wiederaufgelegt wird, ist die Ausgabe um einen Abschnitt über Ohnmachten ergänzt. Tissot beschreibt hier insbesondere die »Ohnmachten von den Nervenkranheiten«, die nach seiner Beobachtung nur Stadtmenschen erleiden, besonders jene, die einen Teil ihres Lebens auf dem Lande verbringen.[92] Zwei Ursachen zeigt er an: für die Stadtmenschen die »Dünste« (*vapeurs*), und für die Landmenschen »die Mutter«, das »Mutterleiden« (*mal de mère*). In Diderots und d'Alemberts *Encyclopédie* [*Enzyklopädie*] werden die Koliken von Handwerkern und Malern, die dieselbe Bandbreite an Symptomen aufweisen (Krämpfe, Zuckungen, Schwindel), nie mit Vapeurs verglichen, als ob die soziale Klasse der Betroffenen für die Bestimmung der Symptome genügte. Der Artikel über die »Kolik von Poitou« aus der Feder von Charles-Augustin Vandermonde[93], der diese Kolik – wie bei den Malern oder Klempnern[94] – der Tatsache zuschreibt, wiederholt Schwefel ausgesetzt zu sein, gibt dem Ausdruck eine rein physiologische Bedeutung. In seinem Wörterbuch listet Vandermonde eine ganze Reihe von Handwerkerkrankheiten auf, die durch Zittern und Ohnmachten gekennzeichnet sind: Wäscherinnen, die in zu kaltem Wasser stehen, Bäcker, die von den Kohledämpfen erfasst werden, Destillatoren, die in Räumen voll stickiger Luft und Alkoholdämpfe eingeschlossen sind, Chemiker, Gießer, und so weiter.[95] Mit Ausnahme der Wäscherinnen sind alle Handwerke schädlichen Dämpfen ausgesetzt. Allerdings bleiben diese Dämpfe strikt von den hysterischen

91 Emch-Dériaz, 1992.
92 Tissot, 1767: 593f., 1792: 465 (§ 500-503).
93 Vandermonde, 1758.
94 Vandermonde, 1770.
95 Ebenda. Siehe Farge, 1977.

und hypochondrischen Vapeurs getrennt, die nun ihrerseits als Pathologie nicht arbeitender Menschen gelten.

Dass die Vapeurs dem Adel zugeordnet werden, entspricht nicht der ärztlichen Erfahrung. Guenter Risses Arbeit über die Behandlung der Hysterie im Edinburgher Krankenhaus *Royal Infirmary* [Königliche Infirmerie bzw. Königliches Spital] bestätigt, dass die Mehrheit der Patienten Bauern waren.[96] Während die Zugehörigkeit zum Adel oft als Auftrittsbedingung der Vapeurs verstanden wird, beweisen eine Vielzahl von veröffentlichten Beobachtungen das Gegenteil. Im Jahr 1726 spricht Jean Viridet von der Ehefrau eines Schusters, die unter Vapeurs litt.[97] Im Jahr 1760 untersucht Pierre Pomme Fälle, die unterschiedliche Gesellschaftsklassen betreffen, und stellt Adligen und Handwerkern die gleiche Diagnose.[98]

Tissots Titel deutete bereits an, dass der Gegensatz der gesellschaftlichen Klassen eine weitere Entsprechung fand: den zwischen Stadtbürgern und Landbevölkerung.[99] Dieser Gegensatz entwickelte sich über das ganze Jahrhundert hinweg: »Seit mehr als einem Jahrhundert sind die Vapeurs in den großen Städten endemisch«, heißt es. Und weiter: »Die meisten Frauen, welche die Annehmlichkeiten des Lebens genießen, sind vaporös. Man kann sagen, dass sie die Reize des Reichtums durch eine Reihe von Entkräftungen erkauft haben.«[100] So »werden Landfrauen, Arbeiterinnen und Gemäßigte über wenige Jahrzehnte zum psycho-physiologischen Modell für den gesunden weiblichen Körper«, schreibt Elsa Dorlin.[101] Nicht nur die von Louis-Sébastien Mercier eloquent beschriebene verdorbene Stadtluft, sondern die urbane Lebensweise an sich wird zur Zielscheibe heftigster ärztlicher Kritik. Ärzte müssen der von ihnen kritisierten Welt eine reine Welt entgegenstellen, und solange das Ländliche als Garten Eden erscheint und die Existenz einer vor Laster und Pathologie bewahrten Welt behauptet wird, haben Ärzte eine Alternative. Der geschützte Raum verleiht ihren Ratschlägen die Kraft der Erfahrung und

---

[96] Risse, 2005.

[97] Die Frau eines Schusters litt an Vapeurs und an ständiger Verwirrtheit: Man riet ihm, ihr Farnblätter auf den Kopf zu legen, die ihr so gut taten, dass sie danach ihren Haushalt pflegen konnte (Viridet, 1726: 248).

[98] Pomme, 1763.

[99] Für Paris siehe Farge, 1989, 1994.

[100] Raulin, 1758: VIII.

[101] Dorlin, 2006: 102.

Legitimität. Dennoch bestätigen auch die Manuskripte der *Société royale de médecine* [Königliche Gesellschaft für Medizin] den Gebrauchswert der Diagnosen auf dem Lande. Ein Korrespondent bekennt seine Überraschung angesichts der Entwicklung der Pathologie im bäuerlichen Milieu: »Eine andere Krankheit, die man täglich bei uns auf dem Lande sieht und die vielleicht ebenso gewöhnlich ist wie Fieber, ist das Mutterleiden, der Hysterizismus.«[102] Er stellt die Verbindung zwischen Müßiggang, Reichtum und Hysterie infrage und deutet an, dass deren Diagnose vielleicht genauso gewöhnlich wie Fieber sei. Erregt ruft er aus: »Tausend Dorfbewohner sind von Vapeurs besessen. Ich habe furchtbare Anfälle gesehen.«[103] Indem er bei den Dorfbewohnern eine Pathologie auftauchen sieht, die lange Zeit als Preis für Luxus und Müßiggang galt, konstatiert er ihre Verbreitung in der gesamten Bevölkerung. Einige Jahre zuvor hatte schon Jean-Baptiste Pressavin in *Les vrais principes des vapeurs ou Nouveau traité des maladies des nerfs* (dt. *Neue und gründliche Abhandlung von den Nerven-Krankheiten und den Dünsten, oder sogenannten Vapeurs*) geschrieben: »Wenige Personen werden sich rühmen können, daß sie gar niemals einige Anfälle der Dünste empfunden hätten.«[104] Im Jahr 1786 schlägt die *Société royale de médecine* diese Art von Pathologie als Thema einer Ausschreibung vor und bekräftigt, dass ihre Identifizierung – nun am häufigsten »nervöses Nervenleiden« genannt – noch nicht abgeschlossen sei.[105]

Auch in England wird das häufige Auftreten solcher Beschwerden unter einfachen Leuten konstatiert und mit der beginnenden Industrialisierung in Verbindung gebracht. Im Jahr 1787 beschreibt ein Artikel im *Gentleman's magazine* eine Epidemie von Konvulsionen, die von einer Baumwollfabrik in einer Kleinstadt in Lancashire am 15. Juni 1787 ausgeht.[106] Zum ersten Anfall kommt es, als eine junge Arbeiterin ihrer

---

102 Société royale de médecine, Magasin [Magazin] 117.

103 Ebenda.

104 Pressavin, 1772: 280 (3. Teil, 4. Kap.).

105 »Exponiert, so sind die Charaktere der eigentlichen Nervenkrankheiten so wie der Hysteriszismus [die Hysterie, A.d.Ü.], der Hypochondrismus [die Hypochondrie, A.d.Ü.]. Bis zu welchem Grad unterscheiden sie sich von analogen Krankheiten wie die Melancholie, welche sind ihre wesentlichen Gründe und welche Methoden muß man im allgmeinen bei ihrer Behandlung anwenden?« Der ausgeschriebene Preis wird nicht vergeben« (Société royale de médecine).

106 Urban, 1787. Sean M. Quinlan (2008: 75) evoziert für den gleichen Zeitraum

Kollegin neben ihr eine Maus gegen die Brust wirft. Über 24 Stunden halten deren Schüttelkrämpfe an. Am nächsten Tag sind schon drei Arbeiterinnen betroffen, und am übernächsten Tag sechs weitere. Die Zahl steigt am nächsten Tag auf 24 an, darunter drei Männer. Das Übel ist nun bereits auf eine 8 Kilometer entfernte weitere Fabrik übergegangen und betrifft Leute, die dem eigentlichen Ereignis gar nicht beigewohnt hatten. Die Maus gerät in Vergessenheit, und ein Gerücht zieht nun seine Bahnen, wonach die in die Fabrik eingeführten Baumwohlsäcke eine schädliche Substanz enthielten. Dem Autor zufolge reichte schon die Vorstellung aus, dass die Baumwolle faulig sein könnte, um neue Anfälle zu provozieren. Der Doktor Saint-Clare tauchte mit seiner elektrischen Maschine auf und behandelte die Arbeiter mit elektrischen Schlägen.[107] Sobald der Arzt bestätigt, dass es sich um Nervensymptome handelt, wird kein weiterer Arbeiter von Krämpfen befallen. Man beschließt, allen ein Glas Wein zu reichen und die Arbeiter zu einem Tanz zu vereinen, um die Beseitigung der Pathologie zu feiern.

Auch wenn die Verwendung der Diagnose sich über die Zeiten wandelt, bleibt ihre Assoziation mit dem Adel erhalten. Franz-Anton Mesmer traf Patienten aus allen sozialen Schichten und stellte Armen einen kostenlosen Bottich, einen *baquet* (*magnétique*), zur Verfügung, und dennoch präsentieren ihn Karikaturen ausschließlich zusammen mit Adligen. Die Vapeurs und hysterischen Affektionen werden als aristokratische Pathologie wahrgenommen, was als Folge ständiger Wiederholung eines Diskurses gelten kann, in dem die Vapeurs mit dem Streben nach Luxus verbunden werden. Ein Fest für Volkssänger, die den Charakter der Vapeurs gewitzt ausschlachten, wie das folgende Spottlied mit dem Titel *Les vapeurs* [Die Vapeurs] belegt, erschienen in einer Sammlung fröhlicher Lieder:

»Ah! Vous allez parfumer d'ambre
Ma chambre;
Sortez, sortez;
Z'ai l'odorat d'une finesse!
Sans cesse
Vous m'entetez.

---

solche hysterischen Vorfälle im französischen Abbeville.

[107] Zu dieser therapeutischen Praxis siehe Bertucci, 2006: 341-362; Heilbron, 1979; Schaffer, 1983: 1-43.

Faut-il que mon gout s'accommode
Avec ces odeurs?
L'abbé vous êtes incommode!
Z'ai des vapeurs!«[108]

Die Pamphletschreiber sind auf der Suche nach Bildern, um die Fehltritte der Mächtigen auszumalen. Sie spielen das Imaginäre der vaporösen Affektionen als aristokratische Charakteristika durch. Die Pathologie wird zum Zeichen der Abkehr von der Gesellschaft und für die Dringlichkeit einer Revolution. Vapeurs, Nymphomanie und uterine Raserei werden erwähnt, um die Königin und Madame de Lamballe auszugrenzen. Antoine de Baecque hat die Ausarbeitung und Verbreitung eines sexuell-pathologischen Imaginären inmitten der Revolutionswirren eindringlich nachgezeichnet. In zahlreichen Werken hat er ein ganzes Arsenal an Karikaturen, Anekdoten und Pamphleten aus Revolutionszeiten dokumentiert, deren einziger Zweck es war, den König und die Monarchie zu diskreditieren.[109] Eine Galerie von Portraits öffnet sich und zeigt die Königin in uterinen Rasereien[110], die Prinzessin von Lamballe in hysterischen Ohnmachtsanfällen[111], den König als impotent[112] sowie den Königssohn bei Selbstbefriedigung und Inzest. Auch Maurice Lever und Chantal Thomas haben den Gebrauch dieser Metaphern zu politischen Zwecken belegt. *Les*

---

108 Anthologie satyrique, 1876: 84: »Ah! Sie parfürmieren mit Amber / Meine Kammer; / Heraus, heraus! / Habe einen feinen Geruchssinn! / Unentwegt / Steigt ihr mir in den Kopf. / Muss sich mein Geschmack anpassen / An diese Gerüche? / Abt, ihr seid ein Ärgernis! / Habe Vapeurs!«

109 Baecque, 1993, 1989, 1997, 2000; Baecque / Melonio, 2004.

110 Siehe auch Seth, 2006; Thomas, 1989.

111 Mit ihren Ohnmachten bei der geringsten Unpässlichkeit der Königin und ihren zahlreichen Reisen in die Heilbäder von Bourbonne, Vichy und Plombieres gab die Prinzessin von Lamballe sehr früh Anlass zum Spott des Hofs. Der deutsche Arzt Saiffert heilte sie mit mehr Erfolg, wobei er den Zorn der Pariser Akademie der Medizin auf sich zog, welche sie für unheilbar erklärt hatte. Nach einer in Paris durchgeführten Behandlung begleitet der Arzt sie auf Drängen der Königin nach Bath, um ihre volle Genesung zu sicherzustellen. Darüber wird er dann in seinem *Traité des maladies chroniques* [Abhandlung der chronischen Krankheiten] berichten, wobei er die Krankheit der Prinzessin in seiner Sechsten Beobachtung beschreibt (Saiffert, 1804; siehe auch Cabanes, 1922: 121).

112 Siehe die fiktiven Memoiren, die Bachaumont zugeschrieben werden (1784: 48; Eintrag vom 21. Februar 1776).

fureurs uterines de Marie Antoinette, femme de Louis XVI [Die uterinen Rasereien Marie-Antoinettes, Ehefrau Ludwigs XVI.], *Le bordel patriotique* [Das patriotische Bordel], *L'Autrichienne en goguette* [Die beschwipste Österreicherin] sind gleichfalls Pamphlete, die ein obszönes Imaginäres durchspielen und wiederholen. Die Schaffung solcher Stereotype verstärkt die Verknüpfung vaporöser Affektionen mit dem weiblichen Geschlecht.

Ironie der Geschichte: Ärzten und Zeugen zufolge enden die vaporösen Beschwerden des Adels ausgerechnet mit der Revolution. Marie-Antoinettes erste Kammerzofe, Madame Campan (d.i. Henriette Campan), berichtet, wie sich der Körper der Königin durch die heftigsten Phasen der Revolution hindurch transformiert. Dies belegt ein Auszug aus ihren *Erinnerungen*:

»Ein Schwall von Tränen folgte diesem schmerzhaften Ausrufe. Ich wollte ihr einen krampflösenden Trank geben. Sie schlug ihn aus und sagte, dass die Nervenleiden die Krankheit der glücklichen Frauen seien, und dass der grausame Zustand, auf den sie reduziert sei, diese Hilfen nutzlos mache. In der Tat hatte die Königin, die in den Zeiten ihres Glücks oft krampfartige Anfälle hatte, eine ausgeglichene Gesundheit, seit alle Fähigkeiten ihrer Seele im Dienst der physischen Kräfte standen.«[113]

Auch die Ärzte stellen diesen neuen körperlichen Widerstand im aristokratischen Milieu fest. Ihnen zufolge verringert die Angst vor der Guillotine die Zahl der Vapeuranfälle merklich. In einem anonymen, in der *Bibliothèque de l'École de médecine de Paris* [Bibliothek der Medizinischen Fakultät zu Paris] aufbewahrten Manuskript weist ein biographisches Zeugnis epistemologische Qualitäten auf:

»Der Eindruck, über lange Zeit aktiven Leidenschaften ausgesetzt zu sein, gibt dem Nervensystem einen Grad an Kraft, die ausreicht, die vaporösen Dispositionen zurückzudrängen. So haben wir in Frankreich gesehen, dass in den Zeiten, wo der revolutionäre Schrecken an der Tagesordnung war, die vaporösen Individuen, welche jene Städte bewohnten, in denen die Regierung besonders streng durchgriff und die revolutionären Aufstände heftiger ausbrachen, von ihren Anfällen befreit waren, solange sie moralisch unter Druck standen.«[114]

---

113 Campan, 1979: 241.

114 Anonyme, »De l'hystérie«, 218, BIUM, Manuscrits [Manuskripte], 5069.

Diese Transformation wird zum Topos und taucht regelmäßig in Anekdoten auf, bekräftigt so das Bild eines kapriziösen Adels, der gezwungen ist, *seine* Kräfte zu sammeln.[115] Die Hysterie wird als eine Art Trugbild dargestellt, dem nur Privilegierte erliegen können.

Diesem Imaginären eines hysterischen Adels wird das Imaginäre des nervösen Temperaments entgegengestellt. Die Nerven illustrieren hier die Fähigkeit, gesund und schnell auf das zu reagieren, was sich ergibt. Der Herausgeber des *Journal des femmes de la Mère Duchesne* [Das Tagebuch der Frauen von Mutter Duchesne] hebt in einem 1792 veröffentlichten Dialog den damit verbundenen politischen Wert hervor: »In einem Königreich aus 25 Millionen Menschen, von der die Mehrheit weder Religion noch Sitten kennen, ist eine einfache, nervenstarke Regierung zur Erhaltung der Ordnung und damit der Sicherheit und Freiheit absolut notwendig.«[116] Die Nerven werden also nicht mehr mit einer Pathologie verknüpft, sondern mit Manneskraft, welche die tapfere Kraft der Revolution repräsentiert. Noch 1806 drückt sich Jacques-Anotine de Guibert in seiner *Éloge du Marechal de Catinat* [Lob des Marschall von Catinat] mit eben den gleichen Begriffen aus: »Frankreich bot das Schauspiel einer verjüngten Erde durch das Gewitter, das es zu zerstören schien. Die Flut der Streitereien hatte in seiner Brust neue Keime der Stärke gesetzt. Die Charaktere wurden nervenstärker, die Mutigen männlicher und die Seelen stiegen höher.«[117] Die Nerven werden von nun an mit einer kämpferischen Tugend assoziiert, welche die Erneuerung einer Gesellschaft garantiert, die von den Vapeurs bedrängt wird.

Zur gleichen Zeit wird die Revolution in Gazetten und Flugblättern als eine Form von Hysterie dargestellt, eine Epidemie von Konvulsionen oder politischen Vapeurs. Claude Charles Taconnet spottet: »Mit größerer Notwendigkeit denn je werde ich die politischen Vapeurs zerstreuen, die eure Gehirne verwirren, eine leichte Dosis dieses attischen Salzes, das euch

---

115 Noch in der *Voyage du diable et de la folie* [Reise des Teufels und des Wahnsinns] liest man: »Ich bin überzeugt, dass, wenn man einer solchen Frau mit Vapeurs riete, sich ca. zehn Meilen von Paris zu entfernen, sie durch die Emigration geheilt würde. Und jener, der sein Schicksal verdammte, weil er nur 20.000 Franken Rente zur Verfügung hätte, fände sich glücklich, wenn ihm noch 5.000 blieben.« (*Voyage...*, 1793: 27; siehe auch Bled, 1908: 135).

116 *Journal des femmes de la Mère Duchesne*, Januar 1792, 45.

117 Guibert, 1806: 7.

bei mir auf der Bühne gefiel, wird für eure Heilung reichen.«[118] D'Artaize ruft in *Le cri de l'humanité pour les victimes égorgées sous Robespierre* [Aufschrei der Menschlichkeit für die unter Robespierre gemeuchelten Opfer] aus: »Gütiger Himmel! In welches Chaos, in welche Zuckungen werdet ihr das Universum mit solch monströsen Prinzipien neuerlich stürzen!«[119] Weiter unten ist er beunruhigt über »die Unvorsicht einiger Staatsbeamter«, die zu unvorsichtigen Chemikern wurden und das »allgemeine Delirium« dazu nutzen, »die Geister bis zur Demenz zu erhitzen«.[120] Das Zucken und Gären charakterisiert die revolutionären Bewegungen in den Polizeiberichten und taucht schon kurz nach der Revolution in Romanen und Essais auf.[121] Als die Region Vendée sich erhebt, sprechen andere von »Zuckungen, welche die Republik erleidet«.[122] In seinen *Reflections on the Revolution in France* (dt. *Betrachtungen über die Französische Revolution*) beschreibt Edmund Burke das Anarchische der Erhebungen, die das Land überziehen, und die Zuckungen, die es durchlaufen. Er präsentiert Frankreich als einen kranken weiblichen Körper, der rast und sich zerreißt. Die Revolution erweist sich nicht als rettendes Heilmittel, sondern als das schlimmste anwendbare Gift.[123] Weiterhin spricht er das Imaginäre des nervösen Körpers an, diagnostiziert einen Mangel an Nervenstärke als eigentlich notwendige Voraussetzung für eine maßvolle und verantwortliche Diskussion.[124] Ihm zufolge taucht

---

118 Artaud, 1790: I. (»Attisches Salz«: »feiner, geistreicher Witz«, geht zurück auf Ciceros *De oratore* [Über den Redner, 2,217], A.d.Ü.)

119 Artaize, o.J.

120 Ebenda: 64.

121 Meilham, [1797].

122 Arnauld, 1797.

123 »Frankreich hat durch die Treulosigkeit seiner Anführer die Stimme sanfter und lindernder Ratschläge in den Kabinetten der Fürsten auf immer verdächtig gemacht und ihre kraftvollsten Überzeugungsgründe geraubt. Es hat die finsteren, argwöhnischen Maximen eines tyrannischen Mißtrauens geheiligt und Könige zittern gelehrt vor dem, was man forthin die verfänglichen Sophistereien philosophischer Politiker nennen wird. [...] Weil diese wichtigen Vorbereitungen vernachlässigt worden waren, hat sich die Arznei des französischen Staates in sein Gift verwandelt.« (Burke, 1987: 93-99).

124 »Der, welcher mit uns ringt, stärkt unsere Nerven und schärft unsere Geschicklichkeit« und »[es ist] der Hang feiger und ausgearteter Seelen, zu heimlichen Diebeskniffen und kleinlichen Bettelvorteilen, was in so manchen Ländern der Welt despotische Staatsverfassungen hervorgebracht hat« (Ebenda: 315-316).

das gleiche Vokabular bei den Sitzungen des Dritten Standes auf, wo es heißt, der Adel atme den Geist der Freiheit: »Sie gab ohne Widerstreben, ohne Zuckungen, ohne einen Seufzer den Geist auf«.[125] Burkes Analyse beruht auf der Opposition zwischen den Zuckungen eines enthusiastischen, fanatischen und abergläubigen Volkes und dem rechten Maß eines aufrichtigen Adels. Das Vokabular hysterischer Pathologien dient von Anfang an als Metapher, die eine Pathologie mit wechselnder Gestalt definiert.

Während solche Interpretationen Frankreich aufwühlen, findet sich die Diagnose gleichfalls auf den englischen König angewandt. Allerdings wird in diesem Fall das Adjektiv »hysterisch« bevorzugt. Dass es überhaupt zur Anwendung kommt, liegt nicht mehr an Spöttereien, sondern ist den unendlichen Vorsichtsmaßnahmen eines Arztes geschuldet. Hier steht viel auf dem Spiel: Georg III. wird 1788 für unfähig erklärt, das Land zu regieren. Erst im Februar 1789 erklärt sein Leibarzt Francis Willis[126] den König wieder für regierungsfähig.[127] Die rechte Verwendung der Ausdrücke ist hier entscheidend. Auf die erste Krankheitsphase folgen noch vier weitere, während derer der König vorübergehend abgesetzt wird. Die letzte Phase endet mit dem Tod des Königs. Im Rahmen dieser Arbeit werden nur die Untersuchungen aus der ersten Phase herangezogen. Das Machtverhältnis zwischen Arzt und Patient nimmt hier seine extremste Form an: Der Souverän wird auf einen Zustand absoluter Abhängigkeit reduziert, während sein ihm zu Diensten stehender Untergebener mit der Autorität ausgestattet ist, für ihn Zwangsmaßnahmen zu ergreifen. Der Arzt darf sogar persönlich entscheiden, ob Georg III. für immer die Regentschaft entzogen wird.[128] Willis ist von weiteren Ärzten umgeben, mit denen er

---

125 Ebenda: 259.

126 Mit seinem Arztdiplom aus Oxford wurde Francis Willis (1718-1807) zum Spezialisten für Nervenkrankheiten und das, was man schon bald Geisteskrankheiten nennt. 1776 eröffnete er ein Sanatorium für Patienten mit solchen Krankheiten. Laut Jonathan Andrews und Andrew Scull (2001: 256-261) resultiert die Entscheidung William Pitts des Jüngeren, sich auf Willis anstatt auf John Monro (damals Direktor des Londoner Bethlehemspitals) zu berufen, wahrscheinlich aus seiner Suche nach »einem kooperativen Mann« (Ebenda: 258), der ihm eine seinen Präfenzen mehr entsprechende Diagnose liefert. Siehe auch Scull, 1993; T. Dixon, 2006. Zu Willis siehe Porter, 2004.

127 Holt, 1820; Huish, 1821; Macalpine / Hunter, 1969.

128 Kantorowicz, 1990.

das tägliche Gesundheitsbulletin redigiert. Dessen Sprache muss einen unsichtbaren König rechtfertigen und dessen Abwesenheit erklären – und zugleich die Gründe dafür andeuten. Jeder Arzt muss sich regelmäßig einer Befragung durch die Mitglieder des Oberhauses, der *Chamber of Lords*, unterziehen.[129] Die Lords stellen regelmäßig die gleichen Fragen. Sie bitten die Ärzte um Rechtfertigung der angewandten Therapien, der Veränderungen in der dem König aufgezwungenen Lebensweise oder der abschließenden Entscheidung, ihm eine Gunst zu erweisen. Diese – in der Abwesenheit des Patienten erstellten und mit jedem Arzt separat geführten sowie regelmäßig veröffentlichten – Verhörprotokolle erlauben der *Chamber of Lords*, die erhaltenen Informationen zu vergleichen.[130] Durch die Antworten hindurch schimmern schon bei der Wortwahl zahlreiche Spannungen bei Niederschrift des Protokolls. Der Arzt Warren berichtet unter anderem:

»Der Bericht, der übergeben werden sollte, deutete folgendes an: ›Seine Majestät hat den gestrigen Tag ruhig verbracht, hatte eine sehr gute Nacht und war heute morgen ruhig.‹ Dr. Willis wünschte einen Ausdruck, der mitteilte, dass seine Majestät sich seit dem Vortag weiter in Richtung Genesung bewegt habe. Ich habe mich dem widersetzt, da ich durch das Gespräch mit seiner Majestät und durch die Informationen, die ich von Charles Hawkins erhielt, viele Gründe hatte, das Gegenteil zu vermuten. Dr. Willis sagte also: ›Eine bestimmte wichtige Person wird nicht akzeptieren, dass der Bericht so formuliert wird, und das fällt auf Sie zurück.‹ Chamber of Lords: ›Sind Sie sicher, dass sie den exakten Wortlaut wiedergeben?‹ Und Dr. Warren antwortete: ›Ich bin mir recht sicher. Ich habe seine Worte gleich nach Rückkehr nach Hause niedergeschrieben.‹«[131]

Dass der auf den Ärzten lastende politische Druck eine Rolle dabei spielt, wie der Zustand des Kranken dargestellt wird, überrascht nicht weiter. Überraschend hingegen ist die extreme Achtsamkeit bei der Wortwahl. Die Ärzte debattieren über jedes einzelne Wort und protokollieren

---

129 T. Dixon, 2006.

130 Diese Verhörprotokolle sind sowohl vollständig als auch in bereinigten Versionen in erschwinglichen Faszikeln (zum Preis von einem Schilling) veröffentlicht. Sie enthalten oft einige wenige bibliographische Informationen (siehe Report from the committee..., 1789; Report of the Lord's committee..., 1789; Important facts and opinions relative to the King, 1788; Debrett, 1789) und wurden ebenso regelmäßig vollständig in Zeitungen wie *The European Magazine* [Das Europäische Magazin] und *London Review* abgedruckt.

131 Important facts and opinions relative to the King, 1789: 10.

ihre Verhandlungen, sobald sie nach Hause zurückgekehrt sind. Auch zeichnen sie die genaue Spur der diskutierten Ausdrücke nach, einschließlich der ausgewählten bzw. weggelassenen Begriffe, sowie der Gründe für ihre Hinzufügung oder Weglassung. Die Sprache ist zugleich der Raum für Konsens wie für ein unmögliches Einverständnis.

Die Befragung selbst zeugt von einem Verfahren des konstanten Umweges. Die *peers*, die Kollegen, verlangen keine Benennung der Pathologie, obgleich die Identifizierung einer Diagnose seit der Veröffentlichung der Nosologien von Sauvages und Cullen Kompetenz signalisiert. Man spricht vom *melancholischen Zustand* des Königs. Die Gesprächspartner stimmen darin überein, diese Redewendung zu gebrauchen, sobald die Diskussion daraus einen Euphemismus macht. Die Formulierung deutet einen Zustand an, der den Sprecher ebenso wie den König selbst auf die Melancholie reduziert. So bündig die Fragen auch sein mögen, sie greifen auf eine ganze Reihe von Umschreibungen zurück. Willis' Umsicht verhindert, dass der König irgendwie anderen Patienten angenähert wird. Und die Wahl der Diagnose verhindert, dass er mit einer Kategorie assoziiert wird, die ihn von der Macht ausschlösse: dem Wahnsinn.

Mit großer Kunstfertigkeit beantwortet Willis wiederholt präzise Fragen nur ungefähr. Er spricht immer von fortschreitender Heilung, selbst wenn er die Konzentrationsschwäche des Königs beschreibt. Damit rechtfertigt er die Schwierigkeit, eine Prognose zu erstellen, um die mögliche Reduzierung der Pathologie weiter für möglich zu halten. Und er erklärt so die Heftigkeit der Symptome, ohne dass man vermutet, dass die Symptome Konsequenzen hätten, indem er zu einem bestimmten Zeitpunkt von Symptomen der Hysterie spricht. Dabei hilft ihm eine Wendung, die Zuordnung des König zum Leiden zu umgehen, wenn er erklärt, »um es kurz zu sagen«, dass dem König das widerfahre, »was sich in hysterischen Fällen zeigt«.[132] Nicht die häufige Assoziierung der Hysterie mit den Frauen liegt Willis' Zurückhaltung zugrunde. In seiner kurz zuvor erschienen Nosologie hatte Cullen ja sowohl den männlichen wie den weiblichen Charakter der Hysterie eingeräumt. Der angewandte Umweg (»was sich zeigt«) erlaubt zu qualifizieren, ohne zu identifizieren, deutet eine mögliche Lektüre der Symptome an und vermeidet zugleich jegliche Festlegung.

---

[132] Ebenda: 42.

Im engen Rahmen der Befragung das Wort zu ergreifen, bedeutet, einen Raum des Ausweichens zu eröffnen, um die kommende Gesundung anzukündigen. Diese Variabilität ermöglichte es, die Pathologie zu überwinden. Die Terminologie wird entsprechend der Erwartungshaltung bezüglich der Identifizierung der Affektion, der Wahl der Behandlung und ihrer Dauer verhandelt. Die ärztliche Verantwortung ruht im Wort, das zu einem Instrument wird, um Symptome, Diagnosen und Prognosen aufzulisten. Die Erwartungen sind nicht nur auf die Heilung gerichtet, sondern auch auf den Diskurs selbst. Der Arzt hält an Vermutungen fest, statt eine Prognose zu stellen, wenn die *Chamber of Lords* ein Ultimatum festzulegen wünscht, und er gibt ein Heilungsdatum an, weil ansonsten der König für notwendig unheilbar gelten würde. Der Arzt erweist sich als derjenige, der Worte zu bearbeiten weiß, um den Wunsch nach voreiligen Schlüssen und Entscheidungen oder nach einem Verdikt zu umgehen. Er gewichtet das Sagbare, vermeidet bestimmte Wörter oder spricht sie ohne jegliche Zuordnungsmacht aus. Er umschreibt sie so, dass ihre Definition vage bleibt. In dem, was der Arzt sagt, wie auch in dem, was er macht, liegt sein Einfluss und sein Geschick, in wenigen Worten den körperlichen Zustand detailliert anzugeben.

DAS AUFEINANDERTREFFEN VON MEDIZIN UND RELIGION

Zum Geschlechterunterschied und zum Adel gesellt sich noch ein drittes Lieblingsthema: die religiösen Konvulsionen. Diesen Aspekt haben wir ans Ende gesetzt, um die Frage nach der Besessenheit zu relativieren, die oft als *der* Ort der Begriffsbildung der hysterischen Affektion präsentiert wurde, während sie nur ein Anlass unter vielen war. Dieses Thema wurde bereits umfangreich behandelt.[133] Wir resümieren hier nur einige Punkte, um rasch eine Auswahl der Anwendungen hervorzuheben. Ab dem 16. Jahrhundert werden Konvulsionen und Ohnmachten zum Anlass für stark debattierte Interpretationen: Fallen diese Beschwerden in die Kompetenz der Ärzte oder der Kirche? Besessenheit und Ekstase werden nun als pathologische Formen des Enthusiasmus oder des religiösen Fanatismus

---

133 Siehe Certeau, 1975, 2005, 2010; Foucault, 1968; Mazzoni, 1996; G.S. Rousseau, 1993.

ausgelegt.[134] Sehr oft wird eine ganze Palette von Diagnosen in ein und demselben Text in der Absicht benutzt, das umfangreiche Register physiologischer Äußerungen aufzuzeigen: uterine Epilepsie, hypochondrische Krankheit, Mutterleiden, Melancholie, Gebärmuttererstickung oder auch hysterische Affektion. Diese Texte wollen keine präzise Diagnose stellen, sondern die Gültigkeit einer körperlichen Angst vor der Pathologie behaupten. Eine Reihe möglicher Pathologien erweitert eine glaubwürdige Interpretation der Beschwerden um einen physiologischen Ursprung. Am Anfang überlagerte die medizinische Lektüre des Körpers die theologische Lektüre. Nach Pierre Le Loyer können sich epistemologische Register überlagern, ohne *sich* zu widersprechen:

»Wenn der Teufel sieht, dass das Gehirn geblendet wird durch Krankheiten, die ihm eigen sind, wie Epilepsie oder Fallsucht, Wahnsinn, Melancholie, lunatische Rasereien und andere ähnliche Leiden, nutzt er die Gelegenheit und quält noch mehr. Und mit Gottes Erlaubnis bemächtigt er sich des Gehirns. Er verwirrt die Säfte, benimmt die Sinne, hält den Verstand gefangen, besetzt die Phantasie und beleidigt die Seele. Er spricht durch die eigenen Organe des Menschen, in die er einfließt. Er gibt sich zu erkennen und zeigt, was er ist. Er spricht diverse Sprachen und erzählt, was auf der Welt geschieht. Er prophezeit die Zukunft, wie sehr er sich dabei auch meistens als Lügner erweist, und lässt Wunder geschehen, von denen man nicht annehmen kann, dass sie natürlicherweise von einem menschlichen Körper stammen.«[135]

Von einer Pathologie zu sprechen, bedeutet noch nicht, die Anwesenheit des Diabolischen auszuschließen, wie auch die Ausübung des medizinischen Berufs nicht das Ende einer theologischen Sicht auf den Körper impliziert. Sehr früh erscheint in Texten über Fälle von Besessenheit die Möglichkeit einer hysterischen Pathologie. Solche Beschwerden werden nicht mehr zwingend mit dem Teufel in Verbindung gebracht. Die medizinischen Texte, die sich mit solchen Problemen auseinanderzusetzen

---

134 Religiöser und politischer Enthusiasmus sind im 17. und 18. Jahrhundert Thema von Dissertationen und kleiner Abhandlungen: Casaubon, 1655; More, [1662]; Locke, 1690. Dieses Thema ist Gegenstand einer umfangreichen Literatur: Knox, 1950; Heyd, 1995; Hawes, 1996; Klein / LaVopa, 1998; lrlam, 1999; Mee, 2003; Crignon-de Oliveira, 2006.

135 Le Loyer, 1608: 145.

versuchen, berufen sich auf die Antike. Der erste in der Volkssprache veröffentlichte Fall war der *Discours véritable sur le faict de Marthe Brossier de Romorantin, prétendue démoniaque* [Wahre Rede über die Tatsache der angeblich dämonischen Martha Brossier de Romorantin] von Michel Marescot und weiteren Pariser Ärzten.[136] Dieses Werk gibt den Wortlaut der Synode von 1583 wieder und bestimmt »die Regel, die dämonisch Besessenen zu exorzieren, unterstützt durch den Heiligen apostolischen Stuhl«.[137]

Auf die Publikation zu Marthe Brossier de Romorantin folgt kurz darauf in England ein von Edward Jorden publizierter Fall.[138] Der Arzt erklärt, sich vergeblich für Elizabeth Jackson eingesetzt zu haben. Diese wurde der Hexerei und Besessenheit angeklagt sowie zu Gefängnis und Pranger verurteilt – eine Strafe, die nie verhängt wurde.[139] Er analysiert die Konvulsionen Mary Glovers, Elizabeth Jacksons mutmaßlichem Opfer, als eine Unordnung physiologischer Natur und stellt vor allem die Diagnose der Gebärmuttererstickung. Wie viele Ärzte seiner Zeit versucht Jorden, die zahllosen Symptome in einen umfangreichen Katalog von Symptomen aufzunehmen, darunter uterine Erstickung, Mutterleiden, uterine Epilepsie, Melancholie, Hypochondrie und hysterische Leidenschaft. Tatsächlich wollten Marescot und Jorden keine bestimmte Diagnose stellen, sondern eine pathologische Untersuchung körperlicher Phänomene rechtfertigen. Große medizinische Kategorien machten eine physiologische Interpretation glaubwürdiger.

Ärzte und Mitglieder des Klerus beschworen die Gefahr, sich von den Worten derjenigen verführen zu lassen, die unter den Beschwerden leiden, und denen durch Benennung dieser Beschwerden eine Interpretation mit-

---

136 Marescot, 1599.

137 »Bevor der Priester mit dem Exorzieren beginnt, muss er sich sorgfältig nach dem Leben des Besessenen, seinem Zustand, seinem Ruf, seiner Gesundheit und anderen Lebensumständen erkundigen, und darüber mit weisen, verständigen und klug beratenen Leuten kommunizieren. Denn oft werden die Leichtgläubigen getäuscht, und oft täuschen die Melancholiker, Lunatiker und Verhexten den Exorzisten, unter Hinweis, dass sie besessen seien und vom Teufel drangsaliert würden und jedoch mehr Bedarf nach einem Heilmittel eines Arztes als nach dem Priesteramt eines Exorzisten hätten.« (Ebenda). Zu diesem Thema siehe Foucault, 2001: Bd. 1, 958-973.

138 Jorden, 1603.

139 Scull, 2009: 6-23.

geteilt werde. Oft seien sie die ersten, die ihre Anfälle als Besessenheit beschreiben.[140] Der Arzt muss ihren Wahrnehmungen genauso entgegentreten wie einem abergläubischen Publikum. Solange er nicht zu heilen vermag, ändert er seinen Blick auf den Körper. Noch vor der Heilung ist seine Rolle die Neubewertung der Zeichen. Er wertet die Wörter ab, die eine Form von Besessenheit bezeichnen, und entfernt sich von ihnen. Von dieser Verschiebung in der Lesart hängt die mögliche Heilung selbst ab. Beim Lesen dieser Texte wird klar, dass der Arzt tatsächlich für eine pathologische Lektüre des konvulsiven Körpers eintritt. Die medizinischen Schriften führen sorgfältige Interpretationen durch, um aus den Beschwerden Zeichen eines Exzesses oder einer körperlichen Dysfunktion zu machen, die genau deswegen durch therapeutische Mittel abgebaut werden können. Es geht also darum, in Abgrenzung zu den Exorzisten eine Rolle gegenüber diesen Beschwerden einzunehmen. Sobald man Ärzte darum bittet, ihre Meinung zu einem Prozess beizusteuern, versuchen sie, ihren sozialen und politischen Status zu behaupten. Ihre therapeutischen wie ihre moralischen Rollen laufen parallel, wenn sie Melancholie und Schrecken als Ursprung der Pathologien präsentieren.

Dieser neue Wissensraum wird erst in späteren Jahren entwickelt werden, wie bereits Michel Foucault und Michel de Certeau herausgearbeitet haben. Die Mitglieder des Klerus werden dann die Ärzte auffordern, über die Konvulsionen zu befinden. Das schadet der Autorität der Kirche nicht; im Gegenteil befreit eine solche Rollenaufteilung sie von jeglicher Verantwortung bei solchen Beschwerden, die ihre Autorität in Zweifel ziehen könnten. Der Staat ist auch an dieser Rollenverteilung interessiert, und 1680 verbietet ein königliches Edikt die Exekution von Hexen in Frankreich.[141] 1682 werden François Bayle und Henri Grangeron offiziell durch Gerichtsbeschluss aufgefordert, die Konvulsionen einiger Nonnen in einem Kloster in Toulouse zu diagnostizieren. Bayle und Grangeron bestätigen in ihrem Text die Unterordnung unter die kirchliche Ordnung und verweisen häufig auf das Alte Testament. Als sie die physiologischen Beschwerden der Nonnen als Schwäche des Gehirns interpretieren, als Exzess galliger und melancholischer Säfte und Wirkung der Phantasie, geschieht dies immer noch im Namen »der Gesetze, die Gott in der Natur und mit der Struktur und Ökonomie der partikularen Körper etabliert

140 Digby, 1658: 125-126.
141 Mandrou, 1980; Chaunu, 1969.

hat«.[142] In England wiederum widmet Thomas Willis sein Werk dem Erzbischof von Canterbury – unter Versicherung seiner Gottesfurcht und seiner Bemühung, die Zeitgenossen vom Aberglauben wegzuführen. In seinem Vorwort reklamiert er eine Bedeutung seines Textes auch für religiöse Gemeinden. Den Ursprung der Konvulsionen lokalisiert er im Gehirn. Indem er dabei die Bedeutung göttlichen Beistands für den Arzt in Erinnerung ruft, vollzieht er einen Akt der Unterwerfung.[143]

Im 18. Jahrhundert eignen sich Kirche und Polizei den medizinischen Diskurs an, womit die in Ausdrücken der Pathologie gegebene Beschreibung des konvulsiven Körpers nicht mehr allein Angelegenheit der Ärzte ist. Der Klerus lässt rasch Werke über den physiologischen Charakter solcher Konvulsionen publizieren, die nicht systematisch mit Frauen in Verbindung gebracht werden. Dies ist der Fall bei Pierre Le Brun aus dem Oratorianerorden, der in seiner *Histoire critique des pratiques superstitieuses qui ont séduit les peuples et embarrassé les savants*[144] [Kritische Geschichte der abergläubischen Praktiken, welche das einfache Volk verführten und die Gelehrten beschämten] eine Arbeit des Arztes de Rhodes über einen kürzlich vorgekommenen Fall von Konvulsionen anführt und dessen zahlreiche Verweise auf Hippokrates, Descartes und Willis übernimmt.[145] Le Bruns spricht von »schwarzen Vapeurs«, die für ihn die Folge einer durch Fasten und Abstinenz angeregten Phantasie sind. Die Pathologie ist Folge eines von Aberglauben, exzessiver Disziplin und gesteuerten Ängsten durchtränkten Glaubens.[146] Die Konvulsionen erscheinen wie eine Kombination aus Angstzuständen der Phantasie und physiologischen Lastern. Dem Schrecken des Glaubens setzt Le Brun ein Vertrauen in die Vernunft entgegen. Seine Stimme als Pfarrer will die Schreie und Zerrissenheit ersticken. Immer wieder nährten ähnliche Beschwerden Gerüchte und führten bezüglich der Kamisarden in den französischen Cevennen, der *French prophets* in England sowie der Quäker ebendort und in Ame-

---

142 Bayle / Grangeron, 1682: 59-60.

143 Willis, 1681: Vorwort.

144 Le Brun, [1702]: »Brief in Form einer Abhandlung von Monsieur de Rhodes, Junker (écuyer), Doktor der Medizin, Professor am *Collège des médecins* [Medizinisches *Collegii*] in Lyon an Monsieur d'Esting, Graf von Lyon, über die angebliche Besessenheit Marie Volets aus der Provinz Poliat-en-Bresse, in der es um die natürlichen Ursachen der Besessenheit, diese Anfälle und ihre Heilung geht.«

145 Ebenda: 150.

146 Ebenda: 160-161.

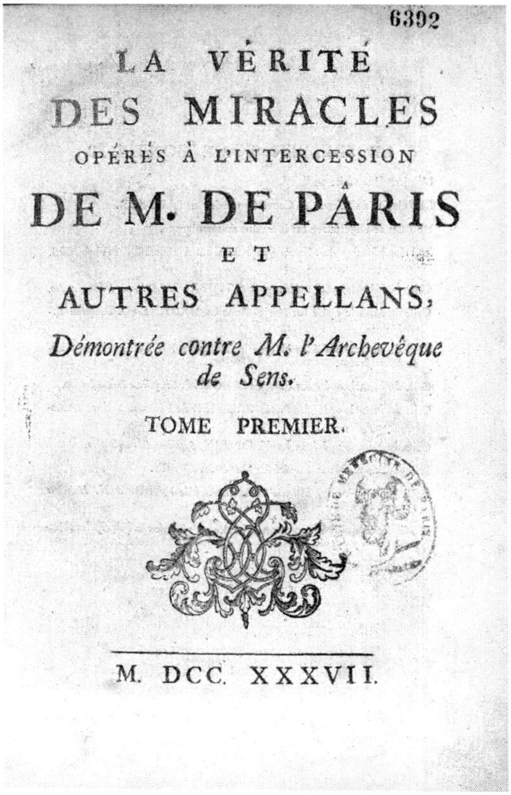

6392

LA VÉRITÉ
DES MIRACLES
OPÉRÉS À L'INTERCESSION
DE M. DE PÂRIS
ET
AUTRES APPELLANS,
Démontrée contre M. l'Archevêque de Sens.

TOME PREMIER.

M. DCC. XXXVII.

Abb. 4: Carré de Montgeron, La verité des miracles [Die Wahrheit über die Wunder] (1737).

rika gar zum politischen Aufruhr. Einen Skandal bewirkte 1731 ein Prozess, bei dem der Jesuit Girard der Ordensschwester Cadière gegenüberstand: Die Interpretation ihrer Zustimmung zur Unzucht erfolgte über die Neubewertung ihrer Ekstasen als Vapeurs.[147]

---

147 *Le mémoire instructif pour Demoiselle Cathérine Cadière de la Ville de Toulon* … (Aix 1731) [Memorandum zur erbaulichen Lektüre des Fräulein Catherine Cadière aus Toulon] deutet an, dass die junge Frau die Interpretation ihrer Extasen als Vapeurs akzeptiert. Der Bericht insbesondere ist aufschlussreich: »Nachdem sie Pater Girards Antwort erneut gelesen hat, sagte sie, sie habe nie die Absicht gehabt, ihn zu täuschen, und dass sie, als sie ihm von ihren Visionen erzählte, dachte, sie habe sie tatsächlich, sei es, dass sie durch ihre durch Fasten und durch einige Bücher erhitzte Phantasie in diesen Zustand geriet, oder durch Muttervapeurs, die sie seit ihrer Kindheit hatte und welche ihre Arme und Beine steifen werden ließen, ohne dass sie sagen könne oder wisse, woher ihre Übel rührten. – ›Warum für Ekstase halten, was Sie bei einem unserer Bediensteten sahen und was von Vapeurs herrührte?‹ – ›Die Vapeurs sind so sehr in Mode, ich bin nicht überrascht, dass Sie

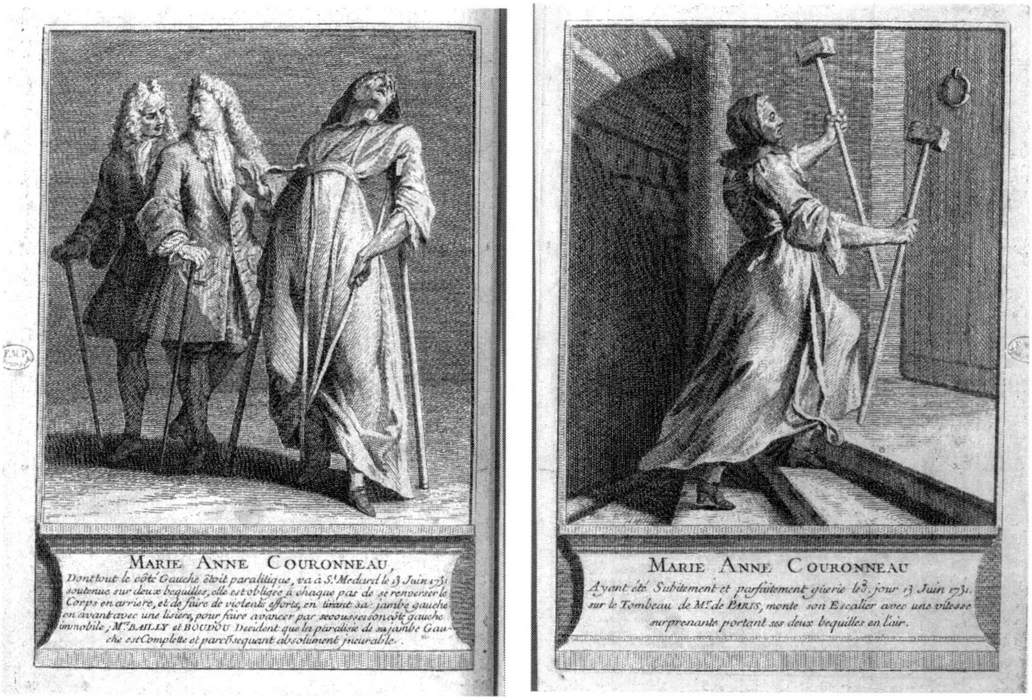

Abb. 5-6: Marie Anne Couronneau behindert, dann wundersam geheilt (Montgeron, 1737).

Zur gleichen Zeit bietet ein Treffen der Anhänger der konvulsionistischen Bewegung – Anhänger des Jansenismus, die sich allen möglichen Arten von konvulsiven Krisen auf dem Grab des Diakons Franz von Pâris [François de Pâris (1690-1727)] hingeben – Anlass genug, die konvulsiven Anfälle erneut zu interpretieren. Als 1728 ein Jansenist auf dem Friedhof Saint-Médard [Kirchhof des Heiligen Medardus] nach einem Leben extremster Entbehrungen beerdigt wird, sehen alle, die ihn kannten, hierin die Beisetzung eines Heiligen. Der Bericht über einige Wunder dehnt seine

---

wollen, dass Fräulein Cardières Ekstasen deren Effekt gewesen sind. Aber denken Sie in gutem Glauben, dass Pater Girard der Narr war, und wer weiß, ob ein Jesuit sich nur dann hereinlegen lässt, wenn er es gerne will.‹« (»Copie de la Lettre de Mlle Agnès, Pensionnaire au Couvent d'Ollioules, adressée à Mr l'Avocat Chaudon, de premier juillet 1731«, in: *Recueil général des pièces concernant le procez...*, 1732: 3 [Kopie des Briefes vom 1. Juli 1731 an Fräulein Agnès, Alumnatin im Kloster von Ollioules, adressiert an den Anwalt Chaudon].

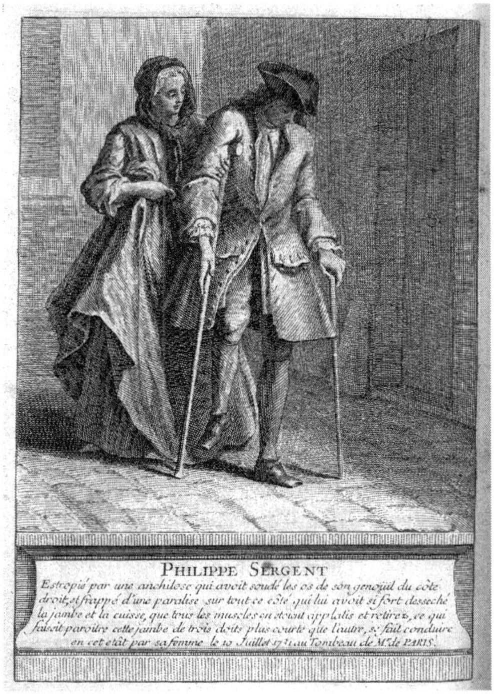

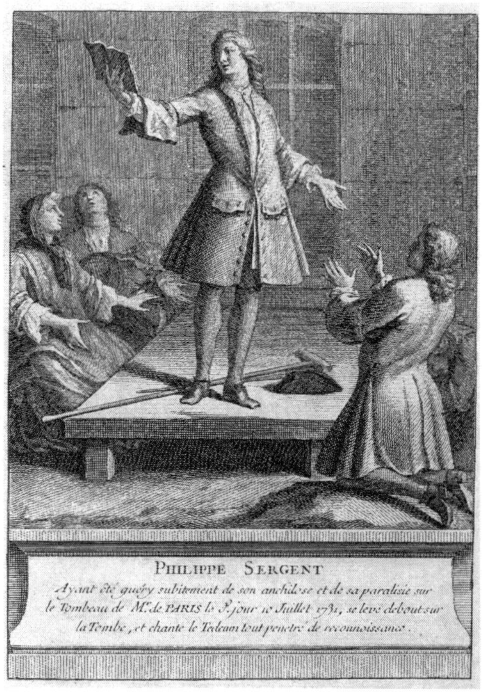

Abb. 7-8: Philippe Sergent behindert, dann wundersam geheilt (Montgeron, 1737).

Bekanntheit weit über die Nachbarschaft und die Welt der Jansenisten hinaus aus. Männer und Frauen jeglicher Herkunft und Altersgruppe eilen an sein Grab, wo sie von Konvulsionen erfasst werden.[148] Die Kirche schließt die Hypothese einer heiligen Intervention aus, weil dies ansonsten mit der Exkommunizierung der Jansenisten einige Jahre zuvor unverträglich wäre. Cathérine Le Maire hat diese Konflikte eingehend analysiert, vor allem die Tatsache, dass viele Jansenisten Partei gegen die Konvulsionisten ergriffen, um ihre Religion nicht noch stärker zu diskreditieren.[149] Im Jahr 1731 nimmt der Aufruhr ein solches Ausmaß an, dass der Friedhof nach einem Beschluss Ludwigs XV. geschlossen wird. Die Ärzteschaft wird zur Debatte aufgefordert, und ihre Diagnosen über vaporöse Affektionen sind Effekte der gesellschaftlichen, politischen und religiösen Her-

---

148 Kreiser, 1978. Zu den Statistiken siehe D. Vidal, 1987: 174-175, 179-181.

149 Le Maire, 1985, 1998. Im Kapitel 2 kommen wir auf dieses Thema bezüglich der Interpretationen durch den Arzt Hecquet zurück.

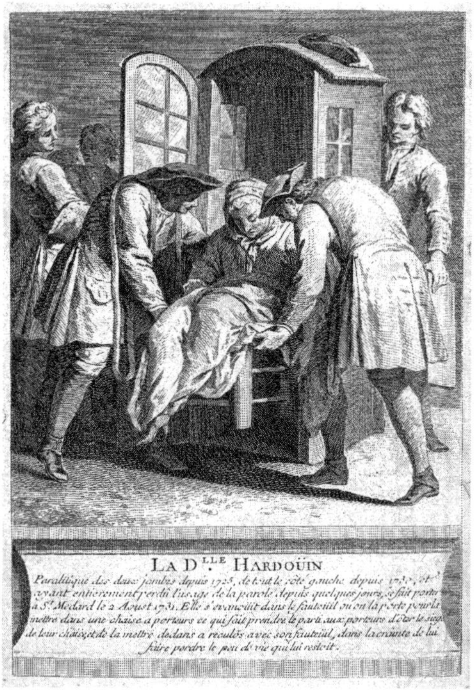

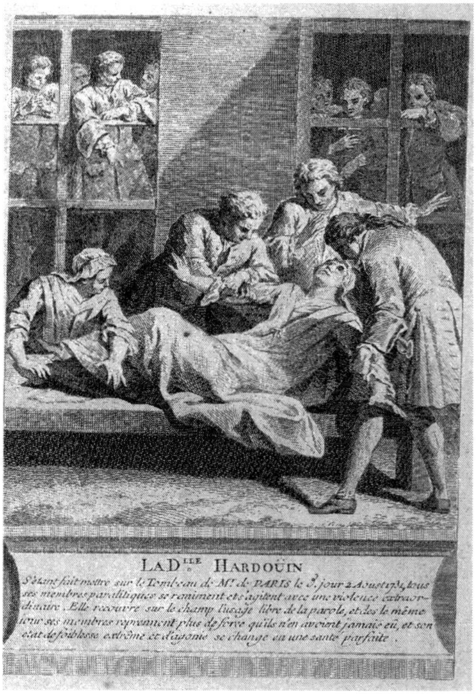

Abb. 9-10. Das Wunder der Demoiselle d'Hardouïn (Montgeron, 1737).

ausforderungen, die im Gegenzug das Verständnis davon verschieben. Die Gegner religiöser Ausdrucksweisen greifen auf das medizinische Vokabular zurück, um jegliche göttliche Intervention auszuschließen, allen voran *La consultation sur les convulsions* [Die Konsultation über die Konvulsionen].[150] Die Ärzte betonen die Rolle der Sympathie als dem Ort zwischen Phantasie und Körper sowie zwischen allen an Konvulsionen Leidenden und ihren Zuschauern.

Nun aber wird die Instrumentalisierung der Pathologien zum Anlass dafür, sie umzuschreiben. Während die medizinischen Abhandlungen den mysteriösen und unerklärlichen Charakter unterstreichen, werden die Vapeurs im Rahmen dieses Konfliktes als eine »bekannte, natürliche,

---

150 »Gibt es denn gewiss nichts in den Reden der Konvulsionäre, selbst jenen, die das Alter und den Verstand einiger übersteigen mögen, was nicht Auswirkung einer lebhaften Phantasie wäre, wie bei den Vapeurkrankheiten?« (Consultation sur les convulsions, 1735: 15).

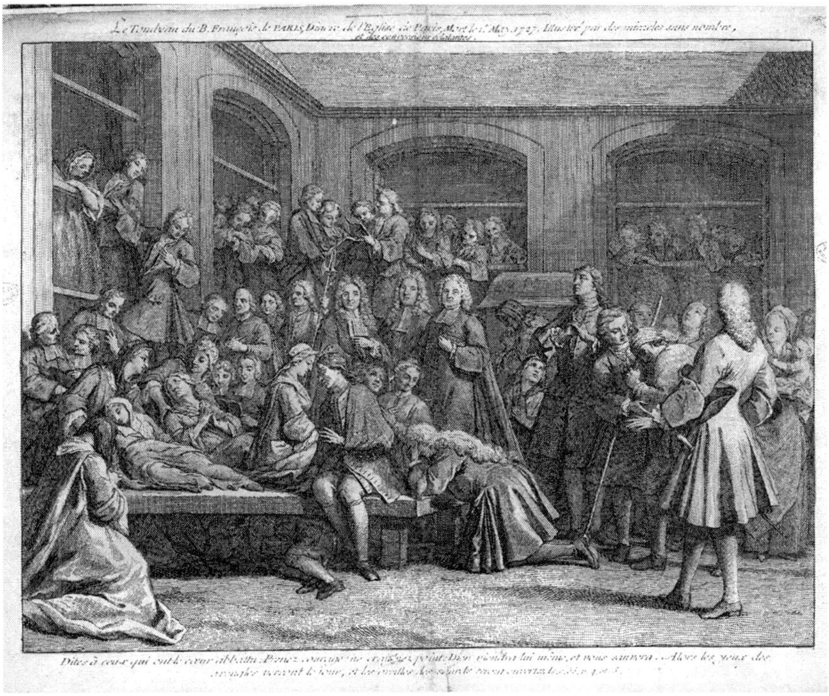

Abb. 11. Ansammlung um das Grab des Franz von Pâris [François de Pâris] (Montgeron, 1737)

gewöhnliche« Affektion präsentiert.[151] Da diese darüber hinaus bei den Ärzten im Ruf steht, eine der am schwersten zu behandelnden Erkrankungen zu sein, wird sie »am häufigsten heilbar durch die Natur, die Kunst, oder durch die kombinierte Hilfe beider zusammen«.[152] In Anspielung auf den berühmten Fall der Anne Le Franc[153] fügen die Ärzte kategorisch hinzu: »Sie hätte früher geheilt werden können, wenn sie mit passender Lebensführung die Wirkungen der Heilmittel beobachtet hätte, die für die hysterischen Affektion vorgesehen sind.«[154]

Die Anhänger der Konvulsionäre greifen die Herausforderung auf und widersprechen der Diagnose einer hysterischen Affektion. Der zweite Brief der 1733 veröffentlichten *Recherche de la vérité* [Suche nach der

151 Dissertation sur les miracles ..., 1731: 34.

152 Ebenda.

153 L. Wilson, 1993.

154 Dissertation sur les miracles ..., 1731: 34.

Wahrheit] zielt darauf, ihre Assoziierung mit den Pathologien aufzulösen. Der Autor bekennt, dass die Diagnosen der Vapeurs und der Konvulsionen nahe beieinanderliegen.[155] Er bekräftigt sogleich, dass viele Jansenisten zuvor nie solche Anfälle gehabt hätten. Die Vapeurs, versichert er, hätten noch kein Gebrechen zu heilen erlaubt. Der Gegensatz zwischen dem schwachen Temperament zahlreicher Konvulsionäre und der Heftigkeit ihrer Konvulsionen dient als Beweis für den außergewöhnlichen Ursprung der Beschwerden. Beim Versuch, die möglichen Diagnosen zu vermehren, verspielten die Ärzte und deren Anhänger ihre Glaubwürdigkeit. Da keine physiologische Erklärung ausreiche, die Konvulsionen zu erklären, gibt es dafür auch keine. Die Konvulsionen sind mithin ein Wunder.[156] Mitte der 1730er Jahre vermeiden die Autoren, das Wunderbare mit der Hysterie in Verbindung zu bringen. Ebenso umgehen sie die Komplexität, die Vererbung und das hohe Alter der Pathologie als Argumente zur Abgrenzung der Affektion. Die immer wieder betonte Notwendigkeit, die körperlichen Beschwerden von einer hysterischen Pathologie zu unterscheiden, unterstreicht die Bedeutung der Diagnose.

Tatsächlich geht die Anwendung der Diagnose nicht nur die Ärzte an. Konvulsionäre Frauen, die von der Polizei festgesetzt werden, lässt man frei, wenn sie zugeben, von Vapeurs befallen gewesen zu sein.[157] Wer sich dem verweigert, wird in der *Maison de force* der *Salpêtrière* [der Abteilung für Geisteskranke an der Pariser Salpêtrière, A.d.Ü.] eingesperrt und des Betrugs angeklagt. Einige schreiben Petitionen ans Pariser *Parlement* [den Obersten Gerichtshof Frankreichs, A.d.Ü.], welche mit der Absicht einer Neuverhandlung ihres Falles gedruckt werden.[158] Um ihre allgemeine Geltung zu bestätigen, muss die Diagnose von den Angeklagten selbst ausgesprochen werden. Um freigelassen zu werden, müssen diese ihre Beschwerden mit Pathologien identifizieren. Die Polizei ist nicht daran interessiert, sie zu einer Behandlung zu zwingen, sondern eine Erklärung abzugeben, welche ihre Beschwerden gewissermaßen performativ aufhebt. Die Bestrafung geschieht im Namen ganz unterschiedlicher Interpretationen und dauert nur solange, wie das Individuum in diesem Glauben

---

155 Dissertation sur les miracles, recherche de la vérité, 1733-1737: 45. Stück, 8.

156 Ebenda: 40. Stück, 8.

157 Siehe das Verhör von Suzanne Françoise Roubeau, in: Bernadac / Fourcassie, 1983: 201.

158 L. Wilson, 1993: 24-25.

verharrt. Die Wiedervorlage des Falls muss zu einem Ende des öffentlichen Aufruhrs führen. Die Diagnose wird zu einer gesellschaftlichen Tatsache.

***

Ein Auszug aus *La feuille villageoise* [Das Dorfblatt] zeigt die Überlagerung religiöser, medizinischer und politischer Interessen, für die der konvulsive Körper zum Vorwand wird. Dessen Redakteur Joseph-Antoine Cerutti nimmt eine historisierende Perspektive ein, um die revolutionäre Bewegung, die konvulsionären Bewegungen und Mesmers Praxis in hämischer Absicht zusammenzubringen:

»Ich erinnere mich, die gleichen Gesichter unter den Konvulsionären von Saint-Médard wie dann unter denen des Mesmer-Bottichs, des *bacquet*, gesehen zu haben. Unter anderem war ich über das Gesicht des Mannes mit langem Bart erstaunt, der Halsabschneider genannt wurde. Ich wusste, dass ich in den jansenistischen Scheunen einen ganz ähnlichen Wilden gesehen hatte, der die Konvulsionäre mal mit Holzlatten schlug, mal an ein Kreuz nagelte, nach Sitte dieser wundersamen, tumultartigen Sekte. Es wäre recht eigenartig, dass der gleiche Mann, der jansenistische Märtyrer kreuzigte, heute Adlige köpfen solle. Das lässt mich manchmal glauben, dass die große Maschine unserer aktuellen Komplotte nicht von Demokraten noch von Adligen angeführt wird, wie man vermeint, sondern dass sie den wissenden Händen gehorcht, die sie leiteten und sie früher in den jansenistischen Streitigkeiten bestachen. Möge man der von mir vorgegebenen Idee folgen, man wird Spuren markiert sehen: die einen gehen von Saint-Médard aus; die anderen vom *bacquet*: beide führen nach Port-Royal. Es sind dieselben Akteure. Wer die Führer dieser Truppe sind? Ich weiß es nicht, aber neu sind sie nicht in diesem Metier.«[159]

Palimpsestkörper durchziehen die Krisen und verkörpern – ohne Rücksicht auf Ideologien – die Gewalttätigkeit einer Epoche. Sie sind reine Gewaltobjekte ohne Herkunft noch Zugehörigkeit. Die Revolution mit den großen ideologischen Krisen gleichzustellen, welche Frankreich im 18. Jahrhundert prägten: Jansenismus und Mesmerismus, heißt, jede einzelne Szene von den politischen, religiösen oder medizinischen Motivationen abzulö-

---

159 Zitiert in: Baecque, 2000: 185-186.

sen, die sie antreiben. Die Pathologie erscheint als Resultat einer Manipulation, und die Protestbewegungen verlieren ihre Glaubwürdigkeit. Die Gründe gehen verloren und werden zu bloßen Anlässen für ein grundsätzlich hysterisches Jahrhundert.

Cerrutti evoziert flüchtig die Inszenierung des Körpers in den Qualen der Konvulsionen und ordnet die Konvulsionäre, Mesmer und seine Assistenten einerseits und die Revolutionäre und ihre Gegner andererseits ein und derselben Kategorie zu. Im Laufe der großen Krisen dienten ihre Körper als Behältnisse für die wichtigen Auseinandersetzungen des 18. Jahrhunderts. Nach Cerutti konnten religiöse, medizinische und politische Ideologien durch Konvulsionen und extreme Bewegungen nach und nach vom Körper Besitz ergreifen. Die konvulsiven Körper belegen, wie weit diese Kämpfe das soziale Gefüge zerrissen; damit kippten die Fundamente der Kirche, der Respekt gegenüber der medizinischen Fakultät oder den staatlichen Obrigkeiten. Die Körper sind hier zu bloßen Gewaltobjekten geworden, ohne Herkunft und ohne Zugehörigkeit, einer potentiellen Manipulation durch die herrschenden Ideologien ausgesetzt.[160] Die Auswirkungen der Revolutionen mit dem Jansenismus und dem Mesmerismus gleichzusetzen, heißt, nur flüchtig die Motivationen zu registrieren, die bei jeder dieser Bewegungen im Spiel sind, und sie als Marionettentheater zu präsentieren, wo sich Krise und Konvulsion abwechseln. Mit Cerruti wird die reiche Vielfalt eines physiologischen Phänomens zum bloßen Resultat rhetorischer Manipulation. Eine Parallele zwischen den politischen und religiösen Protestbewegungen zu ziehen, löscht das spezifische Engagement aus und enthüllt ein Fest der Grausamkeit. Cerruti entleert die Konvulsionen ihrer ideologischen Ursachen und präsentiert sie als eine Ausdrucksform von Gewalt im 18. Jahrhundert, das er für grundsätzlich hysterisch hält.

Medizin, Adel und Religion: Cerutti versammelt hier drei Problemkreise, in denen sich die Schriften über die Vapeurs, die hysterischen Affektionen und ähnliche Kategorien treffen. Diese Themen wären der Raum für die Theoretisierung der Diagnosen, die später als Hysterie gelesen werden. Nichtsdestotrotz bildet keines dieser Themen, wie dieses Kapitel gezeigt hat, im Laufe der Zeit einen kontinuierlichen Faden. Gelegentlich gehen diese Wissenstypen ineinander über oder spiegeln sich

---

[160] Zur vorherrschenden Stellung des Körpers und seiner Gewalt im 18. Jahrhundert siehe Farge, 2007.

wechselseitig, aber sie gehören nicht zwangsläufig zur gleichen Gattung von Fragestellung. Genauer gesagt entwickelt jeder Wissenstyp seine eigene Geschwindigkeit. Dass Diagnosen für Hysterie oder Vapeur erstellt werden, ist das Ergebnis verschiedener politischer und epistemologischer Interessen, die verschiedene Verständnismodi mit sich bringen.

Auf den Spuren der entstehenden Kategorie der Hysterie sieht der Historiker sich einer Überlagerung gegeneinander verschobener Geschichten gegenüber, die sich kreuzen und diverse Aspekte einer Pathologie in Bewegung bringen. Vom Volk zum König, vom Adel zum Arbeiter oder Bauern zirkulieren die Diagnosen, und ihre Interpretationen passen sich dem Gebrauch an. Zwischen medizinischer Wahrheit und Karikatur findet die Rückkehr von Theorien und vom Imaginären statt, ganz ungeachtet der Abweichungen, welche in der Verschriftlichung der Beschwerden vorherrschen.

So vielfältige Herangehensweisen deuten an, wie wenig einseitig die Bildung eines neuen Wissensgegenstandes ist. Dass unterschiedliche Konzeptualisierungsmodi nebeneinander existieren, signalisiert den entstehenden Abstand der Register zwischen den Texten. Diese Anwendungen stellen umso mehr Aneignungen und Verhandlungen über die möglichen Bedeutungen der Begrifflichkeit dar. Verschiedene Ziele überschneiden sich in dem Maße, wie sie durch neue Anwendung ersetzt werden. Es sind Diagnosen, Metaphern, entstehendes Wissen, der Ursprung für Neugierde oder der Vorwand für Stigmatisierungen. Von Anfang an ist es unmöglich, eigentlichen und übertragenen Sinn scharf voneinander abzugrenzen. Die Ambivalenz der Diagnosen lässt ihre Theoretiker regelmäßig ihren Sinn bestätigen beim wiederholten Versuch, ihn zu umschreiben und zu konsolidieren.

Wie um einen missbräuchlichen Gebrauch des Begriffs Vapeurs einzustellen, führt im Jahr 1789 letztmalig eine Abhandlung diesen Begriff im Titel. Deren Autor Joseph Bressy bringt hier keine neuen Theorien vor, sondern bemüht sich, neue Lösungen vorzuschlagen, wie etwa das Bett zu teilen, um die Transpiration zu fördern, und auf Ledermatratzen oder mit Wasser gefüllten Matratzen zu schlafen. Die Jahre 1698 und 1789, als Erscheinungsjahre der Abhandlungen von Martin Lange (*Traité sur les vapeurs*) beziehungsweise Joseph Bressy (*Recherches sur les vapeurs*), markieren gewissermaßen Anfang und Ende des Aufstiegs der Vapeurs, der in der Französischen Revolution endet. Das ist kein Zufall. Die folgenden Kapitel erlauben, den Abstand zu ermessen, der bei der Untersuchung der pathologischen Beschwerden, welche als Formen der Hysterie neu gelesen werden, das *Ancien Régime* von der Zeit der Republik trennt.

KAPITEL 2
WIE METAPHERN DEM UNDEFINIERBAREN GESTALT VERLEIHEN

> »Die neuzeitliche Medizin ist ab dem Augenblick eine entscheidende Figur, in dem der Körper ein *lesbares* Bild wird, das sich wiederum in das übersetzen läßt, was in einem Raum der Sprache *geschrieben* werden kann.«[1]

In Abhandlungen über die Vapeurs, in Krankheitslehren oder Manuskripten stößt man immer wieder auf dieselbe Behauptung: Der Blick auf die Pathologie beginne mit der Unmöglichkeit, sie abzugrenzen.[2] Die hysterische Affektion erscheint als ein Paradox, das sich jedem Definitionsversuch entzieht. Ihre Charakterisierung bezeichnen die Ärzte als Stilübung, ihre Identifizierung als Meisterleistung. Einerseits ist es keine leichte Aufgabe, kohärente Symptome der Hysterie zu belegen; andererseits versteckt sich das hysterische Leiden. Es simuliert andere Pathologien, was seine Diagnose äußerst erschwert. Der Arzt muss bei Diagnosen über eine mögliche Simulation von Symptomen hinwegsehen. Seit Thomas Sydenham wird in Abhandlungen regelmäßig betont, dass es unmöglich sei, die Symptome vollständig zu erfassen.[3] Zur Vielfalt an Diagnosen, die zur Kategorie der Hysterie zusammengefasst werden, kommt demnach eine Reihe charakteristischer Symptome hinzu.

Das wirft allerdings ein erhebliches epistemologisches Problem auf. Selbst wenn im 16. und 17. Jahrhundert der Angabe einer Diagnose nicht die Bedeutung zukam, die sie später erhielt, beruht dennoch die Identifi-

---

1 Certeau, 1991: 13.

2 Im 19. Jahrhundert versuchte der Arzt George Beard (1880: 11-85) alle Symptome der Hysterie aufzulisten. Seine – von ihm für unvollständig erklärte – Liste umfasste 75 Seiten.

3 Sydenham, 1742: 377.

zierung einer Pathologie auf der Identifizierung einer Reihe von Symptomen, die gleichzeitig oder in einer gewissen Reihenfolge erscheinen. Diese Symptome sind wie Zeichen; sie verleihen dem Körper eine Stimme und bilden seine Sprache. Sie werden als der mehr oder weniger direkte Ausdruck seiner Störungen wahrgenommen, wobei die Grundannahme der Diagnose die Unschuld des Körpers ist. Der Arzt postuliert somit eine körperliche Wahrheit, in deren Namen er die Symptome entziffert und die Krankheit aufdeckt. Die Hautfarbe, der Urin, die Temperatur und der Puls werden allesamt zu Zeugen, die der Arzt interpretiert. Mit den Vapeurs endet die Möglichkeit einer Übersetzung der körperlichen Störungen anhand einer Lehre von Krankheitszeichen (Symptomatologie). Jean-Baptiste Pressavin, Mitglied des Lyoner *Collège royal de chirurgie* [Königliches Chirurgisches Collegium zu Lyon], mahnt die Ärzte zu großer Vorsicht:

»So alt auch schon bereits diese Krankheit ist, so hat sie doch noch nicht alle Gestalten, die sie annehmen kann, erschöpfet. Man siehet sie alle Tage unter einer neuen Verkleidung erscheinen; und es gibt keine Krankheit, deren Merkmale sie nicht anzunehmen scheinet, so daß öfters die geschicktesten Leute dadurch hintergangen werden. Darf man sich also wohl wundern, daß selbige zu so vielen Lehrgebäuden Gelegenheit gegeben hat [...]?«[4]

Die Vapeurs-Affektionen »verkleiden sich«. Schlimmer noch, die Ärzte des 18. Jahrhunderts stimmen darin überein, dass diese Diagnose keine ihr ausschließlich zukommenden oder beständigen Symptome hat. Es ist eine paradoxe Pathologie ohne Eigenschaften, außer jener, allen anderen zu ähneln und damit keiner ähnlich zu sein. Alle Symptome stehen nunmehr unter dem Verdacht, eine Nachahmung der Hysterie zu sein, anstatt die Affektion zu signalisieren, mit der sie traditionellerweise assoziiert werden. Die Pathologie ergreift vom Körper Besitz und verfremdet seine Zeichen. Sie zerstört die Gleichung zwischen dem Signifikanten und dem Signifikat. Sie entwickelt sich, ohne sich zu offenbaren, indem sie die Aufmerksamkeit der Ärzte ablenkt. Der hysterische Körper *lügt*, weil seine Zeichen ihrer ursprünglichen Bedeutung beraubt und stattdessen von der Hysterie besetzt sind. Sie dienen als Schmuck, oder genauer gesagt: als Maske. Zudem kann kein Symptom die Diagnose der Vapeurs ausschlie-

[4] Pressavin, 1772: 229 [Orthographie leicht verändert, A.d.Ü.].

ßen. Einzig die Schwierigkeit, irgendeine andere Pathologie auszumachen, kann als Kriterium dienen.
Dies liefert jenen, die noch die Existenz solcher Pathologien anzweifeln sollten, ein unschlagbares Argument für ihre Untersuchungen.[5] Wenn der Arzt angesichts dieser konfusen, unbeständigen Zeichen zögert, wird er vermutlich Hysterie diagnostizieren. Sie nicht ausreichend zu kennen, birgt die Gefahr, andere Affektionen zu übersehen, da er die Symptome zu schnell mit der Hysterie assoziiert. Joseph Lieutaud, Oberster Leibarzt Ludwigs XV., wirft im Jahr 1759 den Ärzten vor, die Diagnose der hysterischen Affektion in Wirklichkeit zu verwenden, um ihre Unkenntnis zu kaschieren, und Robert Whytt behauptet dasselbe über die Nervenkrankheiten in Schottland.[6] Diese Neigung erklärt vielleicht, warum die Vapeurs nach Aussage vieler Ärzte des 18. Jahrhunderts die häufigste Diagnose waren.

Eine Vielzahl an Symptomen, das Fehlen eines für den hysterischen Anfall typischen zeitlichen Verlaufs, die Schwierigkeit, das Ende der Pathologie vorherzusagen, oder auch, ihre Ursachen zu erklären – all diese Gründe führen die Ärzte dazu, die Pathologie mittels besonderer Schreibmodelle in eine Erzählung zu verwandeln. Die Besonderheit der ausgearbeiteten Zugänge entspricht der Unterschiedlichkeit der erfassten Symptome. Im Vorwort zur zweiten Auflage seines 1759 veröffentlichten *Traité des affections vaporeuses du sexe* [Abhandlung über die Vapeurs-Affektionen des (weiblichen) Geschlechts] erwähnt Joseph Raulin eine im *Journal de médecine* [Medizinisches Journal] erschienene Besprechung seiner im Jahr zuvor erschienenen Abhandlung. Der Rezensent diskutiert dort die Unbestimmtheit von Raulins Theorie. In Abwehr dieser Kritik betont Raulin, wie einzigartig die Vapeurs-Affektionen sind, und damit auch die Schreibformen, derer er bedarf, um ihnen gerecht zu werden. Er unterscheidet zwei Arten der Definition: eine genaue und eine beschreibende. Um etwaige Diskreditierung auszuschließen, fügt er hinzu, dass nicht einmal die – auf Genauigkeit und Präzision bedachten [A.d.Ü.] – Geome-

---

5 Blackmore, 1725: 111-112.

6 Vgl. Lieutaud, 1781: 394; Whytt, 1765: III; dt. Whytt 1794: 3 (Vorerinnerung): »[...] so hat man oft den Aerzten den Vorwurf gemacht, als ob sie alle Krankheiten, deren Natur und Ursachen ihnen unbekannt wären, Nervenkrankheiten zu nennen pflegen.«

ter dieser zweiten Schreibart ablehnend gegenüberstünden.[7] Dieser Gegensatz zwischen Definition und Beschreibung, die Raulins Kritiker vorschlägt und jener weiterdenkt, macht deutlich, wie sehr die Ärzte sich gezwungen sehen, gerade darüber nachzudenken, wie sie über die Pathologie schreiben. Beschreiben heißt hier, das Abgrenzen zu vermeiden. Der Arzt führt die Pathologie auf eine Reihe von Fällen zurück, ohne sie vorgeblich zu einer Einheit abstrahieren zu wollen. Er positioniert sich als Beobachter und nicht als Gelehrter. Er erstellt eine Liste möglicher Anzeichen. Indem er auf den Anspruch verzichtet, die Pathologie festzumachen, kann er ihre Vielfalt, Veränderlichkeit und Kontingenz besser erfassen. Die Beschreibungen rufen diverse Empfindungen und physiologische Reaktionen in Erinnerung. Sie sollen ein umfangreiches System von Anzeichen evozieren, mit dem die Identifizierung von Symptomen möglich wird, die sonst nicht erwähnt worden wären.

Die in den Abhandlungen ausgedrückten Vorbehalte kehren in den Medizinvorlesungen in Gestalt von Unschlüssigkeiten, Ungenauigkeiten und Auslassungen wieder. Noch am Ende des 18. Jahrhundert gibt Victor Broussonet, Professor an Montpelliers Medizinfakultät, freimütig zu, welches Unbehagen die Diagnose hervorruft. Während seiner Vorlesung behauptet er: »Wir müssen ganz besonders achtsam und umsichtig sein, wenn wir die Zeichen suchen, die am meisten diese so gänzlich nicht zu kennzeichnende Krankheit zu kennzeichnen scheinen.« Und fügt hinzu:

»Es ist sehr schwierig, um nicht zu sagen: unmöglich, das hysterische Leiden so zu definieren, dass diese Definition uns eine rechte Ansicht und eine wahre Vorstellung von dieser Krankheit gibt. Wir sehen jedoch, dass man das hysterische Leiden so recht und schlecht als eine konvulsive Krankheit definieren kann, die von einer Art Heilungshoffnunglosigkeit, einem Todesschrecken, einer Todesangst begleitet wird. Wir garantieren nicht die Richtigkeit dieser Definition, man mag über sie streiten, wir geben sie und kümmern uns nicht darum, ob sie behagt oder nicht.«[8]

Der Professor beeilt sich, über die Dunkelheit der Hysterie hinwegzusehen. Die hastige, zweideutige Definition wird den Studenten zu wei-

[7] Raulin, 1758: LIV-LV.

[8] Victor Broussonet (1761-1807) ist der Sohn von François Broussonet, der selber über ein Arztdiplom aus Montpellier verfügte. Victor Broussonet, *Cours de pathologie*, Manuskript, Bibliothèque de l'école de médecine de Montpellier [Bibliothek der Medizinischen Hochschule Montpellier], H 567, 284.

terer Beschäftigung überlassen, bevor sie noch ihre Rolle erfüllen kann, nämlich die Pathologie zu bestimmen, ihre Aspekte aufzuzählen und ihre Umrisse abzugrenzen. Der Professor entzieht sich der Verantwortung, seine Aussage zu erklären; genauer gesagt: dazu scheint er sich nicht verpflichtet zu fühlen, da die Affektion sich nicht seinem inquisitorischen Blick unterwirft. Broussonets Zurückhaltung diskreditiert eine Krankheit, die sich nicht für die Ausübung des Wissens eignet. Der Arzt vermittelt kein Wissen, sondern eine Ungeduld.

EIN REPERTOIRE AN BILDERN: PROTEUS, CHAMÄLEON UND HYDRA

Schon sehr bald kommen Metaphern zur Anwendung, als sollten sie die unbefriedigenden Definitionen kompensieren. Die Ärzte betonen, dass sie den Lesern – wenn sie ihnen die Pathologie schon nicht präzise bestimmen können – ein Bild von ihr vermitteln wollen. Die Vergleiche sind meistens an einer signifikanten Stelle der medizinischen Abhandlung angesiedelt, im Buch- oder Kapiteltitel. Sie werden nicht zufällig aufgegriffen oder für die Gelegenheit passend erfunden, sie werden vielmehr von Text zu Text wiederholt. Verständlicherweise kommt den gewählten rhetorischen Figuren mehr als nur eine schmückende Funktion zu. Sie sollen zwar auch gefallen und die Pathologie mit Geheimnis umhüllen, aber diese Figuren werden mehr noch dazu verwendet, die Abwesenheit eines Schlüsselsymptoms im hysterischen Schauspiel oder Leiden wettzumachen.[9] Der Rückgriff auf Metaphern spielt jedoch nicht dieselbe Rolle bei der Epilepsie, der Melancholie, der Hypochondrie oder beim Veitstanz, die als Zwillingskrankheiten der Hysterie angesehen werden. Welche Rolle spielen also diese rhetorischen Figuren im Fall der Hysterie?

Die metaphorische Sprache ist kein Werkzeug der Beobachtung, sondern des bildlichen Heraufbeschwörens. Foucault hat in *Naissance de la clinique* (dt. *Die Geburt der Klinik*) meisterhaft gezeigt, wie das Wort »sichtbar« macht.[10] Hingegen ermöglichen Metaphern, Dunkelheit zu

---

[9] Die Verwendung von Metaphern im medizinischen und wissenschaftlichen Diskurs ist bereits Gegenstand einiger Arbeiten gewesen: Jones,1996; Otis, 1999; Brandt, 2005: 629-648.

[10] Foucault, 1973: 129-130: »Der klinische Blick ist ein horchender Blick und ein

vermitteln. Sie funktionieren als Ersatz für einen Diskurs, der nicht stattfindet, und verweisen darauf, dass man der hysterischen Pathologie gegenüber immer auf der Ebene des Ungesagten, Angedeuteten, Indirekten bleibt. Abhängig von den vorgeschlagenen Interpretationen der hysterischen Affektionen werden unterschiedliche Arten von Bildern herbeizitiert. Feldtiere, mythologische Tiere oder griechische Götter personifizieren die Pathologe, den Kampf zwischen Ärzten und Patienten. Der Bezug zum Außergewöhnlichen, zum Unerwarteten, zur Störung wandelt sich, und für das Funktionieren des Wissens wird ein Prozess der Konnotation zur Voraussetzung. Die Verwendung von Metaphern signalisiert, dass nicht alles sichtbar gemacht werden kann, dass es ein Spiel von Kräften, Werten und Affekten gibt, das für eine symbolische Investition und eine Sinnproduktion nötig ist.

Ein erster Typus von Metaphern evoziert Feldtiere und beschränkt sich auf die Beschreibung von Patientenempfindungen. Diese Tiermetaphern verleihen dem, was die Ärzte »Vorzeichen« nennen, und den Symptomen Gestalt. Die »Vorzeichen« werden wahrgenommen als »Ameisenkribbeln«, »Reptilienbewegungen« oder »Ameisenmarsch«.[11] Die Vergleiche verstärken den Gegensatz zwischen Geist und Körper und machen die hysterischen Leiden zu einer Pathologie, in der das Individuum die unerhörte und beunruhigende Präsenz eines Körpers entdeckt, der sich unkontrollierbar erregen kann. Durch die Wahl von Insekten- und Reptilienmetaphern wird der Akzent auf niedere Tiere gelegt – auf das Niedrige, Horizontale, würde George Bataille sagen. Es sind Tiere, die vor den Menschen fliehen, sich verstecken und überraschend angreifen. Die Wiederholung dieser Tiermetaphern, die Empfindungen ausdrücken sollen, wirft selbst Fragen auf. Es ist unwahrscheinlich, dass alle Patienten ihre Empfindungen in einer solchen Einheitlichkeit formuliert haben. Sie können vom Arzt suggeriert und vom Patienten bestätigt worden sein beim

---

sprechender Blick; die klinische Erfahrung ist ein Augenblick des Gleichgewichts zwischen dem Wort und dem Schauspiel; ein prekäres Gleichgewicht, das auf dem unerhörten Postulat beruht, daß alles *Sichtbare aussagbar* ist und daß es in seiner *Gesamtheit* sichtbar ist, weil es in seiner Gesamtheit *aussagbar* ist.«

[11] Diesbezüglich siehe Hunauld, 1756. Die Zweitauflage von 1771 wurde neu herausgegeben: Arnaud, 2009; Revillon, 1779: 6; Raulin, 1758: 5.

Versuch, eine Sprache zu finden, die geeignet ist, seine Empfindungen mitzuteilen.[12]

Das Schauspiel des hysterischen Anfalls legt den Anwesenden und dem Arzt die Bilder vom Hund und vom Wolf nahe. Diese Vergleiche stellen die Hysterie in eine andere Tradition, nämlich in die der Lykanthropie, einer Form der Melancholie, die in der Antike und in der Renaissance diagnostiziert wurde.[13] Welche Bedeutung diese Bilder bei der Konzeption der hysterischen Affektionen erhalten, zeigt sich am Beispiel einer ins Französische übersetzten und im *Journal de Trévoux* veröffentlichten Beobachtung John Freinds: Diese wurde später in Jacques Dumoulins *Nouveau traité du rhumatisme et des vapeurs* [Neue Abhandlung über den Rheumatismus und die Vapeurs] (1703) übernommen und fast fünfzig Jahre später nochmals vollständig in einem Werk von François Planque zitiert.[14] In diesem Brief berichtet Freind, Oberarzt der englischen Königin, von einem Erlebnis, das Thomas Willis bei einer Familie in der Grafschaft von Oxford hatte[15], ein Fall, wie er ihm später in Blackthorn wieder untergekommen sei. Diese »Beobachtung« erstaunt durch ihre Präzision. Willis' Beobachtung wurde von seinem Gesprächspartner lange Zeit nach ihrer Unterredung aufgeschrieben, doch die Details scheinen den Arzt so sehr geprägt zu haben, dass er sich die Szene immer noch bildlich vorstellen kann. Freinds Erzählung rekonstruiert den Anfall so, wie Willis ihn sehen konnte, danach jenen, dem er selbst beigewohnt hat. Dem Leser wird somit der Eindruck vermittelt, sich selbst die Symptome in der Reihenfolge vorstellen zu können, in der sie aufgetreten sind. Die Neugierde des Arztes an einem außergewöhnlichen Phänomen äußert sich in seinem Wunsch, sich mit eigenen Augen davon zu überzeugen, wozu die Pathologie fähig ist. Seine Erzählung hält ein labiles Gleichgewicht zwischen zwei einander widersprechenden Kennzeichen aufrecht. Einerseits wird der Ausdruck »gewöhnlich« zweimal wiederholt. Solche Erwähnungen betonen die Banalität des Anfalls: Die Patientin wird zuerst »wie gewöhnlich von ihren Konvulsionen erfasst«, danach spricht der Arzt vom »gewöhnlichen Anzeichen, an dem man erkannte, dass das Übel sich ankündigte«.

---

[12] Am Ende des 19. Jahrhunderts tauchen die Tierbilder in den Werken von Jean-Martin Charcot und Gilles de La Tourette wieder auf.

[13] Vgl. vor allem Wier, 1563; dt. 1565; Nynauld, 1990.

[14] Dumoulin, 1703; Planque, 1750: 506-508.

[15] Die Beobachtung wird zitiert in: Arnaud, 2010 (Maladie).

Das kontrastiert andererseits mit der Einzigartigkeit der Beschreibung von Symptomen, die der Arzt hervorstreicht, wenn er sagt: »Es fällt mir schwer, auszudrücken, was ich sah und hörte, und man muss es gesehen haben, um sich eine richtige Vorstellung davon machen zu können.« Die Gewalt verstört Willis umso mehr, als sie alltäglich ist und eine Gestik hervorruft, die sich immer wieder gleich wiederholt.

Die Schwierigkeit, eine Vorstellung von der Pathologie zu geben, führt den Arzt dazu, ein Bild zu bemühen: den Hund. In seiner Beschreibung beginnt er damit, die Geräusche und dann den Mund, aus dem sie hervorgehen, zu erwähnen. Die Deutung der Geräusche bedingt die Sichtweise. Indem Willis der Erzählung eine visuelle Kraft verleiht, beschreibt er die Tierwerdung der Kinder und Jugendlichen, wenn ihr Mund in den Schreien verschwindet, die er ausstößt. Er beobachtet, ohne zu beanspruchen, den Anfall zu behandeln oder zu mildern. Er beansprucht nicht einmal, ihn zu erklären: Der Anfall wird als unverständlich und auf nichts zurückführbar geschildert. Der Arzt betont die Unschuld der Kinder, berichtet von Phänomenen, die seine Kompetenzen übersteigen, die er aber als Pathologie erkennt. Die Bescheidenheit, die seinen Diskurs kennzeichnet, ist sowohl die des Praktikers wie jene des Theoretikers, der sich freiwillig auf die Stufe des Zuschauers zurückbegibt und sich jeder Hypothese über die Ursachen oder Umstände enthält. Die Erzählung beruht gänzlich auf der Beschreibung der Symptome; die Erklärung des Anfalls durch die Nerven steht außerhalb der Beobachtung. Sie wird in allgemeinen Ausdrücken formuliert und verweist auf eine spätere, noch durchzuführende Analyse.

Solche Vergleiche mit Hundebellen oder mit dem Wolfsmaul findet man bei Vapeurs-Anfällen, die mit Atemnot und Bewusstseinsverlust einhergehen, im darauffolgenden Jahrhundert in den Manuskripten der *Société royale de médecine* [Königliche Gesellschaft für Medizin] wieder.[16] Von Insekten bis hin zu Wölfen veranschaulichen diese Vergleiche die anschwellende Heftigkeit der Anfälle, die Wildheit und Unvorhersehbar-

[16] Zum Bild des Hundes vgl. »Observation sur une fièvre accompagnée d'accidents hystériques faite en Arles en Avril 1786 pour Mr Bret Médecin«, Société royale de médecine, 163, Akte 10, Nr. 25. Zum Wolf vgl.: Anonyme (A.G.F.D.D.S.B), »Observation qui a rapport à l'hystéricisme provenu de la privation syncope de 5 jours«, in: Concours de l'Académie de médecine, mars 1786 [Wettbewerb der Akademie für Medizin, März 1786], Société royale de médecine, Akte 1, Nr. 2.

keit der Krisen. Es fällt auf, dass in diesen Schilderungen einzelner Patientenfälle die Bezugnahme auf die Animalität nicht gleichlautend mit Sexualität ist. Die Erfahrung des Körpers nimmt die Gestalt einer Metamorphose an, die alleine Rechenschaft ablegen kann von der Heftigkeit und Unkontrollierbarkeit seiner Kraft. Das Register dieser wilden Tiere, die auf dem Land häufig vorkamen, erleichtert die Einschreibung der Pathologie in den Alltag. Der Arzt möchte die Möglichkeiten des Körpers kennen, auch wenn er keine Lösung vorzuschlagen hat. Er macht Hausbesuche, um Fälle zu beobachten, er gibt die Information an seine Kollegen weiter. Die Ähnlichkeit mit Beschreibungen von Besessenheit wird nicht einmal erwähnt, was ein Zeichen dafür ist, dass ein in Oxford diplomierter Arzt es als unnötig erachtet, sich auf einen solchen Interpretationsrahmen zu beziehen. Die Manuskripte belegen einen unschuldigen Blick sowie eine Offenheit gegenüber Störungen. Zudem vermitteln sie die Überraschung, verwenden alltägliche Ausdrücke zur Darlegung des Gesehenen und lenken die Aufmerksamkeit der Kollegen auf die Inkompetenz der Medizin gegenüber solchen Erscheinungsformen.

Manche Ärzte interessieren sich nicht so sehr für die Benennung eines bestimmten Tieres als für die Beschreibung eines Zustandes, der es kennzeichnet. Michael Ettmüller vergleicht die weiblichen uterinen Anfälle mit der weiblichen Brunft. Jean de Varandée vergleicht die hysterische Katalepsie mit dem Winterschlaf. Die Pathologie erscheint als eine Übergangsphase des Körpers und ist in gewisser Weise also Teil seines Gleichgewichts. Solche Vergleiche schwächen das Außergewöhnliche der Symptome ab und machen sie zu einer Körperreaktion auf einen ganz bestimmten Kontext. Indem sie den Text mit Bezügen auf die Naturwissenschaften oder auf Volksvorstellungen veranschaulichen, ermöglichen sie den Ärzten, die Erfahrung der hysterischen Pathologie zugänglich zu machen. Varandée dehnt die Bezüge auf Zitterrochen, Gift, Tarantella oder Tollwut aus, als wollte er damit das häufige Vorkommen dieser Erscheinungsformen im Naturreich bezeugen.[17] Er ist nicht der einzige Arzt, der das Bild des Gifts aufgreift: Kenelm Digby in Großbritannien und Marin Cureau de La Chambre in *Les charactères des passions* [Die Eigenschaften der Leidenschaften] erklären jeder auf seine Weise die Verbreitung der Vapeurs in Abhängigkeit von unterschiedlichen Emotionen und vergleichen die von

---

[17] Varandée, 1666: 167.

der Galle und der Melancholie erzeugte Erregung mit dem Gift.[18] Man will nicht mehr so sehr den Aberglauben bekämpfen als den Zweifel und das Misstrauen jener abschwächen, die solche Symptome noch nie gesehen haben. Da die Ärzte das Rätsel nicht erklären können, bieten sie Analogien an, um es zu verringern.

Um 1700 konzentrieren die Theoretiker sich auf die Identifikation von Symptomen. Während die Untersuchung der Temperamente die Humoralsäfte zum Kriterium machte, um den Körperzustand auf der Basis eines vorausgesetzten Körperzustands zu bewerten, versuchen die Ärzte nunmehr, die Symptome in eine dem Körper eigene Zeitlichkeit zu versetzen: die Zeitlichkeit der Verdauung, der Lebensgeister, des Blutkreislaufs oder der Sympathie zwischen den Organen. Wenn Willis und Freind die Gesichtsausdrücke der von Krämpfen geschüttelten Kinder mit denen eines Wolfes oder eines tollwütigen Hundes vergleichen, ziehen sie keine besondere Verbindung zwischen der Pathologie und dem Patienten. Die Erzählung behauptet die Existenz einer außergewöhnlichen Pathologie. Die Patienten werden als leidende Opfer beschrieben, ohne dass der Arzt eine Verbindung zwischen der Persönlichkeit, der Biographie und der Pathologie herstellt. Die Erwähnung, dass die Eltern keinerlei Profit daraus schlagen wollen, verstärkt die Vorstellung, dass das Leiden die Kinder ergreift, ohne in irgendeiner Weise mit ihrer Bildung, ihrer Lebensweise oder ihrer Empfindsamkeit in Zusammenhang zu stehen. Obwohl das Leiden mit heftigen Empfindungen im Inneren des Körpers angesiedelt ist, bleibt es dem Körper fremd[19], und das Tierbild dient dazu, eine Enteignung des Körpers während des Anfalls deutlich zu machen. Das Leiden greift den Körper unerbittlich an und bewohnt ihn, ohne zu ihm zu gehören. Die Pathologie scheint sich unabhängig von den betroffenen Patienten zu bewegen. Wie man sehen wird, verwandelt sich ab den 1770er Jahren der beobachtende Arzt in einen interpretierenden. Er will nunmehr nicht nur eine Pathologie, sondern ebenso eine Typologie erkennen, einen Patiententypus, der an hysterischen Vapeurs leidet. Das Leiden wird meist im weiblichen Körper verortet, was Anlass dazu gibt, über Praktiken, Emotionen und eine Geschichte zu mutmaßen.

Die Verwendung jedes Bildes folgt einer eigenen Chronologie mit Zeiten großen Erfolges und anderen, in denen es in Vergessenheit gerät.

---

[18] Digby, 1658: 150; Cureau de La Chambre, 1662: 61.

[19] Vgl. Canguilhem, 1977: 19-21.

Manche Bilder finden sich von Text zu Text wieder, bildliche Vorstellungen werden aneinander gepfropft, miteinander gleichgesetzt und bilden Echos. Doch selten wird mit ein und demselben Bild dasselbe ausgesagt. Durch die Wiederholung drücken sich abweichende Wahrnehmungen in den medizinischen Schriften aus. Der Tonfall ändert sich. Es sind nicht wirklich die Themen, die sich ändern, auch nicht die Wörter, sondern ihre Wertigkeit. Wie funktionieren diese Zitate und Verschiebungen? Drei Metaphern, die den Diskurs über die hysterischen Affektionen besonders geprägt haben, werden hier beispielhaft untersucht, nämlich der Proteus, das Chamäleon und die Hydra.

François Mauriceaus 1668 veröffentlichter *Traité des maladies des femmes grosses et de celles qui sont accouchées* [Abhandlung über die Krankheiten der schwangeren Frauen und Wöchnerinnen] ist der erste weitverbreitete Text, der das hysterische Leiden mit dem Gott Proteus vergleicht:

»Diese Krankheit wird für gewöhnlich von einer so großen Anzahl unterschiedlicher Umstände begleitet, je nach der unterschiedlichen Disposition der davon Betroffenen, und sie verursacht so viele unterschiedliche Veränderungen und so große Entstellungen der Körper- und Geistesfunktionen der Frauen, dass man sie sehr gut mit der Macht vergleichen kann, die Proteus, der Meergott der Fabel, besaß, sich in alle möglichen unterschiedlichen Formen zu verwandeln.«[20]

In der griechischen Mythologie ist der Meergott Proteus der Sohn von Okeanos und Tethys. Er zeichnet sich durch seine Fähigkeit aus, die Gestalt eines jeden Tieres wie auch einer jeden Pflanze annehmen zu können. Er hat die Gabe der Prophezeiung, doch er weigert sich, den Sterblichen, die ihn befragen, ihr Schicksal vorherzusagen. Durch diese im Barock beliebte Metapher verlieh Mauriceau der Hysterie einen Hauch von Magie. Wenig später charakterisierte die Figur des Proteus in einem Gedicht der Gräfin Winchilsea den Spleen. Das Gedicht wurde später von William Stukeley auf die erste Seite seiner medizinischen Abhandlung über dasselbe Thema gesetzt:

»Wer bist Du also, Spleen, der Du alles nachahmst?
Du, Proteus für die getäuschte Menschheit?
Die bis jetzt weder Deinen wahren Grund finden noch

[20] Mauriceau, 1694: 447.

Dich in einer durchgängigen Form festmachen konnte!«[21]

Proteus wird in den medizinischen Werken schnell zum Synonym der Hysterie.[22] Thomas Sydenham, John Purcell, Pierre Hunauld, Pierre Pomme, Charles Perry, Jean-Jacques Menuret de Chambaud, William Perfect und Joseph Capuron wiederholen jeweils diese rhetorische Figur, so dass sie fast zu einem Gemeinplatz des 18. Jahrhunderts wird.[23] George Cheyne und Noël Retz bedienen sich ihrer, um besser rechtfertigen zu können, dass sie jeden Definitionsversuch aufgeben. Sie behaupten, es sei besser, sich ganz ihrer Behandlung zu widmen.[24] Pomme kündigt bereits im Vorwort seiner Abhandlung die Herausforderung an, seinen Ehrgeiz, »damit dieser Proteus festgestellet oder bestimmet werden möge«, und erwähnt später die Pathologie als ein »dem Proteus ähnliches Ungeheuer«.[25] 1763 ist diese Verknüpfung so etabliert, dass François Boissier de Sauvages sie in seiner *Nosologia* übernimmt.[26]

Schon bald gesellt sich zu Proteus die Metapher des Chamäleons, ein Thema, das in der Literatur und in den Salons des Barockzeitalters Faszination hervorruft.[27] Sydenham verwendet sie in einer Abhandlung über die Hysterie: »Ein Tag würde zu wenig seyn, wenn ich alle Zufälle, welche die hysterischen Zustände beschweren, aufzählen wollte, die sich oft in einer so verschiedenen und entgegengesetzten Gestalt darstellen, wie sie Proteus nie angenommen und so oft Chamäleon nie seine Farben gewechselt hat.«[28] Dieses Bild wird von Pierre Pomme und Claude Revillon übernommen.

---

21 »What art thou Spleen, which every thing do'st ape? / thou Proteus to abus'd mankind,/ who never yet thy real cause could find, / or fix thee to remain in one continu'd shape!«; Anne Finch [d.i. Gräfin von Winchilsea], 1723.

22 Die Metapher kommt auch in Robert Burtons *Anatomy of Melancholy* zum Einsatz. Vgl. Crignon-De Oliveira, 2006.

23 Sydenham, 1682; Purcell, 1702: 1-2; Hunauld, 2009: *96;* Pomme, 1763: 2-3*;* dt. 1775: IX, 2; Perry, 1755: Vorwort; Menuret de Chambaud, 1784; Perfect, 1780: 75; Capuron, 1817: 84.

24 Cheyne, 1733: 35; Retz, 1790, 1810, 177.

25 Pomme, 1765: XXV, 178; dt. Pomme, 1775: IX, 176).

26 Boissier de Sauvages de la Croix, 1763, Bd. 2.1: 101; 1764, 380; 1768, I, 587 (»Pauca sunt genera morborum quos hic proteiformis affectus non mentiatur, hic tot morbi hysterici dicti«); ders. 1771, Bd. 1: 793; 1772, Bd. 1: 793 (»Il est peu de genre de maladies dont celle-ci qui ressemble à un protée, n'emprunt la forme«).

27 Das Chamäleon gehört zu den aufgezählten Monstern in: Paré, 1585.

28 Sydenham, 1838, Bd. 2: 93. Dieser Text wurde zuerst auf Latein veröffentlicht

Lässt sich die Wahl dieser Figuren und ihren Erfolg erklären? Mit ihnen schreiben die Ärzte die hysterischen Affektionen in eine Texttradition ein. Sie sind nicht die ersten, die diese zwei Bilder innerhalb eines Diskurses über diese Art Affektionen assoziieren. Sie tauchen bereits in Johan Wiers 1563 erschienenem Werk *De prestigiis daemonum* (dt. *Von verzeuberungen, verblendungen*) und in André du Laurens' *Discours de la conservation de la vue, des maladies mélancoliques, des catarrhes et de la vieillesse* [Rede von der Bewahrung des Sehsinns, den melancholischen Krankheiten, den Katarrhen und vom Alter] von 1594 auf.[29] Wiers Buch wurde in der Folge als einer der Gründungstexte des Diskurses über die Hysterie angesehen. Die Metaphern werden dort aber nicht mit einer Pathologie, sondern mit der Phantasie in Verbindung gebracht. Diese Schriften entlehnen die gewählten Ausdrücke selbst einer der philosophischen Autoritäten der damaligen Zeit: Marsilio Ficino. Dieser greift in seinem Kommentar zu Priskianos auf sie zurück, wo der lydische Philosoph ein Kapitel von Theophrast über die *phantasia* und den *intellectu* interpretiert.[30] Die Phantasie (oder Imagination) ist Ficino zufolge die Vorstellung des Wahrgenommenen, die Fähigkeit sich etwas bildlich vorzustellen und zugleich die Fähigkeit, unterschiedliche Wahrnehmungen zu vergleichen.[31] Sie ist auch das Vermögen, aus den rohen Empfindungsdaten das auszusondern, was von der Vernunft analysiert werden kann, und sich alle Wahrnehmungen anzueignen, indem man sie im Gedächtnis bewahrt. In Ficinos Kommentar wird gerade die Wankelmütigkeit der Phantasie mit Proteus und einem Chamäleon verglichen. Diese beiden Bilder betonen nicht nur die Fähigkeit der Phantasie, unterschiedliche Formen anzunehmen, sondern auch ihre Impulsivität. Theophrasts Text insistiert nämlich auf der Eigentümlichkeit der Phantasie, auf Stimulationen zu reagieren und sich daraufhin zu verwandeln. Theophrast erklärt, dass sie schwankt, abhängig davon, was plötzlich geschieht, und was sie bereits assimiliert

---

(1682). Interessanterweise verschwinden die Figuren des Chamäleons und Proteus, die in Sydenhams lateinischem Text sowie in der englischen Übersetzung durch John Pechey (1740) zu finden sind, aus John Swans Übersetzung, die ab 1742 die einzige auf Englisch publizierte Übersetzung bleibt. Sie genießen jedoch eine große Popularität bei den Ärzten, die über Hysterie schreiben und sie regelmäßig zitieren.

[29] Wier, 1565; Du Laurens, 1600.

[30] Ficino, 1983; Priscian [Priskianos Lydios], 1997. Theophrasts Text ist verschollen.

[31] Klein, 1960; Garin, 1989.

hat.[32] Sie ist also zugleich passiv und aktiv, sie empfängt Bilder und produziert ihrerseits welche. Sie hat die Macht, abwesende Dinge bildlich darzustellen und variiert nicht nur in Bezug auf die Gegenwart, sondern auch auf die Wahrnehmungen im Gedächtnis, die sie selbst erinnern kann. Indem Ficino Proteus und das Chamäleon erwähnt, unterstreicht er die kontinuierliche Übertragung der Phantasie, die selbst ihre Reaktionen hervorruft und sich nach und nach verwandelt.

Als Wier den von Ficino vorgeschlagenen Vergleich übernimmt, wollte er nicht nur die Vermögen der Phantasie beschreiben. Er betont die Breite der Bewegungen, die sie hervorruft, um die als dämonische Besessenheit wahrgenommenen Störungen als Pathologie zu erklären. Die Vergleiche mit einem Chamäleon und mit Proteus sollten die Fähigkeit der Phantasie betonen, auf völlig abwesende Dinge zu reagieren und sie zu vergegenwärtigen. Auf die Hervorbringung angeborener Bilder folgen, so führt er aus, Regungen der Begierde, der Wollust, der Furcht und des Schmerzes.[33] Du Laurens spricht hingegen von der Phantasie, um den Menschen zu preisen. Er bringt sie mit dem Gedächtnis und mit der Vernunft in Verbindung und macht sie zu einer Eigenschaft, die es erlaubt, den Menschen von den Tieren zu unterscheiden. Er schreibt: »Der Mensch, der in seiner Seele das Bild Gottes eingeprägt hat und in seinem Körper das Modell des Universums darstellt, kann sich in jedem Augenblick völlig verwandeln wie Proteus, oder in einem Augenblick wie ein Chamäleon den Eindruck tausender Farben erhalten.«[34] Die beiden Vergleiche dienen dazu, die Blitzartigkeit der Metamorphosen der Phantasie zu unterstreichen. Ihre Rolle besteht darin, ein Vermögen zu preisen, das er als die »oberste Macht der Seele« ansieht, die den praktischen Geschäften, aber auch der Kontemplation dient.

Die Verwendung des Proteus und des Chamäleons, die Teil dieser philosophischen Tradition ist, drückt die Faszination der hysterischen Störungen für den Arzt des 18. Jahrhunderts aus. Es geht nicht mehr darum, den menschlichen Aspekt der Störungen hervorzuheben, um sie von dämonischen Mächten zu unterscheiden. In der Mehrzahl der Werke wird die pathologische Deutung dessen, was lange Zeit als ein besessener weiblicher Körper wahrgenommen wurde, bereits als erwiesen angesehen.

---

[32] Priscian, 1997.
[33] Wier, 1565: 379.
[34] Du Laurens, 1600: 99.

Diese Metaphern sollen die Wechselhaftigkeit und Heftigkeit der Symptome bildlich begreifbar machen. Die Ärzte stimmen darin mit den Werken über die Sitten und mit der Literatur ihrer Zeit überein, wo das Chamäleon große Geschicklichkeit und das Fehlen moralischer Regeln signalisiert. Das Bild bezeichnet jemanden, der es versteht, seine Umgebung zu manipulieren, indem er sich jederzeit unter dem Blickwinkel präsentiert, der geeignet ist, die Befriedigung seiner eigenen Begierden zu begünstigen. Zwar übernehmen die medizinischen Texte nun die Konnotationen des Proteus und des Chamäleons, verschieben sie aber ihrerseits. Die Attribute bleiben bestehen, ihr Verständnis aber wird von den Zielen der therapeutischen Praxis beeinträchtigt: Die Entzückung weicht dem Misstrauen. Bei Menuret de Chambaud zum Beispiel ist die hervorgerufene Verblüffung von einer Warnung begleitet: »Wie ein echter Proteus nimmt sie alle Formen an, maskiert sich, versteckt sich auf hunderterlei Arten, schlüpft überall hinein, befindet sich überall, und es ist wichtig, sie nicht aus den Augen zu verlieren.«[35] Man kann die Hysterie nicht wie andere Krankheiten erfassen. Als am Ende des 18. Jahrhunderts die Figur des Proteus noch einmal in Victor Broussonets Vorlesungen auftaucht, ist das dringend gebotene Misstrauen nunmehr wesentliches Moment der Wahrnehmung dieser Pathologie:

»Da sie keine bestimmte Eigenschaft hat, nimmt sie nacheinander die Eigenschaften aller anderen an, mit deren Masken sie sich immer hinter den häufigen Irrtümern zeigt, in die diese unterschiedlichen, ihr fremden Formen Ärzte sozusagen verfallen lassen oder zumindest verfallen lassen können, wenn sie nicht ihr ganzes Können aufwenden, um sie zu demaskieren. Diese Irrtümer haben Folgen, ebenso für das Leben der Kranken wie für den Ruf der Ärzte, wenn der Arzt nicht eine besondere Aufmerksamkeit aufwendet, um diesen neuen Proteus zu entschleiern. Von trügerischem Anschein geleitet, wird er wie gegen seinen Willen dazu verleitet, bei einer Heilmethode Zuflucht zu suchen, die gänzlich jener entgegengesetzt ist, die das hysterische Leiden verlangt.«[36]

Proteus ruft keine Faszination mehr für das Außergewöhnliche hervor und lässt die verschiedenartigen Symptome nicht mehr wunderbar erscheinen. »Maske«, »demaskieren«, »trügerischer Anschein« und »gegen seinen

[35] Menuret de Chambaud, 1784: 128.

[36] Victor Broussonet, Cours de pathologie, Manuskript, Bibliothèque de la Faculté de médecine de Montpellier, Ms. H 567, 284.

Willen« ertönen der Reihe nach und legen den Akzent auf die Arglist der Krankheit. Die Metapher prangert eine mit der Pathologie verbundene, nicht lokalisierbare Gefahr an, deren Eigenschaften nicht festgestellt werden können und deren Beschreibung immer hinfällig ist. Die hysterische Affektion verurteilt nicht nur den Versuch ihrer Definition zum Scheitern, sondern täuscht auch jeden, der sie behandeln will. Die Verwendung des Proteusbildes macht die doppelte Gefahr einer zur Lüge verkommenen Krankheit deutlich, die den Ruf des Arztes und das Leben des Patienten gefährdet. Broussonet verändert die Konnotation der Metapher radikal und gleichzeitig auch die Weise, wie der Patient wahrgenommen wird. Das Wunderbare hat seinen barocken Glanz verloren. Es wird geltend gemacht, um einen medizinischen Diskurs zu entmystifizieren, wo alles ans Licht gebracht werden muss.

Die Unschuld und Wahrheit des Körpers, im Namen derer der Arzt die Symptome entziffert und zur Diagnose gelangt, werden durch die Existenz der hysterischen Affektion infrage gestellt. Die Metaphern zeichnen das Gesicht der Falschheit und der Verschlagenheit. Wie Proteus kann die Pathologie nur verkleidet erscheinen. Sie reißt Zeichen an sich, die im Allgemeinen anderen Pathologien zugeordnet werden, und unterschlägt sie. Indem sie sie als ihre eigenen Symptome ausgibt, versteckt sie sich und lügt über ihr eigenes Wesen. Das hysterische Leiden ist also eine zur Lüge gewordene Krankheit, und der Zugang zum Körper ist nicht mehr transparent. Die Metaphern des Proteus und des Chamäleons bezeichnen nicht mehr die Bewunderung des Arztes für die menschlichen Fähigkeiten, sondern seine Besorgnis und Frustration. Das Schwanken wird zum Kennzeichen der Unbeständigkeit.

Nach 1750 wird dieses Imaginäre noch um eine neue Gestalt erweitert. Pomme schlägt im Zuge einer in seiner Abhandlung veröffentlichten Beobachtung eine weitere Metapher vor, die aus der griechischen Mythologie stammt, nämlich die der Hydra: »Damit nun dieser vielköpfige Drache, dessen Köpfe alle Tage wieder auf das neue wuchsen, möchte bestritten werden, so mußte ich ihm, nebst denen gewöhnlichen Waffen, noch kräftigere entgegen setzen, um von der Niederlage dieses Ungeheuers gewiß und überzeuget zu seyn.«[37] Théodore Tronchin greift dieses Bild

[37] Pomme, 1775: 60.

zur selben Zeit in seinem Briefwechsel mit einer jungen Patientin auf, die an Vapeurs leidet:

»Zerrüttete Nerven, von denen ich Ihnen berichtet habe, werden von dem hervorgerufen, was Sie Vapeurs nennen. Jene, die dieses Wort ausspricht, und jener, der es hört, knüpfen beide selten eine feste Vorstellung daran. Es drückt ein Übel aus, welches man fühlt, nicht aber erklären kann. Ein geheimnisvolles Wort, das ziemlich klar ausdrückt, dass man nichts davon versteht. Was man ausdrücken möchte, ist nämlich eine 100-köpfige Hydra. Ein unbegreifliches Ungeheuer. Erkennen Sie es wieder, Mademoiselle? Ich wette darauf. Ich wäre schon zufrieden, wenn das, was ich Ihnen sagen muss, Ihnen nicht als leeres Gerede erschiene.«[38]

Auch Pierre Sue übernimmt dieses Bild in seinen *Anecdotes historiques, littéraires et critiques* [Historische, literarische und kritische Anekdoten], um den Arzt von jeglicher Verantwortung für sein Scheitern freizusprechen.[39] Der Logik des Mythos folgend könne, so behauptet er, nur ein Held sie besiegen. Guillaume Daignan zitiert sie ihrerseits am Rande eines Kapitels über die spastischen und konvulsiven Krankheiten: »Die Wissenschaft, die Unwissenheit, die Kunst, der Trick, die List, der Schwindel, die Illusion, die Lüge, die Falschheit und der Betrug: alles ist bis zur Raserei bewaffnet, um diese Hydra zu bekämpfen.«[40]

Die Hydra von Lerna, eine Schlange mit fünf oder sechs Köpfen, die sich erneuern, sobald man sie abschlägt, wurde als eine der zwölf Aufgaben für Herakles geschaffen. Ihre Erwähnung verweist ein weiteres Mal auf mythologische Bezüge, aber nicht mehr im selben Register: Proteus verwies auf das Wunder, Hydra verweist auf die Gewalt eines Ungeheuers. Die Verwendung dieser neuen Metapher verschiebt den Zugang zur Pathologie. Der Akzent liegt nicht mehr auf der Beschreibung von Symptomen, sondern auf der Widerspenstigkeit der Affektion und auf der Unmöglichkeit, sie zum Verschwinden zu bringen. Sie ist nicht mehr nur durch ihre schwierige Identifizierung, sondern durch ihre schwierige Beseitigung gekennzeichnet. Der Kampf dreht die klassische Sichtweise der Therapie,

---

[38] Théodore Tronchin, Brief an Mademoiselle Thellusson, geborene De Vermainouy, Manuskript, Bibliothèque de Genève [Genfer Bibliothek], Korrespondenz Théodore Tronchin, 1758-1760, 305.

[39] Sue, 1789: 102.

[40] Daignan, 1786: 182.

so wie sie von Galen formuliert wurde[41], um. Es handelt sich nicht mehr um einen Kampf zwischen dem Patienten und der Natur, den der Arzt beobachtet. Nun ist es der Arzt, der mit der Affektion kämpft, während der Patient sich hinter der hysterischen Affektion versteckt. Der Austausch der Gegner bedeutet eine Veränderung der Stellung des Kranken, der in dem Moment, in dem die Pathologie sich als immer siegreich herauszustellen scheint, als ihr Verbündeter angesehen wird. Die Hysterie lädt nunmehr den Arzt vor, fordert ihn zum Zweikampf heraus und gefährdet seine Karriere.

Im 17. Jahrhundert wirken die Metaphern wie Leuchten im Dämmerlicht, die den Leser blenden. Der Arzt zeigt die Grenze seines Wissens an, sobald er ihren Namen ausspricht; er betrachtet die Pathologie aus der Distanz, was Bescheidenheit und Zurückhaltung ausdrückt. Ob die Metapher nun Faszination hervorruft oder Schrecken, sie gesteht eine Inkompetenz des Beschreibens, Erfassens und Wiedergebens ein. Der Rückgriff auf Metaphern, der sich zuerst als Eingeständnis der Unfähigkeit darstellt, die hysterischen Vapeurs zu erklären, übernimmt allmählich eine andere Funktion. Das Bild, das von den Ärzten als ein pragmatisches Werkzeug verwendet wird, um dem Undefinierbaren Gestalt zu verleihen, ist jedoch nicht passiv. Es veranschaulicht nicht einfach nur den Text, es existiert als solches. Es hat nicht nur eine hermeneutische Funktion, sondern auch eine ideologische: Die Metapher erlaubt die Vorwegnahme eines ganzen Bündels von Vorstellungen, die als solche nicht theoretisiert werden können, die aber allmählich der Pathologie zugeschrieben werden. Der medizinische Diskurs integriert sie als Bestandteil einer Reflexion, welche die Pathologie erhellen soll. Indem die Metaphern von Text zu Text wiederholt werden, vollzieht sich eine Übertragung, sie verleihen der Pathologie ihre Kennzeichen und tragen zu einer Kette von Vorannahmen bei. Die Ärzte personifizieren die Pathologie und suggerieren somit, was sie nicht beweisen können. Da man die Krankheit nicht zu kategorisieren weiß, wird sie mit einem Verweigerungs-, Simulations- und Täuschungswunsch gleichgesetzt. Da sie nicht als Gegenstand des Wissens beherrscht werden kann, stellt man sie bildlich als durchtriebenes, unnachgiebiges Subjekt vor,

---

[41] »Der Arzt gibt nämlich ständig acht auf den ›Kampf‹ dieser zwei Gegner, welche der krankhafte Zustand und die Natur sind, und beginnt damit, das Heil oder den Tod der Person zu prognostizieren, sobald er diagnostiziert hat, welcher der beiden der stärkere ist.« (Galen, 2003: 213.)

dessen Absichten der Medizin entgegenwirken. Die Ausgefallenheit der Pathologie wird somit als eine Taktik interpretiert, deren Komplize oder Opfer der Patient sei.

Indem der Arzt eine Figur zur Interpretation anbietet, erzeugt er ein dynamisches Verständnis davon, was bei der hysterischen Affektion auf dem Spiel steht. Diese Figur überantwortet die Pathologie sicherer dem Unbekannten, Mysteriösen und Unheimlichen als das bloße Fehlen einer Definition dies vermöchte. Das Eingeständnis des Unvermögens wird von der Kraft und der Beständigkeit ausgewählter Bilder verdrängt. Der Vorgang, der den Leser einlädt, dieses Bild mit Bedeutung zu füllen, prägt seine Vorstellungskraft, während die Bilder die Extravaganz, Wildheit oder unzähmbare Kraft der Affektion evozieren. Somit gestattet die Metapher nicht bloß einen epistemologischen Überschuss. Sie erschafft eine Kluft in der Schrift, die das Entsetzen zu übertragen vermag. Der Text verleiht der emotionalen Kraft, die in der Begegnung mit dem Kranken im Spiel ist, eine Stimme, gleich ob sie Quelle der Faszination oder des Schreckens ist.

DIE WIEDERKEHR EINES ZITATS UND DESSEN UNTERSCHIEDLICHE LESARTEN

> »Den Sinn eines Wortes durch den Sinn der Wiederholung dieses Wortes ersetzen: das ist der Effekt des Höhenunterschieds der Sprache.«[42]

Neben den Metaphern wird eine Auswahl an Zitaten von Text zu Text weitergereicht, welche belegen, dass die Ärzte die hysterische Affektion von einer medizinischen Tradition her verstehen. Mehr oder weniger offen verwandeln sie die dazugehörigen Theorien und achten darauf, Fälle aus der Antike anzuführen, auch wenn sie sich theoretisch davon absetzen. Sie bilden somit das medizinische Wissen in einer Bewegung des Wiederaufnehmens. Diese Kontinuität hilft nicht nur, von der führenden Institution der medizinischen Fakultät anerkannt zu werden, sondern hilft vor allem, Sinn zu produzieren, ein Wissen in eine Form zu bringen. Obwohl die Medizin glaubt, eine Revolution durchzumachen, funktioniert sie durch die Wahl von Vorbildern, von *wahren* Gründern. Bei dieser Vorge-

---

[42] Compagnon, 1979: 86.

hensweise geht es nicht um die Erneuerung der Medizin am Anfang des 19. Jahrhunderts, sondern es soll gezeigt werden, wie ihre Neuheit in einer Arbeit der Umschreibung des Vorausgegangen besteht. Die Bezugnahmen, die in der ersten Hälfte des 18. Jahrhunderts immer seltener wurden, kehrten am Ende des 18. Jahrhunderts kraftvoll zurück. Am Anfang des 19. Jahrhunderts beschränken die Ärzte sich längst nicht auf die jüngeren Benennungen und Theorien, sondern berufen sich auf die Gesamtheit ihrer Tradition, wodurch sie Autorität im Namen eines beherrschten Wissens beanspruchen, das Teil einer Genealogie ist. Diese neue Lektüre der Vorgänger geschieht in einer Perspektive, die sich als entschieden neuartig, als moderne Umschreibung der Medizin auf der Basis von Beispielen aus der Vergangenheit versteht. Der oft als Gründer der Psychiatrie dargestellte Pinel schreibt zum Beispiel in handschriftlichen, nicht veröffentlichten Notizen:

»Man kann keine genaue Vorstellung von der Pathologie geben, wenn man ihr als Gegenstände abstrakte Begriffe über die Krankheit, über ihre Ursachen, ihre Unterschiede und ihre kritischen Bemühungen zuweist [...] Als guter Pathologe muss man sehr heikel in der Wahl der beobachteten Tatsachen sein, sie mit Kunst aufeinander abstimmen und aus ihrer Vergleichung die unmittelbarsten und direktesten Lehren ziehen. Das setzt voraus, dass man mit dem Studium der anderen Wissenschaften sehr vertraut ist und sich vor allem in die griechische Medizin vertieft hat.«[43]

Gerade zu dem Zeitpunkt, als die Beobachtung zum wesentlichen Element des Nachdenkens des Theoretikers erklärt wird, bekräftigt Pinel die Bedeutung der griechischen Medizin als Vorbild beim Vergleichen und Erstellen von Diagnosen. Weit davon entfernt, seine Beobachtungen auf Fälle von Patienten zu beschränken, die er höchstpersönlich getroffen hat, zitiert er, noch dazu in seinem Werk *La médicine clinique* [Die klinische Medizin], das er als das Ergebnis seiner Erfahrungen an der Salpêtrière darstellt, eine Reihe von Fällen, die er Friedrich Hoffmann entlehnt, einem 1742 gestorbenen deutschen Arzt. Es geht darum, die Glaubwürdigkeit der Medizin gerade in ihren Grundlegungen festzustellen, indem ihr Ursprung bei Hippokrates angesiedelt wird, manchmal früher (Hermes, Asklepiades, Äskulap). Die Bezugnahme auf die Ärzte des Altertums

---

[43] Philippe Pinel, Notions préliminaires de pathologie: Nouvelle/La vraie pathologie ou l'enseignement de la médecine ramené à celui des sciences physiques, Manuskript, Countway Library. B MS b 13.

(Hippokrates, insbesondere sein Text über die Frauenkrankheiten[44], Aretaios von Kappadokien, Galen von Pergamon über die Leidenschaften[45], Soranus von Ephesus [46], Aulus Cornelius Celsus) wechselt mit der Bezugnahme auf die Ärzte des 17. Jahrhunderts ab (Baglivi, Willis, Sydenham, Hoffmann). Manchmal stützen sich die Ärzte auch auf philosophische Texte wie Platons *Timaios*, Aristoteles' *30. Problem* über die Melancholie oder Descartes' Konzept der Lebensgeister.[47] Die inneren Kämpfe zwischen der Schule von Montpellier und der von Paris drücken die antagonistischen Positionierungen zwischen den Chemikern (Hoffmann, Vieussens, Hunauld), Mechanisten (Baglivi, Cheyne) und Animisten (Stahl) aus. Wissensfestlegungen dienen als Anhaltspunkte. In dieser von Widersprüchen gekennzeichneten Geschichte sucht jeder seine Bezüge.

Die Zitate werden für die Autorität eines Textes instrumentalisiert, der vom zu erfassenden Gegenstand infrage gestellt wird. Ihre Funktion ist unterschiedlich je nach dem Platz, den sie innerhalb der Abhandlung einnehmen. Manche stehen als Motto voran, sogar auf der Titelseite, wodurch der Arzt sich als Mann des Wissens darstellen kann, in einer Zeit, da die Autorität der Medizin noch nicht gefestigt ist. Andere werden in die Ausführungen eingearbeitet. Sie werden also geltend gemacht, um den Gesichtspunkt des Verfassers festzulegen und seine Glaubwürdigkeit zu etablieren, indem sie die Theoretisierungen in eine Tradition stellen. Während sie den Leser beruhigen sollen, ermöglichen sie es dem Verfasser, nicht zu sehr ins Detail gehen oder gar seine Behauptungen rechtfertigen zu müssen. Ihr Alter wird als Garant für ihre Gültigkeit ausgegeben, sie werden also zu einem Werkzeug der Stichhaltigkeit.

In dem kurzen Kapitel, das Ambroise Paré der Erstickung der Gebärmutter widmet, verweist er auf das das Tierbild. Sein 1573 veröffentlichtes Buch *De la génération* [Über die Fortpflanzung] bleibt über Jahrhunderte berühmt. Paré wird ebenso für die Kennzeichen, die er der Erstickung der Gebärmutter zuschreibt, wie für seine Erwähnung Platons zitiert:

»Bei der Erstickung der Gebärmutter steigen die Verwesungsdämpfe manchmal bis zum Zwerchfell, zu den Lungen und zum Herzen, wodurch die Frau nicht mehr ein- noch ausatmen kann. Diese Vapeurs werden nicht

---

44 Hippokrates, 1837/38.

45 *Antike Heilkunst*, 1986.

46 Soranus von Ephesus, 1894.

47 Vgl. Aucante, 2006.

nur durch die Venen und Arterien getragen, sondern auch durch versteckte Spirakeln, die sich im Körper befinden. Wenn die genannten Vapeurs ins Hirn aufsteigen, verursachen sie Epilepsie, Katalepsie (das ist, wenn der ganze Körper steif und kalt bleibt und in derselben Gestalt, in der er zuvor in dieses Übel verfallen ist, die Augen offen, ohne zu sehen, und ohne zu hören), Lethargie, Apoplexie und oft den Tod. Mit einem Wort: die Gebärmutter hat ihre eigenen *sentiments*, die sich dem Willen der Frau entziehen: so dass man sagt, sie sei ein Tier, da sie sich mehr oder weniger erweitert und zusammenzieht, je nach den unterschiedlichen Ursachen. Und wenn sie begehrt, dann zappelt und bewegt sie sich, und lässt dem armen Weiblein Geduld und jeden Verstand verlieren, indem sie ihm ein großes Getöse [*tintamarre*] verursacht.«[48]

Die Erstickung der Gebärmutter wird als aufsteigende Vapeurs beschrieben, die von der Bewegung und dem Aufsteigen der Gebärmutter hervorgerufen werden. Der Ausdruck »sentiment« hat damals eine sehr weite Bedeutung: Er bezeichnet den Sinn (als einen der fünf Sinne), die Fähigkeit des Wahrnehmens, das Wahrnehmen, die Empfindung und auch die Emotion, die Erkenntnis, die Vorahnung, die Hellsichtigkeit, die Intuition und den Instinkt. Wenn Paré schreibt, dass die Gebärmutter ihre eigenen »sentiments« hat, die sich dem Willen der Frau entziehen, dann macht er aus ihr ein autonomes Organ. Den Wörterbüchern des 16. Jahrhunderts zufolge ist »tintamarre« ein durchdringender Lärm, wirr und unangenehm, ein Hallen, ein Brummen. Der Ausdruck wird mit dem Suffix »mare« gebildet, der auf Niederländisch »Albtraum« bedeutet. Das Tier wird zum Synonym für Lärm. Als hereinbrechende Gewalt bezeichnet die Animalität die Bewegung, die Unordnung, die Störung, die Fremdheit. Die Lust oder ihr Gespenst ist lärmend. Paré benennt somit einen Teil des Körpers, der dem anderen entgegenwirkt. Paré emanzipiert die Gebärmutter, während die Frau in seinen Augen nur noch ein »Weiblein« ist. Ihre Erwähnung begleitet die Sichtweise einer äußerst gewaltsamen Krise: Das Verlangen ist kein durchgehender Zustand. Wenn es auftaucht, bringt es das ganze Innere durcheinander. Mit Paré destabilisiert das nicht gestillte Verlangen die Naturordnung, das physiologische Gleichgewicht. Das Tier steht für das nicht Zähmbare, das zu Befriedigende. Von dieser Warte aus ist es verständlich, warum zahlreiche Ärzte seit Hippokrates therapeutisch

[48] Paré, 1585, als Faksimilie wiederveröffentlicht 1976: 189.

zur Ehe rieten, damit die Ordnung der Sitten mit der Ordnung der Natur übereinstimmt. In Parés Text wird das Tier mittels eines »man sagt« als das Modell präsentiert, mit dem man die Gebärmutter denken muss. Dieses »man sagt« verweist in Wirklichkeit direkt auf Platons *Timaios*:

»Aus eben demselben Grunde aber empfindet es das, was man bei den Frauen Gebärmutter und Mutterscheide nennt, welches als ein auf Kinderzeugung begieriges Tier in ihnen ist, dies empfindet es mit schmerzlichem Unwillen, wenn es länger, über die rechte Zeit hinaus, unfruchtbar bleibt, und schafft, indem es dann allerwärts im Körper umherschweift und durch Versperren der Durchgänge das Atemholen nicht gestattet, große Beängstigung, so wie es noch andere Krankheiten aller Art herbeiführt; bis etwa der Trieb und die Begierde beider Geschlechter, welche gleichsam die Frucht des Baumes brechen, sie zusammenführten.«[49]

In diesem Textauszug vergleicht der Philosoph die Gebärmutter mit einem aufbrausenden Tier, das gelegentlich Kontrolle über die Frau erlangt. Doch um die Tragweite des Zitats zu erfassen, das über Jahrhunderte hinweg wiederholt wird mit der Behauptung, es böte eine der besten Beschreibungen der Krankheit, muss man im Text ein wenig zurückgehen.[50] Bei Platon hat dieses weibliche Tier eine männliche Entsprechung, die jedoch längst nicht so berühmt ist:

»Und deshalb entwickelten die Götter um jene Zeit den Trieb zur Begattung, indem sie so in uns wie in den Frauen ein beseeltes Lebewesen gestalteten, welches sie in beiden in folgender Weise entstehen ließen [...] Darum versucht die, gleich einem der Vernunft nicht gehorchenden Tiere, zu einem Unlenksamen und selbstherrisch Gebietenden gewordene Natur der männlichen Geschlechtsteile, ihren wütenden Begierden alles zu unterwerfen.« [51]

Platons Text konstruiert die Frau als Pendant zum Mann und das »gleich einem« führt das Tier als Vergleichsgegenstand ein, nicht als Bestimmung. Es ist also denkbar, dass es sich dann, wenn es bei der Frau

---

[49] Platon, *Timaios*, 91b-d (*Sämtliche Werke*, Hamburg: Rowohlt, 1959, Bd. 5, 211-212). [In der deutschen Übersetzung stehen für *zôion* [ζῷον] unterschiedliche Wörter: Tier, Lebewesen und Geschöpf. Im Französischen wurde überall mit *animal* übersetzt. Die deutsche Platonübersetzung wurde hier so modifiziert, dass nun überall »Tier« für *zôion* steht, A.d.Ü.].

[50] Aufgefallen ist das auch Dorlin, 2006.

[51] Platon, *Timaios*, 91a-b [Hamburg: Rowohlt, 1959, Bd. 5, 211; Übersetzung angepasst, A.d.Ü.].

als Attribut verwendet wird, auch um ein Bild handelt und nicht um eine Zuweisung. Ein paar Absätze zuvor verwendet Platon den Ausdruck Tier, um vom menschlichen Körper zu sprechen.[52]

Ärzte und Philosophen überbieten sich in ihren Arbeiten über die Hysterie darin, dieses Zitat als Referenz zu wiederholen. Viele sehen diese Stelle als einen Gründungstext, in dem die hysterische Krankheit geboren und konzipiert wird. Hundertfünfzig Jahre lang wird dasselbe Zitat verwendet, während sich die Bezeichnung der Symptome und die Deutungen der Ursachen der Krankheit ändern. Die Wiederholung des immer gleichen Zitats impliziert nicht, dass es immer gleich verwendet wird. Seine Verwendung legt ein Verständnis der Pathologie, eine Bewertung des kranken Körpers, eine Bestimmung der Frau in Bezug zum Mann und eine Interpretation der Sexualität nahe. Welche Funktion haben also diese Zitate? Die Rolle des Auszugs im ursprünglichen Text verschwindet oft hinter den Motivationen und Zielen desjenigen Textes, in dem er wiedererscheint. Antoine Compagnon schlägt in seinem Buch *La seconde main* [Die zweite Hand] eine Definition des Zitats als »eine wiederholte Aussage und eine wiederholende Äußerung« vor.[53] Das Zitat lässt nämlich zwei Kräfte zusammenspielen, einerseits den bezeichnenden Inhalt und anderseits seine Äußerung, das heißt die Art und Weise, wie es sich in einen Kontext fügt und den Wert eines Zeichens erhält, wenn es oft wiederholt wird. Das nennt Compagnon die Interdiskursivität des Zitats. Je nach Epoche und textuellem Gebrauch begünstigt das Platon-Zitat unterschiedliche Assoziationen, die gesellschaftlichen und epistemologischen Zwecken dienen.

Was bei Platon als eine Art der Gegenseitigkeit aufgebaut war, wird als eine Charakteristik der Weiblichkeit isoliert. Die Ärzte erwähnen diese Textstelle nur im Rahmen einer weiblichen Erstickungskrankheit und vergessen die männliche Entsprechung, die angeblich keine Pathologie

---

[52] »Nun ist alles Gute schön, das Schöne aber darf des Ebenmaßes nicht entbehren. Daher ist auch ein Tier, welches derart sein soll, als ebenmäßig zu setzen. [...] Das beachten wir aber nicht, noch bedenken wir, daß, wenn eine zu schwächliche und kleine Gestalt eine kräftige und in jeder Beziehung große Seele in sich trägt sowie wenn beide in entgegengesetzter Weise verbunden sind, das ganze Tier kein schönes ist; denn es ist unebenmäßig in den wichtigsten Verhältnissen, im entgegengesetzten Falle dagegen ist es für den, welcher das zu erkennen vermag, der schönste und reizendste Gegenstand der Betrachtung.« (Platon, *Timaios*, 87c-d [Hamburg: Rowohlt, 1959, Bd. 5, 208], Übersetzung angepasst, A.d.Ü.)

[53] Compagnon, 1979: 56.

entwickelt. Auch Rabelais führt diese Trennung durch, wenn er dem Arzt Rondibilis ironisch die Rolle zuweist, bei der Beschreibung der Symptome des weiblichen Verlangens Platons Tier zu zitieren.[54] Montaigne ist einer der wenigen Autoren des 16. Jahrhunderts, der die Gegenseitigkeit der animalischen Begierden im dritten Buch seiner 1588 veröffentlichten *Essais* erwähnt.[55]

Das Zitat wird zu einer Referenz. In dieser Aneignungsbewegung verdrängt der Text die Kraft des Zitats. Er lässt die Metapher erstarren, verschließt sie in einem eindeutigen Sinn, der sodann regelmäßig wiederholt wird. Dadurch wird die Gebärmutter dem Körper der Frau entfremdet, sie wird von ihrem Willen unabhängig und dem Machtbereich der Vernunft unzugänglich.

Durch dieses Zitat vollzieht sich eine Neuausrichtung des weiblichen Körpers, seiner Bedürfnisse, seiner Funktionen und seiner Wirkungen. Das Fortpflanzungsbegehren wird zum Kopulationsbegehren. Die Verstümmelung von Platons Text wird als Gelegenheit genutzt, ihn umzuschreiben. Durch die alleinige Erwägung des weiblichen Körpers wird mehr als nur eine Besonderheit der Frau ins Auge gefasst. Die unhintergehbare Differenz wird zu einer Monstrosität, zur Tier-Frau. Die Andersheit wird grenzenlos. Dieses Verschweigen, dieses Vergessen des männlichen Tieres bestimmt mehrere Jahrhunderte lang die Sichtweise der Frau, während derer das Tier allmählich mit ihr verschmilzt.

Um 1600 herum kehrt der Bezug auf das Tier regelmäßig wieder. Die Erstickung der Gebärmutter wird als Form der Ungeduld dieses Organs angesehen, die es dazu veranlasst, sich in alle Richtungen zu bewegen, wie Platon es beschreibt. Den Ärzten zufolge begibt sich die Gebärmutter nicht

---

[54] Rabelais, 1832: 471.

[55] Montaigne spielt mit dem Bild und macht es zum Subjekt, während es bei Paré nur ein Gerücht darstellt: »Die Götter, sagt Platon, haben uns Männer mit einem aufsässigen und tyrannischen Glied ausgestattet, das wie ein reißendes Tier sich durch die Gewalt seiner Begierde alles zu unterwerfen trachtet, und die Frauen ihrerseits mit einem gefräßigen, unersättlichen Tier, das keinerlei Aufschub der Füttrung duldet und, falls es diese nicht rechtzeitig erhält, außer sich gerät; der Brodem seiner Wut durchdringt dann ihren ganzen Körper, verstopft die Gänge, benimmt ihnen den Atem und verursacht tausenderlei Krankheiten, die solange anhalten, bis das Tier den Erguß, der unsern gemeinsamen Trieb befriedigt, eingesogen und die Tiefe ihres Schoßes damit reichlich getränkt und besamt hat.« (Montaigne, 1998: 3. Buch, Kap. 5: 430.)

in alle Regionen, die sie beeinflusst, sondern bewegt sich nur im Unterleib und durch die Bewegung der Vapeurs, die das Gehirn und die unterschiedlichen Organe erreichen können. Die Erstickung der Gebärmutter kann Husten, Übelkeit, eine Schwere des Kopfes, Herzklopfen, epileptische Konvulsionen, Atemnot oder Ohnmacht hervorrufen, je nachdem, welchen Körperteil sie angreift. Ihre am weitesten gehende Theoretisierung erhält sie im Werk von Jean Liébault, dessen erste Ausgabe 1582 erscheint. Der Verfasser übernimmt dabei die alte Auffassung vom Körper und spricht von einer »Wandergebärmutter«[56]. Er erklärt, dass die Gebärmutter »sich wie ein Tier empört«[57], wenn ihr Verlangen ungestillt bleibt.[58] Dieses Verständnis der Animalität geht einher mit einer seit dem Altertum praktizierten Therapie. Mit einem Pessar leitet man schlechte Gerüche in den Uterus, um die Gebärmutter daran riechen zu lassen und sie dadurch nach unten zu locken. Jean de Varandée legt das Prinzip dieser Therapie ausführlich dar:

»Man kann auch die Gerüche der Luft gleichwertig ansehen, weil sie sich wie eine Ausdünstung oder wie Luft verbreiten, oder zumindest einen Körper, der die Luft spürt und von dem die Gebärmutter wunderbar überrascht ist [...] diese Dünste, die sich von Dingen erheben, die so gut riechen, [...] werden von der Gebärmutter nicht als Geruch empfangen, denn sie ist nicht Gegenstand des bloßen Beschnupperns, sondern als angenehmer und sanfter Dunst, der sie erfreut und befriedigt wie den Rest der Nerven und der Geister selbst. Wenn man also diese guten Gerüche an den Teil annähert, ist die Gebärmutter wie zufrieden, es gefällt ihr und sie ruht sich dabei aus; wenn man sie jedoch umgekehrt zuvor der Nase und dem Gehirn vorsetzt, erregt sie sich zuerst durch eine natürliche Begierde und danach, wenn ihr unwohl ist, wie es bei den Hysterikerinnen der Fall ist, leidet sie an Konvulsionen durch die Erregung dieser bösartigen Stimmung und lehnt diese so üblen Gerüche ab, welche die Ursache dieser Erstickung sind. Wenn man sie jedoch im Gegenteil üblen Gerüchen aussetzt, die sie nicht ausstehen kann, irritiert sie sich, wie der Magen es tut, wenn er erbricht, wenn man sie über den Mund einnimmt oder sie an

---

56 Liébault, 1651: 433.

57 Ebenda: 411.

58 Vgl. auch Guyon, 1673: 330.

die Nase oder an den Nabel hält, zieht die Gebärmutter sich durch diese natürliche Antipathie an ihrem eigenen Platz zusammen.«[59]

Man kann eine Personifizierung der Gebärmutter beobachten, die wie ein Tier empfinden, reagieren, sich freuen oder sich abwenden kann. Im Anschluss an Paré stellen sich Liébault und Varandée eine Gebärmutter vor, die auf der Ebene ihrer Reaktionen unabhängig ist wie ein Organ, dessen Gleichgewicht immer in der Schwebe ist. Die Gebärmutter gefährdet das physiologische Gleichgewicht der Frau. Die Frau kann ihr nicht widerstehen, ohne deshalb schon mit ihr zu verschmelzen: Sie ist ihr Opfer. Die späteren Lesarten des 19. Jahrhunderts noch nicht vorwegnehmend, offenbart die Pathologie die Weigerung der Patientin, sich ihren physiologischen Bedürfnissen zu beugen und ihre Begierden zu erhören. Die Ärzte betonen, dass die Pathologie keusche Frauen treffe.

Offenbar wurde eine mögliche Gebärmutterbewegung nicht über 1670 hinaus theoretisiert, als die Ärzte sich auf neuartige Weise für das Hirn und für die Nerven zu interessieren begannen, um die Erstickung und die Konvulsionen zu erklären. Auf den *Timaios* und auf die Animalität bezieht man sich nicht mehr. Erst mit der Krise der Konvulsionäre um 1730 erhält die Schilderung des sexuellen Verlangens als Quelle hysterischen Leidens eine neue Form. Da eine bloße Diagnose nicht genügt, um die Aura der Manifestationen der Konvulsionäre zu bekämpfen, braucht es ein starkes Bild. Um die Anziehungskraft der Wunder und den Eifer zu brechen, der die Zahl der Anhänger täglich anwachsen lässt, bietet sich nichts Besseres an als das Bild eines obszönen Tieres. Damit beginnt eine zweite Verwendungsweise des *Timaios*-Zitats. Der den Konvulsionären feindlich gesonnene jansenistische Arzt Philippe Hecquet griff die Metapher auf und sah in ihren Manifestationen eine Art Bestialität.[60] In seinem Hauptwerk *Le naturalisme des convulsions* [Die Natürlichkeit von Konvulsionen] bezieht er sich auf die hippokratischen Texte – aller-

[59] Varandée, 1666: 172-173.

[60] Philippe Hecquet (1661-1737), widmete am Anfang der 1730er Jahre dem physiologischen Ursprung der Spasmen mehrere Werke. Seine religiösen Überzeugungen lassen sich aus seiner Biographie ablesen: Nach Erhalt seines medizinischen Diploms zog er sich 1689 nach Port-Royal zurück und teilte das Leben der Gemeinschaft. Nach neun Jahren verließ er die Klostergemeinschaft wieder und legte die ärztliche Approbation ab. Er arbeitete sein ganzes Leben lang für Religionsgemeinschaften.

dings auf die *suffocatio* der Gebärmutter, nicht auf die »heilige Krankheit«[61] – und erklärt sodann die Symptome der Krankheit:

»Diese Krankheit ist bei den alten Autoren der Medizin weder unverständlich noch unbekannt [...] sie ist ein Tier, dessen erregten Bewegungen, wie Platon sagte, [...] durch eine Grundlüsternheit (*animal concupiscentia*) das Untere nach oben heben, oder zu den Teilen aller Regionen des Körpers, aber ganz besonders zur *Kehle*, wo sie *Einschnürungen* hervorrufen; zur Brust, wodurch die *uterinen Erstickungen* entstehen und die enormen Schwellungen aller Teile, die erschüttert werden: *uteri strangulatus, suffocatio, inflatio.*«[62]

Hecquet nimmt das Bild ein paar Zeilen später noch einmal auf: »Diese für die hysterischen Leiden *charakteristischen* Zeichen aber sind Bewegungen dieses angeblichen Tieres, das man sich im Altertum im Körper der Mädchen vorstellte, wo es, wenn es sich erhebt, diese Kugel verursacht, die so übermäßig den Unterleib der hysterischen Personen aufbläht.«[63] Interessant an der Äußerung ist gerade, dass sie nicht der Regel entspricht: Zuerst wird Platon mit der Metapher in Verbindung gebracht, das Bild wird durch eine Erklärung entwickelt und durch das Hinzufügen lateinischer Wörter bekräftigt. Sobald die Wirkung erzeugt ist, kehrt der Verfasser maßvoll wieder darauf zurück, indem er die evokative Kraft des Bildes durch das Adjektiv »angeblich« zurückschraubt. Wir beobachten also ein doppeltes Spiel, das zuerst die Autorität der Antike auf die Bühne bringt, und dann die Autorität der Moderne, die den Diskurs nuanciert. Das Bild soll nicht die Wahrheit ausdrücken, sondern ein Bezeichnetes erschaffen. Man soll nicht so sehr daran glauben als sich davon inspirieren lassen, um die Pathologie zu verstehen. Für Hecquet handelt es sich nicht um eine Theorie, sondern tatsächlich um eine Imagination. Der Bezug wird nicht wegen seiner Denotationsqualität hergestellt, sondern wegen seines Konnotationswertes. Er führt das Bild ein unter Behauptung seiner Distanz zur Wirklichkeit eines Tieres und

[61] Hecquet, 1733, Bd. 1: 149.

[62] Ebenda: 151. Der Text führt weiter aus: »Das sind also die *hysterischen Leiden* bei allen Mädchen, aber bei den Konvulsionären sind es *Mutterleiden* (denn diese Namen betreffen nicht so sehr die Mädchen). Fügen wir auch noch die *uterinen Hitzen* hinzu, weil sie sich allzu vertraulich den Augen, Händen und Handlungen der Männer hingeben, für deren Hilfe, die sie leisten, sie ihnen so dankbar sind.«

[63] Ebenda: 165.

verleiht somit der suggerierten Bestialität Glaubwürdigkeit.[64] Das Tier[65] lässt nicht an einen diabolischen Anfall denken, sondern personifiziert durch die Betonung der erhebenden und schwellenden Bewegung die Macht der Sinne. In Verbindung mit dem Mädchen und dem Unterleib erlaubt es, einen Blick abzulenken, der in den Entfesselungen des Körpers Offenbarungen des Allerhöchsten sucht, und sie im Gegenteil in einem klar abgegrenzten Umkreis zu verorten, nämlich im Unterleib. Der Arzt sieht also in den ekstatischen Phasen alles andere als den Augenblick, in dem die Seele über den Körper hinausgeht und dem Subjekt erlaubt, sich von ihm zu lösen. Er sieht, wie die Vapeurs die Seele auf den Körper erniedrigen, auf einen von Erotik entflammten Körper. Platons Erwähnung schreibt dem Körper eine Art Absicht zu.

Hecquet entfernt sich aber von der Auslegung der Hysterie als einer Gebärmuttererkrankung. Er erkennt übrigens an, dass es auch männliche Konvulsionäre gibt, ohne jedoch ihre Beschwerden mit dem platonischen Tier zu erklären. Bei den Männern verbindet er die Pathologie nicht mit Sexualität, sondern mit einer Verletzlichkeit der Gewebe, mit einer Empfindsamkeit, die vom Anblick anderer Konvulsionäre erhitzt wird. Das Fehlen eines Unterschieds zwischen den Symptomen wird dank des Platonbezugs zu einem pathologischen Unterschied umgestaltet. Diese symbolische Wirkung betrifft nur die Frauen.

Louis de Bonnaire verweist in seinem ebenfalls 1733 veröffentlichten *Examen critique, physique et théologique des convulsions et des caractères divins qu'on croit voir dans les accidens des Convulsionnaires* [Kritische, physikalische und theologische Untersuchung der Konvulsionen und der göttlichen Eigenschaften, die man in den Anfällen der Konvulsionäre zu sehen glaubt] auf die Schrift *Über die heilige Krankheit*, in welcher Hippokrates die Epilepsie theoretisch zu erfassen versucht. Er erinnert an die Fälle der Klosterschwestern von Loudun als anerkanntes Beispiel für Wirkungen von Vapeurs auf den weiblichen Körper und greift ebenso die Metapher des Tieres wieder auf. Das erste Zitat mag den Leser erstaunen:

»Eines der Symptome, die am meisten jenen erstaunten, dem ich diese Begebenheiten im Studium der Konvulsionen entlehne, war eine Schwel-

---

[64] Ebenda: 149.

[65] Im Original *la bête*. Ein Synonym von *l'animal*, deutsch »Tier«. Die Bestialität hat natürlich eine andere Konnotation als die Animalität [A.d.Ü.].

lung, die am Unterleib eines Mannes erschien, sich zu Brust erhob, und von da bis zum Kopf, so dass es schien, als wäre es ein lebendiges Tier, das unter seiner Haut gleitet: Dasselbe widerfuhr einem Mädchen, von dem im ersten Beispiel die Rede war. Und diese Ähnlichkeit der Anfälle ließ ihn darauf schließen, dass die Vapeurs, die sich von den unteren Leibesregionen erheben, nicht so sehr einem Geschlecht eigentümlich sind, oder dass das andere von ihm ausgenommen wäre.«[66]

Die Vorstellung, dass eine Bewegung vom Unterleib ausgeht und man eine geschwollene Kugel fühlt, ist ein Gemeinplatz in den Texten, welche die hysterischen Symptome beschreiben. Hier aber nimmt sie die Gestalt eines Tieres an. Louis de Bonnaire bezieht sich hier direkt auf ein Beispiel von Thomas Willis, in dem dieser, wie man sich erinnert, von einem Mann spricht, der von Konvulsionen geschüttelt wird. Mit der Beschreibung einer Bewegung, die vom Unterleib ausgeht und zum Oberkörper hinaufwandert, will der englische Arzt den Irrtum jener Ärzte belegen, die darin eine Wirkung der Gebärmutter sahen.[67] De Bonnaire überarbeitet dessen Interpretation allerdings und fügt ein lebendiges Tier hinzu, das unter der Haut gleitet. Erneut erwähnt er es, als er die Verwendung einer Maschine zur Einschnürung der Konvulsionäre kritisiert, die ihre schroffen Bewegungen verhindern sollen:

»Die Ärzte verordnen Ähnliches: Sie befinden es für vortrefflich, den Unterleib bis zu den Achseln einzuschnüren, wie man mit Mademoiselle Le G. tat. Man legte eine von Willis' Konvulsionären in die Arme einer Dienerin, die sie mit allen Kräften umarmte, andere drückten ihr den Bauch und die Rippengegend. Und der englische Doktor glaubt, dass, wenn man mit so gewaltsamen Mitteln das *lebendige Tier* daran hindern kann, vom Unterleib zum Kopf zu gelangen, die Konvulsionen in den anderen äußeren Gliedmaßen geringer ausfallen.«[68]

Louis de Bonnaire zögert nicht, auf Willis zu verweisen und gleichzeitig seine eigenen Theorien vage zu belassen, während der berühmte Arzt doch gerade die Gebärmutter oder die Begierde als Ursache der Konvulsionen ausgeschlossen hatte. Wenn Willis mehrere von Konvulsionen ergriffene Dienerinnen erwähnt, die an der Brust und am Bauch leiden, stellt er keine Verbindung zur Sexualität her. Wenn man Bonnaire liest,

---

[66] Bonnaire, 1733: 43.
[67] Willis, 1681: 38.
[68] Bonnaire, 1733: 63-64.

stellt man fest, dass dieser in Wirklichkeit auch nicht die Gebärmutter als die Ursache ansieht, sondern eine ganze Reihe von Elementen: Fasten, Studieren, Arbeiten, Emotion und Suggestion beim Anblick anderer Konvulsionäre.[69] Heftige Begierden sind nur einer der genannten Gründe. Bonnaire beruft sich eher auf Willis denn auf Platon; so steht er als Verfechter einer modernen Auffassung von Medizin sowie einer physiologischen Erklärung aller Körperbewegungen da.

Das lebendige Tier wird aufgrund der Konnotation, die es ermöglicht, herbeizitiert. Vermutlich zitieren viele Ärzte wie er nicht Platon, sondern die Ärzte, die ihn zitieren. Dieses Zitieren zweiten Grades dient dazu, eine Offensichtlichkeit zu fabrizieren: Es handelt sich weniger darum, den Körper zu erklären, als eine Sichtweise zu etablieren. Der konvulsive Körper bedeutet eine Gefahr für die Zuschauer und für die Ausübung der Religion. Der Arzt stellt eine Gleichung zwischen dem konvulsiven und dem begehrenden Körper her. Das Bild dient dazu, den Blick auszurichten und das, was er ansieht, einzugrenzen. Die Metapher dient nicht der Veranschaulichung der Theorie, sondern umgekehrt veranschaulicht die Wahrnehmung des Körpers die Metapher. Die Metapher organisiert die Sichtbarkeit.

Diderot wandelt noch einmal die Lesart vom weiblichen Organ und von den Konvulsionären um. Er markiert somit den Anfang eines dritten Zeitabschnitts. Sein Text »Über die Frauen« geht von der Hysterie aus, um die Ökonomie der weiblichen Emotionen zu verstehen. Ein erstes Mal 1772 in der *Correspondance littéraire* [Literarische Korrespondenz] als Antwort auf den *Essai sur le caractère, les moeurs et l'esprit des femmes dans les différens siècles* [Essay über den Charakter, die Sitten und den Geist der Frauen in den verschiedenen Jahrhunderten] von Antoine-Léonard Thomas veröffentlicht, wurde dieser Text zweimal wiederaufgelegt und letztmalig vom Autor vor seinem Tod durchgesehen. Diderot zufolge wird die Frau gerade von der Kraft ihrer Physiologie mitgerissen, sie wird in einer Bewegung andauernder Verwandlung sich selbst entwendet: »Die Frau trägt ein Organ in sich, das bis zu den fürchterlichsten Krämpfen reizbar ist, sie beherrscht und in ihrer Phantasie Phantome jeder Art erweckt. [...] All ihre ausgefallenen Ideen entspringen diesem Organ, das ihrem Geschlecht eigentümlich ist.«[70] Die Gebärmutter ist der Ursprung

[69] Ebenda: 40.
[70] Diderot, 1984: 206-220, hier: 211.

der grenzenlosen Empfindsamkeit der Frau, ebenso in der Ekstase wie in der Raserei. Diderot ruft eine Reihe von Beispielen auf, um die Kraft und die Pracht zu veranschaulichen, welche die hysterische Frau erlangt. Er interessiert sich insbesondere für die Konvulsionäre: »Eine von Hysterie beherrschte Frau empfindet irgendwie Höllenqualen oder Himmelsfreuden. Manchmal hat mich das erschaudern lassen. Ich habe sie in der Wut des wilden Tieres, das immer ein Teil ihrer selbst ist, gesehen und gehört. Wie sie fühlte! Wie sie redete! Was sie ausdrückte, stammte nicht mehr von einer Sterblichen.«[71] Aus einem separaten Organ, das sich nur in Bezug auf das Begehren äußerte, wird die Gebärmutter bei Diderot zum Zentrum der Frau, das sie in allem charakterisiert. Es wird eine Trennung vollzogen zwischen dem Gehirn als dem Organ der Vernunft und der Gebärmutter als dem Organ des Instinkts. Die Physiologie wird zum Ursprungsort der Empfindsamkeit. Diderots Argumentation basiert auf einer Umkehrung: Die Gebärmutter gehört nicht der Frau, sondern die Frau gehört ihr. Obwohl Diderot das Verdienst der Frau im Namen ihrer Empfindsamkeit verteidigen möchte, beginnt mit seinem Text eine Wahrnehmung, die sie diesem Organ ausgeliefert sein lässt – eine Wahrnehmung, die sich in der Folge weiter verbreitet.

Von da an weitet sich die Bezugnahme auf die Animalität im Namen einer physiologischen Wirklichkeit aus. Nicolas Chambon de Montaux, der 1784 ein Buch über die *Maladies des femmes* [Frauenkrankheiten] veröffentlicht, zitiert in seiner Definition des »Hysterizismus«, die er für eine medizinische *Encyclopédie méthodique* [Methodische Enzyklopädie] vorbereitet und 1798 veröffentlicht, ausgiebig Aretaios von Kappadokien. Er zieht es vor, diesen Arzt des 2. Jahrhunderts n. Chr. zu zitieren, dessen Beschreibung über diejenige Platons hinausgeht. Daraus ein Auszug:

»Im Unterleib (*regio hypogastrica*) liegt die Gebärmutter, ein inneres Organ, das fast die Eigenschaften eines eigenständigen Tieres hat, da es von sich aus in alle Richtungen gleitet, bis zur Brust und zum Schildknorpel hinaufwandert, sich in alle Seiten wirft, mal nach rechts, mal nach links, zur Leber oder zu anderen inneren Organen hin. Es neigt jedoch eher dazu, zur Vulva hinabzusteigen. In einem Wort: Es ist ein umherirrendes Wesen, das angenehme Gerüche mag, sich dem Ort nähert, von wo sie verströmen, sich über die Empfindungen betrübt, welche die stinkenden

---

[71] Ebenda: 212.

Körper ausdünsten, und sich von ihnen entfernt. Es ähnelt durchaus einem Tier, das sich in einem anderen eingeschlossen finden würde. Deshalb erhebt es sich zu den höheren Teilen, bleibt dort eine lange Zeit und übt auf sie eine Kompression aus. Eine Frau scheint manchmal von einem epileptischen Anfall angegriffen zu sein, sie ist wie erwürgt, ohne dass eine Überdehnung der Nerven stattgefunden hat; die Leber, das Zwerchfell, die Lungen und das Herz werden bedrückt, von einem enormen Gewicht belastet; daher stammen die Atemnot und die Schwächeanfälle, die auf diesen Zustand folgen.«[72]

Auch wenn Chambon de Montaux die Existenz dieses Tieres bestreitet, zitiert er einen Text von Aretaios, der dessen Anwesenheit dreimal erwähnt. Er hätte ebenso gut den nicht minder berühmten zeitgenössischen Text von Soranus von Ephesus anführen können, der das Tier erwähnt, um seine Existenz abzustreiten[73], oder von Galen, der im darauffolgenden Jahrhundert von dieser Theorie Abstand nimmt.[74] Chambon de Montaux bevorzugt jedoch eine starke Bildersprache. Er kommentiert das Zitat und nimmt für sich in Anspruch, eine bereits existierende Deutung wesentlich radikalisiert zu haben:

»Die Autoren, die über die Erstickung der Gebärmutter schrieben, haben nichts über den Einfluss der Einbildungskraft auf diese Krankheit gesagt. Man kann jedoch nicht daran zweifeln, dass all die Gedanken, die dem Geist die Freuden der Liebe in Erinnerung rufen, die Paroxysmen des hysterischen Leidens bei den Frauen beschleunigen, die im Übrigen bereits zu diesem Leiden veranlagt sind. Entweder ist der Uterus nahezu in einem Zustand der Fülle, welcher einen Hysterismusanfall entstehen lässt, oder er ist noch davon entfernt: In beiden Fällen erregen die lüsternen Gedanken einen Orgasmus in den Fortpflanzungsteilen, der das Nervensystem stört, und es kommt zur Erstickung der Gebärmutter. Aus dieser Art Erethismus entsteht eine größere Aktivität in allen inneren Organen, eine

---

72 Chambon de Montaux, 1798: 450

73 »Nicht wie ein Thier aus seiner Höhle kriecht die Gebärmutter hervor, ergötzt von Wohlgerüchen und den Gestank fliehend, sondern es bilden sich dadurch, dass der Uterus in Folge der Entzündung kontrahirt wird, Geschwüre.« (Soranus von Ephesus, 1894, 2. Buch, Kap. 4, §29: 115.) Vgl. Cadden, 2003: 28-30.

74 H. King, 1998: 223.

bedeutendere Filtrierung der Flüssigkeiten und folglich eine erhöhte vitale Tätigkeit.«[75]

Chambon empfiehlt die Anwendung von Pessaren und folgert:

»Man hat die oben genannten Symptome also grundlos in der allgemeinen Bezeichnung ›Hysterizismus‹ oder ›hysterische Affektion‹ zusammengeworfen, da, um es mit einem Wort zu sagen, letztere Anfälle im Wesentlichen von einem widernatürlichen Zustand der Gebärmutter abhängen, während die anderen die unmittelbare Auswirkung der Störung oder der Krankheit anderer innerer Organe oder der Erschöpfung der Nerven sind.«[76]

Chambon de Montaux scheint zwar eine Unterscheidung zwischen zwei Theoretisierungen der Symptome zu ziehen, doch in Wirklichkeit macht er die mögliche Berücksichtigung der nervösen hysterischen Affektion zunichte, da er ihr keine Ausführung widmet und sie nicht in der *Encyclopédie méthodique* definiert wird. Die Aufmerksamkeit des Lesers wird also gänzlich auf den »Hysterizismus« gelenkt, in dem die Frau ihre eigene Gebärmutter auf einen widernatürlichen Zustand reduziert. Die Auffassung des 17. Jahrhunderts wird somit gänzlich umgekehrt. Die Frau verdirbt ihre physiologische Natur, indem sie Vorstellungen nachgibt, die sie ablehnen müsste. Danach ist es ihr praktisch unmöglich, die Kontrolle über ihren Körper wiederzuerlangen. Es steht also nicht mehr die Gebärmutter unter Verdacht, sondern die Phantasie, welche die Gebärmutter wachruft, indem sie sie anspricht.

1804 setzt Gabriel Jouard dem noch eins drauf, als er in seinem *Nouvel essai sur la femme* [Neuer Essay über die Frau] schreibt: »Die Autoren des Altertums scheinen mir also eine rechte Vorstellung von ihrer Unverständlichkeit gehabt zu haben, die sie, ehrlich gesagt, ein wenig komisch wiedergaben, als sie sagten, dass sie *ein in einem anderen eingeschlossenes Tier* sei.«[77] Die Bezugnahme auf das Bild eines Tieres erhält neuen Schwung und wird zur Quelle neuer Verschiebungen. Ab dem 19. Jahrhundert wurden die antiken Texte anders verwendet. Man findet einen Kompromiss: Unter dem Anspruch strenger Wissenschaft konnte man die Metapher nur noch in Form eines grotesken Bildes erwähnen. Das Wesentliche ist nicht mehr das antike Wissen, sondern ihre Unschuld und ihre

---

[75] Chambon de Montaux, *1791*.

[76] Ebenda.

[77] Jouard, Jahr XII [1804]: 55.

Fähigkeit, in der Unwissenheit das Richtige zu treffen. Das Zitat funktioniert in einer Beweislogik: Die Gleichheit der Konzeption in zwei weit auseinanderliegenden Epochen bestätigt die Gültigkeit der Diagnose.

Die Frau wird nunmehr als Komplizin ihrer Begierden porträtiert; sie muss befriedigt werden, um nicht betrübt zu sein. Die Gebärmutter stellt aufgrund ihres überbordenden Verlangens eine Bedrohung dar. Julien-Joseph Virey knüpft an die Auffassungen der hippokratischen Texte an, wenn er in seinem 1823 veröffentlichten und zwei Jahre später wieder aufgelegten Buch *De la femme sous ses rapports physiologique, moral et littéraire* [Über die Frau – in physiologischer, moralischer und literarischer Hinsicht] die Heilung der Hysterie durch Geschlechtsverkehr voraussagt. Er beschwört nochmals das Bild vom Uterus als »unbändigem Tier, wie ein Autor des Altertums sagt«, das »in Raserei verfällt, sich bewegt und den ganzen Körper erschüttert«, bevor er ihn zum Zentrum macht, »von dem eine Vielzahl von Nervenreizungen ausgeht, vor allem in der Zeit der Heiratsfähigkeit und unter unterschiedlichen Umständen«.[78] Dem Arzt zufolge entsteht eine Reihe von Spasmen bei jeder Emotion, vom Wunsch zu gefallen bis zur Frustration, von der Eifersucht bis zur Melancholie. Alles ist verbunden. Der Uterus regiert die Frau, und seine Animalität erklärt deren Eigenartigkeit, Unbeständigkeit, Instinktivität und Verletzlichkeit. Er verwendet das Tierbild noch einmal in einem weiteren Kapitel mit der Überschrift »Dissertation sur le libertinage et ses dangers, relativement aux facultés intellectuelles et physiques« [Abhandlung über die Ausschweifung und ihre Gefahren hinsichtlich der geistigen und körperlichen Vermögen]:

»Bedenken wir ihre kapriziöse, singuläre Geistesart, ein Geist, der aufblitzt, vorspringt, scherzt. Der sich bald erhitzt und mit Heftigkeit improvisiert, wie ein Schaumwein in seinem Sprudeln. Der bald wieder trüb, schweigsam, in sich zusammengefallen ist, unfähig, die geringste Idee zu fassen und sogar in vollständige Unfähigkeit versinkt. Er ist vor allem den äußerst schmächtigen, mobilen und nervösen Konstitutionen vorbehalten, die an Hysterie oder Hypochondrie leiden, und beiderlei Geschlechts. Viel häufiger aber kommt er bei den Frauen vor. Die Ovarien oder der Uterus, dieses so sensible, reizbare Organ in ihnen, das ein eigenes Leben zu haben scheint, dieses wütende und unbezähmbare Tier, wie

---

[78] Virey, 1723: 262.

ein Philosoph es nennt, erregt nämlich, je nach seinen Reizungen, je nach Menstruationszeitpunkt, Lusterschütterungen und hysterischen Spasmen, denen er unterworfen ist, nicht nur in der Ökonomie außergewöhnliche Emotionen, sondern führt auch sonderbare, unregelmäßige Eindrücke zum Gehirn, Launen des Enthusiasmus oder der Antipathie, welche die Frau keineswegs beherrschen kann. Es ist nicht selten, Kennzeichen des Wahnsinns oder der Exzentrik bei manchen Personen zu erkennen, deren Regeln bevorstehen.«[79]

Die Regeln sind integraler Bestandteil des biologischen Zyklus der Frau, die Hysterie ebenso. Die Regelmäßigkeit pathologischer Anfälle macht sie zu einem Teil des natürlichen Zyklus. Bei der Lektüre dieses Zitats von Virey erstaunt, dass die Animalität, die das Innere des weiblichen Körpers angeblich besetzt, zum Ausgangspunkt des Verständnisses der Frau wird. Die Hysterie wird zu einem animalischen Sprechen und die Frau ist diesem anderen ausgeliefert, der sie entstellt. Es etabliert sich eine ganze Mythologie der unbefriedigten, unbefriedigbaren, in Begierde erstarrten, von ihren Bedürfnissen geleiteten Frau. Die Hysterie wird zum Synonym einer radikalen, tragischen Unvollständigkeit. Der Teufel ist verschwunden, aber das Verlangen dauert an, die Animalität besteht weiter, die Versuchung bleibt. Da drinnen bewegt sich etwas. Die Gebärmutter stellt nicht nur die pathologische Identität der Frau sicher, sie bestimmt ihre Identität in der Gesundheit. Die Abhandlungen über die Frauen machen die Hysterie zu ihrem ultimativen Ausdruck. Sie stellen eine Gleichung her, in der die Frau die potentielle Hysterie und die Hysterie die verwirklichte Frau ist.

Dieses Kapitel verdeutlicht drei Schritte im Platonzitat und dessen Verwendung im Verständnis der Diagnosen, die mit ihm in Verbindung gebracht werden: Die erste Zeitspanne – ungefähr zwischen 1575 und 1675 – ist von einer Darstellung der Gebärmutter als unabhängiges Organ gekennzeichnet, das sich sogar auflehnen und die Kontrolle über den weiblichen Körper erringen kann, wie stark Willenskraft der Frau auch sei. Sie scheint mit einer doppelten Natur ausgestattet zu sein.

Die Instrumentalisierung des Zitats inmitten der Krise der Konvulsionäre bringt deren Praktiken mit lüsternen Begierden in Zusammenhang, obwohl die Pathologie von der Gebärmutter getrennt betrachtet wird. In

[79] Ebenda: 414-415.

dieser zweiten Phase ist die Pathologie das Kennzeichen widernatürlicher Begierden, und der Körper entzieht sich den Erwartungen der Physiologie. Er stellt unvergleichliche Kräfte und große Widerstandskraft unter Beweis, sobald er nicht mehr den moralischen und gesellschaftlichen Erwartungen entspricht.

Eine dritte Epoche, die mit Diderot beginnt und bis ins 19. Jahrhundert andauert, stellt eine vollständige Entsprechung zwischen der Frau und ihrer Gebärmutter her. Die Pathologie der Frau ist nunmehr untrennbar mit ihren Begierden verbunden. Natur und Widernatur sind die zwei Seiten ein und derselben Energie; die Frau scheint von vornherein verurteilt zu sein. Die Animalität ist Teil ihres Körpers und ihre Seele fügt sich ihm, sobald sich die Gelegenheit ergibt.

Die Historisierung dieser Metapher, die dem Sprechen über die Gebärmutter dient, führt nochmals dazu, die Notwendigkeit zu betonen, Thomas Laqueurs Interpretation eines eingeschlechtlichen Modells zu nuancieren[80], in Übereinstimmung mit zahlreichen Studien.[81] Sie trägt zu einer Gendergeschichte à la Joan Wallach Scott bei [82] und verschiebt gleichzeitig den Akzent von der Sphäre der sozialen Kontexte zur Sphäre der Epistemologie. Die Einführung der Platonmetapher selbst hat zwei wesentliche Funktionen: erstens die Hysterie als einen Gegenstand des Wissens zu konstituieren und zweitens die Einzigartigkeit des weiblichen Körpers zu etablieren. Es ist ein ständiges Gleiten zwischen dem gesunden und dem pathologischen Körper festzustellen. Der pathologische Körper wird zum Modell, auf dessen Basis man den weiblichen Körper denkt, und zum Mittel, den Geschlechterunterschied festzuschreiben.

Die Wiederholung des Zitats, das zunächst helfen soll, den Körper bildlich zu erfassen, wird allmählich integraler Bestandteil für sein Verständnis. Die Texte spielen mit der Ungenauigkeit des Zitats, denn die Verweise können nicht begrenzt werden. Man tritt in die Welt der Konnotation ein und damit in die Welt des Zweideutigen und des Ergänzenden.

---

[80] Laqueur, 1992.

[81] Green; 2005; Cadden, 2003; Dorlin, 2006; Green, 2000; H. King, 2004, 2005; Stolberg, 2003; Park, 1997. Vgl. auch Packard / Fissell, 2008; Schleiner, 2000.

[82] »Die Historiker müssen [...] die Art und Weise untersuchen, wie die Genderidentitäten substanziell konstruiert werden und ihre Erkenntnisse mit einer Bandbreite von Tätigkeiten, Gesellschaftsorganisationen und historisch spezifischen kulturellen Vorstellungen in Beziehung setzen.« (Scott, 1988: 44).

Die bildlichen Vorstellungen werden sodann zur Grundlage einer Kategorisierung, welche die Geschlechter unterscheidet. Während man sich des Zitats auf distanzierte Art und Weise bedient, als Zeichen der Bildung, übt es in Wirklichkeit die Funktion einer Zuschreibung aus und rechtfertigt die Grundlegung von Einteilungen.

KAPITEL 3
LITERARISCHE ANLEIHEN

DAS AUFZEICHNEN EINER KRANKHEIT UND SEINE VERBREITUNGSPRAKTIKEN

> »Für eine Diagnose bedarf es zweier Personen: eines Patienten mit einer Reihe von Symptomen, und eines Arztes, der diesen ein angemessenes Etikett zuordnet – daher müssen für eine epidemiologische Tendenz beide Seiten vervielfältigt werden.«[1]

Im Epos des historischen Fortschritts der Medizin gelten Beobachtungen und Krankheitslehren (Nosologien) als Beitrag des 18. Jahrhunderts. Oft sind sie der einzige Grund, sich für ein an therapeutischen Neuerungen armes Jahrhundert zu interessieren – quasi als Vorstufen zum Objektivitätsideal des 19. Jahrhunderts.[2] Vor allem Lorraine Daston, Elizabeth Lunbeck und Gianna Pomata haben diese Sichtweise zuletzt mit der Feststellung eingeschränkt, dass es Beobachtungen schon vor dem 18. Jahrhundert gab.[3] Andere entdeckten in der Prävention der Selbstbefriedigung[4] sowie in der Bedeutung der per Korrespondenz erfolgten Konsultationen ein narratives Format und analysierten es als strategisches Modell.[5] Hier hingegen steht die Vielfalt elaborierter Schreibformen im Zentrum, die zur Verbreitung der Theorien über hysterische Affektionen beitrugen. Ohne eine weitere einheitliche Form des medizinischen Wissens zu entwickeln, entfernten sich zahlreiche Mediziner – so kann gezeigt werden – von dem tradierten Modell (Rückgriff auf die Antike, Thesen, illustrative Beispielfälle) und entwickelten Gattungen spezifischer Schreibweisen. Ihre Schriften zeichnet die gezielte Adressierung der Gebildeten der Zeit aus

---

1 Goldstein, 2001: 324 [zuerst Cambridge, 1987: 324].

2 Zur Objektivität siehe Daston, 2001; Daston / Galison, 2007.

3 Nance, 2002; Harkness, 2006; Pomata, 2010, 2011; Daston / Lunbeck 2011; und bereits Lockwood, 1951.

4 Wenger, 2007.

5 Barras / Hächler / Pilloud, 2004; Barras / Rieder, 2001.

– weniger ihrer Fachkollegen.[6] Im Frankreich des 18. Jahrhunderts werden medizinische Traktate größtenteils in der Landessprache veröffentlicht und nicht mehr auf Latein. Übersetzungen gibt es im Überfluss; die Ärzte halten sich nicht zurück und sammeln eifrig insbesondere englischsprachige und lateinische Werke.[7] Einige Dutzend in Großbritannien veröffentlichte Abhandlungen zu Hysterie und Nervenkrankheiten werden in Frankreich ins Französische übersetzt oder sind in der Originalsprache im Umlauf. Die Vermehrung solcher Abhandlungen und rasche Neuauflagen in dieser Epoche markieren einen ersten starken Moment in der Geschichte der Hysterie. Die Traktate von Pierre Hunauld, Joseph Raulin, Jean-Baptiste Pressavin, Charles Revillon und Noël Retz werden immer wieder neu aufgelegt.[8] Das Werk eines nicht weiter bekannten Rostaing erfährt drei Auflagen nacheinander.[9] Revillon wird darüber hinaus ins Deutsche übersetzt.[10] Pierre Pomme veröffentlicht neun stark überarbeitete Ausgaben seines Werkes (allein auf Französisch)[11], daneben diverse Übersetzungen: je eine auf Italienisch[12], Deutsch[13] und Englisch[14] sowie drei auf Spanisch[15]. Diese Übersetzungen zeigen die europäische Dimension des medizinischen Handelns an.

Indem der Arzt zusätzlich die Rolle des Schriftstellers annimmt, stellt sich die Frage nach der Textverbreitung: Wie wendet der Arzt sich an sein Publikum? Wie erläutert er seine Rolle bei diesem Vorgang? Vielfältige Rezeptionsräume bedürfen unterschiedlicher Formen, Kenntnisse näherzubringen und zu diskutieren. Das Bedürfnis, eine gebildete, aristokratische Elite zu erreichen, verändert die Schreibweise der zuvor den Kollegen zugedachten Abhandlungen. Die Schreibarbeit beschränkt sich nicht auf die Auswahl von Metaphern, welche eine Pathologie versinnbildlichen, die ihrerseits Eingang in eine Abhandlung klassischen Formats findet. Der

---

6 Stolberg, 2004.

7 Revillon, 1779: 14, 28; dt. Revillon, 1781: 16-17, 23, 31. Siehe Barbé, 1991.

8 Hunauld, 1771; Raulin, 1758; Pressavin, 1770 ; dt. Pressavin, 1772; Revillon, 1779; dt. Revillon, 1781; Retz, [1785].

9 Rostaing, [1767].

10 Revillon, 1781.

11 Pomme, 1763.

12 Pomme, 1765 (ital.).

13 Pomme, 1775.

14 Pomme, 1777.

15 Pomme, 1776.

Arzt will einen Rahmen entwickeln, der die Pathologie ins Bewusstsein rückt. Und wenn er sich an potentielle Patienten wendet, wählt er entschieden eine Darstellung der Affektion in Begriffen, die für ihre möglichen Opfer akzeptabel sind. Die Sprache wird anmutig, die Schreibweise literarisch, der Ton zuvorkommend. Wie bei Bernard Le Bovier de Fontenelle[16] und Francesco Algarotti lassen die Ärzte in ihren Werken das Salongespräch aufleben, gilt doch der Salon als ein wichtiger Ort der Wissensverbreitung.[17] Anstatt diese Texte aus der Perspektive der Lesererwartung auszulegen, soll im Folgenden untersucht werden, wie diese Texte neue Erwartungen generierten. Die Frage nach dem beschworenen Imaginären ordnet sich der Frage nach der Inszenierung unter, die Frage nach der Argumentation jener der Höflichkeit.[18]

DER DIALOG

Bernard Mandeville entwickelte als erster eine medizinische Schreibweise, die sich direkt an Adelige wendet und von hysterischen Affektionen spricht. Der in Rotterdam geborene Mandeville studierte Philosophie und Medizin in Leiden, bevor er sich als Arzt in London niederließ. Zu der Zeit veröffentlichte er diverse Fabeln, darunter 1711 sein berühmtes philosophisches Werk *A treatise of the hypochondriack and the hysterick passions*[19] [Eine Abhandlung über hypochondrische und hysterische Leiden], neu aufgelegt 1730. Es handelt sich um einen Dialog zwischen Arzt und Adeligen. Diese Form hatte William Bulleins bereits 1562 in *Bulwarke of defence against all sicknesse, soarenesse, and woundes that doe dayly assaulte mankinde*[20] [Verteidigungsbollwerk gegen alle Krankheiten, Schmerzen und Wunden, welche täglich die Menschheit angreifen] gewählt, allerdings für die Gegenüberstellung zweier allegorischer Figuren: »syckness« (Krankheit) und »health« (Gesundheit). Mandeville folgt hingegen Bernard le Bovier

[16] Fontenelle, 1686.
[17] Goodman, 1994.
[18] Zu den Beziehungen zwischen den Akademien und aristokratischen Kreisen siehe Roche, 1989. Zur Rolle der *bienséances* (»Schicklichkeit«) bei der Verbreitung medizinischen Wissens siehe Shapin, 1995; Shapin / Schaffer, 2011; Gillispie, 1980; sowie Hine, 1996.
[19] Mandeville, 1711.
[20] Bulleins, 1579; siehe Cook, 2002.

de Fontenelles *Entretien sur la pluralité des mondes* (dt. *Dialoge über die Mehrheit der Welten*, oder auch: *Unterhaltungen über die Vielzahl der Welten*) und entwirft eine weltläufige Unterhaltung. In seinem Vorwort gibt er vor, dies aus Bescheidenheit zu tun. Er verweigert sich der Auseinandersetzung unter Kollegen und will stattdessen die Leidenden ansprechen. Das Werk führt einen Arzt mit dem Adeligen Misomedon zusammen, zu denen sich im dritten und letzten Kapitel noch dessen Ehefrau gesellt. Misomedon lässt die erfolglosen Therapien Revue passieren, die man ihm angeraten hatte, und zeichnet die Porträts der jeweiligen Ärzte. Der Dialog erlaubt, Thesen berühmter Theoretiker über hysterische und hypochondrische Affektionen wiederzugeben, ohne die medizinische Perspektive wesentlich zu verlassen. Indem er seine Vertrautheit mit den anderen Theorien ausstellt, bleibt Mandeville trotz der Besonderheit der gewählten Form den Kriterien medizinischer Beglaubigung treu. Der Misserfolg der von den erwähnten Ärzten vorgeschlagenen Therapien rechtfertigt eine neue therapeutische Methode.

Der Dialog bietet Gelegenheit, das Porträt eines männlichen Patienten zu zeichnen und ihm im dritten Kapitel ein weibliches Porträt gegenüberzustellen. Der Mann ist ein Literat, belesen in Philosophie, Medizin und antiker Literatur; sein Tonfall zeugt von einem noblen Charakter und einer vornehmen Zurückhaltung. Der Arzt antwortet im gleichen Ton und nimmt damit die Züge eines Mannes an, dem das Medizinstudium weder die Erfahrung noch die Fähigkeit zum gepflegten Gespräch genommen hat. Kritik an Kollegen hält er nicht zurück und weist darauf hin, dass sie sich nicht im Einklang mit ihrem Fach befinden. Das Porträt der Ehefrau fällt gänzlich anders aus. Sie spricht von den Beschwerden ihrer von einem hysterischen Leiden heimgesuchten Tochter und bekennt später, davon ebenfalls nicht frei zu sein. Sie trägt dies praktisch vor, sogar anschaulich; ihr Vortrag hält sich weniger an ärztliche Systeme und eher an den Rat der Apotheker. Aufgrund schwerer Kopfschmerzen muss sie sich zurückziehen, worin ihr Ehemann einen Mangel an Argumenten gegen die von ihm selbst vorgebrachten erkennt. Mäßigung und Distanz seiner Rede weichen einer unerwarteten Heftigkeit, mit der er sich über die Apotheker auslässt. Der Arzt betont den Wandel in der Haltung seines Patienten. Die Vermischung persönlicher Konflikte mit Affektionen, welche diese provozieren, dominiert die Erzählung physiologischer Beschwerden, wodurch jede Figur psychologische Tiefe erhält. Die Pathologie wird so in eine zweifache Dimension eingeschrieben: ins körperliche Ungleichgewicht und in die Auswirkungen auf die Umgebung.

Die Dialogform hebt hervor, worum es beim Zusammentreffen der Protagonisten geht. Mit seiner Erzählung gewinnt der Patient das Interesse des Arztes am eigenen Fall, unwiderruflich verbürgt in dieser einzigen Version, und kann dessen Vertrauen erlangen. Tatsächlich beginnt der Dialog mit einer detailreichen biographischen Skizze. Immer wenn der Adelige einhält, ermuntert ihn der Arzt, im Bericht fortzufahren. Der Leser muss daraus unweigerlich den Wert der biographischen Erzählung erkennen. Dem Patienten erlaubt sie, durch die retrospektive Analyse durchlittener Qualen sich erneut seinen Körper anzueignen. Im Gegenzug muss die Pathologie die Empfindungen analysieren und darin Symptome sehen sowie den Körper im Bericht von sich selbst entschlüsseln. In der Zurückgezogenheit einer Bibliothek lebt sie auf. Zur Therapie gehört, die Leidensetappen miteinander zu verbinden. Auch stellt der Dialog die Bedeutung des Gesprächs bei der Behandlung heraus, denn groß ist das Bedürfnis der Patienten, ein aufmerksames Ohr zu finden, den Standpunkt ihres Arztes zu teilen und dessen Vorschläge durch eine Erfahrung zu verfeinern, welche als vollkommen singulär und zugleich als für die Pathologie aussagekräftig gilt.

Mandevilles Vorstoß findet einige Jahre später eine noch vollendetere Form in einem Dialog Pierre Hunaulds. Der Universitätsprofessor der Medizinfakultät von Angers hinterließ 1728 diverse handschriftliche Werke; seine *Dissertation sur les vapeurs et les pertes de sang* [Dissertation über die Vapeurs und Blutverluste] wurde 1756 durch Jean Jacques Bruhier d'Ablaincourt veröffentlicht. Dieses Werk brachte seinem Autor posthumen Erfolg und erfuhr fünfzehn Neuauflagen. Hunauld greift Mandevilles Modell auf, wenn er darauf hinweist, dass er sich an Patienten und nicht an Ärzte wende, die seiner Hilfe nicht bedürften. Darin aber sieht er nun die Chance, die Darlegung des medizinischen Wissens radikal zu verändern. Die bis zu diesem Tage entwickelten Theorien überspringt er und macht die Aushandlung der Standpunkte zwischen dem Arzt und der Adeligen zum Gegenstand seiner Schrift. Der Austausch ist gegenseitig und absichtlich ausgeglichen, weil die Frau ein spezifisches Wissen zu übermitteln hat, nämlich das der Erfahrung. Sie möchte ungeteilt unterstützt werden und erwartet vom Arzt Sinngebung. Die für die Heilung wesentliche Kommunikation zwischen Arzt und Patientin beteiligt letztere auch an der Konstruktion der Pathologie.

Die durch die Fiktion eingeräumten Möglichkeiten nutzt Hunauld in hohem Maße. Der Leser erhält nicht den Eindruck, eine medizinische Abhandlung zu lesen, sondern ein mit gut gezeichneten Charakteren ausgestattetes Theaterstück, dessen Handlung sich um eine hysterische Affektion dreht. Für eine solche Inszenierung sind dem Text zwei in der ersten Person verfasste Vorworte vorangestellt. Weder verweisen diese auf den gleichen Erzähler, noch richten sie sich an den gleichen Empfänger. Das erste Vorwort legitimiert die Arbeit unter Angabe ihres pädagogischen Ziels. Der Autor erklärt hier die Wahl des Formats als einen rhetorischen Kunstgriff, um Frauen von der Bedeutung der Lebensführung zu überzeugen.[21] Er betont die Schwierigkeit seines Unterfangens. Will er die Adeligen als Publikum gewinnen, muss er auf Fachausdrücke verzichten. Um Frauen anzusprechen, ist es darüber hinaus erforderlich, den Anstand zu wahren und manchmal schamhaft zu schweigen. Er muss, wie er betont, einen Ansatz wählen, der ihm erlaubt, das »schwache Geschlecht« besser zu belehren. Indem er sein pädagogisches Interesse unterstreicht, wirbt der Autor um die Aufmerksamkeit der Kollegen. Der Dialog helfe, Schwierigkeiten zu erklären, ohne Leser zu langweilen. Hunauld verweigert sich der Darlegung komplexer Theorien als eitler Ruhmsucht und betont im Gegenteil, sich entschieden den für die Vapeurs nützlichen Kenntnissen zu widmen. Sein Werk grenzt er von systematischen Abhandlungen ab und wirft seinen Kollegen vor, nur innere Kohärenz zu suchen und auf Berühmtheit zu schielen. Ihnen hält er sein Vorhaben entgegen, die Natur getreulich abzubilden und auf Wahrscheinlichkeit zu verzichten, um sich allein an die Wahrhaftigkeit zu halten. Gegen jede poetische Tendenz erinnert er an die Kunst der Maler, die Natur nachzuahmen. Er offeriert eine Reihe von Porträts der Pathologie und bekundet sein Desinteresse an der endgültigen Komposition, die sein Talent hätte aufwerten können.

---

21 »Ich hielt es für angemessen, die Frauen selber zu unterweisen, ihnen beizubringen, sich selbst zu untersuchen, sich zu kennen und sogar sich selbst Ratschläge zu erteilen, wie sie es ohne ärztliche Führung hätten machen können. Man sollte sie zu allem fähig halten. Und da dies im Wesentlichen die beste Lebensführung ist und am besten gegen die Vapeurs wirkt, sollte man meinen, dass sie, so sehr man von den von mir entwickelten Wahrheiten überzeugt ist, bei der(en) Beobachtung genauer werden, als wenn sie sich nur an ihr Vertrauen in die ärztlichen Fähigkeiten als Maxime hielten.« (Hunauld, 2009: 85.)

Hunauld stellt seine Abhandlung als Instrument dar, das Kranke autark macht: Seine Leserinnen werden sich ohne ärztliche Hilfe um sich selbst kümmern können. Was eine verbindliche Pflicht wäre, sofern es vom Arzt angeordnet wurde, wird mittels Lektüre zum Ausdruck einer Wahl. Hunauld äußert sogar den Wunsch, sein Wissen möge von den Leserinnen überdacht und angepasst werden, damit sie selbst beurteilen, was ihnen guttut. Der Dialog wird so zum geeigneten Format, seinem besonderen Ansatz zu dienen und dessen Singularität herauszustreichen.

Das zweite Vorwort ist Teil einer Fiktion und lässt einen Arzt eine Frau ansprechen. Der didaktische Ton weicht einer raffinierten Schreibweise:

»Madame, ich ergreife die Feder, um Ihnen zu gehorchen. Ich fühle, mag ich Ihre Zufriedenheit erreicht haben, dass Sie mir gleichwohl unsagbare Weisen des Ausdrucks eingeben würden, die ich nicht wiederfinde. Der Geist, die Einstimmungen vermitteln sich. Es scheint, dass man davon angefüllt wird bei Menschen, die wie Sie so viel davon haben, Madame. Ich schicke mich sogar an, einen Großteil der Nacht mit Schreiben zu verbringen; aber nun eben scheint mir die Feder aus den Händen zu fallen, und ich täte besser daran, es zu lassen. Vergeben Sie es mir nicht, Madame, wenn ich die Ehre hätte, Ihnen zu sagen, dass es mir nie gelingen wird, in diesem Dialog alle Wahrheit, alle Gnade zu bewahren, die in Ihren Reden leuchten.«[22]

Der Ton ist nicht der eines Arztes, sondern eines Höflings. Das Vorwort evoziert eine Momentaufnahme des Schreibens, in doppelter Beziehung zur Zeit eines zu schreibenden Werkes, das in Bezug auf ein vergangenes Gespräch bereits scheitert. Die Marquise ist die Muse, mehr noch, sie ziseliert die Sprache. Hunauld schließt daraus: »Hätten Sie es mir früher gesagt, wir hätten unsere Gespräche schriftlich festgehalten; all dieses Gerede aber ist nutzlos. Sie wollen, dass man ihnen Folge leiste, bemühen wir uns also, selbst wenn ich heute nur Papier beschmiere.«[23] Das Geschriebene wird als Surrogat eines ersten mündlichen Austauschs präsentiert. Indem das zweite Vorwort sich ungelenk gibt, kippt es die medizinische Abhandlung in die Fiktion und wendet sich von nun an über die Marquise an alle Leserinnen.

---

[22] Ebenda: I.

[23] Ebenda: 90.

Zu Beginn des ersten Dialogs ergreift derselbe Erzähler das Wort, als er sich weiterhin an die Marquise wendet, um die Bühnennamen der Gesprächspartner anzugeben. Er selber nimmt den Namen Asklepiades an, um seine Vorfahren zu ehren, und gibt der Marquise den Namen Sophie, ihr auch darin Ehre erweisend. Der Autor Hunauld arrangiert auf diese Weise eine Reihe von Stimmen: Der Erzähler des ersten Vorworts richtet sich an Kollegen, ein zweiter fiktiver Erzähler wendet sich an eine fiktive Marquise. Hinzu kommen ein dritter Erzähler, Asklepiades, und eine vierte Erzählerin, Sophie, und schließlich eine Gräfin*** (die Namensgebung ist für die Literatur der Zeit typisch), welche praktisch nie auftritt. Von dieser Figur sind also nur der Stand und das Geschlecht angegeben: Frau und Adelige. Die Gräfin hat einen hysterischen Anfall hinter sich; sie ist bei der Diskussion anwesend, ohne intensiv teilzunehmen. Sie wägt durch Urteile und Komplimente ab und nimmt so die Reaktionen der Leser vorweg. Schließlich spricht Asklepiades manchmal im Namen der Ärzte – aus der Antike oder der Zeitgenossen Hunaulds – und manchmal gegen sie.[24] Sophie spricht manchmal im Namen der Frauen, manchmal im Namen vaporöser Männer und Frauen, gelegentlich im Namen einer ihrer Freundinnen. Der Dialog lässt in diesen Fällen Platz für die indirekte Rede.

Die Beweggründe für den Austausch der Protagonisten untereinander sind andere als bei Mandevilles Werk: Bei Hunauld geht es nicht mehr um einen Mann, der jahrelang gelehrte Studien betrieb, sondern um eine Frau auf der Höhe aktueller Salongespräche. Sie gesteht ihre Anfälligkeit für Vapeurs ein und behauptet, dass die einzig wahre Kenntnis durch Erfahrung erworben werde. Mit Misomedon präsentiert Mandeville einen von der Verletzbarkeit seines Körpers besessenen Hypochonder. Mit Sophie unterstreicht Hunauld die Faszination für eine spezifische Pathologie, eben die Vapeurs. Sie ist, unvergleichbar mit allen anderen Pathologien, ein Vorwand fürs Erzählen und wird Kennzeichen der Zugehörigkeit zum Adel. Während die Hypochondrie im Singular dekliniert wird, werden die Vapeurs im Plural dekliniert, in der unendlichen Vielfalt an Symptomen

---

[24] Der Name Asklepiades verweist in der griechischen Mythologie auf den Sohn von Apoll und Koronis: Asklepios (Äskulap), der vom Kentauren Cheiron die Heilkunst erlernt, wird infolge seiner heroischen Taten zum Helden und wie ein Gott verehrt. Der Asklepioskult hat von Thessalien über das Römische Reich bis ins christliche Zeitalter überdauert. Zahlreiche Ärzte nahmen in der Antike den Namen Asklepios an.

und Betroffenen. Die Leser entdecken die mit der Affektion verbundene Attraktivität: Die Patientin reflektiert eher darüber als deren Existenz zu leugnen zu versuchen. Sie sieht darin ein Mittel, ihren Körper in der Wechselbeziehung zwischen moralischen Affektionen und Empfindungen zu verstehen. Statt die Pathologie einfach als Abfolge von Schritten zu verstehen, erscheint sie als an sich interessante Daseinsform. Und wenn man sie erklären soll, dann indem man durch neue Elemente das Geheimnis noch weiter steigert. Der Leser wird von Porträt zu Porträt geschickt, ohne dass ein einziges dazu diente, die Züge der hysterischen Affektion zu resümieren.

Eine jede Unterredung findet in einem anderen Rahmen statt, was beiläufig zu Beginn des Dialogs erwähnt wird, so wie ein Theaterstück den Wechsel des Bühnenbilds angibt. Die erste Unterredung beginnt im Schlafzimmer der im Bett liegenden Gräfin, eine andere findet in einem Park statt, eine weitere in einem Kabinett, in das man sich im Laufe eines Festes zurückgezogen hat – eine weitere Art und Weise, das von Asklepiades ausgelöste Interesse zu unterstreichen. Die Rahmenelemente bleiben ausreichend vage, damit die Leser sie ihrerseits mit Leben ausfüllen. Diese Dispositive tragen zur Wahrscheinlichkeit bei und vermitteln Hunaulds Zeitgenossen ein Gefühl von Vertrautheit. Ihre Rolle ist, das Wissen in einen Diskurs zu verwandeln, den man sich aneignen kann. Das Lernen erscheint hier als alltägliche Übung. Die Treffen finden in immer kürzeren Abständen statt und am Morgen teilt Sophie ihre Sorgen mit, welche von den Gesprächen des Vorabends herrühren. Mit Hilfe des Dialogs verwandelt Hunauld den theoretischen Charakter der Diagnose in eine gemeinsame Erfahrung. Unendlich viele Gesichtspunkte werden verhandelt und Erfahrungen miteinander konfrontiert; so entsteht durch Sophie und ihre Freundinnen eine ständig wachsende Fallsammlung. Dies sind Sophies Vapeurs:

»Meine Vapeurs sind unregelmäßig, wenn sie weniger heftig ausfallen; aber wirklich erstaunlich ist, wie bizarr sie sind. Ich erwähnte Ihnen gegenüber zum Beispiel meine gestrigen Vapeurs. Mal sehen, wie sie heute sind. Diese Niedergeschlagenheit, Mattigkeit, das ist vorüber; jetzt plagt mich die Heftigkeit. Ich weiß nicht einmal, welche Art von Heiterkeit beteiligt ist. Denn sie scheint aus einem traurigen – und übermäßig schmerzhaften – Hintergrund zu stammen, bringt mich bei der geringsten Sache zum Lachen, und das oft ohne den geringsten Anlass. Allerdings

sind es dennoch so heftige Schübe, dass ich ohnmächtig bleibe vor Erschöpfungsschmerzen in der Brust und in der Seite, die ich Ihnen nicht ausdrücken kann. Kurz danach fühle ich mich von seltsamer Unruhe aufgewühlt, die mich an der Selbstbeherrschung hindert. Ich bin aufgewühlt, erhebe mich, will gehen. Wer sich vornähme, mich zurückzuhalten, täte mir unerträgliche Gewalt an. Wenn ich jedoch gehen oder laufen will, fühle ich alsbald meine Knie, meine zitternden Beine unter mir entschwinden, und ich fiele, würde ich nicht gehalten.
Ehrlich gesagt bin ich in solchen Momenten wenig bei mir, und so wenig, dass ich, wenn ich durch irgendeinen Zufall das Chaos bemerke, in dem ich mich befinde, bekümmert bin und mich ärgere, was meinen Überschuss an Vapeurs nicht wenig erhöht. Ich achte genau darauf, wer in meiner Umgebung sich mir nähert. Ich werde unruhig, wenn ich eine ernste, traurige Stimmung bemerke, oder irgendein Lächeln, welches meine Verrücktheiten auslöst. Dann fühle ich mich dem Tod nahe oder meine, endgültig den Verstand zu verlieren.«[25]

Die Erzählung sammelt Begriffe, welche den Ausdruck des Selbst beschreiben, endlos zwischen der Anerkennung der Pathologie und der Beschwörung einer Empfindsamkeit hin- und herpendelnd. Es ist eine Abfolge von Mattigkeit, Aufwühlungen, Leere. Die Selbstgefälligkeit in der Beschreibung von Beschwerden zeigt eine neue Sicht auf den Körper und eine konstante Aufmerksamkeit auf sich selbst. Sophie wird in einer absoluten Passivität zur Zuschauerin ihrer selbst. Sie sieht, wie die Beschwerden nach und nach alle Empfindungen mit der Gewalt einer Welle übermannen. Sie erleidet ein permanentes Umschlagen von Bewusstsein in Ohnmacht, Schmerz in Unempfindlichkeit, Unruhe in Unbekümmertheit, Lachanfällen in Weinkrämpfe. Sie analysiert die geringsten Änderungen in ihren Launen, wobei sie im Hinblick auf die auslösenden Gründe ihre Unwissenheit beteuert, und damit auch ihre Unschuld. Die Sicht auf die Pathologie entwickelt sich aus einer Folge von Krisen in eine Form von Selbstbewusstsein. Die Aufmerksamkeit für die Besonderheit einer jeden physiologischen Beschwerde verringert sich und gilt nun eher deren Abfolgen und Kontrasten. Es kommt offenbar nicht mehr darauf an, eine einzige Ursache für die Pathologie auszumachen, sondern unter den vorgelegten Fällen die Erwartungen der Patienten und die Beschreibungstypen der

---

[25] Hunauld, 2009: 94-95.

empfundenen Qualen zu erkennen. Sophies Rede betont Eindrücke, Reaktionen, Gefühle und Empfindungen, die jeden Tag beleben und einzigartig machen.

Hunauld entwickelt eine Kunst des Details, welche den Leser fesselt. Aus jeder Krise wird eine erzählenswerte Episode. Es gibt die Vapeurs, welche »nur noch« die Gesunden »plagen«, welche sich den »wahren Krankheiten« entgegenstellen »oder sich unter die Krankheiten mischen«. Es gibt geschlechtsabhängige und geschlechtsneutrale Vapeurs. Es gibt die vagen, wandernden Vapeurs, die ununterscheidbar aus dem einen oder anderen Körperteil hervorgehen, sowie die unvollständigen Vapeurs aus Flatulenzen und Kribbeln. Die hysterischen Vapeurs sind die heftigsten, zusammen mit denen, welche Epilepsie und Katalepsie begleiten. Dann gibt es noch die Vapeurs der Abnutzung, der Intrigen sowie die begründeten Vapeurs, was zusammen eine kontinuierliche Variation von Ursachen und Motivationen ergibt. Asklepiades unterscheidet die Vapeurs, ohne sie zu klassifizieren, und vermittelt so den Eindruck einer endlosen Liste. Es soll aus Verweisungen ein Netz gesponnen werden, das die Möglichkeiten des Körperverstehens erweitert. Dieses Umherschweifen eines sammelnden Denkens scheint die Pathologie sich einverleiben zu wollen, sie in all ihren Formen anzunehmen und all ihre Äußerungen zu verinnerlichen, um bevorstehende Anfälle besser zu vereiteln.

Wenn die autobiographische Erzählung den Hypochonder charakterisiert, dann scheinen die Vapeurs zu existieren, um erzählt zu werden. Hunauld lässt Sophie sagen: »Es ist wie bei den Gespenstern; jeder kennt dazu eine Geschichte, eine unglaublicher als die andere.«[26] Die Neigung, sich auf die Beweisstücke zu stützen, wird hier durch Vergleich mit zahlreichen anderen Fällen verstärkt. Die durch die Erzählung hervorgerufene Übersteigerung sondert die Vapeurs von anderen Krankheiten ab und verbindet sie eher mit dem Geheimnis als mit dem Schmerz. Darüber zu sprechen heißt allerdings auch, ihnen womöglich anheim zu fallen. Sophie äußert wiederholt die Befürchtung, dass ihr Interesse an den Vapeurs sie verwundbarer mache und dass das Wissen um neue Typen deren Auftreten fördere. Die Vapeurs verstehen zu wollen heißt, ihren Einfluss zu anzuerkennen.

[26] Ebenda: 117.

Immer stärker werden die Vapeurs durch das Prisma der Empfindsamkeit statt durch das Prisma des Pathologischen betrachtet. Sie bieten einen Ausdrucksreichtum, der je nach den betroffenen Individuen variiert, auch nach den auslösenden Ursachen und nach den Momenten des Ausbruchs. Allerdings sehen wir hier keine unmittelbare und transparente Ausdrucksform des Subjektes. Auch wenn das Subjekt in Reaktionen und in Provokationen jegliche Erwartung durchkreuzt, verweisen die Vapeurs nicht auf eine Integrität oder sonstige Einheitsform der Persönlichkeit: »Haben Sie aufmerksam beobachtet, welchen Charakter die *vaporösen* Schreie und Weinkrämpfe haben? Ja, ich räume ein, hier scheinen echte Lachanfälle und wahrhaftige Weinkrämpfe zusammen aufzutreten. Glauben Sie darum bloß nicht, hier echte Freuden und Traurigkeit anzutreffen! Es steckt mehr Maschine als Geist darin. Die Lachanfälle rühren eher von *zuckenden* Bewegungen her.«[27] Hunauld dekliniert alle Formen des Wortes »Vapeur«. Das Adjektiv »vaporös« qualifiziert nicht nur die Patienten, sondern auch die Emotionen. Der Autor kreiert alsbald ein Adverb, um die poetische Form auszuzeichnen.

»›Kein Zweifel‹, sagte Sophie, ›hatte Sappho die zartesten Vapeurs, als sie diese schönen Verse machte, sowohl Ihrer wie meiner Einschätzung nach. Man kann es nicht vaporöser ausdrücken, denke ich.‹
›Ja, Madame‹, erwiderte Asklepiades, ›eben fällt es mir wieder ein‹:

›[...] so muss ich fühlen, Wie Gluth und Brand in Adern wühlen; Die Zunge starrt, und kann nicht fort; Im Munde stockt sogar das Wort; Den starren Augen fehlt das Licht; Es saust das Ohr, und hört doch nicht. Ein Schauer fährt durch alle Glieder; Mein Leib erzittert, und sinkt nieder; Mein Mund verwelkt, der Athem fehlt; Es scheint, als wär ich schon entseelt.‹[28]
Diese Vapeurs sind gut beschrieben, mit Schauern, Feuchtigkeit, Niedergeschlagenheit, Mattigkeit – und Tränen, welche die Szene für gewöhnlich beschließen.«[29]

Wer zuvor im Text Hippokrates als Autorität anführte, zitiert nun Sappho. In der ärztlichen Stimme werden die Vapeurs eine Form der Empfindsamkeit statt einer Pathologie, eine Ästhetik und keine Physiologie. Die Zeichen des Körpers werden nicht mehr nur als Symptome angesehen,

---

[27] Ebenda: 109.

[28] Sappho-Übersetzung nach Dionysius Longin, 1738: 101-105.

[29] Hunauld, 2009: 115.

sondern sie gewähren vorzüglichen Zugang zu außergewöhnlichen Gefühlen. Der krisengeschüttelte Körper ist ein Höhepunkt des Fühlens an den Grenzen der Empfindung. So befreit Hunauld die Vapeurs von jeglicher Stigmatisierung und macht aus ihnen einen Moment intensiver Emotion. Er attestiert ihnen eine rein persönliche und unübertragbare Eigenschaft, macht daraus den Ausdruck einer Singularität. Die Verbindung von Krankheit und Empfindsamkeit soll die Leser verführen. Im Dialog kommen die körperlichen Beschwerden zur Sprache, während zugleich der leidende Körper immer weiter in die Ferne rückt. Ausscheidungen, Erzittern oder auch Erstickungsgefühle werden nach und nach vergessen. Die Figuren halten sich nicht lange mit den Schmerzen auf und sind darauf angelegt, Aufmerksamkeit für die Vapeurs zu erzeugen. Die dem Pathologischen eigene Unruhe wird durch moralische und ästhetische Konnotationen ausgeglichen. Die Krankheit verführt durch ihre besondere Darstellung, durch das Rätsel ihrer Gründe und durch ihre Unvorhersehbarkeit ihrer Folgen.

Die unendliche Entfaltung von Symptomen erlaubt den Lesern, ihre Beschwerden denen der Vaporösen anzugleichen. In unwiderstehlicher Weise fordert der Arzt die Leser auf, ihre Körper zu befragen, und regt sie an, ihre Empfindungen als Zeichen einer vaporösen Pathologie anzusehen, die er bedeutsam beschweigt und dabei zähmt und transformiert. Der Prozess der Anerkennung wird zu einer Form der Ansteckung. Der Leser findet sich im Text wieder. »Mir scheint die ganze menschliche Gattung vaporös«, ruft Sophie aus.[30] Mit Bedacht legt Hunauld diese Behauptung der Patientin in den Mund. Käme sie vom Arzt, sähen sich die Leser von oben herab verdammt, aus dem Mund von Sophie wird sie zum Ausdruck weiblicher Intuition. So spricht die Erfahrung gegen das Buchwissen. Weil die Krankheit das gesamte Menschengeschlecht betrifft, ist das Interesse daran begründet. Denn

»wenn diese Vapeurs zu den Anlässen zählen, die zur Liebe führen oder zu noch stärkeren Leidenschaften, verhielte es sich mit diesen Vapeurs als Krankheiten nicht wie mit Gefühlen? Ein jeder drückt sie auf seine Weise aus. Der eine träge, der andere lebhaft, prompt, hitzköpfig; jener furchtsam, besorgt, unausgeglichen; gewisse andere mutig, kühn; ein weiterer schließlich stumm und fast schon dumm.«[31]

---

[30] Ebenda: 117.
[31] Ebenda: 115.

Wenn Symptome wie Ausdrucksformen des Selbst erscheinen, ist die Pathologie der Ort von dessen Inszenierung. Die literarische Sprache transfiguriert das Pathologische und erlaubt die Konstruktion einer Analogie zwischen Vapeurs und Gefühlen. Die Abhandlung funktioniert wie eine Meditation zwischen den Lesern und ihren Körpern. Immer wieder ermuntert Asklepiades Sophie, die Krankheit als Teil der Persönlichkeit zu betrachten: »Sie verbreiten sich ungefähr wie eine Art Rausch, der bloß beeinträchtigt, aufrührt, aufwühlt, und es sind die diversen Eigenschaften der Temperamente, an denen sie auftreten, die ihre *Ausdrucksformen* charakterisieren.«[32] Der Autor bietet den Lesern die Gelegenheit, ihre eigene Identität ins Spiel zu bringen, indem er ihnen ein Repertoire an Ausdrücken, Ellipsen und Metaphern liefert, aus dem man lernt, wie Unwohlsein zu benennen, wie genau ihr Leiden zu präzisieren und ihre Ängste herzuleiten seien. Beschwerden vorzutragen ist vor allem eine individuelle Erfahrung, ein Bewusstsein von sich selbst.

Die Spannung steigt, wenn die Leser alle möglichen Arten von Beschreibungen hysterischer Anwandlungen entdecken. Der Dialog lädt sie ein, zwischen den Zeilen zu lesen und selbst die Ursachen zu identifizieren, auch wenn sie wissen, dass Hunauld mehr als eine Reihe von Symptomen vorstellt. Die beiden Figuren sind nicht bloße Sprecher und die Dynamik des Gesprächs beeinflusst das Verständnis der Pathologie wie auch die Argumente. Die im Laufe des Gesprächs hervorgerufenen Regungen der Unzufriedenheit bieten dabei Gelegenheit, einen zweiten Erklärungsmodus offenzulegen. So macht die Art und Weise, wie der Autor das Verhältnis zwischen Arzt und Patienten, zwischen Arzt und Pathologie sowie zwischen Patient und Affektion konstruiert, das Einzigartige der *Dissertation sur les vapeurs* [Dissertation über die Vapeurs] aus. Im Dialog werden Ideen, Emotionen und Perspektiven ausgetauscht. Der Unterschied der Geschlechter fügt eine neue Trennlinie hinzu und stellt je nach Situation die Unstimmigkeiten heraus oder vermittelt sie.

Der Dialog hat für jeden Gesprächsteilnehmer einen eigenen Wert. Die von den Vapeurs ausgehende Faszination ermöglicht das Zusammentreffen von Arzt und Patientin. Ihre Komplizenschaft wird im Mysterium der Pathologie vertieft, woraus sie ihre Rollen gewinnen. In einem komplementären, beinahe ebenbürtigen Gegenüber sticht der eine durch Wis-

---

[32] Ebenda: 70.

sen und Verfügbarkeit heraus, die andere durch Neugierde und Empfänglichkeit. Durch die Pathologie gewinnt der Arzt Zugang zum Adel und dies ermöglicht ihm das Gespräch mit einer Marquise. Die Symptomvielfalt gibt ihm die Gelegenheit, sein Geschick ins rechte Licht zu rücken. Allerdings hat sein forciert aufmerksames Zuhören manchmal etwas von Selbstgefälligkeit. Umgekehrt legt Hunauld Sophie auf den Wunsch fest, Zugang zu wissenschaftlichen und medizinischen Kenntnissen zu erlangen, die oft Männern vorbehalten sind. Wenn Sophie die Vapeurs zum Gesprächsthema macht, dann vorgeblich aus ihrer Erfahrung heraus. Manchmal versucht sie, Fragen zu durchkreuzen, muss allerdings hinnehmen, selbst als pathologisch charakterisiert zu werden: Jede noch so flüchtige Empfindung wird in der Erzählung zum Symptom verwandelt.

Sophie zeigt ihre Verletzlichkeit immer deutlicher. Zahlreiche kleine Empfindlichkeiten, zu heftige und zu ungeduldige Bemerkungen unterbrechen ihre Fragen. Ihre Reaktionen und Antworten zeigen, dass die Vapeurs kein neutrales Thema sind. Sie fungieren als Markierungen ihrer zerbrechlichen Position. Auch wenn er unterbrochen wird, beharrt Asklepiades auf Thesen, die den Lesern andeuten, dass zum Schutz der Patientin nicht alles gesagt werden kann. Die Leser erkennen, dass das Gespräch zwischen Tändelei und Unterricht schwankt, wenn es um den Status der Frauen geht oder um die Glaubwürdigkeit der Pathologie und das Bild der Ärzte.

Vom ersten Dialog an beginnt sich Sophie zu verteidigen. Hinter der ärztlichen Redefertigkeit entdeckt sie ein maskiertes Nichtwissen: So benutzt Hunauld Sophies Stimme zur Kollegenschelte. Damit bezeichnet er zugleich zwischen Frauen und Ärzten einen Abstand, aus dem das gegenseitige Unverständnis entspringt. Gutmütig akzeptiert Asklepiades die Vorwürfe und sucht sich durch die Wahl seiner Worte und die Beschreibung einzelner Fälle abzusetzen. Wenn Asklepiades von Mode spricht, beharrt Sophie auf der Präsenz von Vapeurs in der Gesamtbevölkerung. Wenn Asklepiades Vapeurs als Krankheit privilegierter Klassen stilisiert, hält ihm Sophie deren Vorkommen unter allen Altersgruppen und Gesellschaftsklassen entgegen. Sophie möchte immerzu die Besonderheit dieser Pathologie bestätigen, will ihr Recht dazu nicht aufs Spiel setzen, indem sie daraus eine allzu spezielle Diagnose macht. Die Zahl der betroffenen Patienten zu erweitern, heißt die Ohren davor zu verschließen, dass die Vapeurs eine Marotte (*caprice*) müßiger Frauen seien. Sophie betont nachdrücklich die wachsende Zahl betroffener Männer. Weil sie auch die

Sorgfalt beschreibt, mit der Männer auf ihre Toilette und »Nichtigkeiten« achten, muss Sophie sie auch mit den Frauen vergleichen: »In diesen Dingen sind sie hundertmal weiblicher als wir. Sie lieben teures Essen, alles muss exquisit und zugleich bestens arrangiert sein, sowie ganz ausgesucht sauber. Mit einem Wort: Hält man uns für zu weich und zu sehr um die eigene Person besorgt, gilt das für sie noch in weit stärkerem Maß.«[33] Sophies Erzählung gibt die Zugeständnisse preis, die ihr Status als Frau verlangt: »Wir sind leider gezwungen, ihre Umständlichkeit zu ertragen, weil sie so sehr die unsrige annehmen und aus nächster Nähe zu imitieren scheinen.«[34] Hunauld überzeichnet gerne, wenn er Sophie die Beschreibung von Männern mit vaporösen Beschwerden in den Mund legt. Sophies Beschreibung ist mit Gereiztheit, Verärgerung und Unnachgiebigkeit durchsetzt. Ihre Verachtung der Nachahmer kehrt sich gegen die Frauen selbst. Asklepiades reduziert Weiblichkeit auf die sichtbaren Zeichen übertriebener Empfindlichkeit. Sophie lässt ihn gewähren und akzeptiert stillschweigend oder spontan, was für den Dialog notwendig ist. Die Vapeurs, ob sie von Männern empfunden werden oder nicht, behalten ihren weiblichen Charakter. Sie zu verallgemeinern hieße nicht, die Geschlechter in der Gefährdung anzugleichen, sondern bedeutet eine Verweiblichung der Sitten.

Sophies Verletzlichkeit wird in den Variationen ihrer Antworten erkennbar. In der ersten Unterhaltung bestätigt sie: »Meine Verdauung ist immerhin völlig in Ordnung, und an Appetit mangelte es mir niemals, das sage ich Ihnen.«[35] Als Asklepiades bei der dritten Unterredung die Existenz der Vapeurs mit Verdauungsproblemen erklärt, nennt Sophie diese ihr »ärgstes Übel«.[36] Dieses Eingeständnis scheint erzwungen, wenn man genau genug betrachtet, wie Asklepiades seine Patientin befragt. Für eine Antwort lässt er ihr keine Zeit und unterstellt ihr Verdauungsprobleme: »Madame, Sie, die so sehr anfällig für die Vapeurs sind, wollen tatsächlich niemals in Ihrem Magen Säure gespürt haben? Sie wollen diese bitteren Schleime, woran der Magen manchmal so stark leidet, noch niemals ausgespuckt haben? Ganz zweifellos werden diese durch die vorschnelle

---

[33] Ebenda: 97.
[34] Ebenda: 98.
[35] Ebenda: 104.
[36] Ebenda: 126.

Entwicklung des für unsere Nahrung wesentlichen Salzes produziert.«[37] Es gehört zur Aufgabe des Arztes, die Symptome auf angemessene Weise zu unterstellen. Vorhandene Beschwerden zu erwähnen heißt, diese auftreten zu lassen. Indem das Subjekt eine Definition und ein seinen Empfindungen entsprechendes Vokabular erwartet, wird die Sprache performativ.

Durch Momente des Schweigens und Unterbrechungen schafft Hunauld Spannung. Während er die Fragen des Asklepiades umstellt und eine Frage aufschiebt, um sie besser später unterzubringen, variiert er Sophies Antworten je nach Themen, die ihre Abwehr hervorrufen können. Nach und nach konstruiert er einen diskursiven Raum, in dem die Einsatzmöglichkeiten der Vapeurs entfaltet werden. Gegenstand scheinen nicht mehr die Definition einer Pathologie, die Beschreibung von Symptomen oder ihre Behandlung zu sein, sondern die Wahrnehmung oder genauer die zersplitterte Wahrnehmung der Krankheit. Der Dialog setzt die Anziehung durch die Vapeurs und zugleich die Verachtung in Szene, welche sie auslösen. Die Charaktere von Patient und Doktor sowie die Art und Weise, wie sie sich annähern und berühren, bezeugen auch das Prekäre ihres Gesprächs. Durch Verzögerungen und Ellipsen wird aus der Intersubjektivität das Mittel der Bloßstellung einer Kontroverse, die aus der Charakterisierung der Vapeurs resultiert.

Je nach Situation weicht die Demut, welche Sophie als Frau annimmt, der Heftigkeit ihrer Fragen, ihrer Einwände, welche sie in Opposition zum Arzt bringen, ihrer Frustrationen, welche sie hinsichtlich bestimmter Auslegungen empfindet. Das gegenseitige Interesse, das beide zusammenbringt, liegt im Wunsch, das Mysterium zu erfasssen, wie auch darin, eine Pathologie zu erklären, die niemand zu definieren noch auszulöschen weiß. Als Asklepiades zwei Arten von Vapeurs unterscheidet – die eine geschlechtsneutral (als Ergebnis von Magenverstimmungen) und die andere geschlechtsabhängig –, reagiert Sophie unmittelbar und ordnet ihre eigenen Vapeurs unter den geschlechtsneutralen ein. Die Unmittelbarkeit dieser Wahl, selbst wenn sie zugibt, nicht an den Beschwerden zu leiden, welche letztere provozieren, verweist auf die Stigmatisierung der mit Weiblichkeit assoziierten Vapeurs. Hunauld lässt dann die anonyme Gräfin sprechen, die nur zweimal in den Dialog eingreift und sich hier darüber

[37] Ebenda.

amüsiert, wie schnell Sophie sich zu den geschlechtsneutralen Vapeurs bekennt. Indem die Gräfin sich mit dem Arzt verbündet, unterstreicht sie Sophies Wahl und bringt die Leser dazu, Vermutungen über deren Gründe anzustellen. Im Gegenzug scheinen ausschließlich Männer geschlechtsneutrale Vapeurs zu haben.

Ein weiteres Konfliktthema taucht auf. Asklepiades erwähnt die weiblichen Vapeurs *à la mode*, die hervorgerufen werden können: »Schon häufiger haben sich gewisse Damen durch rettende Vapeurs prompt der Affäre entzogen«, und fügt hinzu: »Mit passend platzierten Vapeurs haben sie so manches Vorhaben zum Erfolg geführt.«[38] Sophies Antwort kommt prompt. Sie unterbricht den Arzt und verteidigt die Frauen: »Ich höre Sie, Monsieur«, sagt Sophie, »aber, glauben Sie mir, wir sind aufrichtiger, als Ihr Männer denkt, und sind keineswegs so kapriziös, uns auf falschen Alarm zu verstehen.« Der Arzt verlässt das Thema der Simulation und spricht von nicht wirklich schweren Beschwerden. Um Sophie sein Entgegenkommen anzuzeigen, fügt er hinzu: »Ich will selber nicht einmal mehr glauben, was man mir über die oft benutzte Kunst erzählt hat, im passenden Moment zu vaporisieren.« Sein vorgeschobener Rückzug bringt ihm Sophies Unterstützung ein, die ausruft: »Diese Kunst ist neu, [...] und nun, da ich darüber nachdenke, halte ich es für problemlos möglich, dass sie in der Tat manchmal Erfolg hat.«[39] Die Manipulation, oft als charakteristisch für die Hysterie beschrieben, findet hier ihren Spiegel in der List des Arztes, der etwas zugibt, um zu überzeugen, und schweigt, um andere zum Sprechen zu bringen.

Asklepiades greift gleichwohl das Thema etwas später wieder auf und spricht nun von »begründeten Vapeurs«. Er beschreibt, wie Frauen von ihren Leiden »getäuscht« werden, obgleich »auf vorgetäuschte oder sehr schwache Krankheiten keine sehr echten folgen«.[40] Die Kluft zwischen Mann und Frau bewahrheitet sich. Sophie sieht in diesen Behauptungen ein männliches Vorurteil. Ihre Wachsamkeit erinnert daran, wie jede Behauptung, einmal etabliert, zu einer Stigmatisierung führen kann. Sie muss sie also zurückweisen, bevor sie völlig entfaltet ist und neue Projektionen hervorbringt. Erneut zieht sich Asklepiades strategisch zurück. Er drückt seinen Respekt vor der Bildung und vor den von solchen Patientin-

[38] Ebenda: 106.

[39] Ebenda: 106-107.

[40] Hunauld, 1771: 43-44.

nen durchlittenen Leiden aus. Nochmals unterbricht Sophie den Arzt und entgegnet: »Ich möchte mich nicht zu sehr über diese Mysterien auslassen.«[41] Der Arzt stürzt sich sodann auf einen Vortrag über die Beziehungen zwischen Seele und Körper und die Frage nach der Weiblichkeit der Vapeurs wird ausgeblendet.

Gelegentlich geht Sophie in die Offensive: »Fahren Sie fort, Monsieur, warum machen Sie es nicht so wie die anderen, die ihren Kranken immer die Schuld an ihrem Ungemach geben?«[42] Und wenn Asklepiades die Ursachen für Vapeurs verallgemeinert, beschuldigt ihn Sophie einer bequemen Lehre, welche durch eine gegnerische Schule gekippt werden könnte. Sie weist die regelmäßig geäußerte Kritik, Hysteriker seien das Spielzeug ihrer Phantasie, zurück und nimmt die Systeme vielmehr wahr als »Phantome, welche die Einbildungskraft vorgibt und nur eine schwache Neugierde bestärkt«.[43]

Dennoch stellt sich Vertrauen ein. Als Effekt einer noch immer heftigen Neugier oder einer neuen, mit der Krankheit eingenommenen Distanz vertraut Sophie ihre Sicht auf den Ursprung der Beschwerden dem Arzt an und warnt ihn vor dem, was Patienten sagen könnten: »Oh! Vertrauen sie nicht zu sehr darauf«, unterbrach ihn Sophie, »denn heute bin ich Philosophin und spreche aufrichtig. Diese Sorgen und Wutanfälle rühren eher aus der Verzweiflung, etwas nicht zu erhalten oder es nicht einmal zu begehren wagen. Es ist der Kampf zwischen Vernunft und Herz. Man spürt dann nämlich in sich die Regung so tragischer Szenen, dass das Herz umso mehr leidet, je mehr der Verstand obsiegt.«[44] Der Raum der Krankheit wird so schrittweise zwischen Projektionen und Bekenntnissen skizziert, zwischen abgerungenen Zugeständnissen und vermuteten Lügen. Der Rückzugsort, von dem aus die Patientin spricht, verschiebt sich, während Asklepiades seine Annäherungsmodalitäten ändert. Es bleibt ein offener Dialog. Die zahlreichen Interpretationsversuche werden durch keine Schlussfolgerung gekrönt.

Eine weibliche Stimme in Szene zu setzen heißt, Frauen als mögliche Gesprächspartnerinnen anzusehen. Durch den Dialog hindurch legitimiert Hunauld ihre Beschwerden und berücksichtigt das Wissen, das aus natür-

---

[41] Ebenda: 45.
[42] Hunauld, 2009: 118.
[43] Ebenda: 119.
[44] Ebenda: 170-171.

licher Erfahrung stammt. Der Dialog beruht auf gegenseitigem Vertrauen und postuliert einen Wissensaustausch, bei dem die Frauen auf Verallgemeinerungen des Arztes im Namen ihrer Wahrnehmungen antworten. Die Leserinnen können sich so der Illusion hingeben, sich zu erklären, gehört und wertgeschätzt zu werden. Hunauld setzt einen Arzt in Szene, der wenig bereit ist, auf eine Gesprächspartnerin zu treffen, die auf der Höhe der medizinischen Vorstellungen ihrer Zeit ist. Asklepiades lobt den Geist und das Wissen seiner Gesprächspartnerin, womit er die Komplizenschaft seiner Leserinnen gewinnt. Aber Asklepiades' Verletzlichkeit ist nur ein Schritt vor der erneuten Bestätigung der Rollen und der Wissensformen. Der Arzt benutzt Sophies Fragen dazu, seine Verfügbarkeit besser herauszustellen und seine Kompetenz zu behaupten.

Die Höflichkeit nimmt übermäßig zu. Sie funktioniert nicht als Mittel, die bedeutenden Ideen des Textes einzurahmen, vielmehr als Mittel, die Pathologie zu konfigurieren. Die Diagnose geht in einer Daseinsform auf, einem Bezug zur Existenz und im gesellschaftlichen Status.

Tatsächlich unterscheidet Hunauld von Anbeginn seiner Abhandlung unter seinen Lesern diejenigen, an die er seine Abhandlung richtet und welche von den Vapeurs betroffen sind, von denjenigen, die davon geheilt werden müssen. Die Pathologie fasziniert darum, weil sie einen Zugang zum Verständnis des Körpers anbietet. Sie ist nicht die Umkehrung der Gesundheit, verweist nicht auf die Endlichkeit, ist vielmehr eine Steigerung des Lebens, eine kontrastreichere Art und Weise der Wahrnehmung und der Empfindung. Sie ist die erlebte Folge von schnell verblassenden Gegenwarten. Man kann nicht allein von Symptomen sprechen, sondern von einzelnen Patienten. Der Arzt ist nicht mehr so sehr Heiler als derjenige, der den Patienten gegenüber die nötige Rücksicht übt, der ihre Leiden versteht und sich ihren Bedürfnissen anzupassen weiß. Er macht sich an seine Arbeit als Zeuge und Vertrauter.

Nirgends definiert der Text die Vapeurs. Er beschreibt einige ihrer Erscheinungsformen und stellt ihre Anziehung vor. Asklepiades gleitet von einem Kennzeichen zum nächsten. So vermeidet Hunauld, die Existenz physiologischer Beschwerden in den vorgetäuschten Vapeurs zu leugnen. Er stellt eine mögliche Verbindung zwischen einer Marotte (*caprice*) und dem her, was Asklepiades »echte Krankheiten« nennt. Der Dialog versammelt Erwiderungen wie vielfach gebrochene Spiegel. Körperliches Ungemach wird anerkannt, noch bevor es klassifiziert wird. Was bietet die

Lektüre dieses Textes also, wenn man nicht einmal eine Definition daraus gewinnen kann? Eben den Perspektivwechsel der Art und Weise, eine Pathologie zu betrachten.

Die Vapeurs zu charakterisieren heißt darzulegen, wie der Vaporöse seine Verfassung sieht, wie er sich als Patient vorstellt und gesehen werden möchte. Es heißt auch zu untersuchen, wie der Arzt mittels Vorschlägen, Vergleichen und Verallgemeinerungen an der Artikulation seiner Beschwerden teilhat. Das schwierige Vertrauen zwischen Patient und Arzt spielt eine Rolle in der Sicht auf die Pathologie, die zwischen Faszination und Stigmatisierung schwankt. Die mögliche Versuchung, krank zu sein und Interesse zu wecken, verschwindet angesichts der Gefahr, unweigerlich auf eine exzessive Anfälligkeit reduziert zu werden.

Indem Hunauld die Vapeurs auf der Basis eines Dialogs vorstellt, verleiht er ihnen eine vorwiegend intersubjektive Dimension. Mit Hilfe eines spielerischen Voranschreitens und Zurückweichens legt Hunauld den Lesern eine Reihe von Vorstellungen zur freien Interpretation vor. Die Dialogform erleichtert es, die Formen des Konflikts zwischen Ärzten und Patienten auszustellen; sie eignet sich auch für Polemik, die als Maske dient und den Autor davor bewahrt, Partei zu ergreifen. So hat er die Möglichkeit, sowohl bei Frauen als auch bei Ärzten um Komplizen zu werben. Weder Schuldzuweisung noch Hypothese muss er im eigenen Namen aussprechen. Den Lesern bleibt es überlassen, eine Wahl zu treffen und im mäandernden Diskurs das herauszulesen, was als Thema darin enthalten ist. Auch von der Notwendigkeit einer Schlussfolgerung befreit das Format.

Hunauld stellt eine Reihe widersprüchlicher Wahrnehmungen vor und weigert sich, alle Symptome auf Anhieb zu überblicken und ein Panorama der Pathologien zu erstellen. Der Dialog gibt den Symptomen – und damit allem, was im Theoriediskurs keinen Platz hat und dennoch das einzelne Individuum berührt – einen Platz zwischen den Kategorien. Bei Hunauld geht es nicht darum, die Symptome auf eine medizinische Kategorie und eine gleichförmige Behandlung zu reduzieren. Erst in der Erzählung der Umstände kann der Arzt die Beschwerden verstehen. Sobald diese auftreten, entstehen dem Anlass gemäß neue Theoretisierungen, und die Behandlung passt sich dem individuell Erlebten an. Hunauld weigert sich, aus den Vapeurs eine Diagnose wie andere auch und aus dem Wissen ein totalisierendes Unterfangen zu machen.

Im Schnittpunkt aller Interpretation der Pathologie befinden sich Patientenidentität und ärztliche Autorität. Die Vapeurs variieren je nach den Identifizierungen, für welche die Individuen Vorlieben haben, und nach den Modi, über die sie sich definieren wollen. Tatsächlich unterhalten Asklepiades und Sophie sich am Kopfende des Bettes einer Gräfin, die gerade einen Anfall hinter sich hat. Sie eilen hinzu, sobald eine Patientin oder Freundin in die Krise gerät. Der Dialog spielt die Intersubjektiviät in den Vordergrund, sobald das betroffene Wesen zwischen Berührung und Betroffensein schwankt. Hunauld deckt auf, wie sehr die Untersuchung der Symptome durch ein Netz von Erzählungen umgearbeitet wird, das vergangene Krisen integriert und im Licht neuer Anfälle darstellt. Mit Sophie zeigt Hunauld, wie sehr der von seinem eigenen Bild eingenommene Patient die Diagnose in der Interpretation transformiert. Mehr noch, dieser Dialog verdeutlicht, wie wenig die Idee einer Natur der Pathologie geeignet ist, die Vapeurs zu erfassen. Diese rufen kontinuierlich einen Prozess der kontinuierlichen Umleitung des Krankseins hervor und erweitern die Pathologie um eine existentielle Dimension. Ursachen und Motive sind vielfältig und spielen miteinander Verstecken. Für Hunauld bietet die Diagnose die Basis für die Verhandlung zwischen Patient und Arzt; er stellt fest, dass jedwede Feststellung ebenso das Werden der Symptome bestimmt wie deren Verständnis.

Mit Mandeville in England und Hunauld in Frankreich entwickelt sich die Sprache des sich ausschüttenden Herzens. Die Pathologie bietet die Gelegenheit dazu, sich hinzugeben, mit Worten zu versuchen, seelische und körperliche Beschwerden bewusst zu machen. Inszeniert wird sie im Alltag von Privilegierten. Die Ärzte versuchen, die Erfahrung des Patienten vorzustellen. Die Deklination der Begriffe ahmt die Deklination der körperlichen Zustände nach: vaporisieren, bei Hunauld: auf vaporöse Art. Die Beschreibung der Krankheit passt sich der Zeitlichkeit an und die Darlegung lässt so die Kriterien eines kohärenten Wissens hinter sich, um eine literarische Wirkung zu privilegieren, mit Wiederholungen, Rückblicken, Vorwegnahmen, Widersprüchen oder einfach mit Variationen des gleichen Themas. Das Schreiben will ebenso überzeugend wie analytisch sein. Der Dialog erlaubt, im Zickzack vorzugehen und das Bild einer Natürlichkeit des Dargestellten vermitteln. Er detailliert die körperlichen Zustände im Einzelnen und bewahrt den Blick auf das Individuum im Ganzen. Zahlreiche Hinzufügungen und die Weitschweifigkeit des Arztes verleihen dem Dialog den Charakter umfassender Einsicht. Gewohnheiten, Geschmäcker und Empfindsamkeiten nehmen bei der Identifizierung der Diagnose mehr Platz ein als die Symptome und die Pathologie wird zu einem Modus, die Gesellschaft zu lesen.

Der Körper kann entschlüsselt werden, ohne eine bereits bestehende Wissensordnung vorauszusetzen, die anders wäre als die Physiologie. Die Zeit der Erzählung folgt der Zeit der Beschwerden. Das Schreiben wird Verfügbarkeit. Mehr als große ärztliche Erfahrung fordern diese Texte ein Interesse am Patienten und die Bereitschaft, jeden Fall in seiner Besonderheit zu betrachten. Die Abhandlungen nehmen noch auf die geringsten auftretenden Besonderheiten eingehend Rücksicht. Die Diagnose macht die Fälle nicht einander gleich, vielmehr wird jeder Fall zum Ausgangspunkt für eine Begegnung. Nicht die Identifizierung der Pathologie macht die ärztliche Kompetenz aus, sondern die immer stärkere Spezifikation ihrer irreduziblen Erscheinungsformen. Dafür erforderlich ist eine narrative und stilistische Begabung. Wissen wird in Bezug auf die Neugier formuliert und scheint dazu bestimmt, ebenso Entzücken hervorzurufen wie Einsicht.

Paradox an diesem Schreiben ist, dass es sich selbst negiert, denn es leugnet sich als Schreiben und behauptet sich als Begegnung mit dem Patienten. Es kontextualisiert das von ihm aufgestellte Wissen und macht die Bedeutung der Besonderheit des gelebten Momentes geltend. Es will momentane, direkt an die Leser gerichtete Ansprache sein und gibt so die Verwirrung der Empfindungen wieder.

Einem epistemologischen Werk die dialogische Form überzustülpen bedeutet nicht nur, es für die Adeligen unterhaltsam zu machen, es lässt den Arzt das Umfeld der Fakultät verlassen und den Hof betreten. Damit wird die Pathologie zugleich der medizinischen Autorität als einzig gültiger entzogen. Tatsächlich werden jedoch die Grenzen des medizinischen Wissens verschoben, das nicht mehr auf die körperlichen Ausscheidungen reduziert, sondern zu einem Ort des Verstehens für die Ausdrucksformen der Seele gemacht wird.

> »Ärzte wohl, sagte ich, könnten am vortrefflichsten werden, wenn sie von Jugend an, außer dem, daß sie die Kunst erlangen, auch mit möglichst vielen Körpern von der schlechtesten Beschaffenheit Bekanntschaft gemacht, ja selbst an allen Krankheiten gelitten hätten und gar nicht von besonders gesundem Körperbau wären.«[45]

Das Verhältnis zwischen Pierre Hunauld und Asklepiades bleibt offen, während andere Ärzte sich lieber in autobiographischen Schriften persönlich inszenieren. Das ist nichts Neues: Hieronymus Cardanus (oder auch: Girolamo Gerolamo Cardano) hat im 16. Jahrhundert den Weg vorgezeichnet mit einer autobiographischen Erzählung, welche die Schmerzen eines schwächlichen Körpers im direkten Kontrast zu seiner erfolgreichen Laufbahn beschreibt.[46] Allerdings belebt nun ein neues Einsatzgebiet die Texte: die Verbreitung einer therapeutischen Praxis in den aristokratischen Milieus.

Francis Fuller, Georges Cheyne und Charles Revillon haben allesamt autobiographische Texte, in denen sie ihre eigenen Krankheitserfahrungen beschreiben, ins Zentrum ihrer Abhandlungen über hypochondrische Vapeurs gestellt.[47] Sie gehören so in gewisser Weise zur Geschichte des Tagebuchschreibens im 18. Jahrhundert. In den Erzählungen ist der Arzt ebenso stark von der Erfahrung des Schmerzes, vom therapeutischen Wagnis und von der Angst vor einer ungewissen Zukunft betroffen wie seine Patienten. Diese Porträtform bildet einen Kontrast zu den Stichen von Ärzten, die im 17. Jahrhundert regelmäßig den Abhandlungen vorangestellt sind. Diese Ikonographie funktioniert als Zeichen gesellschaftlicher Anerkennung; gepflegte Perücke und Samtkleider markieren den Erfolg.

---

45 Platon, 1958: Bd. 3, 139-140.

46 Siehe Beaujour, 1980: 316-319. [Bei dem Werk handelt es sich um *Des Girolamo Cardano von Mailand eigene Lebensbeschreibung*, aus d. Latein. übers. von Hermann Hefele, Jena: Eugen Diederichs, 1914; Neuaufl. München 1969 (Mit einer ausführlichen Einleitung); Neuauflage Tübingen 2014. Cardanus heißt auf Italienisch Girolamo bzw. Gerolamo Cardano, oder auf Französisch: Jérôme Cardan, A.d.Ü.]

47 Fuller, 1705; Cheyne, 1733; Revillon, 1779 (dt. Revillon, 1781). Siehe Arnaud, 2010 (Autobiographies).

Der Graveur umschmeichelt den Körper mit glatter Haut und imposanter Statur im direkten Gegensatz zu einem kranken Körper. Mehr als den Menschen selbst präsentierten die Bilder den durch Verdienst erworbenen Status und die Pose, die der Körper einnimmt, bebildert die Unsterblichkeit eines Wissens. Hingegen beschreibt die autobiographische Erzählung den Körper in seiner Anfälligkeit und seinem Elend samt Erstickungsanfällen, Schwindelgefühlen und Erbrechen. Sie zerstört den Mythos des gegen Krankheiten und Epidemien immunen Arztes. Im Kampf mit seinen Fehlern, seinem Unwissen und seinen Exzessen scheint der Arzt seinen Patienten gleich. Er zeigt sich überraschend nah und offenbart ein Zögern, ein ständiges Aufschieben oder vergebliche Versuche, bevor er die richtige Behandlung wählt. Der Leser entdeckt ihn auf den Buchseiten als zerbrechlich und schwach, manchmal sogar gefährdet.

Die 1705 veröffentlichte *Medicina gymnastica* [Medizinische Gymnastik] ist das einzige Werk des Cambridge-Absolventen Francis Fuller. Mit neun Auflagen und einer deutschen Übersetzung im Jahr 1750 hat es den Autor nach dessen Tod berühmt gemacht. Mehrfach betont er die Gründe, warum er seine eigene Erfahrung im Anhang veröffentlichen wollte. Die ungewöhnliche Praxis, den Fall des Autors hinzuzufügen, verlangt nach einer Rechtfertigung. Wie er im Vorwort erklärt, waren es Freunde, welche ihn angeblich dazu gedrängt haben, seine Krankheitsgeschichte zu veröffentlichen. Seine eigene Schüchternheit habe ihn tatsächlich lange Zeit davon abgehalten, die Wirksamkeit seiner Therapie mitzuteilen, und erst das Fehlen solcher Zeugnisse in medizinischen Werken habe ihn dazu veranlasst, seine eigene Erfahrung preiszugeben.[48] Auch habe die wenig glaubhafte Therapieempfehlung, wonach ein täglicher Ausritt zu Pferde genüge, ihn nach eigener Aussage zu dieser Erzählung verpflichtet. Die Autobiographie eigne sich besser als andere Gattungen dazu, die Wirksamkeit einer solchen – von ihm »gymnastische Methode« genannten – Behandlung zu bestätigen. Selbst von Vapeurs betroffen zu sein, erlaube dem Arzt eine kontinuierliche Beobachtung der Krankheit und der Therapieerfolge. Die Erfahrung der Krankheit wird so unerwartet zu einem Musterfall und als eine Art göttliche Vorsehung dargestellt. Die Länge der Prüfung wird zum Zeichen des Auserwähltseins und überträgt ihm die Verantwortung zu lehren, wie man die Krankheit besiegt.

---

[48] Fuller, 1705: 253-254.

Auf diese Weise nimmt seine Erfahrung eine teleologische Dimension an. Abschließend erklärt Fuller, Pflichtbewusstsein führe ihn dazu, seine Entdeckungen ohne Rücksicht auf potentiellen Spott mitzuteilen.

Die autobiographische Erzählung macht die Qualität des Buches aus, das eine therapeutische Praxis darstellt, die der Autor an sich selber erfahren hat. Fuller beschreibt mit unerreichter Demut seine Qualen, womit er das Bild vom gelehrten Arzt ganz und gar aufgibt. Die auf seiner Erfahrung fußenden Behandlungsmethoden – der tägliche Ausritt zu Pferde und die Brechmittel – sind an sich nicht neu und Fuller gibt auch zu, von Sydenham angeregt worden zu sein. Die Präsenz der Erzählung wird darum umso wichtiger für die Akzeptanz der Methoden. Fuller verliert darum keine Zeit mit Kollegenschelte und gibt vor, mit der Niederschrift seines Buches keinen Ruhm zu suchen. Der relativ harmlose Charakter der empfohlenen Therapie wird derart durch die Kraft des Berichts über ihre Wirkungen verstärkt. Das Leiden so zu beschreiben, bekräftigt die Wahrheit des Gesagten. Seine Erfahrung ist einzigartig und unwiderlegbar, was ihm allein das Recht zum Sprechen gibt.

In der ersten Person ist es möglich, die Analyse des Körpers auf Symptome hin zu vermeiden und nach dem Leiden zu fragen, dessen Dauer Gegenstand einer Reihe von Überlegungen wird, im Unterschied zu der medizinischen Zeitlichkeit, welche einzig in Etappen zur Heilung gedacht wird. Die Zeitlichkeit des Kranken kennt Langsamkeiten, Verzögerungen oder Rückfälle. Besonders an diesem Text ist all das, was dazu dient, den Patienten ein Selbstbild zu vermitteln, ein ganzes Netz aus Glaubwürdigkeit und Verständnis. Nicht verifizierbare Behauptungen bestätigten die Besonderheit der Erfahrung, deren Wert ihre Einzigkeit ist. Dies ist die Nachricht an die Leser: Alle ihre Leiden müssen vernommen und alle ihre Erfahrungen berücksichtigt werden.

Somit funktioniert die Therapie unabhängig von Theorie oder diagnostischen Zwecken. Es geht nicht darum, eine Krankheit zu benennen, sondern Erleichterung für die Leiden zu finden, dem Köper neue Kraft zu verleihen. Die Symptome werden danach aufgelistet, inwieweit sie die Erfahrung zu rekonstituieren erlauben, nicht nach ihrem Wert für die diagnostische Aufklärung. Statt im hohen Stil und mit speziellen Ausdrücken eine Theoretisierung zu begünstigen, unterstützt die Sprache die Authentizität der Erzählung. Der Arzt verzichtet auf gelehrte Beredsamkeit, die autobiographische Erzählung jedoch erlaubt Weitschweifigkeit bei selten zur Verfügung stehenden Details. Der Rhythmus variiert abhängig von den Emotionen, welche die Symptome hervorrufen. Der Arzt platziert Reaktionen, manchmal in der Form von An- und Ausrufen, die spontan zu passieren scheinen. Er konstruiert mittels gewaltiger Bilder eine Natürlichkeit bis hin zum Ausruf, ein in sein Fleisch eindringendes Messer könne kein solches Leiden hervorrufen. Es wird das Leiden nun nicht als Preis der Vernachlässigung oder mangelnden Kompetenz gelesen. Alle Elemente rufen Sympathie und Mitgefühl der Leser hervor, lassen Arzt wie Kranken sich wechselseitig bezeugen. Die kontinuierliche Sorge um den im Schmerz gefangenen Körper verbindet die Ärzte mit allen Kranken. Indem der Arzt sich vorübergehend von seiner Autorität löst, eignet er sich das Kranksein an. Er unterscheidet sich dennoch von anderen Patienten, weil sein Wissen ihm erlaubt, sein Leiden genau zu beschreiben. Dies ermöglicht ihm ein Hin und Her zwischen einem inneren Blick auf die Erfahrung und einem äußeren auf die Symptome.

Die Autobiographie ist zweiteilig: die Erzählung und das daraus zu ziehende Wissen. Die bei der Krankheitserfahrung zutagetretende Unwissenheit und Demut unterstützen ihre Aussagen und sind höchste Rechtfertigung zum Verfassen eines Buches. Durch seine Identifizierung mit den Kranken lädt der Erzähler den Leser ein, sich im selbst entworfenen Porträt wiederzuerkennen. Von nun an finden Doktor und Patient in der Artikulation des Leidens zusammen. Der Text begünstigt das Erzähltwerden des Körpers, indem er jegliche Bewegung der Schüchternheit oder Scham verneint. Der Körper wird in der Beschreibung zum Spiegel der Zustände von Patienten.[49] Jede Bewegung des Körpers kann als Symptom gelesen werden, und die Erzählung lädt die Leser ein, ihre Körper zu befragen, unangenehme Empfindungen als pathologische Ausdrücke anzusehen. Die Autobiographie funktioniert in diesem Sinne als Vermittlerin zwischen den Lesern und ihren Körpern. Das Vertrauen, das der Arzt unter Beweis stellt, indem er seine Beschwerden erzählt, weckt umgekehrt Vertraulichkeiten der Leser. Die Erzählung bietet für Beschwerden, die als einzigartig gelten, die geeignete Sprache.

Als George Cheyne Fullers Modell aufgreift und ebenfalls eine Autobiographie am Ende seiner Abhandlung einfügt, baut er die Möglichkeiten einer solchen Erzählung aus. Cheyne ist in der ersten Hälfte des 18. Jahr-

---

[49] Porter, 1991.

hunderts einer der berühmtesten englischen Ärzte und Mitglied der *Royal society* [Königliche Gesellschaft].[50] Er veröffentlichte ein Dutzend Arbeiten, die großteils zu seinen Lebzeiten neu aufgelegt werden. Zwei Werke sind auf Französisch[51] und in diversen anderen Sprachen veröffentlicht. *The English malady* [Die englische Krankheit] wird in den beiden Jahren nach der Erstveröffentlichung 1733 neu aufgelegt. Der Arzt wehrt hier Sticheleien ab, dass die Engländer Hypochonder seien und die Hypochondrie eine rein englische Krankheit. Er macht daraus eine Krankheit mit Prestige. Seine Abhandlung benennt eine Reihe von konvulsiven und melancholischen Krankheiten ebenso wie viele Nervenkrankheiten, die zum Charakter der englischen Nation gehörten. Darin sieht er weder den wunderlichen Charakter des Melancholikers oder eine Entfesselung der Vernunft noch entartete Begehrlichkeiten. Für ihn ist die Krankheit im Wesentlichen physiologischen Ursprungs.

Bereits im Vorwort knüpft Cheyne einen ganzen Knoten aus gemeinsamen Bezügen zwischen ihm und seinen Lesern.[52] Dem traditionellen Angriff auf das englische Klima und die Feuchtigkeit der Insel widerspricht er nicht, sondern fügt dem ein Argument hinzu, das den negativen Charakter auszugleichen imstande ist. Er präsentiert England als Insel mit einem unvergleichlichen maritimen Weltreich und schreibt: »Seitdem unser Reichtum wächst und unsere Seeflotte ausgebaut wird, haben wir in allen Ecken der Welt geplündert und Dinge zurückgebracht, die Luxus sind, Übermaß bedeuten und Aufstände verursachen.«[53] Weit davon entfernt, seine Mitbürger zu verurteilen, stellt Cheyne mit dem Personalpronomen »wir« absichtlich klar, dass er ihre Risiken teile. Er verbindet sich mit den Praktiken seiner Patienten und wird im Bekenntnis des Konsumexzesses mit ihnen eins. Die Krankheit wird Spiegelbild der Lebensweise einer reichen Nation. Er weigert sich, im Namen einer moralischen Überlegenheit zu sprechen und präsentiert sich vielmehr als der erste, der daran scheitert, als jemand, der den Schwächen seiner Zeit zum Opfer fällt. In der Autobiographie ist es gerechtfertigt, auf der Basis eines »Wir« zu

[50] Cheynes Leben (1671-1743) und Werk sind Gegenstand zahlreicher Untersuchungen: G.S. Rousseau, 1988; Porter, in: Cheyne, 1991; Shuttleton, 1995, 1999; Barker-Benfield 1992; Guerrini, 2000; Dacome, 2012; Wild, 2006; Shapin, 2010.

[51] Cheyne, 1724, 1742.

[52] Siehe Benveniste, 1980: Bd. 2, 82-83.

[53] Cheyne, 1733: 34.

sprechen und eine Erfahrungsgemeinschaft zu bilden. Diese Ähnlichkeit reklamiert eine Ähnlichkeit jenseits von Unterschieden im Status und so versteht man, dass die Funktion des Textes darin besteht, die Rolle des praktischen Arztes sowie die der Krankheit, die er heilt, aufzuwerten.

Cheyne begnügt sich nicht damit, auf die Rolle des materiellen Reichtums zu verweisen. Er verbindet die Nervenkrankheiten mit Personen, deren Empfindsamkeit und Geist besonders stimuliert werden. Er schmeichelt seinen vaporösen Lesern, wenn er schreibt: »Allgemein kann man feststellen (und ich glaube, mit großer Wahrscheinlichkeit), dass Idioten, Schwachsinnige und Dumme, Schwerfällige oder Blöde selten von Vapeurs heimgesucht werden.«[54] Geistige Erschöpfung ermüdet die Fasern und Nerven nicht weniger als Exzesse der Nahrungsaufnahme. Die »allgemeine« Beobachtung sieht sich durch die ärztliche Autorität gestützt. Der Arzt kehrt zum Personalpronomen im Singular zurück und schiebt dieses »ich glaube« ein. Damit legt er seine Aufgabe dar: Ideen und Gewohnheiten eines jeden abwägen.

Durch eine geschickte Umkehrung wird die Krankheit zum Symptom für Intelligenz, Empfindsamkeit und Status. Die Pathologie funktioniert als Repräsentation des Individuums im Innern einer nach Zeichen gierenden Gesellschaft und der Arzt bestätigt ihre Existenz.[55] Indem er durchblicken lässt, dass er diese oder jene Lebensweise gutheißt, postuliert der Arzt, dass er die Versuchungen seiner Patienten verstehen, sie wahrscheinlich liebevoller pflegen und besser heilen könne.

Die Abhandlung beginnt mit einer Frage: »Der Geist eines Menschen kann ihm helfen, seine Unpässlichkeiten zu ertragen, aber wer kann demjenigen helfen, dessen Geist verwundet ist?«[56] Cheyne ist nicht der erste, der die von Hysterikern und Hypochondern empfundenen Qualen beschreibt. Vergleicht man dieses Zitat mit einem von Sydenham, werden die Veränderungen deutlich, die in Cheynes Schrift am Werk sind. Bereits 1682 sprach Sydenham von der Verzweiflung, welche die Patienten ergreift:

»Es sind nun Hysteriker und Hypochondriker nicht allein aus einer Unpässlichkeit des Körpers krank, denn ihr Geist ist noch stärker gestört, weil es zur Krankheit selbst gehört, an einer Heilung ganz zu zweifeln. Daher nimmt niemand mit Gelassenheit an, dass es Hoffnung auf Besse-

---

[54] Ebenda: 36.
[55] Ebenda: 110.
[56] Ebenda: 1.

rung geben möge. Leichter stellen sie sich vor, dass sie allem menschenmöglichen Elend verfallen, und alles erdenklich Schlechte sich ihrer bemächtigen werde.«[57]

Vom »Sie« im Plural zum »Er« im Singular ändert sich der Befund. Die Veränderung im Ton eröffnet eine andere Wahrnehmung des Krankseins. Sydenham beschreibt mangelnde Geduld beim Patienten. Er distanziert sich gänzlich davon, platziert den Arzt außerhalb aller physiologischen Beschwerden, betrachtet seine Kranken als Fälle. Er verstärkt diese Dichotomie in der Wiederholung der Pluralpersonalpronomen »sie« und »ihr«. Cheyne interessiert sich ganz im Gegenteil für die Erfahrung der Vaporösen und verallgemeinert sie. In einem Patienten sieht er alle Menschen und umgekehrt wird jeder Mensch zu diesem Patienten, wenn er dies am wenigsten erwartet. Niemand darf ihn richten, denn alle stehen in derselben Gefahr.

Cheynes Krankheitsbericht scheint der natürliche Abschluss einer Abhandlung zu sein, in welcher der Autor sich oft mit seinen Lesern verbindet. Obschon der Text »Fall des Autors« betitelt ist und das Beispiel eines weiteren Arztes folgt, geriert er sich als Autobiographie, welche Kindheit und Bildung des Autors nachzeichnet und das Leben einer Person in seiner Gänze wiedergibt, nicht nur eine Krankheitserfahrung. Die Vermischung der Personalpronomen erlaubt die wiederholte Identifikation zwischen Empfänger und Sprecher. Die Einzigartigkeit der Erfahrung macht die Besonderheit des Patienten gegenüber dem Arzt aus, eine Besonderheit, in deren Namen der Patient ihm Unverständnis, Anmaßung, gar unnützes Wissen vorwirft. Die Erzählung in der ersten Person ebenso wie der Gebrauch deiktischer Ausdrücke »setzt den anderen sich gegenüber«, um mit Benveniste zu sprechen.[58] Nun aber ist das Gegenüber ein Adeliger, und obgleich eine Debatte eröffnet werden soll, wird tatsächlich eine Intersubjektivität etabliert und ein Konsens vorgetäuscht. Der Autor konstituiert sein Werk in einem ersten Bezug zur Wahrheit im Namen der Wahrhaftigkeit seiner Erzählung, woran konstant das Pronomen »ich« erinnert. Die Aussage belegt die Einzigkeit: Das »Ich« impliziert die Besonderheit der Erfahrung.

Cheyne rechtfertigt den Einschluss seiner Biographie mit einer auf ihn selbst bezogenen Kontroverse, in der ihm Enthusiasmus vorgehalten

---

[57] Sydenham, 1774: 398 (Engl. Originalausgabe: Sydenham, 1682).

[58] Benveniste, 1980 Bd. 2, 82.

wurde. Die von ihm befürwortete Mäßigung sei von seinen Gegnern als Wirkung religiöser Praktiken angesehen worden, um Patienten zu verschrecken. Er macht geltend, dass ein detailliertes Protokoll seines Lebens für den Sieg der Wahrheit nötig sei.[59] Er drückt erneut seine Sorge um Mäßigung aus und kündigt eine Milchkur an, nachdem er für seine gastronomischen Exzesse einen schmerzlichen Preis gezahlt habe. Cheyne greift ein bereits von Fuller vorgebrachtes Argument auf und präsentiert seine Krankheitserfahrung als Opfer, das ihn auszeichne und ihm die Rolle zuteile, der Menschheit zu helfen. Ab der dritten Seite seines Werkes betont er, wie befriedigend es sei, dazu beigetragen zu haben, seinen Mitmenschen Erleichterung zu verschaffen. Und wer könne es besser als er, da er alle verfügbaren Therapien gegen Beschwerden mit vielfältigen Ursachen ausprobiert habe: Mangel an Disziplin, unvernünftige Gewohnheiten oder auch zerrüttete Nerven.[60] Immer noch scheinen Anzahl und Typen der Symptome zahllos zu sein, und ihr Widerstand schwächt die Versuche des Arztes nachhaltig. Ihre Beschreibung diene nicht der Identifizierung der Diagnose, sondern der Bezeugung durchlebter Leiden.

Wie Fuller zieht auch Cheyne über seine Geschichte das Mitleid der Leser auf sich. Dieses Mitgefühl soll auch jedem anderen zuteil werden, der die Erfahrung der Krankheit durchmacht. Die Erzählung will Vertrauen wecken und ein Modell für die vorgeschlagene Heilung werden. Die Erwähnung seiner Freunde und der Tatsache, dass sie sich abkehrten, als seine Krankheit auftrat, ziehen ebenso das Wohlwollen der Leser auf sich. Wo Cheyne eigene Schwächen zugibt, weckt er auch die Neugier. Er erzählt, wie nach seiner Genesung alte Gewohnheiten allmählich Besitz von ihm ergriffen. Obwohl er nach dem Aufstehen alles außer grünen Tee verweigert, schlägt er beim Mittagessen umso mehr über die Stränge.[61] Auf den Einsatz für die Heilung folgt eine neuerliche Phase des Sichgehenlassens und Cheyne wird noch übergewichtiger. Cheynes Fehlbarkeit illustriert die des Menschen allgemein, sein Bekenntnis macht den Autor zugänglicher und ist seinen Lesern eine Warnung. So bekräftigt er, dass eine täglich beobachtete Disziplin als eine Behandlung anzuwenden sei. Zweifel und Schwächen sind lediglich Etappen, welche der Arzt selber durchquert hat.

---

[59] Cheyne, 1733: 250.
[60] Ebenda: 3-4.
[61] Ebenda: 342.

Neu an Cheynes Text ist, dass er das Wohlwollen der Leser sucht, ohne an Selbstkritik zu sparen. Er präsentiert sich als reuiger Sünder und gibt zu: »Fahrlässigkeit, Egozentrik, Wollust und Liebe zur Sinnlichkeit können meine geistige Natur verändert haben«[62], auch spricht er von einer Melancholie, die seinem Gesinnungswechsel gefolgt sei. Die konstant geäußerte Bereitschaft zur Buße lässt Mitleid als Cheyens Taktik erscheinen, um seine Leser zu rühren.[63] Der mit einer seiner Patientinnen, der Gräfin von Huntingdon, gepflegte Briefwechsel belegt, dass »religiöse Melancholie« eine Diagnose ist, welche regelmäßig bei seiner Klientel auftaucht.[64] Spirituelle Fragen werden zum Rahmen für die Sorge um den Körper. Stärker noch kreiert der Rückfall eine Spannung innerhalb des Textes, welche dessen Auflösung verhindert. Der Rückfall stellt das retardierende Element in der Erzählfolge dar, und während der Arzt körperlich geschwächt ist, gewinnt er das Mitgefühl der Leser, die bereit sind, einem schwer Geprüften Glauben zu schenken. Sie transformiert die Beziehung der Leser zum Text, der von da an tatsächlich als aufrichtige Erzählung angesehen wird. Der Erfolg der Therapie nach der Phase der Abkehr stärkt mehr denn je deren Gültigkeit und die Leser können sich nun in den Körper des Arztes versetzen, ohne befürchten zu müssen, seine Erwartungen zu enttäuschen. Indem er zugänglich wird, kann der Arzt zum Vorbild werden.

Lässt sich die Rezeption eines solchen Werkes wenigstens in etwa messen? Jenseits der Feststellung zahlreicher Neuauflagen bot sich die Gelegenheit, die Lesepraxis zu studieren. Eine Auflage von 1734 aus der Bloeker-Sammlung[65] erlaubt zu untersuchen, wie einige der Leser sich das Werk aneigneten.[66] Zwei Leser haben nacheinander das Buch mit Anmerkungen versehen; beide Leser sind dank unterschiedlicher Tinten und Handschriften identifizierbar. Dass diese Markierungen aus dem 18. Jahrhundert stammen, ist durch den Kalligraphietypus belegt und durch das offenbare Desinteresse an Cheynes Werken im 19. Jahrhundert, als sich

---

[62] Ebenda: 331.

[63] Anita Guerrini (2000: 149) schlägt eine andere Interpretation vor: die Rolle des Glaubens in Cheynes Verwandlung.

[64] Cheyne, 1940.

[65] Aufbewahrt in der Moody Library (The University of Texas Medical Branch, Galveston).

[66] Siehe Chartier, 1989; Parent, 1984.

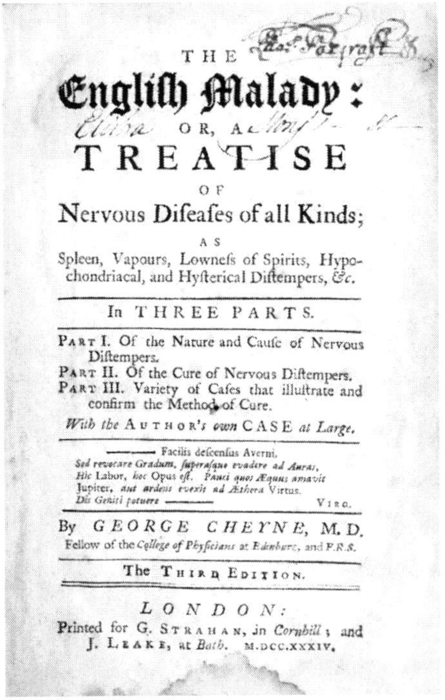

THE

English Malady:

OR, A

TREATISE

OF

Nervous Diseases of all Kinds;

AS

Spleen, Vapours, Lowness of Spirits, Hypochondriacal, and Hysterical Distempers, &c.

In THREE PARTS.

PART I. Of the Nature and Cause of Nervous Distempers.
PART II. Of the Cure of Nervous Distempers.
PART III. Variety of Cases that illustrate and confirm the Method of Cure.

With the AUTHOR's *own* CASE *at Large.*

—— Facilis descensus Averni,
Sed revocare Gradum, superasque evadere ad Auras,
Hic Labor, *hoc* Opus *est. Pauci quos Æquus amavit*
Jupiter, *aut ardens evexit ad Æthera* Virtus,
Dis Geniti potuere —— VIRG.

By *GEORGE CHEYNE*, M. D.
Fellow of the *College of Physicians* at *Edinburg*, and F.R.S.

The THIRD EDITION.

LONDON:
Printed for G. STRAHAN, in *Cornhill*; and J. LEAKE, at *Bath*. M.DCC.XXXIV.

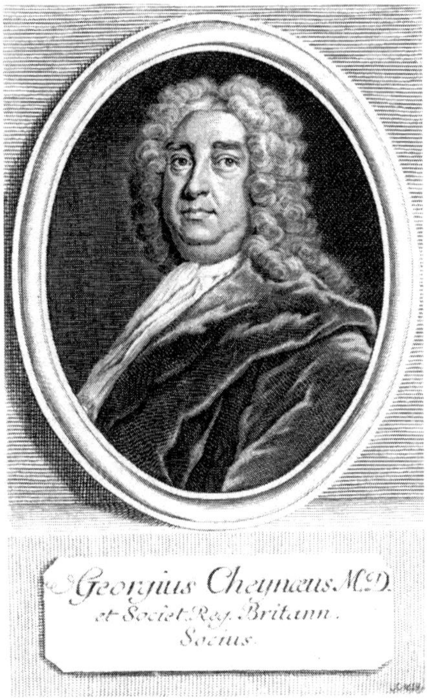

Abb. 12-13: George Cheyne, The English malady [Die englische Krankheit], 1734, Titelseite mit Anmerkungen.

ein anderer Bezug zum medizinischen Wissen entwickelt. Von der ersten Seite an schreibt ein langes Zitat die Lektüre in einen bibliophilen Kontext ein, erkennbar an der Abschrift einer Seite aus Louis Cornaros *Sure way of attaining a long and healthful life* [Sicherer Weg, ein langes, gesundes Leben zu führen]. Dieser Ausschnitt entspricht vollkommen Cheynes Werk. Während Cheyne nur sehr selten andere Autoren oder Mediziner erwähnt, war der Leser seinerseits bemüht, das Werk in eine Tradition einzureihen.

Ungefähr jede dritte Seite enthält unterstrichene Abschnitte, manchmal sind die gleichen Passagen in verschiedenen Tinten unterstrichen. Mit Anmerkungen versehen sind Listen von Symptomen, Erklärungen, Ratschläge, Heilmittel, verschiedene Heilmethoden ebenso wie Cheynes Lösungsvorschläge. Wir sind am Prozess der Wiederaneignung des Buches durch Leser beteiligt, die der Reihe nach wichtige Passagen auswählen, verschiedene Textpassagen ankreuzen, manchmal bereits Markiertes

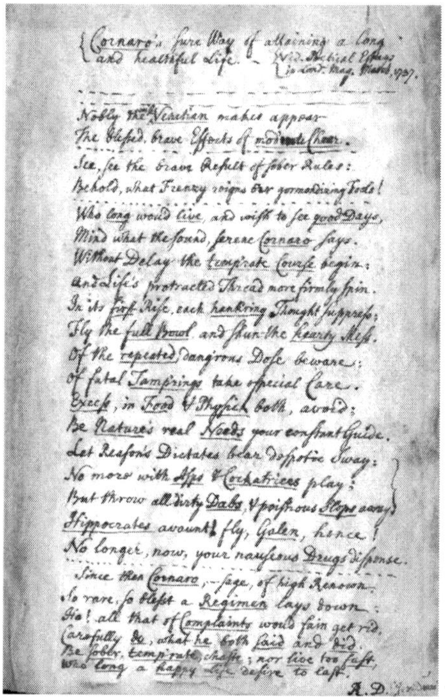
Cornaro's sure Way of attaining a Long and healthful Life.

Nobly the Venetian makes appear
The blessed, brave Effects of moderate Cheer.
See, see the brave Result of sober Rules:
Behold, what Frenzy reigns o'er gormandizing Fools!
Who long would live, and wish to see good Days,
Mind what the sound, serene Cornaro says.
Without Delay the temp'rate Course begin;
And Life's protracted Thread more firmly spin.
In its first Rise, each hankring Thought suppress;
Fly the full Bowl and shun the hearty Mess.
Of the repeated dang'rous Dose beware;
Of fatal Tamp'rings take especial Care.
Excess, in Food & Physick both, avoid;
Be Nature's real Needs your constant Guide.
Let Reason's Dictates bear despotic Sway;
No more with Asps & Cockatrices play;
But throw all dirty Dabs, & poisnous Slops away.
Hippocrates avaunt! fly, Galen, hence!
No longer, now, your nauseous Drugs dispense.
Since then Cornaro, sage, of high Renown,
So rare, so blest a Regimen lays down;
Ho! all that of Complaints would fain get rid,
Carefully do, what he both said and did.
Be sober, temp'rate, chaste; nor live too fast,
Who long a happy Life desire to last.

Abb. 14: Handschriftliches Zitat aus: Louis Cornaro, Sure way of attaining a long and healthful life [Sicherer Weg zu einem langen und gesunden Leben], auf dem Deckblatt einer Ausgabe von George Cheynes The English malady [Die englische Krankheit] von 1734 niedergeschrieben (Moody Library, Galveston).

erneut unterstreichen, wobei das Format der Striche am Rande variiert und Striche unterhalb bestimmter Wörter unterstrichen, sogar verdoppelt sind. Nun aber sind diese Markierungen nicht dazu bestimmt, nur eine erste Lektüre zu erleichtern. Ein Leser hat den Text derart mit Anmerkungen versehen, dass man ihn in der Folge leichter benutzen kann. Man entdeckt eine Reihe von *nota bene* (»Wohlgemerkt!«). Die Aneignung des Textes wird im Inhaltsverzeichnis mit der Hinzufügung von zwei Unterteilungen fortgeführt, wovon eine die Diät des Autors spezifiziert. Im Fall des Autors selbst gibt es eine Reihe von Verweisen, die Seitenzahlen zu Theorien, die durch diesen Fall veranschaulicht werden, im Buch ange-

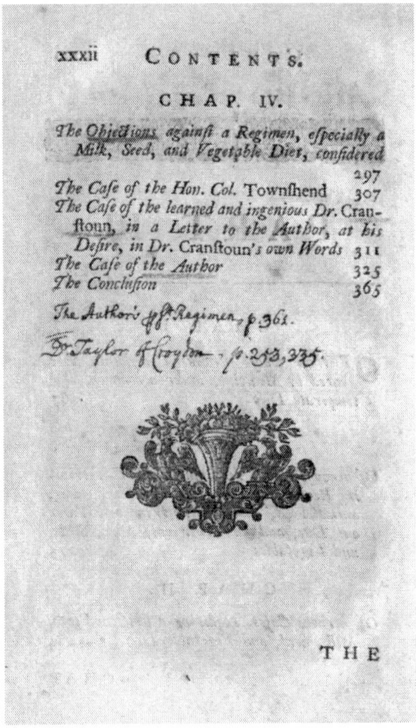

xxxii CONTENTS.

CHAP. IV.

The Objections against a Regimen, especially a Milk, Seed, and Vegetable Diet, considered 297

The Case of the Hon. Col. Townshend 307

The Case of the learned and ingenious Dr. Cranstoun, *in a Letter to the Author, at his Desire, in Dr.* Cranstoun's *own Words* 311

The Case of the Author 325

The Conclusion 365

THE

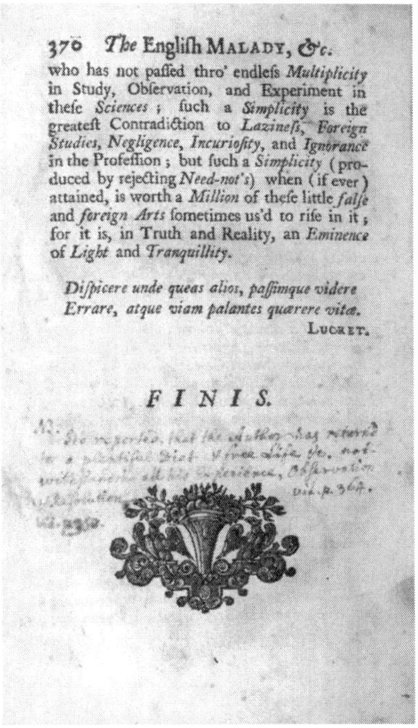

370 *The* English MALADY, &c.

who has not passed thro' endless *Multiplicity* in Study, Observation, and Experiment in these *Sciences*; such a *Simplicity* is the greatest Contradiction to *Laziness, Foreign Studies, Negligence, Incuriosity*, and *Ignorance* in the Profession; but such a *Simplicity* (produced by rejecting *Need-not's*) when (if ever) attained, is worth a *Million* of these little *false* and *foreign Arts* sometimes us'd to rise in it; for it is, in Truth and Reality, an *Eminence* of *Light* and *Tranquillity*.

Dispicere unde queas alios, passimque videre
Errare, atque viam palantes quaerere vitae.
LUCRET.

FINIS.

Abb. 15: George Cheyne, The English malady [Die englische Krankheit], 1734, Inhaltsverzeichnis mit Anmerkungen (Moody Library, Galveston).

Abb. 16: Letzte Seite von George Cheynes The English malady [Die englische Krankheit], 1734 (Moody Library, Galveston).

ben.[67] Einer der beiden Leser fügt eine Reihe von Berechnungen an, die Cheynes Gewichtsangaben mit denen von Ochsen vergleichen.

Allerdings greift der Leser am Ende des Werkes das Buch an, und dies mit dem schlichten Hinweis: »Es heißt, der Autor sei trotz allem zu einer reichhaltigen Kost und zu einem besonders freizügigen Lebensstil zurückgekehrt.« Mit dieser Aussage relativiert der Leser – der so geduldig so viele Passagen unterstrichen, diverse *»nota bene«* hinzufügt und Cheynes Gewicht berechnet hat – die Autorität des Autors mit einem Schlag. Der treue Leser, der das Werk des Arztes mit seinen Unterstreichungen als

[67] Zum Beispiel enthält Seite 337 am Textrand einen Hinweis auf »S. 361«, und S. 361 verweist ihrerseits auf S. 337, ebenso verweist S. 340 auf die Seiten 306/307, und auf S. 307 steht ein Verweis auf die Seiten 340-357.

Handbuch benutzbar machte, entmystifiziert die Attraktivität der Beichte unter Verweis auf ein »Nachleben« des Schreibakts. Die Therapie wird auf eine Lebensphase reduziert. Die Handschrift im Buch nimmt das veröffentlichte Wort auseinander. Plötzlich tun sich die Grenzen der autobiographischen Erzählung auf: Wenn der Erzähler sein Versprechen nicht hält, wird die Erzählung zu einer vertanen Chance oder zu einer Lüge. Durch Anmerkungen im Buch und Warnung zukünftiger Leserschaften macht der Leser das Buch verwundbar und stellt dessen Botschaft infrage. Die Gültigkeit des Buches schwankt, seine Wahrheit wird entmystifiziert. Es manifestiert sich ein Wille zum Nuancieren und zum Abwägen, wodurch die Erzählung von einer Erfahrung, von einem Wort, das Gesetzeskraft hat, unterschieden wird. Der Leser hat das letzte Wort.

Indem dieser Leser die Disziplinlosigkeit und den Rückfall einräumt, stärkt er gleichwohl, was der Text bestätigen wollte: die Ähnlichkeit zwischen dem Arzt und seinen Patienten. Autobiographisches Schreiben erlaubt die Konstruktion einer doppelten Identität im Verschmelzen zweier Identitäten, die sich traditionell gegenüberstehen: Arzt und Patient. Der hier präsentierte Arzt ist nicht über Bücher gebeugt oder hat sich eingeschlossen, um Tote zu sezieren; er ist auf physiologische Variationen und die Erfindung angemessener Antworten aus. Die Fähigkeit, auf seinen Körper zu hören, stellt ihn als idealen Patienten dar, der mit verdoppelter Feinheit die Gründe für seine Malaisen analysiert. Mehr noch als ein Wissen zu übermitteln, authentifiziert die autobiographische Erzählung dieses. Neu an diesen Texten ist, den Schmerz und die Angst zu legitimieren sowie die Gefahren darzustellen, welche eine schlecht gewählte Therapie birgt. Die Identifizierung eines allgemeinen Interesses ist das Mittel, den aufrichtigen Erzähler und die rechtschaffene Seele anzunehmen. Die Autobiographie funktioniert als Pfand für die Effizienz der Ratschläge eines Autors, der ein neues Gefühl des Wohlseins ausdrückt. Das Bild von der Medizin wird zu einem in der Prüfung gewonnenen Wissen. Solche Ärzte wollen ein direktes Verhältnis mit ihren Patienten und grenzen sich zugleich von sogenannten Quacksalbern ab.[68] Sie halten sich zurück, wenn es um die Erfindung neuer Therapien mit ungeprüften Ergebnissen geht, um stattdessen ein durch Aufmerksamkeit und Zuhören getragenes Wohlsein vorzuschlagen. Durch das konstante Hin und Her dieser Schriften

---

[68] Eine diesen Gegensatz dekonstruierende historische Analyse bietet Ramsay, 1988.

zwischen den Identitäten des Erfahrungssubjekts und des Erkenntnisobjekts, des Wissenschaftlers und des Schriftstellers, wird der medizinische Wissensansatz transformiert.

DER FIKTIVE BRIEFWECHSEL

Wie die Autobiographie ist der Briefwechsel im 18. Jahrhundert eine Gattung *à la mode*, die so grundverschiedene Autoren wie Samuel Richardson, Françoise de Graffingy (bekannt als Madame de Graffingy), Choderlos de Laclos oder den Baron von Montesquieu vereint. Diese Textgattung drückt Empfindungen und Gefühle kraftvoll aus, spricht im Namen einer persönlichen Erfahrung und konstruiert eine auf Wahrhaftigkeit zielende Erzählung.

Zahlreiche Ärzte nutzen Briefe zur Verteidigung eines Therapiemodells. Das Format verbreitet sich im 18. Jahrhundert, vor allem um Mütter zur Inokulation ihrer Kinder zu verleiten.[69] Jean-Joseph Menuret de Chambaud entscheidet sich 1784 dafür in einem Werk über Unterschiede lokaler Temperamente, das sich an einen Arzt aus Valence richtet. Die Gattung entwickelt sich dann in der Polemik um den Magnetismus zwischen 1780 und 1800 noch weiter. In den Veröffentlichungen über hysterische Affektionen lassen sich drei Verwendungsweisen dokumentieren. Ein Modell gibt Sydenham vor, der einen Brief an einen Kollegen veröffentlicht. Dieser Text, *An epistle from Dr Thomas Sydenham, to Dr Mr WM Gofe; treating of the small pox and hysteric disease* [Ein Brief von Dr. Thomas Sydenham, an Herrn Dr. W.M. Gofe; über die Behandlung der Pocken und der hysterischen Krankheit], verfährt nach dem Aussagemodell einer medizinischen Dissertation. Der Brief ist in Latein, seine Sprache gelehrt und sein Ton analytisch. Der Text erwähnt keine vorliegenden Fälle. Nur der erste und der letzte Satz weisen die Leser darauf hin, dass es sich um einen Text handelt, der als Antwort an einen Kollegen entworfen und in der Folge publiziert wurde. Dieser Brief geht später – unterteilt in nummerierte Abschnitte – in einen Band der gesammelten Werke Sydenhams ein.[70]

Eine weitere Art der Verwendung von Briefen taucht fast ein Jahrhundert später im Werk von Jean-Marie Gamet auf, der *Théorie nouvelle*

---

[69] Seth, 2008; Shuttleton, 2007.
[70] Sydenham, 1742.

sur les maladies cancéreuses, nerveuses et autres affections [Neue Theorie über die Krebs- und Nervenkrankheiten nebst weiteren Erkrankungen]. Es setzt sich im Wesentlichen aus Patientenbriefen zusammen, über deren Zeugnisse Gamet seine Heilmittel durchsetzen will. Dafür stellt er Patientenbriefe zusammen, die von Frauen wie Männern aus unterschiedlichen sozialen Schichten stammen. Diese seien ihm zugeschickt worden, nachdem er sein Publikationsvorhaben kundgetan habe. Die Texte bezeugen Respekt und Dankbarkeit dem Arzt gegenüber. Ein Brief eines gewissen Rossignol, Schreiber in einer Pariser Polizeiwache, der unter »tiefer Melancholie und schwarzen Vapeurs« leidet, beginnt folgendermaßen: »Monsieur, ich fühle mich zu einer Zeugenaussage ganz nach der Wahrheit verpflichtet, zugunsten Ihres Heilmittels auszusagen.«[71] Der vormalige Kaplan von Belleville, Abbé Chalut, dessen vaporöse und melancholische Anfälle sich nach Gamets Behandlung legten, beschreibt seine Beschwerden und die zuvor probierten Abhilfen ausführlich. Er betont seinen Eifer, ihm zu Diensten zu sein: »Ich bin entzückt, Monsieur, dass dieses allgemeine Motiv mir die Gelegenheit bietet, die besondere Wohltat, die ich Ihnen verdanke, sowie meine unaussprechliche Dankbarkeit öffentlich zu machen.«[72] Voller Begeisterung malt er sich die Erleichterung zukünftiger Patienten Gamets aus. An späterer Stelle wird sich Madame de Belhomme, Gattin des Advokaten Boisville am Rechnungshof in Rouen, eine ganz ähnliche Gefühlsäußerung erlauben.

»Wie viele Dankesgebete muss ich Ihnen widmen, Monsieur, dass Sie mir eine Gesundheit gaben, wie ich sie niemals kannte noch je zu erhoffen wagte! Wie tief stehen meine Kinder in ihrer Schuld, dass Sie ihnen eine Mutter wiedergegeben haben, deren Pflege sie so bedürfen! Weder sie noch ich werden jemals eine so große Wohltat vergessen. Wie richtig es auch sein mag, seine Gebrechen auszustellen, so glaube ich doch, dass das Wohl der Menschheit mein Zeugnis zugunsten Ihres Heilmittels verlangt, damit diejenigen, die den gleichen Leiden ausgesetzt sind, die Wirksamkeit Ihrer einzigartigen Hilfe nicht verborgen bleibt.«[73]

Die Stimmen ergänzen sich, akzentuieren verschiedene Details und drücken sich sehr ausführlich in unterschiedlichen Hinsichten aus. Geduldig gesammelte oder gezielt gesuchte Zeugenaussagen gewinnen letztlich

---

[71] Gamet, 1772: 272.

[72] Ebenda: 277.

[73] Ebenda: 287-288.

das Vertrauen der Leser. Gamet geht über solche Erzählungen noch hinaus und betont die Vielzahl an Beobachtungen, die zu publizieren ihm nicht vergönnt war, weil die Kranken es nicht über sich brachten, ihre Leiden veröffentlicht zu sehen. Er erwähnt, dass einige ihm erlaubten, ihre Initialen anzuführen, um ihre vollen Namen denjenigen Patienten zu nennen, für deren Behandlung ein persönliches Zeugnis nützlich sein könnte.[74] Die Veröffentlichung dieser Briefe durch Gamet belegt die Bandbreite der Rollen eines Arztes, der auf allen gesellschaftlichen Ebenen agiert und Väter, Mütter sowie Kinder heilt. Durch die Linderung der Leiden eines Patienten gibt er ihn seiner Familie zurück, macht ihn wieder für die Arbeit tauglich, macht ihn zu einem rundum aktiven Mitglied der Gesellschaft.

Die Veröffentlichung gibt sich als Protokoll einer bereits existierenden Praxis aus, vertieft bereits Bewiesenes. Die Praxis selbst bezeugt das Bemühen, den Ruf durch die Patienten selbst zu festigen, weil diese befugt sind, die Kompetenz des Arztes zu beurteilen. Dadurch wird die Unterscheidung zwischen Arzt und Quacksalber verwischt.[75] Am Ende seines Bandes fügt Gamet den Patientenberichten eine Liste mit elf Ärzten und neun »gut beleumundeten« Chirurgen bei und hält fest, dass »nach ihren eigenen Beobachtungen die durch ihre Wissenschaft und ihre Rechtschaffenheit empfehlungswürdigen Doktoren dem König folgende Petition vorgestellt haben«.[76] Gamet lässt sich also seine Behandlungsmethoden durch die Intervention dieser Gruppe autorisieren. Die Theoriebildung beansprucht hier einen Wert, nur insofern sie zu einer Behandlung führt. Es geht nicht so sehr darum, von der Krankheit als vielmehr von der Heilung zu sprechen, und dies eben durch gesammelte Krankheitsberichte von Patienten, deren Typ und Status sich stark unterscheiden. Im Werk wird vorgeführt, wie der Arzt auf die Patienten hört und mit welcher Aufmerksamkeit er die Wirkungen der angewendeten Heilmittel beobachtet.

Der Arzt Claude Revillon, Mitglied der *Académie des sciences de Dijon* [Akademie der Wissenschaften zu Dijon] und der *Société royale de médecine* zu Paris sowie derer zu Macon, nutzt die Briefgattung zu größter Beredsamkeit. Revillon vereint in seinem Werk Briefwechsel und biographische Erzählung. Besonders an seinen 1779 veröffentlichten *Recherches sur les causes des affections hypochondriaques, appelées commune-*

---

[74] Ebenda: 305.
[75] Ramsay, 1988.
[76] Gamet, 1772: 306.

ment vapeurs (dt. *Briefe eines Arztes an einen Hypochondristen*) ist nicht nur das Briefformat, sondern der umfangreiche Verweis auf sein eigenes Leben. Der Text besteht aus über zwanzig Briefen an einen vermutlich imaginären Patienten, dem der Arzt von seiner eigenen Krankheitserfahrung und seiner Suche nach geeigneten Behandlungsmethoden berichtet. Revillon will mit seiner Abhandlung die von den Ärzten nicht ausreichend ernst genommenen »ehemaligen hypochondrischen Mitbrüder«[77] ins Recht setzen. Der Erfolg dieses Werkes wird durch zahlreiche Rezensionen in medizinischen Fachzeitschriften bestätigt, die von der Erstveröffentlichung nicht weniger hingerissen sind als von der Neuauflage sieben Jahre später. Die Zeitschrift *L'esprit des journaux françois et étrangers* [Der Geist der französischen und ausländischen Zeitschriften] bespricht das Buch[78]; das *Journal des savants* beglückwünscht den Autor zur Bemühung, »das Buch der Natur« konsultiert zu haben[79]; dem *Mercure de France* leuchtet die Dringlichkeit einer solchen Abhandlung in einer Epoche ein, wo derartige Krankheiten »noch nie so verbreitet waren«.[80] Das Werk wird auch in England gut aufgenommen, wie Tobias Smollets freundliche Rezension in einer Londoner Zeitschrift zeigt.[81]

Auch hier wird die theoretische Rede durch eine Rede in der ersten Person ersetzt, deren Autorität auf den Umständen ihrer Äußerung selbst beruht: nämlich den Status des Arztes mit der Verpflichtung zu verbinden, Patienten zu beraten, die sich die Leser vorstellen mögen. Revillons Abhandlung besticht dadurch, dass sie jede Behauptung des Arztes zu einer Replik auf einen Brief macht, der im Werk nicht wiedergegeben wird, und den Lesern die Illusion vermittelt, den Platz des vaporösen Adressaten selbst einzunehmen. Eine solche Strategie erlaubt dem Arzt, sich direkt an seine Leser zu wenden und sie einzubeziehen, selbst dann, wenn er die Krankheit darlegt. Aufgrund des Briefformats nimmt er sich heraus, biographische Elemente in großer Zahl wiederzugeben, ohne dies rechtfertigen zu müssen. Er bringt Anekdoten, welche im ganzen Werk als Refe-

---

[77] Revillon, 1781: 27.

[78] *L'esprit des journaux, françois et étrangers*, Bd. IX, XV (September 1786), 106-116.

[79] *Journal des savants*, Juli 1786: 491.

[80] *Mercure de France* (6. Mai 1786): 190-191.

[81] »Critical review« [»Kritische Rezension«], in: *Annals of literature by a society of gentlemen* 51 (1781).

renzpunkte für jede Therapiestufe dienen. Die Erzählung vergangener Erfahrungen wechselt mit allgemeinen Überlegungen ab. Eingeschobene Bemerkungen vermeiden jeglichen professoralen Anstrich und machen den Text lebendig. Obschon Revillon theologische Bezüge vermeidet, wird sein Werk zu einem, das die schmerzvolle Krankheitserfahrung in ihr Recht setzt. Nicht mehr die Argumentation, sondern die Erfahrung fungiert hier als Instanz der Wahrheit. Bei allen Verweisen auf Ärzte, die über das Thema geschrieben haben, stellt der Arzt sich nicht mehr als Gelehrten dar, sondern als ein Mann, der seine Mitmenschen auf der Basis sogar seines eigenen Lebens versteht.

Der Briefschreiber reiht seine Krankheit in die Tradition der Melancholie ein und lehnt jegliche Haftung oder Fehlwahrnehmung ab. Die Melancholie assoziiert er mit Literaten. Er beschreibt ein Gefühl der eigenen Verletzlichkeit, ja sogar Ratlosigkeit. Er folgt keiner chronologischen Ordnung, sondern bringt seine Erfahrungen ein je nach Schwierigkeiten der Patienten. Veränderungen des körperlichen Zustands werden als ständige Quelle der Besorgnis aufgefasst und wiederholter Kontrolle unterzogen. Er sieht die Ursache für Hysterie im verminderten Schwitzen und betont im Vorwort, dass der Patient keine Schuldgefühle wegen seines Zustandes haben solle. Der Vaporöse sei nicht schuldig an dem, was ihm zustösst, vielmehr müsse er die Pathologie als das erkennen, was ihm die Schuld an seiner Schwäche nimmt und ihn mit Zweifeln erfüllt. Das heißt: Der Körper ist schuld an den Irrungen der Seele. Als Beweis dienen ihm Anfälle von Literaten, denen man nicht gut Feigheit vorwerfen könne.[82] Das Leiden zu beschreiben gibt so Gelegenheit, die verbreitete Selbstwahrnehmung der Patienten unmittelbar zu bekämpfen. In diesem Prozess verwandelt der Arzt seine Kompetenz im Bereich des Physiologischen in eine moralische Autorität und übernimmt es, alle von Schuld freizusprechen. Er kommt auf diesen Ansatz zurück, wenn er von seinen Patientinnen spricht und klagt, dass Bildung, männliche Erwartungen und gesellschaftliche Konventionen diese dazu bringen, einen die Vapeurs begünstigenden Lebensstil zu bevorzugen.

Kollegenschelte ist ein weiteres Mittel für den Arzt, die Leser als Komplizen zu gewinnen. Diese bereits von Hunauld angewendete Taktik nimmt mit Revillon ein neues Ausmaß an. Der Briefschreiber geht in sei-

[82] Revillon, 1781: 48-49, 8. Brief.

ner Selbstgefälligkeit so weit, gegen die Ärzte absichtlich die Seite der Kranken zu ergreifen:

»Woher rührt die Wankelmüthigkeit solcher Patienten? Etwa aus gerechtem Unwillen über so viele mißlungene Versuche? Gewiß – Aber wäre es nicht äußerst unbillig, diesen Unglücklichen Mittel aufzudringen, die sie eben dem Übel Preis geben, vor dem sie fliehen? [...] Viele Jahre hindurch war ich so das Spiel der Ärzte und ihren Vorschriften. Am Ende begriff ich aber doch, daß der Grund der Unbeständigkeit, die man für ein echtes Kennzeichen der Hypochondrie ausgibt, weniger in dem Kranken, als in der Unzulänglichkeit der vorgeschriebenen Mittel zu suchen sey. Heilt sie nur, schafft ihnen Linderung, gewiß sie bleiben euch so getreu, wie eure übrigen Kranken. Aber schreibt auch das nicht weiter der Krankheit zu, was eine ganz natürliche Folge eurer mangelhaften Kunst ist.«[83]

Die Ursache für die Unbeständigkeit, jene »Wankelmütigkeit«, die vaporösen Kranken oft vorgeworfen wird, liegt auf einmal in der ärztlichen Inkompetenz. Die Patienten sind entschuldigt und der Briefschreiber macht auf diese Weise geltend, wie sehr die Krankheitserfahrung seinen Blick verändert hat.

Die Abhandlung zieht einer theoretischen Logik die Aussage vor, welche die Effekte der Spontaneität, Rückblenden und Kommentare zum Publikum vereint, wie es eine vertrauliche Darlegung ermöglichte. Der Briefwechsel erlaubt, die Zeitlichkeit in den Austausch einzuführen und den Adressaten zu steuern: »Ehe ich weiter gehe, muß ich erst festsetzen, was man eigentlich unter Transpiration verstehe.«[84] Statt eines systematischen Charakters der Abhandlung nach einem logischen Fortschreiten entwickeln die Briefe sich nach dem eingenommenen Standpunkt des Briefschreibers[85], der Verzögerungen zur Spannungssteigerung einführt. Jeder Brief spielt innerhalb einer Serie seine Rolle und inszeniert das sich im Schreibakt manifestierende Denken. Der Briefschreiber kündigt einen Folgebrief an, in dem er die Ursachen für bestimmte Beschwerden erklären will, und verschiebt dann die Erklärung, weil er seinem Adressaten Zeit zum Nachdenken geben wolle. Der Briefschreiber übernimmt das Wissen

---

83 Ebenda: 26-27, 5. Brief.

84 Ebenda: 45 (8. Brief) [leicht modifiziert, A.d.Ü.].

85 »In dem nächsten Briefe will ich Ihnen beweisen, daß die Wankelmüthigkeit, die man uns vorwirft, blos von der Beschaffenheit des Körpers abhänge.« (Ebenda: 27.)

eines Patienten und nutzt es für neue Beobachtungen. Er bezieht sich auf Fragen, welche dieser ihm gestellt habe, und nimmt regelmäßig die Reaktionen seiner Leser vorweg. So personifiziert Revillon das von ihm mit starker Überzeugung entfaltete Wissen.[86] Die Übertragung von Kenntnissen wird als Prozess dargestellt. Die Briefe legen eine Annäherung zwischen Arzt und Patient nahe, als ob sich im Laufe ihres Austausches Vertrauen eingestellt hätte.

Indem der Briefschreiber die Lektüre von Briefen vorführt, benutzt er eine Reihe deiktischer Ausdrücke, welche seine Aussagen performativ werden lassen. Und da Revillons Abhandlung nur Briefe des Arztes an seine Patienten beinhaltet, können die Leser zwischen den Zeilen eigene Gedanken einschieben, sich ihre eigenen Antworten vorstellen und sich so den Text aneignen. Der Briefschreiber will nicht Gefahr laufen, als Ausnahmefall zu gelten, und beeilt sich auszuführen, dass alle seine Patienten ihm erlaubt haben, die vorgebrachten Hypothesen auf der Basis eigener Erfahrung zu überprüfen.[87]

Auch in der Neuauflage von 1786 liegen den Lesern noch immer nur die Briefe des Arztes vor, allerdings beinhaltet das Werk zwei zusätzliche Briefe. Diese neuen Briefe sind zentral im Werk platziert, während zugleich der Stil vieler anderer Briefe modifiziert wurde. Ganz neue Theorieansätze werden entwickelt, um die Abhandlung den neusten medizinischen Fragen anzupassen. Die Abnahme der Transpiration wird nun als verminderte körperliche Elektrizität angesehen. Tage körperlichen Unbehagens sind Tage abfallender elektrischer Flüsse[88], was Zustände der Mattigkeit, des körperlichen Unbehagens, Schwindelanfälle oder Halluzinationen bewirkt.[89] Solche starken Eingriffe zeigen, dass es sich um eine künstliche Montage handelt und der Autor diese gar nicht verbergen will. Die Zusammenfügung gibt er zu, weil sie für ihn selbst dem Erfolg seines Werkes nicht im Wege steht. Wie bei Hunauld soll der Text weniger als Zeugnis fungieren als vielmehr durch seine Wahrscheinlichkeit wirken. Nun aber

[86] Apostrophen wie »Sie kennen mich und wissen, daß ich mich vor dem Tode nicht fürchte« (Ebenda: 29) sollen als Beweis herhalten. Weiter unten: »Sie werden aus meinem Journale, das ich Ihnen hier beylege, die beträchtliche Verminderung der Ausdünstung an bösen Tagen mit Verwunderung wahrnehmen.« (Ebenda: 32.)

[87] Ebenda: 67.

[88] Revillon, 1786: 97 (Brief XVII). Die erweiterte, überarbeitete Version von 1786 liegt nicht in deutscher Übersetzung vor [A.d.Ü.].

[89] Ebenda: 29-30.

resultieren die Plausibilität der Thesen und ihre Triftigkeit aus der komplexen Rolle, die der Aussage zukommt. Eben darum vervielfältigt Revillon die Sprecher (*locuteurs*).

Bereits mit dem Vorwort nimmt der Erzähler unterschiedliche Rollen an: Vapeurskranker, Arzt und Bewohner einer Provinz mit besonderem Klima. Er attackiert gleich anfangs die Medizinbücher, wo Beweise nur als Theorien auftreten. Vom Vorwort an lässt sich ein Ineinandergleiten der Pronomen beobachten:

»Es gibt einem Vaporösen Trost, wenn er sagen kann: Meine Ängste und ständige Unsicherheiten rühren aus meiner Krankheit her. Mit schwacher Konstitution auf die Welt gekommen, verdirbt meine Phantasie, wenn die körperlichen Ursachen, denen ich wie alle anderen Wesen unterworfen bin, meine Organe, meinen Geschmack, meine Gefühle, meine – manchmal bizarren – Leidenschaften umgestalten; all diese Dinge sind das Ergebnis meiner eigenen Organisation und der Zufälligkeit meines Zustands. Die Vaporösen meiner Provinz wissen, dass der Nordwind und der Nordostwind die Luft säubern, den Himmel aufklären. [...] Sie stärken unser Gewebe und beleben unseren Kreislauf, und [...] schließlich verschwinden in dieser Anlage der Atmosphäre die Wankelmütigkeiten und Ungereimtheiten, die man uns vorwirft; wir gewinnen körperlich an Kraft und werden moralisch ausgeglichener.«[90]

An dieser Briefstelle gleitet der Schreiber vom »Vaporösen« zum »Ich«, das als direkte Rede eingeführt wird und den »Vaporösen« verkörpert, dann weiter zum »Wir«, das den Autor als Vaporösen und »die Vaporösen (s)einer Provinz« umfasst. Man wohnt dem konstanten Oszillieren des Subjekts bei, was eine Verschiebung in den Kategorien und den Typologien impliziert, mittels derer man das Wissen begreift: Die Unterscheidung zwischen Patient und Arzt weicht derjenigen zwischen Leuten aus seiner Provinz und solchen aus anderen, zwischen Vaporösen und anderen. Tatsächlich erscheint kurz danach ein »Ich«, das auf die Biographie des leidenden Revillon verweist, der nicht zögert, diese exklusive Erfahrung zu unterstreichen:

»Ich kann sagen, dass es mir wohl tausend Mal geschehen ist, dass ich unter dem Nordwind zu lesen oder zu schreiben begonnen und diese Beschäftigung mit Vergnügen und fruchtbar aufrechterhalten habe,

---

[90] Ebenda: VIII-IX [*Discours préliminaire* der 2. Ausgabe].

solange er anhielt. Als er aber drehte und aus dem Süden oder Westen kam, merkte ich das sofort an den Schwierigkeiten, den Vorstellungen eines Autors zu folgen und meine damit zu verbinden. Diese Empfindlichkeit kann man nur aufgrund der Vapeurs verstehen.«[91]

Dieses Mal richtet der Briefschreiber sich an die Vaporösen und tut so, als ob nur sie ihn verstünden. Einige Seiten später benennt er – ganz wie Cheyne – Luxus und Müßiggang als Ursachen für die Vapeurs.[92] Man findet ein Männer wie Frauen gleichstellendes »Wir«, das Leser im 18. Jahrhundert anzuziehen vermag. Die Abhandlung bringt auch regelmäßig Verallgemeinerungen über »die Vaporösen«. Der Arzt eignet sich im Aussagen selbst durchgemachter Leiden die Positionen des Patienten an. Er spricht ebenso sehr als Privatperson wie als Arzt. Das Wissen wird in einem Ensemble bewusst gewählter Standpunkte ausgesagt.

Der erste Brief beginnt mit einem ebenso kurzen wie suggestiven Satz: »Glauben Sie mir, es war eine Zeit, wo ich ebenso unglücklich war und unglücklicher noch als Sie es gegenwärtig sind.«[93] Im Brief etabliert der Schreiber einen Vertrag zwischen ihm selbst und dem Adressaten: »Indessen gebe ich Ihnen die Versicherung, diese Briefwechsel sofort abzubrechen, sobald ich nur vermuthen kann, daß er für Sie nicht mehr unterhaltend seyn wird.«[94] Wie bei Hunauld beginnt die Erzählung mit einem imaginären Vertrag, der die Leser in die Rolle von Patienten samt ihrer Erwartungen versetzt. Der Arzt multipliziert die Verweise auf seine Leser, indem er jeden Brief mit »Monsieur«, »mein Herr«, einleitet und so den rhetorischen Gebrauch der Anrede vermehrt.

Das Werk beruht auf einem gelehrten Oszillieren zwischen dem leidenden »Ich«, dem Patienten-»Ich«, dem Arzt-»Ich« und dem schreibenden »Ich«. Es beschreibt die Pathologie anhand seiner Erfahrung und gesammelten Kenntnisse. Das »Ich« impliziert nach Benveniste eine Zeugenschaft.[95] Und indem der Arzt sich als Sprecher (*locuteur*) konstituiert, konstituiert er seine Leser als Gesprächspartner (*interlocuteur*). Er richtet sich direkt an sie und impliziert die Möglichkeit einer gleichartigen Rückkehr vom »Ich« zum »Sie« als Adressaten der Briefe und darüber hinaus

---

[91] Ebenda: XIII [*Discours préliminaire* der 2. Ausgabe].
[92] Ebenda: XV.
[93] Ebenda: 1.
[94] Ebenda: 4.
[95] Benveniste, 1977: 289-290 (Kap. 21: »Über die Subjektivität der Sprache«).

als Leser der Abhandlung. Revillon zieht seine Autorität gezielt eben daraus, dieses doppelte »Ich« zu sein, das eine Erfahrung bezeugt und zugleich Krankheiten im Namen des Fachwissens benennt. Der Arzt vervielfältigt die Porträts, in denen die Patienten sich wiedererkennen können: »Ich habe eintausend Mal dieses Zusammenziehen der Kehle empfunden, Monsieur. Ich war gezwungen, mich mitten in der Nacht zurückzuziehen, ging auf unsere Quais und unsere Stadtmauern, um atmen zu können. Ich fühlte mich in meinem Zimmer am Ersticken und fürchtete umzukippen.«[96] Er betont, dass seine eigene Erfahrung ihn erst in die Lage versetzt habe, die Anfälle der Vaporösen zu porträtieren: »Ich sehe schon voraus, daß Sie sich im ersten Gemälde erkennen, und das zweyte kann Sie in den Stand setzen zu urtheilen, ob ich richtig gezeichnet habe.«[97] Er bekennt, Fälle von gut beleumundeten Beobachtern in seinen Briefwechsel zu übernehmen, was er damit rechtfertigt, nicht alle Symptome am eigenen Leib erfahren zu können und eine vollständige Sicht auf die Pathologie präsentieren zu wollen. Dennoch erscheinen diese sämtlich in der ersten Person Singular, und die Leser müssen unweigerlich alle Anekdoten Revillon zuschreiben. Die Pathologie wird mit Symptomen gezeichnet, die für alle ausreichend flexibel sind.

Bei den weniger schmeichelhaften Anmerkungen zu den Hypochondern verlässt der Briefschreiber die intersubjektive Verbindung und spricht von den Patienten in der dritten Person Plural: »Die ganze Natur erscheint diesen Unglücklichen [Vaporösen, A.d.Ü.] in Trauer gehüllt und die reizendsten Gegenstände stellen sich ihren Augen unter den trübsten Farben dar. Unaufhörlich um ihr Daseyn besorgt, dessen Zerstörung sie doch öfters wünschen, werden sie von der grausamen Verzweiflung gepeinigt.«[98] Das Demonstrativpronomen »diese« beschleunigt nur die Entfernung und betrachtet die Vaporösen im Abstand des Mitleids. Der Briefschreiber spricht anschließend mit der analytischen Distanz der dritten Person Singular, wenn er auf die kritischsten Momente der Krankheit zu sprechen kommt sowie auf die Fälle, bei denen die Vapeurs durch eine fragwürdige Lebensweise hervorgerufen wurden: »Betrachten wir derzeit den Vaporösen so, wie er ist, das heißt: als ein schwaches Wesen, entweder durch anfängliche Organisation oder später in der Konstitution geschwächt

[96] Revillon, 1786: 20 (5. Brief).
[97] Revillon, 1781: 11.
[98] Ebenda: 12 (3. Brief) [leicht modifiziert, A.d.Ü.].

durch langes Wachen, durch Vergnügungen, schließlich durch große Leidenschaften, und wir haben den Grund für seinen ungleichmäßigen, gehemmten oder matten Kreislauf. Das reicht aus, um ihm die notwendige Menge an Flüssigem zu nehmen und ihn nur schmerzhaft existieren zu lassen.«[99] Briefschreiber und Adressat stehen dieses Mal auf Seiten der Beobachter. Das »Wir« vereint hier den Arzt und seinen Gesprächspartner (*interlocuteur*) und alle, die sich für die Vaporösen interessieren. Das »Ich« erscheint regelmäßig als derjenige, der kontrolliert, nachdenkt, sich in kontinuierlichem Bezug zu einem »Sie« als seinem Gesprächspartner (*locuteur*) positioniert, den er um eine Meinung bittet, den er unterstützt und dessen Reaktionen er vorwegnimmt. Es organisiert die Schritte seiner Argumentation, deutet an, was er auswählt und sich vornimmt, antizipiert die Reaktionen seiner Leser und kommentiert seine Wortwahl.[100] Der Briefschreiber spricht seinen Adressaten innerhalb der Briefe an und macht ihn zu seinem Zeugen.[101] Er richtet sich an ihn, als ob das erlebte Leiden eine Komplizenschaft, Sympathie oder Nähe zwischen ihnen geschaffen hätte. Im Tonfall einer Plauderei empfiehlt er ihm Bücher und lässt ihn an eigenen Eindrücken teilhaben. Er räumt sogar die Möglichkeit ein, sich getäuscht zu haben und behält sich vor, eine Widerlegung zu akzeptieren, wenn man ihm Beweise für seinen Irrtum vorlegt.[102] Nun wäre es wirklich schwierig, die Ungenauigkeit seiner Behauptungen zu überprüfen, denn alles basiert auf einer Idiosynkrasie, auf gelebten und vergangenen Erfahrungen. Der Arzt betont dieses diskursive Verhältnis mit einer ganzen Reihe von Haltungen zum ausgesagten Wissen: Mitleid, Bewunderung, Überraschung oder Besorgnis, Sicherheit oder Unsicherheit, aber auch Ironie und Misstrauen.

In der zweiten Auflage von 1786 fügt Revillon am Ende des Bandes zwölf Tabellen mit meteorologischen Beobachtungen hinzu, auf Aufklapptafeln in den Abmessungen dreißig mal fünfzig Zentimeter. Für jeden Tag des Monats werden dreimal pro Tag Angaben zu Temperatur, Luftdruck, Luftfeuchtigkeit, Elektrizität der Luft, Windrichtung, Zustand des Himmels sowie Zustand eines Vapeurskranken in derselben Zeile vermerkt. Der Zustand des Kranken variiert je nach den genannten Parametern

---

99 Revillon, 1786: 27 (Brief VI, neu hinzugefügt).

100 Ebenda: 35.

101 Ebenda: 38, 41, 62.

102 Revillon, 1781: 4.

zwischen »leidend«, »schwach«, »recht gut« und »besser«. Für den Arzt beeinflussen all diese Parameter die Elektrizität in der Luft, die ihrerseits die Transpiration beeinflusst.[103] »Wenn sie wachen Sinnes sind«, schreibt er über die Vaporösen in seinem Vorwort, »können sie durch ihre moralische und physische Disposition beim Aufwachen den Wind erkennen und ansagen, der sich am Horizont erhebt«.[104] Der Arzt nimmt seinen Körper als ersten Untersuchungs- und Erfahrungsgegenstand. Der Arzt ist gewillt, eigene Anfälle von Unwohlsein zu provozieren, um seine Hypothesen zu untermauern. Dazu dient auch ein Auszug aus dem »Tagebuch, das ich über den Zustand meines Körpers, in Rücksicht auf die Ausdünstung und den Einfluß der Witterung vom 30. März 1776 an geführt habe«.[105] Hier vermerkt der Arzt viermal am Tag sein Gewicht, die Gewichtsverluste und seine »Ausdünstung«. Zur Sprache der Autobiographie gesellt sich so die Darlegung von Zahlen, welche die Gültigkeit einer Erfahrung dadurch belegt, dass sie dem Gemessenen einen unparteiischen Charakter verleihen. Die Neutralität der Zahlentabellen überlagert die subjektive Darstellung des Leidens und bietet so zwei Schreibweisen für zwei Annäherungen an die Pathologie an. Indem der Erzähler seine eigenen Unwohlseinsanfälle provoziert, macht er die Figur des Arztes zum Opfer.

Jenseits der für das späte 18. Jahrhundert charakteristischen Faszination für wissenschaftliche Instrumente lassen sich Revillons Experimente als neue Aufmerksamkeit für den Körper als solchen interpretieren.[106] Mit geeigneten Nahrungsmitteln kann der Kranke meteorologische Abweichungen kompensieren und gesundbleiben. Der Briefschreiber erstellt dazu eine lange Liste mit Ratschlägen. Zum Beispiel bekräftigt er, dass der beste Augenblick zur Körperertüchtigung der Morgen sei, wenn die Transpiration am besten funktioniere und nicht von einer übermäßigen Verdauung gestört werde.[107] Auch rät er zum Genuss von Brot und Wein zum Frühstück, was Kräfte verleihe, ohne den Magen zu belasten. Er empfiehlt schließlich, um 6 Uhr morgens aufzustehen und um 10 Uhr

---

[103] Revillon, 1786: 19-20.

[104] Ebenda: XIII.

[105] Revillon, 1781: 95-120.

[106] Experimente am eigenen Körper wurden schon vor dem 18. Jahrhundert vorgenommen (Dacome, 2012). Zur Entwicklung des Selbstversuchs im 18. Jahrhundert siehe Golinski, 1999; Steinke, 2005: 127-164; Gooding / Pinch / Schaffer, 1989. Siehe auch Licoppe, 1996.

[107] Revillon, 1781: 84 (13. Brief), 92-93 (14. Brief).

abends zu Bett zu gehen.[108] Sowohl Krankheitserfahrung wie Experimentierkunst erlauben jeweils, über die möglicherweise heftigen Symptome und den Widerstand des Körpers dagegen Bescheid zu wissen.

DIE KONSULTATION PER KORRESPONDENZ

Mit seiner Abhandlung in Briefform übernimmt Revillon eine bei berühmten Ärzten etablierte Praxis zum Vorbild: George Cheyne, Esprit Calvet, Théodore Tronchin, Samuel-Auguste Tissot, Robert Whytt oder auch Pierre Pomme behandelten auf diese Weise ihre Patienten, die sie in vielen Fällen nie persönlich trafen.[109] Die in Archiven aufbewahrten Briefwechsel lassen vermuten, dass diese etablierte Praxis sich gegen Ende des Jahrhunderts noch steigerte.

Bei der Untersuchung dieser Konsultationsform sieht der Historiker sich mehr denn je mit einer Unregelmäßigkeit der Quellen konfrontiert, die ihm Analyse und diesbezügliche Schlussfolgerungen erschweren. Ihm bleibt nur, ein Inventar des noch Vorhandenen aufzustellen. Der Austausch zwischen Patient und Arzt lässt sich nicht analysieren, weil oft Briefe nur von einer Seite erhalten sind: in Tronchins Fall Arztbriefe, bei Pomme und Tissot hingegen Patientenbriefe. Natürlich kann man in diesen selektiven Archiven eine Auswahl sehen, die der Gebrauch von Briefen bedingt: Tronchin, dem wenig an Veröffentlichungen lag, schrieb seine eigenen Briefe mitsamt der Verordnungen ab, um die Fortschritte der Behandlung zu beurteilen. Pomme und Tissot, die beide mit Veröffentlichungen zur Behandlung von Nervenkrankheiten zu Ruhm erlangten, entwickelten in Frankreich ein erstes Patientennetz, ein zweites über ganz Europa. Es ist anzunehmen, dass sie die Briefe ihrer Patienten als eine Serie von Fällen aufbewahrten, um sie für ihre Bücher heranziehen zu können. Oft sind die Briefe an Tissot Bündel eng beschriebener Blätter. Manchmal schildert der Briefschreiber geduldig ein zweites oder drittes Mal seinen Fall, in

108 Ebenda: 92-93 (14. Brief).

109 Zur »Konsiliarkorrespondenz« siehe Wild, 2006; Barras / Hächler / Pilloud, 2004; Barras / Rieder, 2001; Rieder, 2010. [Marion Maria Ruisinger (*Patientenwege. Die Konsiliarkorrespondenz Lorenz Heisters (1683–1758) in der Trew-Sammlung Erlangen*, Stuttgart: Steiner, 2008, 20-36) spricht von »Praxis per Post«, A.d.Ü.]

einem ebenso ausführlichen Brief wie zuvor, wenn auch komplett umformuliert, und erinnert so den Arzt daran, dass er nicht geantwortet habe. Gelegentlich bittet der Briefschreiber um die Aufbewahrung des Briefes, da er schon ahnt, dass die Behandlung sich über mehrere Stufen hinziehen wird.

Zahlreiche Patienten liefern ihren Ärzten äußerst detaillierte Berichte, als ob sie erst durch das Leiden ihren Körper entdeckten. Man wird Zeuge einer Schreibarbeit, deren Gegenstand Empfindungen sind. Die körperliche Unordnung führt in diesen Briefen dazu, die Besonderheiten eines Werdegangs besser zu verstehen, aber auch Fehler in der Erziehung, Lebensweisen oder Sitten. Meistens sind die schreibenden Patienten Adelige, manchmal Bürgerliche oder Angehörige des Klerus: Männer und Frauen, die am Hofe oder in Kleinstädten leben. Maillebois de Sourches, eine Frau aus Le Mans, schreibt an Pomme wegen ihres steifen Kiefers und erläutert: »Acht Tage verspätet ist gestern meine Periode gekommen. Am ersten Tag hatte sie Mühe, sich zu entscheiden; gegenwärtig kommt sie stark«, und fügt sogleich hinzu: »Ich befürchte, dass Sie dieses Detail recht unverständlich finden, weil ich normalerweise meine Gebrechen nicht auf brieflichem Wege mitteile. Wenn Sie hingegen davon etwas verstehen, bitte ich Sie, Monsieur, mir mitzuteilen, ob ich etwas an meiner Diät ändern muss oder ob ich weiterhin die gleiche Menge an ungesalzener Kalbsbrühe wie sonst trinken soll.« Um die Verschreibungen ihres behandelnden Arztes, der Pomme bekannt ist, zu vervollständigen, schlägt eine andere Frau aus Besançon vor: »Um all meine Beschwerden zu beenden, wäre es vielleicht vorteilhaft, mir einige Monate lang ein halbes Dutzend Blutegel am Hintern anzusetzen, acht Tage vor meiner Periode und zehn Tage nach diesen ersten Blutegeln.« Ein Pfarrer aus Bessey in der Dauphiné schreibt ihm am 20. Juli 1770 und beginnt seinen Brief wie folgt: »Da die Lektüre Ihrer Abhandlung über die Vapeurs eine äußerst hohe Wertschätzung des Autors in mir hervorrief, führt mich die Hoffnung auf Heilung unwiderruflich zum Entschluss, Ihnen mein vollstes Vertrauen zu schenken. Ich sehe Sie schon als Wiederhersteller einer völlig ruinierten Gesundheit.« Er schließt mit folgenden Worten: »Ich bin zur Reise nach Arles entschlossen. Ich glaube mich dazu imstande, weil ich jeden Tag auf den Beinen bin und oft zu Pferde, was gut geht. Mein Austausch mit Ihnen wird mir äußerst wohltun. Ich betrachte ihn als Schritt zu meiner Heilung. Teilen Sie mir bitte mit, wann und wie ich reisen soll. Ich erwarte voll Vertrauen Ihre gnädige Einwilligung und eile, Sie persönlich meiner aufrichtigsten und respektvollsten Hochachtung zu versichern, mit der ich die Ehre habe, usw.«[110] Beim Schreiben entwickelt der Patient die Vorstellung von der Koinzidenz zwischen Unterredung mit dem Arzt und Heilung, zwischen Lektüre und dem ersten Wort, das die Behandlungsakte einleitet und das Ende der Krankheiten nach sich zieht. Die Briefe, die oft von Adeligen geschickt werden, belegen größte Demut gegenüber dem Arzt. Zahlreiche Patienten sind begierig, ihren Körper kennenzulernen, und schützen keineswegs Passivität oder Unwissenheit vor. Die Berichte ihres Leidens, ihrer Fortschritte, vorübergehender Stillstände und Rückfälle sind ausgezeichnete Quellen über Gefühle und Wahrnehmungen von Individuen. Die Beschreibung ihrer Beschwerden liefert den Vorwand, eine besondere Erfahrung zu einem Text zu verarbeiten. Über ihr Verhältnis zum Arzt nehmen die Patienten die Pathologie an. Bestimmte Patienten nehmen mittels der Niederschrift ihres Falles aktiv am Erstellen einer Diagnose und einer Verhandlung der für sie notwendigen Therapie teil. Sie sind sogar begierig, neue Therapien zu erproben, indem sie einige davon ihren Ärzten vorschlagen und andere mit ihnen verhandeln, und versichern dabei ihre aktive Mitwirkung. Durch das Schreiben an ihren Arzt werden sie in der Sprache ihres Körpers wieder habhaft. Die Briefe sind ein Raum, in dem man Affektionen im eigenen Namen indiziert und sich eine Pathologie aneignet, um davon zu genesen.

Es sind nicht immer die Patienten selbst, die schreiben, man schreibt für sie. Eine Frau schreibt für den Verwalter von Madame de Chanterelle und erkundigt sich ungeduldig nach den Verschreibungen ihres Chirurgen, der Aderlass und Purgieren im Wechsel vorsieht. Ein Major der Kavallerie namens Dehaussay schreibt regelmäßig für eine Verwandte, in deren Namen er Pomme um ein Zeichen der Nachsicht bittet, ohne jedoch das für die Heilung Nötige vorzuenthalten. Das bezieht sich zunächst auf die Verschreibung von Bädern, denen die Patientin sich kategorisch verweigert. In einem späteren Brief ist diese Stufe überwunden, und der Briefschreiber erzählt seinerseits, wie er die Patienten täuscht, indem er ihren Wein mit Wasser verdünnt. Er bekennt, bei bestimmten Verschreibungen Pommes zu zögern, etwa derjenigen, bei der man sich kaltes Wasser über das Haupt schütten solle: »Wenn wir zu widersprechen wagen, was uns sehr schwer-

110 Die folgenden Zitate entstammen Briefen, die sich allesamt im Stadtarchiv von Arles (Archives municipales d'Arles) befinden unter der Signatur »M 2541«.

fällt, so kann doch die Erregung, in die wir sie stürzen, ihr nicht mehr schaden als jene vielen Heilmittel, die wir ihr verabreichen.« Diese Briefe sind Verhandlungsräume, in denen man eine drastische Therapie mildert oder über das Vorkommen bestimmter Symptome wacht.

In solchen Texten spielt verständlicherweise die Erzählung des Leidens – Gesagtes wie Unausgesprochenes – eine bestimmende Rolle. Und während man einerseits aus all diesen Veröffentlichungen eine zunehmend spezifischere Sprache erscheinen sieht, wächst andererseits die Fülle der in Briefen mitgeteilten Fälle enorm. Oft drückt sich brieflich eine Entschlossenheit aus, keine Information zurückzuhalten, wobei die Überfülle an Details die Bescheidenheit der Briefschreiber anzeigt, die es dem Arzt nicht abnehmen wollen zu entscheiden, was als Zeichen gilt. Es ist auch der Versuch, die Wahrheit des Körpers abseits der Vorurteile eines eingeübten Blicks zu berühren. Dies belegt etwa ein Brief eines Monsieur Bon aus Perpignan an Tissots Lausanner Anschrift, eine junge Frau betreffend.

»In der Folge haben mich ihre Eltern beauftragt, Ihnen den Bericht ihrer Krankheit in allen Details zu übermitteln. Meine Feder haben Sie derjenigen der Fachleute vorgezogen. Jene können es kaum verhindern, ihre eigene Meinung durchblicken zu lassen und die Dinge so zu schildern, wie sie sie sehen. Ich werde nicht in diese Falle tappen, Monsieur. Der Bericht, den ich die Ehre habe, Ihnen zu übermitteln, setzt sich aus dem zusammen, was ich sah, was die Eltern der Patientin, die sie nicht aus den Augen lassen, beobachteten, und was die Kranke selbst fühlte. Um keine interessanten Details auszulassen, bin ich der Weitschweifigkeit verfallen, aber diesen Fehler werden Sie mir sicherlich mit Rücksicht auf meinen Beweggrund verzeihen.«[111]

Der Wunsch nach Anerkennung seiner Kompetenz könnte einen Arzt dazu führen, bestimmte Symptome zu unterschätzen, um leichter eine Diagnose aufzustellen und den Zuspruch eines berühmten Kollegen zu erhalten. Der Berichterstatter hingegen stellt sein Unwissen als Stimme der Unschuld aus, als ob nichts die Reinheit seiner Absichten korrumpieren könne. Die Abwesenheit jeglicher Ambition und jeglicher Parteinahme wird zum sichersten Pfand der Richtigkeit seiner Erzählung.

---

[111] Brief von Monsieur Bon, mit Absender: Perpignan, rue des Cordeliers [Schuhmacherstraße], 16. April 1790, BU Lausanne, Fonds Tissot [UB Lausanne, Sammlung Tissot] 144/050235.

Zahlreiche Ärzte bestehen auf der Notwendigkeit, den Patienten seine Erziehung, seine Geschichte und seine Gewohnheiten durchgehen zu lassen, um die Pathologie und ihre Ursachen zu bestimmen. Da zahlreiche Ärzte multiple Ursachen für hysterische und hypochondrische Affektionen in Betracht ziehen, entscheidet die Begegnung mit dem Patienten darüber, welche anzuwendenden Therapien verschrieben werden. Es hat den Anschein, als ob bei der Ausarbeitung eines solchen Krankenberichtes alles gesagt werden müsse, als ob alles eine Rolle spiele. Allerdings ist die Konsultation durch Briefe nicht immer einfach. Nimmt sich der Patient die Freiheit heraus, an seinem Hausarzt vorbei einen berühmten Arzt direkt zu konsultieren, bekommt er gelegentlich eine Abfuhr. In der 55. Konsultation von Barthez' *Recueil de consultation* [Sammlung von Konsultationen] macht der Arzt dem Kranken eine klare Ansage: Er könne weder präzise von seinem Übel sprechen noch Wiederholungen vermeiden. Und Schreiben ermüde den Patienten, weshalb er sich also in die Obhut der ärztlichen Autorität begeben müsse.[112]

Wie bei seiner Berühmtheit nicht anders zu erwarten, taucht der Name Théodore Tronchin in den Briefwechseln von Voltaire, Jean-Jacques Rousseau, Denis Diderot, Réné-Antoine Ferchault de Reaumur, des Grafen Buffon, von Louise d'Épinay und Melchior Grimm auf.[113] Er ist auch oft in den Satiren präsent, die Spott über jene Pariserinnen ausgießen, die zu Tronchin eilen. Er verdankt jedoch die Anerkennung seiner Zeitgenossen weder den von ihm geschriebenen Werken noch den von ihm erfundenen Therapien, sondern seinem Geschick, das Vertrauen von Patienten und Patientinnen zu erringen. Wie man seinem Briefwechsel entnehmen kann, bittet er sie dann, ihm ihren Gemütszustand, ihre Sorgen und ihre Schmerzen zu offenbaren. Das zeigt etwa einer seiner Briefe an Madame de Belzunce:

---

112 Paul-Joseph Barthez, Consultations médicales [Medizinische Konsultationen], Manuskript, Archives de la Bibliothèque du Patrimoine, Médiatheque de Montpellier [Archiv der Bibliothek des Kulturerbes, Mediathek Montpellier]. Juan Rigoli (2001: 386) hat diesen Aspekt bereits unterstrichen und diesbezüglich die Definition des Wortes »Befragung« (»interrogation«) in Panckouckes *Dictionnaire des sciences médicales* [Wörterbuch der medizinischen Wissenschaften] kommentiert.

113 Théodore Tronchin (Genf 1709-Paris 1781) war im 18. Jahrhundert einer der berühmtesten Ärzte Europas. 1766 wurde er Leibarzt des Herzogs von Orleans und ließ sich in Paris nieder. Condorcets Trauerrede lobt seine Wohltätigkeit gegenüber Armen. Siehe auch Voltaire, 1950; H. Tronchin, 1906.

»Ich sehe, Madame, dass ich auf Ihre Bescheidenheit antworte und Ihnen nicht mehr widerstreite, sonst müssten wir immer wieder neu anfangen, sobald Sie mir die Gnade erweisen zu schreiben und wiederholen, Sie wüssten nicht, ob ich noch wisse, dass es Sie gibt. Dieser Vorwurf, Madame, bedrückt mich, selbst wenn ich ahne, dass Sie ihn nicht mir allein machen, angesichts der Leichtigkeit, mit der er Ihnen aus der Feder fließt, was mich jedoch umso mehr erschreckt. Ich nehme es nicht leicht hin, Madame, dass Sie in Bezug auf Ihre Gesundheit schweigen. Aber Sie sind es, die verstehen müssen, Sie müssen mein Interesse anerkennen. Wenn es wiederum Ihre Eigenheit ist, mich niemals zu verstehen, dann täte mir das sehr leid, weil sie darum leiden müssten. Der Vorwurf der Vergesslichkeit betrifft mich weniger, daran leide nur ich, und so Gott will, werde nur ich daran leiden. Ihren Brief habe ich mit aller gebührenden Aufmerksamkeit gelesen. Man erkennt daraus weniger Widerstand, zugleich eine immer noch sehr große nervliche Angespanntheit, und dass die daraus resultierenden Winde immer noch wie früher unpässlich sind. Ich hoffe, vielleicht weil ich mit ganzem Herzen wünsche, dass Ihre vorigen großen Beschwerden nicht mehr bestehen. Unter allen Ursachen, Madame, ist Ihre Empfindlichkeit, fürchte ich, am schwersten zu bekämpfen. Sie haben mir darüber nie irgendeine Aufklärung zuteilwerden lassen, obgleich das keineswegs unwichtig gewesen wäre, weil es die Natur und die Ursachenkenntnis erforderten. Im Übrigen brauche ich keine Details, sondern muss nur wissen, ob Sie Beschwerden hatten. Dieses Interesse, Madame, brauche ich zu Ihrer Heilung, was Sie sich jedoch nicht vorstellen können, weshalb ich hier darauf bestehe. Das Gesetz des Schweigens, das Sie sich auferlegt haben, indem Sie mir dazu keine Antwort gaben, darf Sie nicht übersehen lassen, dass ich mit Achtung sage und wiederhole, dass die Beschwerden das sind, was Sie am meisten zu befürchten hatten und haben werden. Mir scheint, eine schöne und bescheidene Seele wie Ihre wird mir diese Überlegung nachsehen, wenn ich denn überhaupt eine haben darf. Dieser Vorteil kommt Menschen zu, die wie Sie denken und auch so handeln. Ich fürchte jedoch, dass Ihre übermäßige Bescheidenheit Ihnen diesen Vorteil verbirgt, der Ihnen gleichwohl nützt, und der Tod selbst, Madame, kann dies nicht aufheben. Ich schließe aus alldem, dass die physischen Heilmittel unzureichend sind, wenn Sie nicht die moralischen hinzunehmen, wozu Ihnen Ihre Tugend verhelfen wird. Was die ersteren betrifft, die in meine Kompetenz fallen, so möchte ich Sie an die Vorschriften erinnern, die wir ausgemacht hatten, und an denen ich nichts ändern möchte, außer die einzunehmenden Mittel betreffend. Morgens, mittags und abends nehmen Sie, Madame, über drei Monate hinweg, jeweils eine halbe Stunde vor den Mahlzeiten, drei der neuen Pillen, sowie zwei Löffel des neuen Tranks dazu. Ich hoffe, dass Sie unter keinem Vorwand verhindert sind, selbst wenn Sie dazu Anlass sehen, mir Neuigkeiten über Sie zu übermitteln. Mir scheint, dass Sie mir diese Gefälligkeit, Madame, schuldig sind, sowie dem lebhaften Interesse, der besonderen Hochschätzung und dem tiefen Respekt, den ich für Sie hege.«[114]

Im Briefwechsel wird das Interesse nachgefragt, das der Arzt zu schätzen wissen soll und auch passend beantworten muss, sowohl aus der Position des Wissens heraus wie der des Vertrauten. Die ärztliche Verschwiegenheit wägt die Worte genau. Nach der Lektüre einer von Tronchin empfohlenen Behandlung kann man die Rolle des Arztes im Angesicht einer von Vapeurs betroffenen Patientin besser verstehen.

»1. Wenn Sie sich über alle Abführhilfen auslassen, die es gibt, setzen Sie einigermaßen grob ihre Lebensweise nicht mit der von Paris gleich, sondern mit der Natur. Durchwachte Nächte, überhitzte Räume, Herumliegen (*le lict*) und lange Ketten sind vier Klippen, die es zu umschiffen gilt. Sie sollten täglich drei kleine Mahlzeiten, vorzugsweise mit einfacher, aber fester Nahrung einnehmen. Rinderbraten ist besser als alles andere, und verdünnter Wein in mäßigen Mengen sollte ihr gewöhnliches Getränk sein.
2. Ein Leben mit mehr Bewegung ist für Ihre Heilung notwendig, und wenn Sie keine Kutsche benutzen können, Madame, dann sollten Sie sich eine häusliche Übung ohne störenden Apparat ausdenken. Das muss man nur wollen. Bei einem Leben im Sitzen ist Heilung nicht möglich. Neun Stunden im Bett und sieben Stunden Schlaf erlaube ich Ihnen; mehr nicht.
3. Morgens und abends, besonders aber morgens, sollte der ganze Körper während einer halben Stunde mit einem Flanelltuch abgerieben werden, um gegen Erkältungen gewappnet zu sein.
4. Sie beehren mich mit der Mitteilung, dass Sie sich bis auf ihr Leid glücklich fühlen. Da muss ich Ihnen nichts über Kümmernisse sagen und

---

114 Théodore Tronchin, Registre de Consultations [Konsultationsregister] (1756-1759), Brief an die Comtesse de [Gräfin von] Belzunce, 1758, 119-122, Bibliothèque de Genève, Manuscrits, Archives Tronchin [Genfer Bibliothek, Manuskripte, Tronchin-Archiv], 204.

kann Sie nur beglückwünschen, vorsichtig zu sein. Ihr Gemütszustand gibt mir eine gute Auffassung von Ihrer Seele, und vielleicht interessiert mich dies besonders.
5. Schließlich sollten Sie vier Pillen A und zwei Löffel des Tranks B dazu wie folgt einnehmen: drei Monate lang dreimal täglich, eine halbe Stunde vor dem Frühstück, dem Mittagessen und dem Abendessen. Das ist die Dosis für den ersten Monat. Im zweiten kommt ein Löffel hinzu, im dritten ein weiterer. Machen Sie sich bitte die Mühe und geben Sie mir Nachricht von Ihnen! Ich wage zu sagen, dass Sie dies meinem Interesse schulden, das ich an Ihrer Heilung habe, und das nicht geringer ist als der Wunsch, Sie kennenzulernen, und das Bedauern, Sie in Paris nicht getroffen zu haben.«[115]

Hier geht es nicht darum, einen Arzt des Opportunismus zu bezichtigen, weil er statt Aderlass die Entfernung von bequemen Sesseln und einige Löffel Trank verschreibt. Tronchin beweist in dieser wie in vielen anderen Verschreibungen, dass die erste Sorge des Arztes darin besteht, dem Körper keine Gewalt anzutun. Lange bevor die Ausdrücke Hygiene und Disziplin den medizinischen Diskurs beherrschen, fördert er die tägliche Aufmerksamkeit auf den Körper.

Während der Arzt die Pathologie des Körpers als ein Anzeichen schlechter Gewohnheiten, Fehler oder Störungen des Patienten in eine Theorie giesst, erkennen die beunruhigten Leser sich darin wieder und warten nun auf die Symptome, deren Beschreibung sie bekommen haben. Sind ihre eigenen Beschwerden, diese unangenehmen Empfindungen, nicht etwa auch Symptome einer hysterischen oder hypochondrischen Krankheit? Wie steht es um ihre Körper? Sind sie etwa selbst vaporös? Und hier laufen die Leser in die Falle der Wahrheitsmacht des Diskurses. Diese befragen ihre Schmerzen und denken an diverse Exzesse, denen sie sich möglicherweise hingegeben haben: Vielfach sind sie Verführungen erlegen, haben beim Essen über die Stränge geschlagen, haben freizügige Sitten oder sogar Selbstbefriedigung praktiziert und fragen sich nun, ob dies die Quellen ihrer Beschwerden sind.[116] Der Arzt drängt seine Patienten dazu,

---

[115] Théodore Tronchin, Registre de Consultations [Konsultationsregister] (1756-1759), Brief an die Comtesse de [Gräfin von] Beaujeu Pary, 1758, 125-127, ebenda.

[116] Tissot, 1760. Die Entwicklung einer Geschichte der Sexualität hat eine wachsende Anzahl von Artikeln und Werken zum Thema hervorgebracht: Wagner, 1988; Jordanova, 1987, 1999; Groneman, 1994; Vila, 1998; Stolberg, 2004.

auf ihren Körper zu horchen. Er lehrt sie auch, über die dem Körper gewidmete Aufmerksamkeit ihre Seele zu befragen. Ist er nicht auch Verführungen erlegen? Hat er seinen Körper nicht auch zum eigenen Vergnügen verbogen? Der umfangreiche Briefwechsel, in dem männliche Opfer der Vapeurs Tissot ihre Selbstbefriedigungspraktiken eingestehen, ist hinreichender Beleg dafür, wie sehr die Leser ihre eigenen Beschwerden im Licht der ab der zweiten Hälfte des 18. Jahrhunderts veröffentlichten Abhandlungen lasen.[117] Die Leser erkennen darin den Ursprung ihrer physiologischen Beschwerden und glauben, ihre Schuld zugeben zu müssen. Ein gewisser Dauphin, Anwalt am Hofe, schickt 1772 eine lange Denkschrift an Tissot und zögert nicht, sich selbst der Libertinage zu bezichtigen und darin die Quelle seiner gegenwärtigen Beschwerden zu sehen.[118] Ein Offizier der Garnison in Besançon namens Thomassin schreibt am 28. März 1776 an Tissot:

»Ich bin ein paar Monate über 20 Jahre alt und leide seit meinem 13. oder 14. Lebensjahr an nächtlichen Pollutionen. Diesen fatalen Sommer hindurch habe ich gleichwohl gemerkt, wie mein Herz sich schrittweise verhärtete, ich habe deswegen gezittert und heiße Tränen vergossen. Im August und September führten deswegen Vapeurs, die zweifelsohne meine Empfindlichkeit beeinträchtigt haben, bei mir zu Krisen. Am Ende dieser Gemütsverkehrung verbrachte ich den folgenden Winter in melancholischer Apathie und mit kalten Schultern, was noch immer anhält, ebenso wie die Gewohnheit der Pollutionen.«[119]

Weil er keine Antwort erhielt, schrieb Thomassin zwei Monate später erneut und schickt einen noch detaillierteren Bericht ein:

»Die Natur selbst hat mich (derzeit 21 Jahre alt) seit dem Alter von 12 oder 13 Jahren durch nächtliche Pollutionen zu erschöpfen begonnen. Das geschah unwillkürlich bis zum Alter von 16 Jahren. Erst dann wurde ich gewahr, warum mich jene unregelmäßigen Bewegungen am Ende meiner Träume heimsuchten: Ich habe diese Bewegungen aufmerksam

---

117 Quinlan, 2008: 33-42.

118 Dauphin, Advokat bei Gericht, aus Aups par Barjols, 1772, BU Lausanne, Fonds Tissot [UB Lausanne, Sammlung Tissot] 14401·07·05. Dieses Manuskript wird zitiert in: Arnaud, 2012.

119 Thomassin, Offizier in der Garnison Besançon, 28. März 1776, Manuskript, das Tissot »Polution« betitelt hat, BU Lausanne, Fonds Tissot [UB Lausanne, Sammlung Tissot] 144/021G8f1776.

beobachtet und mich nach Besichtigung meines Bettes der Selbstbefriedigung bezichtigt. Diese Beschuldigung eines Verbrechens, dessen ich nicht gewahr wurde, hat meinen Geist alarmiert und besetzt. Kaum erwachsen, hat sich das Geheimnis gelüftet. Ganz wie meine Kameraden schrieb ich die Pollutionen zunächst der Kraft meines Temperaments zu. Ich war immer vorsichtig und bin es noch, und habe mich zwei Jahre lang wenig besorgt, bis es mir schien, als ob meine Gesundheit daran leide. Ich stellte einen Gedächtnisschwund fest, konnte mich zu nichts entschließen und entwickelte bald ein Missfallen an allem, eine unerträgliche Gleichgültigkeit. Weil ich nur Kummer und sonst nicht mehr viel empfand, gab ich mich dem Schmerz und der Verzweiflung hin. An diese schreckliche Lage konnte ich nur mit Tränen denken, und ich dachte dauernd daran. Man sagt, ich hätte damals die Vapeurs gehabt. Das kann dann ja wohl aus keinem eingebildeten Kummer stammen. Was ich damals empfand, war sehr wirklich, wahr und vernünftig. Den traurigen Zustand, in dem ich derzeit lebe und der mich schwer bedrückt, habe ich vorausgesehen.«[120]

Bei der Entdeckung ihres eigenen Körpers übernehmen die Patienten das Vokabular und den Blick des Arztes. Sie betrachten die Biographie im Lichte einer Pathologie. Nicht nur beschreiben sie ihre physiologischen Beschwerden, sondern alles, was sie als mögliche Ursache wahrnehmen, wobei sie sich freiwillig die Schuld zuweisen und ihre früheren Gewohnheiten in einem reumütigen Ton eingestehen. Indem sie die Vorstellung körperlicher Bedürfnisse und Grenzen akzeptieren, geben sie der Verantwortung einen neuen Sinn. Es mag zudem sein, dass sie den Arzt von ihrem guten Willen und ihrer zukünftigen Gefügigkeit überzeugen wollen. Sie sind offenbar bereit, nicht nur die Vorschläge des Arztes anzunehmen, sondern seinen Fragen und Warnungen zuvorzukommen. Sicher ist es nicht ohne Belang, dass zahlreiche Texte die Unterschriften von Männern tragen. Diese wollen mit Entschlossenheit eine aktive Rolle in ihrer Therapie spielen und nicht in Passivität verharren, wozu die Pathologie sie verdammen kann. Scham und schlechtes Gewissen verschwinden mit der unbedingten Empfehlung, ihr Leben in Worte zu fassen. Das Geständnis wird als notwendig, sogar als unerlässlich für die Heilung wahrgenommen. Kaum je versuchen sie, ihre Verantwortung kleinzureden, indem sie sich auf jugendliches Unwissen oder den Ursprung ihrer Pollutionen aus Träu-

---

120 Thomassin, Carpentras, 28. Mai 1776, BU Lausanne, Fonds Tissot [UB Lausanne, Sammlung Tissot] 144/0208/1776.

men berufen. Größer ist die Hoffnung, dass ein Geständnis ihnen ärztlichen Respekt und körperliche Heilung einbringt; sie verdrängt die mit der Krankheit verbundene Angst und Frustration.

Die Analyse der Korrespondenzen und der Konsultationsberichte fördert jedoch zutage, dass der Raum der Wörter ebenfalls seine Grenzen hat, und dass Ärzte wie Patienten kontrollieren, was gesagt werden soll und was nicht. Beim Lesen wird deutlich, dass sie sich darauf beschränken, was man entsprechend der jeweiligen Erwartung schreiben kann. Die Therapie läuft über die Auswahl der Wörter, solchen für die Diagnose und solchen für deren Erklärung. Sehr oft drückt sich eine Zurückhaltung aus oder ein Umweg, sowohl auf der Ebene der Beschreibung der Symptome wie auf jener der Benennung der Krankheit. Man muss daher besser zu verstehen suchen, was zum »Sagen« und was zum »Ungesagten« gehört, was die Grenzen und die Zwänge sind, die den medizinischen Diskurs strukturieren. Man wird sehen, wie die Zurückhaltung bei der Wortwahl therapeutisch, epistemologisch und politisch motiviert ist und zu großer Vorsicht Anlass gibt. Bereits in den 1760 Jahren lässt sich eine solche Gezwungenheit konstatieren, mit der eine besondere therapeutische Kraft ins Spiel gebracht werden soll. Tronchins Konzept etwa ließe sich nicht allein unter dem Begriff eines Arztes des Vertrauens charakterisieren, wie im Folgenden ein Auszug aus einem anderen Brief von ihm an Mademoiselle von Saint-Estienne belegt:

»Ihre geringe Vorstellungsgabe, Mademoiselle, versetzt mich in ärgere Besorgnis als Ihr Leid, weil Sie damit zum Opfer von Leuten werden können, die Ihren Zustand ausnutzen. Das ist Ihnen schon mehrfach widerfahren, und mag künftig wieder so sein, weswegen ich Ihnen das aus dem tiefen Grund meines Herzens beklage. Die meisten Leiden, die Sie mir ausführlich schilderten, was ich mit Anteilnahme von vorne bis hinten gelesen habe, sind eingebildet, die auf nichts weiter hinauslaufen. Es gibt deren tatsächlich oder möglicherweise nahezu unendlich viele, aufgrund der Schwäche der Kranken an Leib und Seele, der Vielfalt an falschen Heilmitteln und aufgrund von Unwissenheit oder Scharlatanerie (*friponérie*) derer, die sie verschreiben. Gegenwärtig gibt es in Europa keine größere Manufaktur von Krankheiten. Und Sie, Mademoiselle, sind zu beklagen, sich nicht in die Hände von Monsieur Carisot begeben zu haben, der Sie von vielen wirklichen Leiden tatsächlich bewahrt hätte, und damit auch von Ihrem seelischen Kummer, der schlimmer als das Leiden ist.

Muss dieses schwache Leben so viel Strafe erleiden? Anfangs mag es durchaus so etwas wie einen skrophulösen Ausschlag gegeben haben, mit einem schlecht behandelten Fieberverlauf in der Folge, woraus sich neue Beeinträchtigungen ergaben. Das kann vorkommen. Aber dass Sie darum der Schwachheit Ihrer Seele und Ihrem Kleinmut nachgegeben haben und ihren Körper zum Opfer machten, daran denke ich nur mit großem Erschrecken. Die der größtmöglichen Heilung bestimmte Kunst ist in ihr Gegenteil umgeschlagen. Die schlimmen Angstzustände haben in der Folge Ihre Seele ergriffen und in Ihrer Milz für Verschleimung gesorgt, was bei Sorgen vorkommt. Wenn Sie sich von den Fehlern Ihrer Vergangenheit abwenden, werden Sie auch Herrin Ihres Kummers und Ihrer Ängste, und das verwirrte Gemüt wird verschwinden. Bemühen Sie sich, die aufeinanderfolgenden Miseren zu vergessen und führen sie ein ansatzweise aktives Leben, suchen Sie Ablenkung und nehmen Sie die unten beschriebenen Rezepturen. Heute ist dafür der rechte Augenblick im Jahr. Morgens um 7, 9 und 11 Uhr nehmen Sie ein Drittel des Tranks, den man täglich erneuern muss, und eine Viertelstunde nach Einnahme trinken Sie ein kleines Glas lauwarmer Milch. Ich bitte um neue Nachrichten in drei Wochen und hoffe, Mademoiselle, dass Sie mir vernünftig berichten und nicht Ihre Vorstellungskraft sprechen lassen. Ich sende Ihnen Ihre traurigen Briefe zurück.«[121]

Dem Brief ist eine Verschreibung angehängt. Was ihn wertvoll macht, ist eben die Tatsache, dass Tronchin in so vielen anderen Briefen die große Bedeutung besorgniserregender Zustände betont und seine Patientinnen mit größtmöglicher Umsicht bittet, sie ihm mitzuteilen. Hier nun geht Tronchins Anteil über den eines galanten Arztes hinaus, der den Aderlass verweigert und um Vertrauen wirbt. Die Eleganz seines Stils ist hier nicht der Wortreichtum, im Unterschied zum Kenntnisreichtum eines François Boissier de Sauvages oder der Autorität eines Pierre Chirac.[122] Vielmehr enthüllt Tronchin umgekehrt, was die Selbstgefälligkeit der Patienten wie

---

[121] Théodore Tronchin, Registre de Consultations [Konsultationsregister] (1756-1759), Brief an Mademoiselle de Saint Estienne, Lyon, 1757, 80-81, Bibliothèque de Genève, Manuscrits, Archives Tronchin [Genfer Bibliothek, Manuskripte, Tronchin-Archiv], 204.

[122] Pierre Chirac (ca. 1650-1732) war Arzt des Regenten Philippe von Orleans, erhielt 1728 den Adelstitel und wurde 1731 zum Leibarzt Ludwigs XV. berufen. Sein Projekt einer Medizinakademie brachte ihm die Feindschaft der Pariser Medizinfakultät ein. Siehe Michaud, 1813.

der Ärzte kostet, nämlich die Gefahr, die eben darin aufkommt, dass sie ihre Aufgaben zu ernst nehmen. Das sagt viel über die bereits am Ende des 18. Jahrhunderts verbreitete Gewohnheit der Patienten aus, in größter Ausführlichkeit den Aufenthalt ihres Körpers im Reich der Leiden zu erzählen.

Tronchin sagt uns, dass es gefährlich sein könne, von der Krankheit zu sprechen: Dies verschlimmere deren Heftigkeit. Den Ängsten eine Stimme zu geben, begünstige die Krankheit und entkräfte sie nicht, wie die Katalyse einer Reaktion durch Wörter, die sich in körperliches Unbehagen verwandeln. Die kleinsten physiologischen Variationen als Symptome zu interpretieren, im Körper künftige Krankheiten zu lesen und vorherzusagen, aus dem Körper einen Ort zu machen, an dem sich in den Augen von nach Beispielen gierenden Ärzten Pathologien verkörpern, ist mehr als eigenen Seufzern nachzugeben. Dem Arzt seine Beschwerden zu berichten, gilt hier als eine Art des Krankwerdens. Das Individuum erfindet sich in einer detaillierten Beschreibung seiner Empfindungen als Patient und vereint sie in der Teleologie eines Körpers, der begierig nach einer Geschichte ist. Patienten wie Ärzte stehen nach Tronchins Analyse in der Versuchung, aus einem Körper einen Fall zu machen. Und wenn der Körper Gefahr läuft, seine Gesundheit zu verlieren, und zum Theater therapeutischer Versuche und semantischer Überinterpretationen wird, führt allein die Zurückhaltung in Behandlung und Wörtern zur Gesundheit. Voraussetzung für die Genesung wird, sich in der Ausgießung des Herzens zu beschränken.

Wenn Tronchin schreibt: »Ich schicke Ihnen Ihre traurigen Briefe zurück«, verstärkt er damit seine Botschaft und sagt aus, dass er sie weder wiederlesen noch seine Patientin durch sie wahrnehmen möchte. Die Rücksendung der Briefe nimmt ihnen die Kraft und weist ihre Botschaft ab. Tronchins Worte werden gegen andere Worte geschrieben, seine Rolle löst andere Rollen auf. Er sucht, einen Raum des Dialogs zu schaffen, welcher der Therapie dient und sie nicht dominiert. Die Worte müssen zurückhaltend sein und dürfen die Kranken nicht anregen. An Madame Thélluson schreibt Tronchin:

»Ich müsste von Ihren Unpässlichkeiten beeindruckt sein, Madame, wenn sie solcherart wären, dass mir die Folgen daraus bedenklich erschienen, aber Sie werden genesen, das ist alles. Es sind die Nerven nahe dem Magen, und sie verteilen sich von dort mit erstaunlicher Beweglichkeit, die ihrer Reizbarkeit in nichts nachsteht. Weil aber diese Nerven die engste Verbindung mit dem Organ der Empfindung haben, wirken sie darauf, und die Empfindung wirkt darauf in einzigartiger Weise zurück. Der kleinste Schmerz oder Kummer hinterlässt dort einen unangenehmen Eindruck [...]. Die daraus gelegentlich resultierende Spannung macht sie gegenüber dem kleinsten Lärm empfänglich, wozu ein Gefühl der Ängstlichkeit kommt, das Ihre Seele betrübt. Das kennen Sie, Madame, gewisslich zur Genüge, und eben, als ob Sie um Ihr Leben fürchteten. Die nervliche Erschütterung, von der ich sprach, nennen Sie die Vapeurs. Dieses Wort ist bei denen, die es verwenden, wie bei denen, die es vernehmen, selten mit einer festen Vorstellung verbunden und drückt ein Leid aus, das man empfindet, aber nicht gut erklären kann. Was man ausdrücken will, ist eine Hydra mit hundert Köpfen, ein unverständliches Monstrum. Das erkennen Sie doch wohl, Madame, ich wette, ja. Zufrieden wäre ich, wenn das, was ich hier sage, Ihnen nicht als Wortschwall erscheint. Hier nun das Ergebnis.«[123]

Auf den Brief folgt die Behandlung. Der Arzt zerlegt die vom Patienten angegebene Diagnose der Vapeurs und nimmt ihr den heiligen Status. In der Beschreibung der physiologischen Bewegungen wird der mystische Anteil daran beurteilt und neutralisiert. Doch selbst wenn er anzeigt, es gebe daran nichts zu verstehen, wird dieses Unverständnis als Erklärung angenommen. Im Anschluss folgen die Mittel, die Affektion zu besiegen. Tronchin bezichtigt seine Patientin nicht der Nachgiebigkeit; er nimmt ihre moralischen und physischen Leiden insgesamt in den Blick, bevor er deren Kraft zerstreut, indem er die Behandlung ankündigt. Der Arzt verhilft ihr dazu, die Beziehung zu ihrem Körper durch eine Auswahl an Wörtern zu denken, die er anbietet, um sie neu zu begreifen. Die Umformulierung bringt die Austreibung der Beschwerden voran.

»Sie werden genesen, und das ist alles.« Die Ambivalenz macht die Stärke dieser Behauptung aus, die auf die Notwendigkeit verweist, sowohl alles zu sagen wie zugleich einen Diskurs abzuschließen, mit einem Wort zu enden, sobald das, was gesagt werden sollte, gesagt wurde. Es wird deutlich, wie wichtig es für Arzt und Patienten ist, sich von Worten und

---

[123] Théodore Tronchin, Registre de Consultations [Konsultationsregister] (1756-1759), Brief an Mademoisellle Théllusson, geborene de Vermanouy, 1759, 305-306, Bibliothèque de Genève, Manuscrits, Archives Tronchin [Genfer Bibliothek, Manuskripte, Tronchin-Archiv], 204.

Wendungen, ungeeigneten Formulierungen und unpassenden Ausdrücken fernzuhalten, die sich gegen den Aussagenden oder gegen seinen Gesprächspartner richten können. Der Diskurs schließt mit dem Leiden ab, einem Diskurs in der Rolle des *pharmakon* – verstanden als Gift wie auch als Heilmittel; auf ihn kann mit Verschwinden des Leidens verzichtet werden kann, um es nicht erneut zu beleben.[124]

Tronchin spielt mit der Sprache, wenn er die Behandlung seinen Abschluss nennt, und macht sie performativ: Der Abschluss des Briefes gibt sich als Abschluss des Leids. Der Arzt zeigt seinen Patienten an, dass die Krankheit ein Ende hat, welches sich am Briefende dargelegt findet. Die Sprache der Behandlung gründet eine neue Sprache, vom Körper zu sprechen, und ersetzt eine Reihe von unsicheren und vagen Ausdrücken durch Ausdrücke einer im Moment der Heilung angehaltenen Zeitlichkeit. Nach einer narrativ-evozierenden Phase wird die Sprache plötzlich präzise und unwiderruflich und markiert das Ende der Beschwerden. Der Arzt malt die gesundheitliche Wiederherstellung als eine berechtigte Erwartung aus und darüber hinaus als etwas, das in einem unabwendbaren Prozess bereits mit der Niederschrift der Verschreibung begann. Drei Zeitebenen entsprechen drei Sprachebenen: eine Zeit für die Symptome und ihre Beschreibung durch die Patientin, eine Zeit für die ärztliche Kenntnisnahme und Erklärung sowie eine Zeit für die Heilung, die mit der Niederschrift der Verschreibung beginnt. Théodore Tronchins Briefe wollen mehr sein als eine Botschaft; sie wollen handeln, die Worte mit der Kraft ausstatten zu heilen und zwar dadurch, dass sie den Patienten eine neue Wahrnehmung ihrer Körper und deren Beschwerden suggerieren.

Manchmal sind es die Patienten, die als erste ihre Vertraulichkeiten beschränken[125], was nicht aus Scham geschieht. Das Schweigen ist für die Patienten ein Mittel, im Bericht über sich Selbstgefälligkeit zu vermeiden. Wer nach der Aufmerksamkeit eines renommierten Arztes trachtet, will ihn angemessen behandeln und ihm Respekt zollen. Dies belegt der Brief einer Adeligen an den berühmten Arzt Pierre Pomme aus Arles, der sich der Behandlung vaporöser Affektionen verschrieben hat. Die Patientin

---

124 Derrida, 1995.

125 Einen solchen Fall schildert Babara Duden (1987: 86). Sie präzisiert die Rolle der Nachbarn, welche die Patientin oft besser kennen als der Arzt selbst und manchmal dem Arzt erklären, was sie über ihre Krankengeschichte wissen, insbesondere über ihre Regeln, die weißen Blumen, den Urin oder frühere Krankheiten.

gesteht ihm ihre »zärtliche und treue Freundschaft [...] bis in den Tod«. Beim Hinweis auf vergangene Affliktionen äußert sie: »Da ich zu gebrechlich war, schrieb ich damals nicht und ersparte Ihnen eine neue Jeremiade.«[126] Der Vertrauenspakt zwischen Arzt und Patient impliziert auch, nicht alles anzusprechen, sondern das Nötigste zu sagen und das Wort in dem Augenblick zu ergreifen, wo das, was man sagen muss, von dem unterscheidbar wird, was man nicht sagen sollte. Der Brief ist auch geschrieben, um die Geduld und das Interesse des Arztes nicht schwinden zu lassen. Die Patientin sieht ihre Rolle darin, ihren Diskurs mit Bedacht zu säubern und Exzesse auszuschließen, was der Beschreibung der Symptome nur noch größere Aufmerksamkeit sichert. Die Beziehung zwischen Arzt und Patienten entwickelt sich mit einer Zurückhaltung, die dem therapeutischen Akt eigen sowie Voraussetzung für Vertrauen und Glaubwürdigkeit ist. Und die Patientin lernt im Respektieren dieser Maßnahme, in diesem selbst auferlegten Zwang, ihren Zustand von außen zu betrachten. Sie übt sich in Geduld und darin, die Grenzen der heilenden Handlung einzuschätzen und hinzunehmen. In der autobiographischen Erzählung wird die Mäßigung zum Beweis der Urteilskraft.

In diesen Briefwechseln wird die Aussage der Pathologie eng umgrenzt, um ihr Fortschreiten zu limitieren. Tronchin löst die mit dem Ausdruck »Vapeurs« verbundene Unsicherheit auf, reduziert jeglichen Spielraum für den Einfluss der Phantasie und macht andere Worte überflüssig, um neue Symptome zu umreißen. Er will das letzte Wort haben. So gerät der leidende Körper, dessen Pathologie aus Symptomen gelesen wird, die als deren Ausdruck gelten, in eine Parallelität zum Subjekt, das seinen Zustand mit einer Vielzahl von Ausdrücken darlegt. Sich sprachlich zurückzuhalten, bezeichnet umgekehrt eine neue Kraft des Subjekts gegen das Leiden. Die sorgfältige Verwendung von Ausdrücken fungiert nicht nur als Beschreibung der Pathologie, sondern auch als deren Heilung.

Die Zurückhaltung birgt den Schlüssel für die Rollen von Patient und Arzt in diesen Briefen. Der Sprachgebrauch lenkt von der empfundenen Gegenwart der Beschwerden, vom unmittelbar Gelebten oder Sichtbaren ab. Die Wörter und ihre Verknüpfungen zu ersetzen, zielt auf eine neue Verbindung zum leidenden Körper, und Tronchins Mäßigung und Diskretion legen ebenfalls den Grundstein für die körperliche Gesundheit. Der

---

126 Brief an Pomme, Besançon, 19. September 1770, Archives municipales d'Arles [Stadtarchiv Arles], M 2541.

Arzt wird so weit wie möglich performativ, wenn er den Heilungsprozess ankündigt. Seine Behutsamkeit ist nicht nur diplomatische Übung, sondern als Widerspruch gegen die Unordnung des leidenden Körpers auch Ausübung von Macht. Zurückhaltung in der Wortwahl bekommt eine sorgende, epistemologische und politische Funktion. Wenn Ärzte und Patienten die Worte genau abwägen oder sich zwischen den Zeilen verstehen, rufen sie eine Macht über die Erkrankung (*affection*) auf den Plan, weil sie die Gefühlserfahrung sowohl entfalten wie fokussieren.

DIE ANEKDOTE

Die moralische Anekdote ist eine weitere im 18. Jahrhundert beliebte Gattung. Ärzte bedienen sich ihrer, um von den Vapeurs ironisch zu sprechen und die heftige, unerwartete Seite der Beschwerden darzustellen. Auch wenn die Anekdote keine Wahrheit beansprucht, verbreitet sie doch eine ganze Reihe gesellschaftlicher Wahrnehmungen, welche unterschiedlichsten Meinungen und Stigmatisierungen eine Stimme geben, immer mit Blick auf vergnügliche Unterhaltung. So werden Vorurteile unter dem Vorwand gefestigt, dass es sich nur um Histörchen ohne Wert und Wirkung handle, und so wird ein Zugang zu geläufigen Vorstellungen eröffnet, ohne dass die Beziehung zwischen Wissen und Meinung hermetisch wäre. Im Modus der Merkwürdigkeiten verwandeln sie kleine Vorfälle in Wahrheiten der Zeit. So geschehen in François-Amédée Doppets *Médecin de l'amour* [Der Liebesdoktor] über die Gefahren der Liebe in mehr als 25 Anekdoten, die als besonders effektive Vermittlung moralischer Vorschriften gerechtfertigt werden.[127] Betrogene Ehemänner, enttäuschte Liebhaber, von ihren Bedienten betrogene Herrschaften und jugendliche Opfer des Liebenswahns werden der Reihe nach porträtiert, um bei den Lesern Abneigung wie Neugier zu erwecken und den Blick gegen zahlreiche Klischees zu wappnen. Es finden sich die Vapeurs einer Präsidentin nach dem Tod ihres Papageien wie im Theater dargestellt: Die Kammerzofe bewaffnet sich mit einem »Fläschchen Lebensgeister« und der Diener zieht sich zurück.[128] Ob nun die Patientin mit Arzt, die Patientin mit Liebhaber oder ihre Entourage in Szene gesetzt wird, in den Anekdoten entladen sich

127 Doppet, 1787: 224-225; siehe Wenger, 2007: 273-292.
128 Doppet, 1787: 15.

Spannungen und Kräftebeziehungen, die bei vaporösen Affektionen im Spiel sind, indem sie die Geschlechter- und Klassenunterschiede karikieren.

Während Philosophen und Moralisten das Interesse ihrer Zeitgenossen an der Medizin persiflieren, prangern wiederum einige Ärzte – wie Louis Henri Bourdelin, Pierre Sue oder Julien Offray de La Mettrie[129] – die Praxis ihrer Kollegen an und beschuldigen sie der Quacksalberei. So schreibt La Mettrie in *L'ouvrage de Pénélope ou Machiavel en médecine* [Penelopes Werk, oder der Machiavell der Medizin], welches er 1748-1750 unter dem Pseudonym Aletheius Demetrius in Berlin herausgab [A.d.Ü.]:

»Es mag wohl die Schwermut mit ihrer Trauer Ihr Gesicht umwölken und den Geist verfinstern. Nichts kennzeichnet so sehr das Interesse an der Krankheit, als wenn sich plötzlich der Gesichtsausdruck ändert und dumm und dämlich erscheint. [...] Nun, was gäbe es Ernsteres als Krankheiten, vor allem beim schönen Geschlecht? Wenn allerdings eine langweilige Figur auftaucht, heißt es, einer endlosen Geschichte über Vapeurs und eingebildete Leiden zu lauschen. Folgen Sie dennoch nicht dem Lakoniker Chirac, der den Kranken sogar eigene Gefühle absprach, um sie zu unterbrechen! Hören Sie hingegen zu und geben starkes Interesse vor! Verordnen Sie Heilmittel; variieren sie diese immer wieder, wie ihre Reden, welche zuvorkommend und unterhaltsam klingen sollten! So gewinnen Sie das Sagen über die Vapeurs wie der unersetzbare Sylva. Folgen Sie Finot! Er verfügte über ein Repertoire an Heilmitteln, das einen Kranken wohl ein ganzes Jahr lang zu unterhalten vermochte. Lesen Sie in den Augen der Vaporösen! Vielleicht inspirieren diese Sie besser als Hippokrates.«[130]

Im 17. Jahrhundert griffen die Gelehrten das Latein der Ärzte an, das als Rückversicherung eines geheimen Wissens galt. Ein Jahrhundert später ist

---

129 Julien Offray de La Mettrie (1709-1751) studierte Medizin bei Boerhaave, dessen Werke er ins Französische übersetzte. Seine satirischen Werke und seine materialistischen Ideen brachten ihm die Feindschaft der Ärzteschaft und der Kirche ein. La Mettrie flüchtete sich zunächst nach Leyden und später an den Hof Friederichs des Großen (Wellman, 1992).

130 La Mettrie, 1768: 45-46. [Gemeint sind eventuell Jean-Baptiste Silva (1682-1742), beratender Arzt Ludwigs XV. von der Medizinischen Fakultät Montpellier, später Paris, der auch Voltaire behandelte, sowie Raymond Jacob Finot (1673-1747), Arzt des Prince de Condé [Prinz von Condé] und des Duc de Saint-Simon [Herzog von Saint-Simon], A.d.Ü.].

die Eloquenz der Rede Anlass zum Sarkasmus. Man greift nun ihre Weltgewandtheit an, weil sie Beschwerden von Adeligen zum Zeichen der Empfindsamkeit stilisieren, um deren Gunst zu gewinnen. Tatsächlich scheint die Rolle der Rede in der Untersuchung der Pathologie im 18. Jahrhundert immer weiter angewachsen zu sein. La Mettrie reitet seine Angriffe, indem er eine Reihe von Porträts nach dem Vorbild von Jean de La Bruyères *Caractères* (dt. *Die Charaktere*) als Ziele definiert. Es kommt zu einer Umkehrung: Die oft mit der Medizin assoziierten Wissenschaften wie Physik und Chemie werden als unnütz dargestellt, während andere Kenntnisse nun den Erfolg von Ärzten ausmachen. Dazu zählen Literatur, Philosophie, Rhetorik und Musik. Dabei geht es weniger darum, ärztliches Nichtwissen der Lächerlichkeit preiszugeben, als darum, ihre Bedenkenlosigkeit darzulegen. Dabei wird eine übermäßige Korruption offenbar, die dem Wettbewerb unter Kollegen geschuldet ist, sei es durch den Wunsch zu gewinnen oder durch die schlichte Notwendigkeit, Verhaltensformen zu imitieren, um ihnen nicht zum Opfer zu fallen. An anderer Stelle übernimmt La Mettrie einen Auszug aus Alain-René Lesages *Gil Blas*, der einem Literaten die Aufgabe überträgt, die Medizin seiner Zeit zu beschreiben. Und dieser besonders spöttische Abschnitt wird darin zur Anekdote. Zur gleichen Zeit erscheint eine *Art iatrique* [Die Kunst der Heilkunde] anonym und wird Louis Henri Bourdelin zugeschrieben. Der Text verspottet die Ärzteschaft und insbesondere jene Mediziner, deren Spezialgebiet die Vapeurs sind:

»Man reißt sich um ihn, es genügt keineswegs
die Begegnung, die jeder von ihm verlangt.
Manchmal wird er zum Hof gerufen
und er lässt hundert verzweifelte Schönheiten zurück.
– Vergeben Sie mir, Madame, ich bin durcheinander,
hundertfache Vergebung, sie haben mich erwartet.
Ich musste mich um zwei Grafen und eine Gräfin kümmern,
einen Marschall und eine gewisse Herzogin,
deren Reden sehr langweilig waren
und mir meinen Vormittag raubten.
Ich kann nicht mehr. Aber Sie sind charmant!
Eine sanfte, liebenswerte und interessante Kranke,
bei der ich für allen Ärger entschädigt werde,
der auf mich gehäuft wurde.

Lassen Sie uns von den Vapeurs die Ursachen entfernen,
fühlen wir den Puls! Die rosige Dämmerung neidet
die weiße Blässe Ihres schönen Armes.
Und Ihr Mund? Himmel! Welche Frische!«[131]

Die Anekdote lässt spiegelnd oder anamorphotisch Patienten und Ärzte, Adelige und Literaten in kritischen und unterhaltsamen Porträts einander reflektieren. Pierre Sue, Chirurg und Bibliothekar der Pariser Medizinfakultät, verachtet am heftigsten das gesteigerte Interesse an den Vapeurs. Er sieht hierin eine Mode, wobei für ihn die Vapeurs-Anwandlungen nur eine Form des Wetteiferns sind, bei dem jeder seine Empfindsamkeit unter Beweis zu stellen versucht. In seinen 1785 publizierten und vier Jahre später neu aufgelegten *Anecdotes historiques, littéraires et critiques sur la médecine, la chirurgie & la pharmacie* [Historische, literarische und kritische Anekdoten über die Medizin, die Chirurgie und die Pharmazie] zählt er ein Dutzend Fälle von Vapeurs auf. Hier sind drei davon:

»Am nächsten an der Melancholie ist die Krankheit der Vapeurs, die aber im Unterschied dazu keine Art von Wahnsinn ist, auch weniger bizarre Wirkungen hat und reflektierter in ihren Krisen ist. Man hat die Vapeurs als eine Krankheit ohne Krankheit definiert, als den Zeitvertreib von Müßiggängern und eine Geldquelle für die Kurierenden. Tatsächlich kennen die Kranken, und vielleicht mehr noch die Mediziner, diese Krankheit nur wenig, die in der Inaktivität der Seele besteht, wenn man das so sagen kann. Man behandelt sie allein durch Übung und Ablenkung (*dissipation*), um die Seele aufzurütteln und sie aus ihrer stumpfen Ermattung zu reißen. Wenn man zuhause nicht ausreichend Kraft hat, sich dieser heilenden Mittel zu versichern, muss man anderswo nach dem suchen, was sie aufregt. Man sollte unsere Nachbarn zum Vorbild nehmen, die ihren Spleen kurieren, eine den Vapeurs ähnliche Erkrankung, indem sie ihre Insel verlassen und fremde Länder besuchen.

---

131 Bourdelin, 1776: 75-76. Die Zuschreibung zu Louis Henri Bourdelin (oder: Bourdelin le jeune [der Jüngere]) ist unsicher, da keine biographischen Angaben zu diesem Schriftsteller vorliegen. Andere sehen hierin das Werk eines gewissen Philipp. Der Text wird als posthumes Werk eines »M.L.-H.B.L.J.« ausgewiesen, wohinter sich »Monsieur Louis Henri Bourdelin le Jeune« verbergen könnte [A.d.Ü.]. Bourdelin werden auch zwischen 1766 und 1768 auf Latein veröffentlichte medizinische Dissertationen zugeschrieben.

Die Vapeurs kennen wir bei uns erst seit Beginn des letzten Jahrhunderts. In der achtbändigen Ausgabe des *Historischen Wörterbuchs* heißt es, der Abbé Ruccellai, ein Florentiner Adliger, soll diese Mode nach Frankreich gebracht haben. Er war nervlich wirklich extrem empfindlich, durch Kleinigkeiten zu verletzen, wie Sonnenschein oder gute Laune, Hitze oder Kälte. Die winzigste Veränderung der Luft veränderte seine Konstitution. Er trank nur Wasser, aber eines, das man von weither besorgen musste und sozusagen Tropfen für Tropfen auswählte. Auf dem Esstisch standen emaillierte Schalen mit Duftstoffen samt Handschuhen und Fächern für die Gäste. Am Hof besaß er die Fürsprache des Marschalls d'Ancre. Vasseur sagt in seiner *Geschichte der Regentschaft Ludwigs XIII.*, der König habe einmal geglaubt, Vapeurs zu haben, woraufhin dann alle Kurtisanen und sogar die Bürgerlichen glaubten, ebenfalls befallen zu sein.
Der Graf de Bussy betrat einmal das Irrenhaus (*Petites-Maisons*) und fand im Hof jemanden, den er für weniger verrückt als andere hielt, und fragte diesen danach, welcher Wahnsinn denn hier am stärksten verbreitet sei. ›Meiner Treu, Monsieur [...], das ist nichts Großes. Man gibt uns für verrückt aus, weil es uns schlecht geht. Wären wir angesehen, würde man sagen, wir hätten die Vapeurs und ließe uns in Ruhe.‹«[132]

Pierre Sue greift ein geistreiches Wort auf, das bereits im *Dictionnaire de Trévoux*[133] [Wörterbuch von Trévoux] zitiert wird, und baut es aus. In diesen Anekdoten werden die Träger von Nichtwissen und Wissen vertauscht. Die ärztliche Ahnungslosigkeit hinsichtlich der Pathologie berechtigt auf Patientenseite zu einer vollständigen Inszenierung, für die sie mit Vergnügen eine Reihe von Zeichen reproduzieren, die sie aus der Beobachtung ihrer Nachbarn kennen. Die Vapeurs erscheinen hier als Affektion, die »raffinierter« ist als die Melancholie, als Ergebnis einer Berechnung und nicht einer exzessiven Meditation in Einsamkeit. Einzig Untätigkeit und der Wunsch nach sozialer Anerkennung rufen sie hervor. Sue schildert die Vapeurs in einem Kreislauf der Selbstgefälligkeit zwischen Arzt und Patient sowie zwischen Patient und Gesellschaft. Die Beschwerden sind nichts anderes als Strategien, Arzt und Patient abwechselnd zum

---

132 Sue, [1785]: 94-97. [Es handelt sich um Pierre Bayles *Historisches und Kritisches Wörterbuch* sowie um Michel Le Vassors *Histoire du règne de Louis XIII, roi de France et de Navarre* (Geschichte der Herrschaft Ludwigs XIII., König von Frankreich und Navarra). Der Abt ist der Abbé Rucellai, A.d.Ü.].

133 »Vapeurs«, in: Trevoux, 1752.

Gesprächspartner, Sprecher, Anwalt und Nutznießer zu machen. Von Cheyne bis Sue kehrt sich die Interpretation der Symptome diametral um. Sue setzt Müßiggang, Kleinmut und Laune an die Stelle von Überfluss, Empfindsamkeit und Intelligenz, die Cheyne als Zeichen galten. Ganz anders als Raulin, für den die Vapeurs etwas darstellen, was »die Menschheit seit der Geburtsstunde der Medizin«[134] plage, behauptet Sue, die Vapeurs seien ein neueres historisches Phänomen. Er stellt die Legitimität ihrer Pathologie in Abrede, weil sie als Modeeffekt aufgetaucht sei und ostentativ angenommen und ausgestellt werde. Er denunziert sie als affektierte Umgangsform (*affectation de délicatesse*), um einen gesellschaftlichen Status zu reklamieren. In der Tat können ausschließlich solche, denen bereits eine gewisse soziale Anerkennung zukommt, Vapeurs beanspruchen, ohne ihr Ansehen zu riskieren. Denn die Vapeurs funktionieren im Innern des geregelten Anstands und erlauben keineswegs, die Barrieren zwischen dem Erlaubten und dem Verbotenen aufzuweichen. Zwar verschieben sie Kodes und Erwartungen, allerdings findet die Verschiebung in einem Kontext statt und Grenzen treten wieder auf, sobald der Rahmen ein anderer ist. Die Vapeurs erscheinen als Kode der Zurückhaltung, der eine Form der Etikette ist. All dies kommt noch stärker in einer abschließenden Anekdote zum Ausdruck:

»Eines Tages sprach einer der am besten für Vapeurs Geeigneten zu mir: ›Monsieur, Sie haben Vapeurs wie ich, geben es aber nicht zu, weil Sie davon nichts verstehen. Nun hat auch Hippokrates wenig mehr als Sie verstanden, verbarg das aber geschickt. Mein Arzt versichert mir, er habe an einer Stelle seines Werkes gesagt, dass diese Krankheit etwas Göttliches habe, *deion ti* [griech.: Δειον τι].‹ Das waren seine Worte, ›die mir nicht aus dem Kopf gehen‹, wie er hinzufügte.

Mir lag viel daran, meinen Gesprächspartner nicht eines Besseren zu belehren. Lieber wollte ich ihn im Glauben lassen, ich hätte dieselbe Krankheit, weil es doch die Kranken tröstet, Schicksalsgenossen zu kennen. Wie anders auch einen Blinden überzeugen, es sei helles Mittagslicht? Man weiß ja doch, dass die meisten an Vapeurs Leidenden sich ärgern, wenn man ihnen ihre Krankheit nicht abnimmt, ähnlich wie bei Molières ›eingebildetem Kranken‹. Und man sieht sehr wohl, dass man sie in große Wut versetzt, wenn man ihnen sagt, sie sähen gut aus, als ob man ihnen

---

134 Raulin, 1758: VII-VIII.

sagen würde, sie seien Schwindler. Über diese Leute hat Montaigne gesagt: ›Und wie oft sehen wir, daß Leute mit Aderlässen und Abführmitteln an sich herumdoktern lassen, um von Leiden geheilt zu werden, die sie nur im Geiste quälen.‹«[135]

Diese Anekdote vollendet die vollständige Umkehrung der Pathologie, da die Vapeurs hier als Mystifizierung erscheinen, deren erstes Opfer der Patient ist und welche der Arzt in die Länge zu ziehen versucht. Sues Ironie und seine Anekdotenreihe belegen, dass die Diagnose inzwischen Autorität erlangt hat. Hysterische Affektionen bedürfen keiner Unterstützung durch Ärzte mehr, um akzeptiert zu werden; von nun an werden sie von den Patienten höchstpersönlich eingefordert. Die Diagnose der Vapeurs war lange Zeit ein Kampfmittel gegen die Illusionen der dem Fanatismus ausgelieferten Vorstellungskraft und wird nun selbst bezichtigt, eine neue modeabhängige Illusion zu bilden. Von den Erfahrungen der Besessenheit zu denen der Vapeurs bleibt die Rolle der Vorstellungskraft intakt, einzig Vorwand und Gelegenheit sind andere.

Auch wer den Niedergang der Kultur verspottet, bedient sich dennoch weiterhin ihrer Beredsamkeit. Allerdings verkehren diese Anekdoten vorausgegangene Werke und bestätigen deren Erfolg: Es entstehen eine Pathologie, eine Rhetorik zu ihrer Beschreibung und ein Arzttypus zu ihrer Heilung. Alle sind von nun an hinreichend bekannt und kenntlich selbst in der Reduktion auf einige Charakteristika.

***

Dieses Kapitel hat die Aussage des medizinischen Diskurses untersucht und herauszustellen versucht, wie sich eine Annäherung an den Körper, eine Art und Weise, dabei eine Pathologie zu implizieren, eine Wahrnehmung und eine Konstruktion von Erwartungen beim Leser sowie eine Auffassung von der medizinischen Aktivität artikulieren. Verschiedene Sprachformen lassen sich unterscheiden, mit jeweils unterschiedlichen Abweichungen. Für die Ärzte stellt die Entscheidung für eine Schreibweise, in geeigneter Weise vom Körper zu sprechen, einen neuen Ansatz dar. Die Sprache hilft, ein neues Verständnis zu bestätigen, das den Zugang zum Körper nicht mehr auf die Inspektion von Urin und Exkrementen

135 Sue, [1785]: 97-99. [Montaigne, 1998: 244 (Zweites Buch, Kapitel XII, Apologie für Raimond Sebond), A.d.Ü.].

beschränkt und den Patienten auch durch seine Biographie und seine Empfindsamkeit interpretiert.

Die entsprechenden Arbeiten operieren mit findigen Verschiebungen, die den Ärzten erlauben, sich an ihresgleichen und zugleich an Patienten sowie an Adelige und Höflinge zu wenden, die sie nicht unbedingt kennen. Um Patienten anzulocken, die zum Hof gehören, präsentieren die Ärzte Hysterie und Vapeurs als Affektion der Adligen und legen nahe, dass allein mit der Lebensweise dieser Klasse vertraute Ärzte diese gut heilen können. Der Gebrauch rhetorischer Wendungen erweist sich bei der Bildung und Verbreitung des medizinischen Wissens als ebenso bedeutend wie die Diagnose.

Die Auffassung vom Patienten als Gesprächspartner ist eine Besonderheit des 18. Jahrhunderts. Dessen Berücksichtigung ist integraler Bestandteil der Aussage: Der Arzt möchte sich als Zuhörer darstellen. Diese Implikation verschwindet im 19. Jahrhundert, als die Ärzte sich auf Patienten als Untersuchungsobjekte beziehen. Im 18. Jahrhundert sind sie alle mehr darauf bedacht, sich durch besonderes Verständnis für die Patienten zu qualifizieren, als durch ihr Geschick zu heilen oder die Liste der von ihnen vorgeschlagenen Therapien. Das Vertrauen, das ein Arzt einzuflößen vermag, ist das Vertrauen in seine Kompetenz, denn daran hängt die gegenseitige künftige Verfügbarkeit. In allen Traktaten präsentiert der Arzt sich als idealer Vertrauter. Heilen kann er, weil ihm seine Empfindsamkeit erlaubt, auch den Patienten zu verstehen.

Die Entfaltung der Kenntnisse in diesen Abhandlungen gehorcht nicht so sehr der Zeitlichkeit des Verstehens als einem für das Vertrauen notwendigen Rhythmus, einer Überzeugung davon, einen vertrauten Standpunkt einzunehmen, und der Annahme einer gemeinsamen Sprache als Quelle des Verständnisses und des Trosts. Ohne Rücksicht auf den Unterschied im gesellschaftlichen Status erstellt der Arzt daraus ein Netz gemeinsamer philosophischer, literarischer oder biographischer Referenzen. Gemeinsame Ziele sind: Gesundheit, Frömmigkeit, Seelenfrieden sowie ein sorgenfreies Leben ohne Furcht vor Rückfällen. Gemeinsame Lektüren sind: Thomas Sydenham, Giorgio Baglivi und Friedrich Hoffmann. Und schließlich sind es gemeinsame Räume: Stadtmauern, Schlösser, Bäder sowie der Fürstenhof. Vertrautheit stellt sich ein. Es entsteht ein Raum für die Konzeptualisierung der Pathologie, innerhalb dessen diese für Patienten und Ärzte einen Sinn hat. Solche Texte zeigen, wie Patienten und Ärzte an der Entwicklung eines einheitlichen Körperverständnisses beteiligt sind; keinesfalls spielen sie die Protagonisten gegeneinander aus. Alle Konflikte, Frustrationen und Enttäuschungen, die sie in Widerspruch zueinander bringen könnten, sind unerheblich angesichts der Verständigungsmodelle zwischen ihnen, die ihre gegenseitige Anerkennung erlauben und die epistemologische Beziehung zum Körper sowie zur Medizin und ihren Akteuren verwandeln. Und wenn eine drohende Krise der Vapeurs den Patienten Gelegenheit gibt, auf das geringste Körperdetail aufmerksam zu achten und darüber zu berichten, öffnet die Theoretisierung der Singularität vaporöser Affektionen dem Arzt Zugang zu seinen Patienten. Ärzte und Patienten verweisen im Spiegelbild der Pathologie wechselseitig aufeinander.

KAPITEL 4
KODE, WAHRHEIT ODER LIST?

LITERARISCHE BESCHREIBUNGEN VON BESCHWERDEN AUF DER SUCHE NACH LESERN

> »Ein Schreibprojekt dient zunächst weniger der Lösung eines Rätsel als vielmehr der Teilnahme daran. [...] Dabei ist immer mehr als Begierde im Spiel: eine neue oder unvorhergesehene Anatomie, welcher man Bedeutung beilegen kann.«[1]

Es ist Zeit für einen weiteren Durchgang durch das »Jahrhundert der Aufklärung«, und zwar unter Umkehrung der Perspektive. Während das vorausgegangene Kapitel analysierte, wie die Ärzte literarische Gattungen nutzten, um ihren therapeutischen Zielen eine Form zu geben und ein adliges Publikum anzusprechen, geht es in diesem Kapitel um die Literaten- oder Gelehrtenrepublik. Wie wurde dort das Thema der Vapeurs angenommen und hinterfragt? Unzählige Werke evozieren Vapeurs und hysterische Affektion als seelische Erregungen und physiologische Beschwerden, die charakteristisch für die menschliche Gattung sowie für literarisches Schaffen seien. Mit solchen Begriffen erheben die Literatinnen und Literaten das 18. Jahrhundert zur Epoche der Empfindsamkeit. Einige der vorgestellten Schriftsteller mokieren sich über die Manierismen vaporöser Patienten und ihres Umfeldes, andere hingegen artikulieren bei dieser Gelegenheit neue Vorstellungen vom Körper. Die Vapeurs nehmen sie als Anregung, sehen aber darin nicht durchweg eine zu heilende Affektion, weigern sich jedenfalls, dieses Feld exklusiv den Ärzten zu überlassen. Tatsächlich verstehen sich einige Ärzte wie Julien Offray de La Mettrie und Antoine Le Camus eher als Literaten denn als Ärzte, sehen die Vapeurs nicht nur als Pathologie, sondern sprechen darüber als Affektion der Empfindsamkeit, die Einblick in die menschliche Gattung gewährt.

Deena Goodmann hat beschrieben, wie die »Gelehrtenrepublik im Jahrhundert der Aufklärung ihrem Namen insofern gerecht wurde, als es

[1] Schefer, 1978: 253.

unter den Gattungen keine Hierarchie gab; keine Kunst war König in jener Republik, deren Bürger eine Vielzahl von Schreibweisen praktizierten und die Grenzen des Literarischen an sich ausdehnten«.[2] Ein gewaltiges Repertoire an Schreibpraktiken sieht in den Vapeurs vorzugsweise einen Zugang zur funktionierenden Einbildungskraft. In den Salons, die für die Entwicklung des aufklärerischen Geistes wesentlich waren, wird das Zirkulieren solcher Ideen propagiert. Das Thema der Vapeurs bereichert die Diskussionen über die Lebensweise des Adels und die Empfindsamkeit, über weiblichen Elan sowie über Enthusiasmus und Einbildungskraft. Die Vapeurs bieten eine Gelegenheit, das Thema durch Extremerfahrungen vermittelt darzustellen und zu denken. In den Werken von Claudio Giustino de Bethmont de Paumerelle, Georges Louis Leclerc de Buffon, Julien Offray de La Mettrie, Denis Diderot oder auch Jean-Marie Chassaignon werden die Faszination der Vapeurs, die Verbreitung und das Vorkommen dieser Diagnose betrachtet sowie mit anderen Kategorien und Sichtweisen verglichen, die das Thema vor der französischen Revolution denkbar machten.

INSZENIERTE BESCHWERDEN UND PERSIFLAGE

> »Gnädigster Herr«, antwortete ein Höfling, »das ist eine Modekrankheit. Hysterisch zu sein [Vapeurs zu haben, A.d.Ü.], steht einer Frau gut an. Ohne Liebhaber und ohne hysterische Anfälle [Vapeurs, A.d.Ü.] weiß man nichts vom guten Ton; und jede Bürgersfrau [...] hat so etwas.«[3]
> [Denis Diderot, *Die geschwätzigen Kleinode* (1920)]

Im 16. Jahrhundert stellten Schriftstellerinnen wie Schriftsteller als erste die Pathologie unter dem Namen »Vapeurs« heraus. Rabelais' *Tiers livre*[4] (dt. *Drittes Buch*, bekannter als: *Gargantua und Pantagruel*), Thé-

---

[2] Goodman, 1994: 136.

[3] Diderot, 1920: 92 (23. Kapitel. Achte Anwendung des Ringes: »Die hysterischen Krämpfe«).

[4] Rabelais, [1546]; zuerst verdeutscht durch Johann Fischart als *Abenteuerliche und ungeheuerliche Geschichtsschrift vom Leben, Raten und Taten der Herren Grandgusier, Gargantua und Pantagruel*, Straßburg 1575, 1590 neuerschienen als *Affentheurlich Naupengeheurliche Geschichtklitterung*, modern als: Franz Rabelais, *Gargantua und Pantagruel*. 2 Bände, München, Leipzig 1911, Band 1.

odore Agrippa d'Aubignés *Les tragiques* [Die Tragischen], Honoré d'Urfés *L'Astrée* (dt. *Die Schäferin Astrea*), Nicolas Boileaus *Les épîtres* [Die Episteln], zahlreiche Theaterstücke Molières sowie Werke von Tristan L'Hermite, Pierre Corneille, Vincent Voiture, Madeleine de Scudéry, Jean-Louis Guez de Balzac, Blaise Pascal, Jacques Bénigne Bossuet und Noël Retz – um nur einige berühmte Autoren anzuführen – bezeichneten hernach die Affektion mit diesem Ausdruck. Auch bei Marin Mersenne, Roger de Bussy-Rabutin, Madame de Sévigné[5] und weiteren Briefwechseln des 17. Jahrhunderts finden sich Spuren. Im 18. Jahrhundert waren Vapeurs und hysterische Affektionen als literarischer Stoff fest etabliert. Eine ganze Reihe von Themen ließen sich mit solchen Beschwerden abhandeln: die Moderne, die Menschheit, die Frau oder auch die literarische Schöpfung.

Verfasser von Satiren, Erzählungen, moralischen Anekdoten oder auch Komödien spielen mit dem Ausdruck »Vapeurs«, wenn sie zeitgenössische Sitten und die allerneusten Moden am Hof ausmalen. Der Ausdruck erhält eine mehr oder weniger ambivalente und ironische[6] Rolle in Texten, die eine dem Jahrhundert eigene Ästhetik der Existenz vorstellen. Noch bevor medizinische Traktate speziell für ein adliges Publikum erscheinen, gibt es den Vapeurs-Arzt bereits als Theaterrolle. Ärzte wie Patienten werden hier gleichermaßen der Lächerlichkeit preisgegeben, und auch die Pathologie wird keinesfalls ernst genommen. Der Veröffentlichung des Werkes von Charles Dufresny de la Rivière im Jahr 1699 folgen zahlreiche weitere Auflagen. Eines seiner Stücke führt eingebildete Kranke vor, die ihre Beschwerden nicht als »Vapeurs« bezeichnen wollen, aus Furcht, verspottet oder verachtet zu werden: »Pah, mein Herr«, sagt die Patientin, »ich habe eine Abneigung gegen diese Frauen mit Vapeurs. Meines Erachtens zittern und fürchten sie ihre Auslöschung.«[7] Der Spott geht weiter mit Pierre Carlet de Marivaux' *L'île aux esclaves* (dt. *Die Sklaveninsel*). Aufgefordert, ihre Herrin zu beschreiben, zögert Cleanthis nicht, die Vapeurs, an denen diese täglich leidet, ins Lächerliche zu ziehen: »Ich wollte euch sonst noch etwas von den affectirten Ohnmachten [Vapeurs, A.d.Ü.]

---

[5] Das Adjektiv »*vaporeux*« (»vaporös«) hingegen findet sich erst ab Anfang des 18. Jahrhunderts reichlich benutzt bei Antoine-François Prévost d'Exiles, Marie-Jeanne Riccoboni, Denis Diderot, dem Grafen Mirabeau (d.i. Honoré Gabriel Riquetti), Louis-Sébastien Mercier sowie Isabelle Agnès Elizabeth Charrière.

[6] Imbroscio, 2002.

[7] Du Freny, [1699]: 71.

gesagt haben, welchen die Madame bey dem geringsten Geruche unterworfen ist. Sie wußte nicht, daß ich ihr eines Tages, ohne daß sie es gewahr geworden, Blumen zwischen ihrem Bette und der Wand gestreutet; ich wollte sehen, was daraus werden würde; ich wartete auf die Ohnmacht [Vapeurs, A.d.Ü.], allein sie soll noch kommen; [...].«[8] Solche Texte überziehen die Welt der Bürger und des Adels mit Ironie, vor allem in der Absicht, die Leser abzulenken, aber manchmal auch mit moralischen Hintergedanken. Die Vapeurs schwanken hier zwischen Affektiertheit und Manipulation. Zahlreiche Theaterstücke Carlo Goldonis und seiner zeitgenössischen Konkurrenten geben der raschen, ironischen Charakterisierung einer Vaporösen Raum und treten damit unmittelbar Molières Erbe an.[9] In solchen Stücken stellt der Autor etwa die Erregung eines jungen verliebten Mädchens mit widersprüchlichen Begierden heraus oder eine simulierte Pathologie, die Väter, Tutoren oder potentielle Ehemänner rühren soll. Ein treuer Diener wird als Arzt verkleidet und ermöglicht so die Auflösung der Handlungsstränge.[10] Auftritt für Auftritt entsteht das Porträt raffinierter, süßlicher Doktoren sowie aufmerksamkeitsheischender, selbstgefälliger Patienten. Anderswo wird die Suche nach Ausdrücken in medizinischen Werken verhöhnt. Charles Palissot de Montenoy fügt dieser Linie frischen Spott in *Le cercle des originaux* [Der Kreis der Originellen] hinzu; das Theaterstück wurde erstmals 1755 bei der Einweihung der Statue Ludwigs XV. in Nancy aufgeführt:

»Der Doktor: Ich hatte genau das geahnt. Dafür habe ich einen Blick! ... Vapeurs sind das.
Lucinda: Wie! Vapeurs!
Der Arzt ruhig, aber betont: Der Begriff schockiert Sie! Es handelt sich genauer um ätherischen Geist, eine Nervenflüssigkeit, heutzutage elektrisch genannt, was Ihre Nerven ergreift und zuckende wie krampfhafte Bewegungen ...
Orphise: Es ist ziemlich gelehrt, der kleine Doktor!
Aristes: Das scheint mir auch so.
Der Doktor: Meine schöne Kranke, ich werde Ihnen mäßigende Pulver verschreiben, *einen hübschen Juleptrank*, ein harmloses Likörchen...

---

8 Marivaux, 1750, 3. Auftritt: 332.

9 Zum Beispiel »*Die verstellte Kranke*« (Goldoni, 1767, 1768); siehe dazu Goldoni, 1954: 285 (II, Kap. 10) [A.d.Ü.].

10 Le Fort, 1753. Siehe auch Saurin, 1788.

Lucinda, ungeduldig: Ah! Monsieur, das habe ich alles schon genommen.
Der Doktor: Das könnte ernst werden, sehen wir einmal. [Er misst ihren Puls.] Oh! oh! Der Puls ist heftig. Und haben Sie denn nachts *den goldenen Schlaf*?
Lucinda: Den goldenen Schlaf? Ich glaube, ich bin gut ausgeruht.
Orphise: Goldener Schlaf! Wie nett er sich ausdrückt! Ich kenne niemanden, der so spricht. Goldener Schlaf!
Aristes: Ja, die Patienten von Monsieur werden mit größter Fröhlichkeit sterben.
Orphise: Seine Krankenberichte sollte man sich ansehen! Die lesen sich tatsächlich so vergnüglich wie ein Madrigal. Aber zurück zur Kranken.
Der Doktor: Alles wohl erwogen, glaube ich, dass die Vene *geöffnet* wurde. [Zu Lucinda] Haben Sie das nicht *meteorisiert*? [Er legt seine Hand auf Lucinda Bauch.]
Lucinda: Meteorisiert? Ich verstehe Sie nicht.
Der Doktor: Ja, meteorisiert: Ihr Puls verrät es, und Ihre Krankheit hatte mir die Veränderung angezeigt, wenn die Pneumatopathologie, eine Entdeckung unserer Tage, mir nicht den Weg vorgegeben hätte, dem ich folge. Nehmen Sie daher den Honig der Luft, die ägyptischen Bohnen (*Siliqua Aegyptia*).
Orphise: Von diesen Mitteln habe ich noch nie gehört.
Der Doktor: Wir haben neue Sitten angenommen, um mit mehr Rücksicht zu experimentieren. Der Honig aus Luft ist das Manna, die ägyptischen Bohnen (*Siliqua Aegyptia*) sind Kassien. Die Apotheker wissen Bescheid.
Orphise: Verstehe.
Der Doktor: Oh! Wir haben alle Ähnlichkeiten mit den Ärzten des alten Jahrhunderts abgelegt und der Medizin einen eleganten Ton verliehen, welcher der Lächerlichkeit keinen Vorwand gibt.
Orphise: Das beweisen Sie ja selbst. Was nun den Unterschied zwischen einen Kranken sehen und einer Krankheit selbst angeht, hier haben Sie einen Kranken gesehen, und ganz nah, aber die Krankheit selbst...
Der Doktor: Ich bekenne, dass ich *zu meinem Urteil etwas rasch gelangte*. Gleichwohl gibt es große Ähnlichkeit mit den Vapeurs. [Er schaut auf seine Uhr.] Schon sechs Uhr! Ich habe noch hundert Krankenbesuche vor mir bis abends.«[11]

---

[11] Palissot de Montenoy, 1777: Szene 11, 53-56.

Die Konsultation wird zur Farce, und die Verschreibung geriert sich als Gedicht. So erhebt der Adel die Vapeurs zu einem Zeichen seines Vorrangs. Die vorgebliche Feinheit der Charaktere begründet ein ganzes Vokabular, als ob die Komplizenschaft zwischen Ärzten und Kranken durch nur ihnen bekannte, geheimnisschwangere Worte besiegelt werden müsste. Solche Werke verbreiten ein Bild der Vapeurs, das zum Klischee verkommt. Mit Frauen werden diese viel häufiger assoziiert als das die Ärzte tun und die Pathologie wird bei ihnen zur Charaktereigenschaft der nach Aufmerksamkeit begierigen Kapriziösen und Egoisten. Durch rasch entworfene Porträts wird das Imaginäre der Vapeurs verschoben und als weibliche Versuchung gesetzt, welche die Schriftsteller mit Genuss denunzieren. Wenn man den Dramatikern Glauben schenkt, täuschen die Beschwerden nur diejenigen, die sich täuschen lassen wollen, oder diejenigen, die zu selbstverliebt sind, um ihrem Gegenüber die nötige Aufmerksamkeit zu gewähren und sie eines Besseren zu belehren. Die Vapeurs funktionieren schon bald als List. In Pierre-Augustin Caron de Beaumarchais' erstem Theatererfolg, *Le barbier de Séville* (dt. *Der Barbier von Sevilla, oder Die nutzlose Vorsicht*) von 1775, dienen die Vapeurs etwa zur Steigerung der Intrige. Bartholo, Rosines Tutor, will in den Besitz eines Briefes gelangen, von dem er vermutet, dass er von einem Geliebten stamme. Rosine weigert sich, der Anordnung Folge zu leisten, vertauscht den Brief dann heimlich mit dem ihres Cousins in der Hoffnung, dass dieser zweite Brief in Bartholos Hände gelange. Um ihn in diesem Bestreben zu ermuntern, ohne nach außen seinen Anordnungen nachgeben zu scheinen, fingiert sie eine Ohnmacht.[12] Der siegessichere Bartholo bemächtigt sich des ausgetauschten Briefes und liest ihn im Glauben, dies bliebe Rosine unbemerkt. Die vorgetäuschten Vapeurs werden zu einem Instrument des Rollentauschs. Sie funktionieren als Falle, die über dem Tutor in dem Augenblick zuschnappt, in dem er zu triumphieren glaubt. Die vermeintlich Schwächere dominiert die Situation.

Die Literatur entfaltet ein Interesse am Körper wie an der Empfindsamkeit und umkreist die Rolle der Pathologie bei der Selbstinszenierung. Auch Erzählungen behandeln die Vapeurs mit wachsendem Erfolg, wobei

---

[12] Beaumarchais, 1826: 53-59, hier 56-58, v .a. 57 (2. Aufzug, 15. Auftritt) – hier ist von »Nervenzufällen« (*affections spasmodiques*) und »Schwindel« (*vapeurs*) die Rede.

sie die Frauen und die höfische Gesellschaft samt deren wohlanständigen Empfindungen charakterisieren. Vapeurs sind Teil der Verführung sowie der Intrigen in Marie-Francoise de Kéralios *Les visites*[13] [Die Besuche], *Angola* [Angola] des Herzogs von Molière[14], Claude Joseph Dorats *Les malheurs de l'inconstance*[15] [Die Unglücke der Wankelmütigkeit] sowie Denis Diderots *Les bijoux indiscrets*[16] (dt. *Die geschwätzigen Kleinode*, auch: *Die indiskreten Kleinode*).

In ähnlicher Weise präsentiert Louis-Antoine Caraccioli die Vapeurs als Kunst und widmet den davon Befallenen eines seiner Werke: *Le livre à la mode* (1757 bzw. 1759) (dt. *Das Mode-Buch*, auch: *Das Buch nach der Mode*). Die Affektiertheit bezeichnet hier allgemein kapriziöse Wesen, die ihre Seins- und Verhaltensweise mit akribischer Leichtigkeit vorbereiten, was sowohl im Ganzen vorhersehbar ist und zugleich kontinuierliche Variationen aufweist. Um die kapriziöse Gesellschaft anzusprechen, ist das Buch selbst kapriziös. Schneller als die Jahreszeiten wechselt das Buch bei Caraccioli die Farbe: die Erstauflage wird im Gründruck[17] veröffentlicht, eine zweite Auflage kurz darauf in rosa.[18] Caraccioli behauptet, der Mode voraus zu sein, Trends zu setzen und sie zu überwinden, noch bevor sie sich verbreiten. Als Abklatsch einer dem Schein verpflichteten Gesell-

---

13 Kéralio, 1792: 51.

14 Der Herzog von La Morlière umreißt die Vapeurs als Simulation und Instrumentalisierung. Seine Bekanntheit rührt vor allem von einer Skandalchronik des *Ancien Régime*. Sein bekannteste Erzählung *Angola* wurde 1746 erstmals veröffentlicht und erfuhr bis 1789 fünfzehn Neuauflagen. Die Handlung spielt an einem indischen Hof und setzt das aufwühlende Gefühlsleben von Prinzen und Feen in Szene.

15 Dorat, 1993: 955.

16 Diderot, 1920: 91-93 (23. Kapitel. Achte Anwendung des Ringes: »Die hysterischen Krämpfe«).

17 Caraccioli, 1757. Eine fiktive Druckerei ist auf der ersten Seite angegeben: »l'imprimerie au Printemps du Perroquet«, die »Frühlings-Drukkerey zum Papagey« [›Frühlingsdruckerei zum Papagei‹].

18 Caraccioli, 1759. Als Jahr ist »100700509« angegeben; die Ausgabe wird beschrieben als eine »Neue Ausgabe mit Intarsien, poliert und lackiert A2-A3«. Eine dritte Auflage erfolgte in Gelbdruck; eine vierte mehrfarbig: »*Livre de quatre couleurs* (1760), Aux Quatre Elements, de l'imprimerie des Quatre Saisons, en 4444« [Das Buch der vier Farben, bei den vier Elementen, von der Druckerei der Vier Jahreszeiten, im Jahr 4444], gedruckt in Türkis, Braun, Zinnoberrot und Gelborange. Dieses Werk ist als Neuauflage erhältlich und berücksichtigt die Farbfolge: Caraccioli, 2005.

schaft muss das Buch in seiner Aufmachung gefallen. Mehr noch muss es den begehrten rötlichen Teint der Frauen imitieren und jene Verzückung illustrieren, die während der Anwandlungen deren Gesicht belebt. Die den »vaporösen Herren und Damen« gewidmete Zweitauflage seiner Abhandlung – eigentlich eine vollständig umgeschriebene Ausgabe – beginnt folgendermaßen: »Meine Damen und Herren, da die grüne Farbe, wie alle Moden, nur acht Tage vorhielt, biete ich Ihnen das schönste Zinnoberrot an, wie es schließlich in ihren Gesichtern wunderbar glänzt und wild leuchtet, und wie es nach Auskunft der geschicktesten Tronchins auch sein soll, um ihre Vapeurs zu schmücken und zu erheitern.«[19] Der Ton ist leger, verspielt. Das Werk möchte unterhalten und keineswegs als Autorität auftreten. Es schielt nicht auf die Nachwelt, sondern möchte *à la mode* sein und ist darauf gefasst, beim Blättern der Seiten gleich wieder vergessen zu werden. Dieses Werk präsentiert die Vapeurs als Emotionen, für die man sich entscheidet, bevor man sie beherrscht. In seinem Vorwort schreibt Caraccioli: »Heutzutage bedarf es der Hypochondrie in kontinuierlichen Dosierungen, vor allem für unsere zwanzigjährigen Weisen, und für die Vapeursgeschäfte bei unseren siebzehnjährigen Prüden. Wir sind krank, ohne zu wissen, woran. Wir sind krank, ohne zu bemerken, dass wir leiden. Aber man erwähnt es; und mit einem Gesicht, das sich der Rede anpasst, stirbt man jede Viertelstunde beim Essen und ist doch noch immer am Leben.«[20] Caraccioli lobt die Fähigkeit der Frauen, »eine Reihe von Krankheiten in Ordnung zu bringen, so wie sie ihre Bänder zurechte richten«.[21] Krankheiten wechselt man, wie man Kleider wechselt; die Pathologie wird zum Körperkult.

»Morgens schlägt sie die Vapeursglocke, denn um das Bett herum hält sie für jedes Wehwehchen die passende Glocke bereit. Die Bediensteten kommen in Scharen, und Madame belebt als hingebungsvolle Kranke ihre Seele durch einen köstlichen Bouillon, einen honigfarbenen Trank von größerer Köstlichkeit als selbst Ambrosia. [...] Der Arzt tritt ein, fühlt den Puls, findet ihn wie immer etwas flattrig, überprüft den regelmäßigen Schlag des Herzens, schwätzt ein wenig und erzählt alte Geschichten. Dann kommt der Moment des Aufstehens. Es ist bereits Mittag, und

[19] Caraccioli, 1759: A2 [die Rede ist vom berühmten zeitgenössischen Arzt und Inokulator Théodore Tronchin aus Genf, Voltaires Hausarzt, A.d.Ü.].
[20] Ebenda: XV-XVI.
[21] Caraccioli, [1760]: 58.

unsere Göttin lässt sich in die Arme zweier Kammerzofen fallen und auf einen prächtigen Sessel hieven. Dort gähnt sie vier bis fünf Mal, schließt nochmals die Augen, als ob sie schlafen wolle. Gewöhnlich braucht man nämlich eine Stunde Ruhe nach zehn Stunden Schlaf. Sie verlangt nach einem Spiegel und ruft alsbald aus, wie schrecklich hässlich sie doch sei. Sie zieht sich um.«[22]

Die Vapeurs wurzeln laut Carraccioli in der Ästhetik und heben die Regeln der Gewohnheit keineswegs auf. Die Existenz wird zu einer Kunst der Selbstbestimmung. Die Wiederholung von Gesten und Seufzern bietet die Aussicht auf endloses Modulieren, wobei noch das geringste Detail zu einer Besonderheit aufgebauscht wird. Solche Beschwerden lassen keinen Platz für das Unvorhergesehene, nicht einmal für Leerlauf, was der geläufigen Vorstellung von unwillkürlichem Handeln widerspricht. Sie scheinen problemlos zwischen Spielzügen beim Crocket oder mit Karten Platz zu finden. Sie sind ein Mittel, über die eigene Zeit zu verfügen. Anders als in Francis Scott Fitzgeralds Erzählung *The crack-up* (dt. *Der Knacks*) fügt diese Form von Verschwendung und Verlust der Existenz keine Risse zu, stellt sie niemals in Frage und schreibt sich vielmehr in eine Kontinuität ein. Die Vapeurs und ihre Ursachen werden als Phasen einer neuen Linearität untergeordnet. Und Caraccioli lobt die Kunst, »der Krankheit Pausen zu lassen. Ihr sind nur ein Tag pro Woche und einige Viertelstunden morgens vorbehalten; mehr ist nicht nötig für modische Unpässlichkeiten. Eine solche Routine ziehe ich stark vor: man weiß, woran man ist, und es bleibt einem der Schmerz erspart, eine Dame mitten in ihrem Spiel schreien zu hören, dass sie stürbe und alles verloren sei, wie dies so vielen Damen widerfährt, die ihre Tagesabläufe nicht einzuteilen wissen«.[23] Der Rhythmus der Beschwerden gehorcht dem Ablauf eines Ritus weit mehr als dem Ablauf einer Krise. Die kontinuierliche Übertreibung der Zeichen verwandelt alle Emotionen in eine Pathologie, die so in einem Wertesystem funktioniert. Übertriebene Emotionen stellen eine Ausdruckskonvention dar. Vapeurs signalisieren den Höhepunkt an Luxus und die Möglichkeit einer völligen Selbstaufgabe. Dieser kontrollierte Selbstverlust funktioniert als Emblem adliger Lebensweise.[24]

---

[22] Caraccioli, 1759: XVII-XX.

[23] Ebenda: XXIII-XXV.

[24] Etwa beim Spielen (Baecque, 1988).

Zahlreiche literarische Werke beschäftigen sich mit den Vapeurs unter der Prämisse der Simulation und Instrumentalisierung. Empfindsamkeit erscheint hier als Oberfläche der Persönlichkeit, zeigt aber keine Innerlichkeit dahinter an. Der Erfolg literarischer Figuren wird durch Äußeres bestimmt; ihr Leben ist dabei ein maßvolles Wagnis, gemessen an gesellschaftlichem Erfolg und Ehrgeiz. Extravaganz hilft, das Gewöhnliche ausnahmslos abzulehnen, die Kostbarkeit der Figuren evoziert eine Welt, in welcher der Exzess zum Kode wird, die Manieriertheit zum Gesetz. Die Vapeurs sind hier Mittel bzw. »*manera*« [span.: Art und Weise, A.d.Ü.]. Ihre Rolle besteht nicht mehr darin, eine Seinsweise nach barockem Vorbild zu formen, sondern ruht im Gegenteil in der strikten Befolgung des Kodes und dessen strenger Umsetzung. Die vollkommene Beherrschung des Kodes muss ebenso unbedingt angezeigt werden wie seine Anwendung, denn nur so wird die Zugehörigkeit zum Hofe offenbart. Ein ganzes Ensemble von Wörtern, Gesten und Symptomen wird hier zu Zeichen erhoben, die sich nicht improvisieren lassen; sie sind einzig dazu da, sofort erkannt zu werden. Diverse Erzählungen (wie etwa *Angola*) schildern eine absolut geschlossene, auf sich selbst bezogene Welt, deren Kodes täglich neu justiert werden, ganz so, wie man etwas beim Aufsetzen eines Hutes oder beim Umbinden eines Schals justieren würde. Diese Kapriziosität des Kodes garantiert Exklusivität und Aufmerksamkeit durch die Anerkennung unendlicher Variationen. Affektiert auftretende Damen und Herren – sogenannte »*Petits-Maîtres*« und »*Petites-Maîtresses*« – formen eine gänzlich undurchlässige Welt, in welcher der Erfolg vom Geschick abhängt, zum Spiegel der anderen zu werden, wenn man nicht gar Trendsetter ist. Und in eben dieser mit ihrer Repräsentation beschäftigten Welt werden die Vapeurs zur Kunst. Als oft eingesetzte Taktiken, bei denen Umstände und Motivationen die strengste Prüfung durchlaufen haben, übernehmen die Vapeurs den indirekten Ausdruck aller sonst nicht artikulierbaren Anliegen. Mit ihnen wird kein Geheimnis verbunden, vielmehr fördern sie eine Spannung, deren Lösung in der Interessensbekundung liegt. Die Vapeurs stellen eine stumme, leicht zu erratende Begierde aus. Sie funktionieren als Ausdrucksform, die verstört, ohne zu überraschen. Die Schriftsteller machen sie als anerkannte, verständliche und akzeptierte Form erfolgreich. Dabei werden die Vapeurs nicht wegen ihres genauen Übersetzens einer Emotion instrumentalisiert; im Gegenteil identifiziert jede Figur sich mit ihren Charakteristika. Sie sind weder Pathologie noch

Ausdruck, sondern treten an die Stelle von Zeichen, selbst wenn sie lediglich auf Stereotype verweisen. Die so freigesetzte Ironie entstammt der exzessiven Präzision der Beschreibung dieser Welt und der fehlenden Hierarchie, weil hier alles gleich gewichtig ist; Affektiertheit steckt in allen Gesten. Was die literarischen Figuren antreibt, ist die beständige Suche nach Distinktion. Und selbst wo alles erlaubt scheint, muss das Geeignete noch ausgewählt werden. Jede Geste wird nach der Art und Weise ihrer Erzählung erfasst; das Leben ist eine bloße Abfolge von Rollen. Als Gattung, deren Unbeschwertheit nur leichte Gefühle zu erlauben scheint, macht die Erzählung die Sitten als zufällige lesbar. Hier regieren die Vapeurs unangefochten.

Claude de Bethmont de Paumerelle hat die Manipulationskraft der Vapeurs exemplarisch dargestellt und 1774 eine Kartographie von Tricks veröffentlicht, die das anzuwenden erlauben, was man bei der Lektüre vaporöse Praktiken zu nennen geneigt ist. *La philosophie des vapeurs, ou Lettres raisonnées d'une jolie femme, sur l'usage des symptomes vaporeux* [Die Philosophie der Vapeurs oder vernünftige Briefe einer hübschen Frau über die Anwendung vaporöser Symptome] ist ein Werk, das sich weder unter die moralischen Werke noch unter die freigeistigen Erzählungen der *Libertins*, nicht einmal unter die Abhandlungen über Frauen einordnen lässt. Es beschreibt die Vapeurs ironisch, präsentiert sie als Kunst, deren Beherrschung vielfach erfolgreich macht. Die Wiederauflage zehn Jahre nach der Erstveröffentlichung ist Beleg dafür, dass diese inzwischen in Vergessenheit geratene Schrift Anklang fand. Bei der Neuauflage verweist Paumerelle auch direkt auf den Magnetismus. Er schlägt diesen als Heilmittel vor und vermag damit all jene zu ermutigen, die durch das Verbot von Mesmers Therapiemethode in Verwirrung gestürzt wurden: »Bevor die Depression unheilbar wird, stellen wir ihrem Fortschreiten die starke Stimme der Philosophie gegenüber. Nur dieses Mittel bleibt uns. Nutzen wir es ohne Verzögerung, um so viele Opfer wie möglich vor der Verzweiflung zu bewahren!«[25]

Paumerelles *Philosophie des vapeurs* setzt sich aus einer Abfolge von Briefen zusammen, die zugleich Lektionen einer Adeligen an ihre jungvermählte Freundin sind, welche sich der Vapeurs noch nicht zu bedienen weiß. Diese Inszenierung erlaubt, die Analyse der Adligen den Briefen als

[25] Paumerelle, 1784 (nicht wiederaufgenommen in: 2009).

Geheimnis einzuschreiben, die der Autor, also Paumerelle, entdeckt und veröffentlicht habe. Die Briefschreiberin macht aus den Vapeurs ein unerlässliches Werkzeug für jede rangbewusste Adelige. Schon bald merken die Leser, dass dieses sich scherzhaft gebende Schreiben eine Reihe vorgefasster Meinungen über diese Beschwerden auf den Kopf stellt. Das Verständnis von Vapeurs als Folge von Zerbrechlichkeit, Nervosität oder Wahnsinn wird zugunsten der Entfaltung eines Ensembles von Strategien aufgegeben. Paumerelle nimmt sich vor, die Vapeurs von allen physiologischen Interpretationen zu befreien, die schon anderthalb Jahrhunderte lang zirkulieren. Indem der Autor ihre Nützlichkeit ins Spiel bringt, dreht er die traditionelle Perspektive auf die Vapeurs um. Die Ärzte wollen sie erklären und ihre Ursachen bestimmen; er hingegen versucht zu erfahren, was sie hervorbringen, und gibt deswegen vor, durch eine Umkehrung ihr Rätsel aufzuklären. Seine Vision verbindet List und Empfindsamkeit und steht in der von Machiavelli und Balthasar Gracián begründeten und von Pierre-Ambroise-François Choderlos de Laclos weitergeführten Tradition.

»Sie verstehen unter ›Vapeurs‹ eine reale Krankheit und wollen zur Sache kommen. Klammern Sie sich nur ans Wort. So verschwindet jedes Hindernis und Sie werden im Innersten überzeugt, dass der Sie verschreckende Ausdruck dem Ohr sogar schmeichelt.«[26] Mit einem eines Magritte-Gemäldes[27] würdigen Ausruf wird der Blickwinkel verschoben, aus dem man die Vapeurs betrachten sollte. Indem die Erzählerin die Vapeurs als Wort präsentiert, umgeht sie die Symptome als Referenten und interessiert sich allein für deren repräsentative Kraft. Die Vapeurs werden aus moralischen Überlegungen herausgelöst und als Instrument in einem Zeichensystem dargeboten. Ihre Untersuchung läuft über die Entwicklung eines Interpretationssystems, das jede pathologische Wirklichkeit in Abrede stellt, um den Wert bei Hofe dagegen zu setzen. Die Briefschreiberin präsentiert die Vapeurs als Ensemble »kleiner Gunstbeweise«[28], als Vorwand dafür, das auszudrücken, was sonst nicht ausgedrückt werden könnte, ohne den Konventionen zuwiderzuhandeln. Die Kunst der Vapeurs setzt das Erlernen der Zeichen voraus, wobei jedes Symptom Verschiede-

---

[26] Paumerelle, 2009: 38.

[27] Nämlich Magrittes *Ceci n'est pas une pipe* [Dies ist keine Pfeife] von 1929 (offizieller Titel: »La trahison des images«, dt.: »Der Verrat der Bilder«); siehe dazu Michel Foucaults Analyse (2001, Bd. 1, 812-831).

[28] Paumerelle, 2009: 39.

nes bedeuten kann. Die Briefschreiberin entwickelt eine Hierarchie unter verschiedenen Vapeurskrisen, wie sie sich aus dem langen und wiederholten Studium von Anfällen ergeben. Sie lässt die verschiedenen Symptome als anerkannte Merkmale der Vapeurs Revue passieren. Es gibt eine Abstufung an Effekten, die sich in einer bestimmten Reihenfolge manifestieren müssen: Gähnen, Mattigkeit, Schwäche, Verzückung, Blendung, Benommenheit, Ohnmacht und Konvulsionen. Die Vapeurs gebärden sich als Sprache, sind als Sätze über hypothetische und konditionale Modi zu verstehen. Mehr als ein einzelner Anfall von Vapeurs zählt ihr Fortschreiten und der Augenblick ihres Auftretens. Ebenso entscheidend wie die Vapeurs selbst ist der von ihnen geschaffene Kontext: Sie kreieren ein Ereignis und provozieren damit seine Interpretation. Ganz offensichtlich bedeuten die Vapeurs als Unterbrechung die Ankunft oder die Abwesenheit von jemandem oder von einer Aufmerksamkeit. Die Vapeurs unterstreichen den gegenwärtigen Augenblick, setzen ihn in Relation und machen seine Interpretation zu einem eigenständigen Ereignis. Die durch die Vapeurs ermöglichte Selbstdarstellung lässt ein Repertoire an Strategien entstehen, die auf die Kontrolle des anderen zielen. In intimer Kenntnis ist klar, ob eine Emotion empfunden oder bloß affektiert ist. Allerdings scheint eben diese Frage nach wahrhaftiger Empfindung wertlos, wenn der Schein regiert. In einer Gesellschaft, in der Anstand über alles entscheidet, wird die Empfindsamkeit eines jeden aufgrund von Seufzern und affektierter Zurückhaltung entwickelt und anerkannt. Der Körper wird zum Material, aus dem der Vaporöse Ausdrücke formt, die er zu sehen geben will. Vapeurs zu praktizieren hilft, die Auswirkungen der diversen Symptome auf die Zuschauer mitzubekommen, die allzu gerne von Krisen berichten, denen sie beigewohnt haben. Auch sichern sie deren beste Öffentlichmachung. Die Vapeurs werden zu einer Körperdisziplin, deren Entwicklung Aufmerksamkeit erregt, Vorlieben markiert und dazu dient, weiterhin zu gefallen oder Respekt einzuflößen.

Die Vapeurs als Zeichen einer gesellschaftlichen Klasse reproduzieren und verstärken die gesellschaftliche Trennung. Die höfische Gesellschaft reklamiert deren ganzes Prestige für sich und die Briefschreiberin mokiert sich über Mitglieder des Bürgertums, welche sich höfische Bräuche abzuschauen versuchten. Dies könne sie nur als Anspruch auf einen Status ansehen, der ihnen nicht zusteht. Mehr Nachsicht hat sie mit der Dienerschaft in adligen Häusern, deren Vapeurs die dort herrschende Empfindsamkeit und Raffinesse bezeugen. Durch den Versuch der Nachahmung tragen sie eine Erziehung zur Schau, welche sie im Umgang mit dem Adel unbeabsichtigt erhielten. Ihre Symptome gelten als Spiegeleffekt und stärken so das Prestige ihrer Herrschaft. Die Kunst der Vapeurs erlernt man von einem entsprechend kundigen Lehrer, der auf die Gesangs- und Tanzlehrer folgt. Sein Unterricht wird anhand seines Geschicks beurteilt, über die zahllosen Distinktionsmerkmale zwischen verschiedenen Typen von Krisen sowie über Gebräuche und Interpretationen Auskunft zu geben, zu denen sie Anlass geben könnten.[29] Wie viele Unterrichtseinheiten auch immer für ihre praktische Umsetzung nötig sein mögen, die Vapeurs gelten als Zeichen einer raffinierten Empfindsamkeit, und der Adelige verlangt immerzu, dass sie einem verborgenen Naturell entsprechen: »Wir sollten uns glücklich schätzen, werte Dienerin, bei Ihnen wie bei mir so reizbare Fasern zu haben! Wir sind begünstigt durch eine Kleinigkeit, weswegen wir es nicht nötig haben, uns in die Reizbarkeit zu treiben, wie viele Frauen, deren Einschrumpfung alles abstumpft.«[30] Die Vapeurs lassen neue Formen des Wetteiferns entstehen, wobei diejenigen als Gewinner hervorgehen, welche sich durch als angemessen beurteilte Vapeurs hervortun. Die Fähigkeit, Vapeurs zu kontrollieren und zu nutzen, erzielt Prestige und erheischt die Aufmerksamkeit des Gegenübers. Einzig perfekt beherrschten Vapeurs wird Respekt gezollt, während ihre richtige Dosierung alle Kapricen zufriedenstellen muss. Die Adressatin zitiert das Beispiel einer Adeligen, die das Blenden dafür nutzt, »sich zum Diamanten zu machen«.[31] Wahrheitsgehalt und Wahrscheinlichkeit eines Vapeursanfalls sind unwichtig; was zählt, ist dessen distinguierte Kontrolle. Indem er die Vorstellungen von Taktik denen der emotionalen Transparenz gegenüberstellt, ruft Paumerelle die Gesamtheit der Umwege auf, die durch den Gebrauch der Vapeurs möglich werden. Es handelt sich jedoch nicht um kalkulierte Kälte, vor der jegliches Gefühl verschwände: »Ohne Liebe könnte ich aus Ihnen keine vollkommen Vaporöse machen«[32], heißt es bei der Briefschreiberin. Das Geschick eines jeden entfaltet sich in der Vielfalt der zur Schau gestellten Symptome, und dieses Wagnis ist einzugehen, um das allgemeine Interesse und die Affektionen eines Liebhabers aufrecht zu

---

[29] Ebenda: 21.
[30] Ebenda: 74.
[31] Ebenda: 67.
[32] Ebenda: 51.

erhalten.[33] Weil langfristig die Bereitwilligkeit des Umfeldes nicht gesichert werden kann, bieten die Vapeurs konstant neue Gelegenheiten, Interesse auf sich zu ziehen. Sie bescheinigen raffinierte Empfindsamkeit, kompensieren Langeweile und kommen eventuellen Angriffen von Widersachern zuvor. Weil es oft nützlich ist, Vapeurs zu haben, gilt ihre Affektiertheit gelegentlich als notwendig. Keine Vapeurs anzuzeigen, ist einmal Beweis für schlechten Geschmack, der beeinträchtigt, wie auch Zeichen der Sympathie, um die Vapeurs einer Freundin ernstzunehmen. Sie sind dann eine Konvention, der man sich verschreibt, um Zustimmung zu den Empfindsamkeiten um sich herum anzuzeigen.

Um den gewünschten Effekt zu erzielen, müssen Anfälle mit Sachkenntnis an günstigen Orten und in günstigen Momenten inszeniert werden. Die Vaporösen haben eine Vorliebe für geschlossene Räume, in denen dem Müßiggang gefrönt wird. Nur in einem geschützten Raum ergeben Vapeurs Sinn. Das Theater oder ein mondänes Mahl sind hervorragende Gelegenheiten, sich in Szene zu setzen. In der Oper an Vapeurs zu leiden, bietet ein Schauspiel im Schauspiel, so wie es später Honoré de Balzac in *Splendeurs et misères des courtisanes* (dt. *Glanz und Elend der Kurtisanen*) beschreiben wird. Vapeurs wirken nie direkt, sondern immer durch eine Verkehrung (*detournement*). Die Vaporösen verkehren die öffentlichen Räume, in denen sie das Interesse der Zuschauer erlangen und die sie sich für die Dauer eines Anfalls aneignen. Blenden heißt, seinen Körper anderen zur Schau stellen zu können. Umgekehrt bedeutet ein immerzu gut verhüllter, stiller Körper fehlende Empfindsamkeit und Langeweile für ein Umfeld auf der Suche nach Zeichen. Die Gelegenheit, sich zu entblößen und sich an der Grenze des Anstands zu bewegen heißt, wohlwollende Unterstellungen (*supputations*) zu autorisieren und hervorzurufen. Ein weiterer Bezugspunkt der Vapeurskranken ist Versailles als Ort der Repräsentation *par excellence*. Das *Œil-de-bœuf*, wie das königliche *Antichambre* oder Vorzimmer heißt, erscheint als oberste Arena der Verstellungskunst. Die Briefschreiberin macht es zur Musterschule für Vapeurs und spricht von »der Vapeursepidemie bei Hofe«.[34] Das Zeremoniell, das den Körper des Königs als symbolischen Körper einführt und ihn zum Machtzentrum erklärt, beeinflusst alle Körper, die um ihn gravitieren. Die

---

[33] Ebenda: 55.
[34] Ebenda: 49.

wachsende Bedeutung des repräsentativen Kodes in Versailles macht diesen Ort zum permanenten Theater.

Zuhause erringt das Boudoir die Gunst der Vaporösen. Die Briefschreiberin tauft es »Heiligtum der Vapeurs«[35] und deutet an, dass sie hier alle ihre Briefe schreibe. Das bei der Adressatin fehlende Boudoir wird ausführlich beklagt und dann unverzüglich eingerichtet.[36] Man lobt jedoch ihr Winterkabinett, ihren Alkoven und ihr Kabinett für die Toilette. Mehr als jeder andere Ort im Haus ist das Boudoir als intimer Raum privilegiert. Es steht für Innerlichkeit und beeinflusst die Emotionen aller Anwesenden. Das Boudoir liefert den Vaporösen einen intimen, für eine Szene des Sichgehenlassens geeigneten Platz, wo der Anstand sich den andrängenden Begierden beugt. Sobald die Vapeurs als Manipulationsinstrument verstanden werden, wird aus dem Boudoir ein Ort der Arglist. Ein Schwindelanfall oder eine Ohnmacht können im Privaten neue Freiheiten gewähren, ein Dekolleté entblößen, man kann sich auf einen Arm stützen und passiv dahinsinken – das bevorzugte Mittel der Verführung. Im Augenblick können Konventionen verschoben und Begierden befeuert werden. An diesem intimen Ort werden die Machtverhältnisse in ihrer ganzen Gewalt ausgespielt, wie der Streich bezeugt, den die Marquise von Merteuil von ihrem Bett aus Prévan spielt.[37] Das Boudoir wird bei Paumerelle zu einem passenden Ort der Lehre, der Selbstkontrolle, der Körperdisziplin sowie der geduldigen, kontrollierten Wiederholung von Gesten, am besten noch durch ein »Glaskabinett« zum Einüben der Blicke und Posen komplettiert. Kein Zweifel macht ihm seine Funktion als Hinterhalt streitig, ja Paumerelle betont sogar diese Rolle, indem er daraus den Ort macht, von dem aus die Adelige ihre Briefe über die Vapeurs schreibt. Während im Glaskabinett Gesicht und Gesten einstudiert werden können, sollen die Briefe Taktiken einüben. Sie bieten den Raum, wo man sich sammelt, Niederlagen eingesteht, neue Strategien entwickelt oder auch die eigene Urteilskraft auffrischt. Das Schreiben hilft, sich selbst zu entdecken. Auf den ersten Blick scheint der Landsitz das Gegenteil des Boudoirs zu sein,

---

[35] Ebenda: 37.

[36] Delon, 1999.

[37] Choderlos de Laclos, 1981 (Brief 86, siehe zu dieser Episode auch Briefe 70, 79 und 85). Nachdem sie ihre Bedürfnisse befriedigt hat, ruft sie ihre Domestiken und behauptet, Prévan habe sich im Boudoir versteckt und kaum vorgestellt. Der nackt vorgefundene Prévan sieht sich außerstande, sich zu rechtfertigen und wird bestraft.

tatsächlich ist es aber nur dessen Replik. Für Paumerelle ist es nicht der Ort des Wohlergehens, den die Ärzte gerne schildern. Es ist ein Ort des Versteckens und des Wiederkommens, sobald man seine Rolle noch besser beherrscht. Versailles wird zum Schlachtfeld, ein Boudoir zum Ort der Belagerung, der Landsitz zum Rückzugsort, von wo aus man den nächsten Angriff startet.

Im Vergleich zu China, wo die Kultivierung kleiner Füße Frauen viel Leid zufügt, sind Vapeurs ein geringes Opfer. Paris verlangt als Vorbild für Kultur und Raffinesse vor allem nach Inszenierung. Auf den ersten Blick scheinen die Kosten gering, weil es nur darum geht, eine Aufopferung vorzutäuschen. Es zeigt sich jedoch sehr schnell, wieviel bei den Vapeurs auf dem Spiel steht. Die Briefschreiberin fordert völlige Kontrolle über die Ausdrücke ihrer Freundin und zögert nicht, eine Zurschaustellung von Symptomen zu tadeln, die keiner genau definierten Strategie gehorcht. »Sie werden doch nicht etwa so ungeschickt sein, ohne Sinn und Verstand vaporös zu sein?«, fragt die Korrespondentin ihre Freundin. »Das kann ich nicht glauben. Ich habe Ihnen doch mehrfach nahegelegt, dass man Vapeurs nur vorspielt!«[38] Als Manipulationstaktiken im Dienst von Launen benötigen die Vapeurs eine spekulative Seele, die genau erwägt, was eine neue Krise der Vapeurs auslösen könnte. Ist sie es wert oder läuft man Gefahr, unglaubwürdig zu sein? Darf man eine vorherige Krise nicht zu stark wiederholen, wenn man ihre Wirkung nicht mindern will? Ist das Wohlwollen der Zuschauer garantiert? Nichts ist sicher, wenn jeder seine Chancen abwägt. Jede Entscheidung ist ein Wagnis, und das Risiko allgemeiner Missbilligung bleibt der einzige Regulator bei den Demonstrationen der Vaporösen. Die Risikobereitschaft kann groß sein; die Ausgaben variieren je nach Einsatz. Setzt die Vaporöse manchmal mit einer Geste ihren Ruf aufs Spiel, kann sie ebenso gut zwei Fliegen mit einer Klappe schlagen. Die notwendige Kühnheit bei ihrem Unterfangen muss sie selbst bestimmen.

Die Mystifizierung der Vapeurs beruht auf der Abwesenheit eines sichtbaren Betroffenseins. Paumerelles Auffassung von den Vapeurs unterscheidet sich hierin radikal von Caraccioli. Bei ihm darf keinerlei Affektiertheit auffallen, denn die Vaporöse muss im Einklang mit ihren Aussagen erscheinen. Die Subtilität der Vapeurs verlangt in den Augen der

---

[38] Paumerelle 2009: 50.

Briefschreiberin, dass Sorgen, Unruhen oder Schwächen im Moment der Krise voll ausgelebt werden. Die Vaporöse muss ihre Krise hervorrufen und darf sie nicht spielen. Ihre Rolle ist es, gänzlich in ihren Vapeurs aufzugehen, selbst wenn sie sie mit Abstand betrachtet. Eben weil Vapeurs als unschuldig wahrgenommen werden, funktionieren sie. Nur wenn die Schwäche authentisch wirkt, können die Vapeurs rühren. Das Geheimnis liegt darin, nicht nur Unwohlsein vorzutäuschen, sondern dieses vorgeblich nicht zu zeigen. Die Kunst der Vapeurs ist also eine doppelte. Die Verletzlichkeit muss am Körper wie unabsichtlich auftreten und muss wirken, als ob sie alles beherrsche, sodass die Zuschauer einen noch tieferen Schmerz erahnen. Und während so die Vapeurs von der Vaporösen Besitz ergreifen, muss es so aussehen, als ob diese sie nicht zu verbergen vermöchte.

Nur eine solche Schwäche kann durch Worte nicht erfasst werden und verlangt nach hinzueilenden Zuschauern. Weil sie die Erklärung des Schmerzes ablehnen, scheinen die Vaporösen der Unmittelbarkeit der Gefühle ausgeliefert, und weil sie auf Klage verzichten, können sie ihren Verdruss über den Ausdruck ihres Körpers nicht zurückhalten. Die Briefschreiberin erinnert: »Sie wissen genau, dass in diesem philosophischen, kränkelnden Jahrhundert die Empfindsamkeit sehr in Mode ist.«[39] Die Vapeurs erzielen durch zwei widersprüchliche Mittel Erfolg: durch Zurückhaltung als einzigem Garanten des Anstandes und durch Empfindsamkeit als Zeichen einer bewegten Seele. Die Vaporösen spielen mit beiden und machen die Vapeurs zum Effekt einer zu lange unterdrückten und unmöglich zu verbergenden Empfindsamkeit. Die Symptome werden als unvollständige Enthüllung angenommen, deren Erklärung die Vaporösen verweigern. Die Wohlanständigkeiten haben eine zweifache Funktion: Sie lassen die Krisen als Bruch mit der etablierten Ordnung erscheinen, was für alle eine Überraschung darstellt. Und sie verhindern, dass deren Ursachen aus Notwendigkeit erklärt werden.

Diese Briefe entfalten das Leben der Vaporösen als eine Abfolge von Kämpfen, Siegen und Niederlagen. Sogar die Liebe wird in Begriffen des Kampfes analysiert; es wimmelt von Jagd- und Kriegsmetaphern. Die Briefschreiberin spricht zuerst von der Ohnmacht als »Treibjagd«[40] und

---

39 Ebenda: 61.

40 Ebenda: 71.

dann von dem »Stich ins Herz«[41] durch den Liebhaber. Vor jeder Krise – oder sollte man von »Performance« sprechen? – müssen erwartbarer Schaden und Gewinn abgewogen werden. Alle Gesten werden danach beurteilt, wie sie die Wohlanständigkeiten zu befriedigen vermögen und zugleich das Begehrte zu erreichen erlauben. Die Vapeurs werden aufgerufen, bei den Verhandlungen die Wahl der Waffen zu treffen. Die Vaporöse vereitelt so die direkte, kraftbetonte, männlich konnotierte Macht.

Den mit Krieg verbundenen Gefahren, einstmals Quelle adligen Prestiges, stellt Paumerelle die mit der öffentlichen Selbstdarstellung verbundenen Gefahren an die Seite. Der durch Ludwig XIV. entwaffnete Adel gewinnt nun unbewaffnet. Da er sein Leben nicht mehr körperlich in Turnieren oder Kriegen aufs Spiel setzen kann, spielt er damit im höheren Sinn auf der Ebene der Emotionen, die ihn bestimmen.[42] Das Prestige rührt nicht mehr vom Waffentragen als einem Emblem der Tapferkeit her. Der Verlust der Rüstung, diese plötzlichen Schwäche, wird besonders für Männer und Frauen am Hofe zum Zeichen der Empfindsamkeit. Die Vapeurs sind das neue Emblem. Natürlich müssen die Vaporösen weiterhin im Kampf mit ihren Emotionen die Oberhand behalten, ihre Gefühle zurückerobern, um dem Anstand Genüge zu tun, aber im Moment ihres Erscheinens bekennen sie einen inneren Kampf. Der Kampf des Adels ist zum Kampf zwischen den Zeichen geworden, offenbare oder verborgene, unbeteiligt ausgestellte oder solche, die man scheinbar zurückhalten will. Die Vapeurs erscheinen also als Ersatz, als Umlenkung des Kampfgeists in den privilegierten Kreis des Hofes. Die Todesgefahr verwandelt sich in das Risiko eines schlechten Rufes. Die Ehrverletzung auf dem Schlachtfeld wird zur Wunde eines in Versailles gefangenen, empfindsamen Herzens. Während die Lebensweise und Auffassung von der Rolle der Adeligen wechseln, verändert sich die Pathologie. Und sobald die Politik zum Schauspiel avanciert, wird auch die Pathologie spektakulär. Während Kriegsverletzungen als Zeichen der Tapferkeit benutzt wurden, gelten die Vapeurs nun als Zeichen von Empfindsamkeit und Raffinesse. So umfasst der Körper nach Paumerelle selbst seine Pathologie und jeder Adlige muss seinen Körper kontrollieren, um bis in seine tiefsten Seufzer hinein Herr der Zeichen zu bleiben.

---

[41] Ebenda: 53.

[42] Zur Bedeutung des Spiels am Königshof als Ersatz für Kriegszeiten siehe Apostolidès, 1981.

Ohne so weit zu gehen, nur Frauen die Vapeurs zu unterstellen, legt Paumerelle sie als eminent weibliche Kunst aus. Die Briefschreiberin erwähnt bereits im ersten Brief: »Sie sind Frau; das heißt: neugierig auf das Wundersame, gierig nach Besonderheit, verrückt nach Bizarrem. Was für glückliche Veranlagungen!«[43] Das weibliche Talent für Vapeurs belegt Paumerelle mit einer Reihe historischer Referenzen. Die Parallelen, die er zwischen der Frau und der griechischen Sibylle bis hin zu den Konvulsionen der Christen zieht, sollen die mysteriöse Macht der Frauen betonen. Durch Vervielfältigung außergewöhnlicher Einbildungen parodiert der Autor die jüngsten medizinischen Neuauslegungen, welche solche Phänomene als Vapeurs ansehen, und vereitelt umgehend entsprechende Folgerungen. Nicht nur entmystifiziert er diese Phänomene als physiologische Realitäten, sie werden als Mystifizierung nach dem Vorbild der Vapeurs dargestellt. Im Namen ihrer Vorliebe für das Falsche lässt die Marquise auch Männer als Spielgefährten bei dieser Kunst zu, deutet jedoch an, sich so der allgemeinen Ansicht entgegenzustellen. Paumerelle lässt sie bei dieser Gelegenheit gleich auch die Vapeurs der Dichter geißeln.

Die Bedeutung, welche die Vapeurs den Frauen geben, rührt von dem sie umgebenden Geheimnis her. Niemals offenbaren sie, was sie denken: Vaporöse sprechen immer nur in Andeutungen, Gesten fungieren als Zitate. Die in der Literatur des 18. Jahrhunderts als unreflektiert geschilderte Vaporöse erscheint bei Paumerelle als Herrin über ihre Überlegungen und Handlungen. Und es sind eben die Vapeurs, mittels derer sie lernt, Herrin ihrer selbst zu sein. Weil sie ohne Unterlass die Effizienz ihrer Kunst zu wahren und zu entwickeln sucht, lässt sie sich niemals in unzüchtige Handlungen oder in die Selbstgefälligkeit verwickeln, andere über ihre wahren Gefühle zu unterrichten. Insofern der andere als Gegner angesehen wird, darf nichts in ihren Handlungen dem Zufall überlassen werden. Diese Kunst spielt mit dem Fluss der Emotionen. Weit entfernt davon, eine Form von Voreiligkeit zu sein, spielen die Vapeurs vielmehr damit. Sie nötigen den anderen zum Handeln und dazu, etwas umgehend zu versprechen, wovon sie ein Augenblick reiflichen Überlegens abgehalten hätte. Die Vapeurs annullieren den Aufschub, der ein Anliegen zum Scheitern verurteilt hätte. Mit zur Schau gestellter Inbrunst nötigen sie dem anderen eine leidenschaftliche Antwort ab, wobei alles unter völliger Absehung

---

[43] Paumerelle, 2009: 37.

von Gegenseitigkeit orchestriert wird. Die den Vapeurs anhaftende Ruhe hält die Vaporösen von allzu großer Begeisterung ab und zwingt sie, den für den Anfall passendsten Augenblick abzuwarten. Versuchung und Laune schärfen die Begierde und bieten den Vaporösen eine Gelegenheit zum Auftritt, wenn sie bei den anderen scharfsinnig Entschlusskraft hervorzurufen wissen. Den Vapeurs fallen so zugleich zwei Rollen zu: die des Vermittlers und die des Heilmittels.

Eine andere Umkehrung taucht auf. Die gewollten Vapeurs, welche wie gerufen kommen, schwächen notwendigerweise unerwartet auftretende Vapeurs ab. So empfiehlt die Marquise ihrer jungen Freundin, Vapeurs beim Stelldichein mit ihrem Ehemann geltend zu machen, damit er nicht diejenigen Vapeurs bemerke, welche sie bei Ankunft ihres Liebhabers in der Öffentlichkeit nicht kontrollieren kann.[44] Vapeurs werden wie Masken ausgestellt, um einzelne nicht beherrschbare Vapeurs zu zügeln. Denn die Vorsicht gebietet, »dass ein Arrangement angekündigt, eine Herzensangelegenheit aber beschwiegen wird«.[45] Der Trick besteht darin, den Ausfall besonderer Emotionen in einen möglichen Grund für Vapeurs zu wenden. Unnötig, sich anschließend zu beunruhigen, wenn eine Emotion heftige Vapeurs provoziert: Der Gatte sieht hier nur die gewöhnliche Entfaltung von Empfindsamkeit. Die List liegt im unmerklichen Übergang von Momenten der Täuschung zu Momenten der Wahrheit. Zeichen von Empfindsamkeit werden so als exzessive Empfindlichkeit verurteilt. Vapeurs, Emotionen und Empfindsamkeit finden sich auf den gleichen Typus von Zurschaustellung reduziert. Empfindsamkeit kann so ohne Furcht vor Bloßzustellung in aller Freiheit ausgedrückt werden.

Die Kunst ist eine doppelte, gar dreifache: die Kunst, das Publikum – das über die Vapeurs urteilt und deren Ursachen sucht, indem sie es zum Mittelpunkt der Konversation erhebt – in eins zu setzen mit der Kunst, die Vapeurs zu nutzen, um jemandes Gunst zu gewinnen, und schließlich mit der Kunst, zu verbergende Vapeurs zu verschleiern. Die Vapeurs nutzen zum eigenen Vorteil die Gelegenheit eines nicht vorhersehbaren Auftretens und lassen eine Strategin sichtbar werden, die nicht im mindesten derjenigen ähnelt, von welcher zur gleichen Zeit die Ärzte sprechen. Die Frau stellt keine schwache, zerbrechliche Weiblichkeit dar, sondern verkörpert Urteilskraft, Beherrschung und Taktik. Sie bringt sich durch eine Reihe

[44] Ebenda: 52.
[45] Ebenda.

von Wagnissen ins Spiel und kennt den Preis dafür nur selbst. So erlaubt die Zugehörigkeit zum angeblich »schwachen Geschlecht« den Frauen, große Strateginnen zu werden. Sie können ein Potpourri an Gesprächen aufrechterhalten und sie zugleich zu ihren Gunsten beeinflussen. Sie folgenden den Bedingungen einer sehr rigiden Struktur und machen alles zu einem Spiel, bei dem sie die Karten austeilen.

Das Werk erscheint als eine für Frauen verfasste *Arte de prudencia* (dt. *Kunst der Weltklugheit*), die gut als Fortsetzung des Handbuchs von Balthasar Gracián durchgehen könnte. Bei einem Streit aus Liebe hat die eigene Hingabe nur einen Wert, wenn sie als Preis langwieriger Kämpfe erscheint, und also die Geliebte sich erst offeriert, nachdem sie einen anstrengenden Zweikampf tyrannischer Gefühle mit dem sittlichen Anstand vorgetäuscht hat, dem sie verpflichtet ist. Paumerelle ergänzt Graciáns *Agudeza y arte del ingenio* (dt. *Scharfsinn und Kunst des geistreichen Einfalls*) durch einen neuen Band zur Rhetorik des Körpers. Gerade dann, wenn die Vaporöse jegliche Kontrolle verloren zu haben scheint, beweist sie größte Beherrschung, und wenn sie unter dem Blick des anderen als verletzlich scheint, ist sie ganz bei sich. Die Kunst der Vapeurs stellt sich als Kunst der Bedachtsamkeit, der Subtilität, der Zurückhaltung dar. Man will die anderen beschämen, um nicht selbst beschämt zu werden. Die Schutzvorkehrung ist also doppelt, denn wer beschämt, bleibt undurchdringlich. Mit dieser Kunst gibt man sich niemals eine Blöße. Selbst inmitten einer vaporösen Krise weiß die von Paumerelle beschriebene Frau, sich von außen zu betrachten. Sie gibt der Bewegung nur nach, um mit Muße die Reaktionen der anderen zu studieren. Rühren heißt, dem anderen die Zustimmung abzuringen und ihn der Fähigkeit zu berauben, dem Mitgefühl zu widerstehen.

Entgegen allem Anschein sind die Vapeurs keine Kunst des Superlativs, sondern eine Kunst des Wenigen, nach dem Sinnspruch »*Qui potest majus potest et minus*« [»Wer das meiste tun kann, kann auch das wenigste tun.«]. Ein Vaporöser ist augenblicklich daran erkennbar, dass er ganz offensichtlich die verschiedenen Grade von Vapeurs beherrscht, vermitteln kann, was er in jeweils konkreten Umständen möchte und darauf zielt, was ihm wert ist, wobei der die Auswirkungen extrem minimiert, um für das nächste Mal die ganze Kraft zu bewahren. »Dieses Blenden, auf welches Sie sich, stolze Schöne, so viel einbilden, betrachte ich eigentlich als die Verschwendung eines Symptoms, mit dem man klug haushalten sollte.«[46] Wenn sie das Blenden kritisiert, kritisiert sie dessen unnütze Verausgabung: Für Bedeutungsloses darf man die Vapeurs nicht auslösen. Exzess fördert Argwohn und mobilisiert das Umfeld, Partei zu ergreifen und über die Aufregungen zu entscheiden. Die Vorsicht rät, Auswirkungen zu begrenzen, um sein Ansehen von jeglichem Verdacht freizuhalten und zu bewahren. Bereits Gracián hat seine Leser darüber in der 58. Maxime (»Sich anzupassen verstehen«) seines *Oráculo manuel y arte de prudencia* (dt. *Handorakel & Kunst der Weltklugheit*) instruiert: »Nicht allen soll man auf gleiche Weise seinen Verstand zeigen, und nie mehr Kraft verwenden, als grade nötig ist. Nichts werde verschleudert, weder vom Wissen, noch vom Leisten. Der gescheite Falkonier läßt nicht mehr Vögel steigen, als die Jagd erfordert.«[47] Steigt man die ganze Skala an Vapeurs zu häufig oder zu schnell empor, verlieren sie ihr Überraschungsmoment. Und anstatt den Zuschauern neue Gunstbeweise zu entlocken, fördern sie nur Langeweile und Ungeduld. Die Vaporöse muss eine Probe ihres Könnens geben und sich damit begnügen, was die Briefschreiberin wie folgt einschätzt: »Wenn eine Frau auch nur den kleinsten Aufschrei über die Wirkungen des Verdrusses ausgestoßen hat, muss sie unbedingt von sich behaupten, verkrampft zu sein. Ich werde Sie nicht belehren, wenn Sie sich daran halten.«[48] Wachsamkeit gebietet, die eigenen Grenzen zu kennen, und zum Geschick der Vaporösen gehört auch, die Energien von dort wegzulenken, wo sie scheitern, oder besser noch: ihr Scheitern vorherzusehen und die unzulängliche Energie gar nicht erst zu nutzen. Weiß man im Voraus, dass Vapeurs wirkungslos bleiben, sollten sie gar nicht ausgestellt werden. Als die Schülerin ihren Geliebten verliert, mahnt die Briefschreiberin: »Konvulsionen kann man für ein solches Unglück nicht einsetzen.«[49] Vapeurs sollten immer dazu dienen, die Wertschätzung zu vergrößern; sie sollen nicht Mitleid, sondern Bewunderung auslösen. Selbst wenn sie die Selbstaufgabe aus Begehren oder Liebe bezeichnen, dürfen sie niemals für die Eifersucht sprechen. Ihre Aufgabe besteht in der sehr zartfühlenden Inszenierung einer Überlegenheit.

---

[46] Ebenda: 68.

[47] Gracián, 1992: § 58, 40f., vgl. Gracián, 2012: § 58; Übersetzung leicht modifiziert [A.d.Ü.].

[48] Paumerelle, 2009: 76.

[49] Ebenda: 78.

Die Briefe übernehmen die Funktion eines Handbuchs, insofern sie ein Bündel an Taktiken vermitteln. Gracián hat auf den Hof übertragen, was Machiavelli für den Staat entfaltet hatte. Paumerelle wiederum bestimmt ein Strategiebündel für die Belagerung von Herz und Bewusstsein. Gracián und Machiavelli interessierten sich für die Geheimnisse des gesellschaftlichen Erfolges von Männern, Paumerelle enthüllt die Geheimnisse des weiblichen Erfolgs.[50] Die Kunst der Vapeurs gründet in der Ausrichtung der Wahrnehmung auf die Empfindsamkeit, wie sie im 18. Jahrhundert entfaltet wurde. Sie bilden die vollständige Abkehr von den Schicklichkeiten der höfischen Gesellschaft.

Gracián empfiehlt, Risiken zu mindern und verborgen vorzugehen. Er rät davon ab, Gefühle zu erklären oder Begierden zu enthüllen. Graciáns Höfling geht voran und bleibt doch im Dunkeln. Er versucht, unsichtbar zu bleiben, um unmerklich seine Macht zu steigern. Apostolidès schreibt über Gracián: »Der Höfling darf die Repräsentationsordnung nicht durch die Existenz eines singulären Ichs stören; er lebt sein Leben als objektives Schauspiel.«[51] Die Vaporöse wiederum will sich hervorbringen und dabei ihre Zerbrechlichkeit darstellen. Auch Paumerelle zufolge sollte man Begierden nicht offen verkünden. Allerdings muss man deren Erfüllung durch eine Reihe von Inszenierungen hindurch betreiben, bei denen die Akteure ermuntert werden, sich zu äußern und sie zu befriedigen, wobei sie zugleich im Glauben bleiben, dabei unwillkürlich und auf eigene Initiative hin zu handeln. Paumerelles Aristokratin versteckt sich nicht, sondern versucht im Gegenteil, zur besseren Verstellung offen aufzutreten. Der Autor zeigt, wie nützlich eine maßvolle, einstudierte, fabrizierte und angewandte Störung ist, die das Ich im tiefsten Inneren als Betrug erweist. Kraft kommt ihr nur zu, weil die Kulisse des Anstandes im Hintergrund so stark ist. Die Vapeurs zeigen sich als Schwäche in der Selbstdarstellung und erobern die Herzen, weil sie sich als einzigartig und unvorhersehbar behaupten. Das von ihnen verursachte Ungleichgewicht muss zur Regulierung des Anstandes ausgeglichen werden und öffnet für einen kurzen Moment das Feld des Möglichen. Während Gracián zeigt, wie man gegen die Gesellschaft, ihre Zwänge und Risiken Erfolg haben kann, vermag Paumerelle mit solchen Zwängen und Paradoxien spielerisch umzugehen. Wo Gracián Gefahren zu mindern empfahl, rät Paumerelle zum Wagnis

---

[50] In bestimmtem Umfang tut dies auch Laclos in seinen *Gefährlichen Liebschaften*.
[51] Apostolidès, 1981: 54.

und macht den Lebensstil zum Spiel, wo ein jeder – unter Einschätzung der Gefahren – sich unaufhörlich ausstellen muss, um Befriedigung zu erlangen.

Gracián riet dazu, an sich zu arbeiten, um sich weder zu öffnen noch zu erklären, und bestand auf der Notwendigkeit, nur unter Einwirkung der Vernunft zu handeln und sich nicht von den Leidenschaften leiten zu lassen. Damit schließt er sich einer von den Moralisten des 17. Jahrhunderts gemachten Unterscheidung an.[52] Paumerelle dagegen steht im Zentrum der philosophischen Strömungen des 18. Jahrhunderts und weigert sich, die Leidenschaften zu negieren, will vielmehr deren Kraft nutzen. Es geht darum, Leidenschaften und Vernunft gegeneinander auszuspielen und beide zu befriedigen. Den Leidenschaften werden die Schicklichkeit, die Zurückhaltung und die Verborgenheit der Frau geopfert. Allerdings werden sie alsbald von der Vernunft instrumentalisiert, die ihre Zurschaustellung ins Werk setzt, um sie vor Schaden zu bewahren. Nach Paumerelles Meinung kann man nicht dadurch siegen, dass man die Leidenschaften der Vernunft unterwirft, sondern indem man sie gegeneinander ausspielt, von den Leidenschaften die Kraft ihrer Ausstellung nutzt und die Vernunft für die Wahl des Augenblicks und Gegenstandes. Nach Paumerelle gewährt man Leidenschaften Raum, um die Erfüllung der Begierden zu beschleunigen, deren Befriedigung nach dem Verhaltenskodex für den *honnête homme* die Gefahr ewigen Aufschubs droht.

Die mit dem Unternehmen der Vapeurs in Verbindung gebrachten Ärzte konsolidieren diese unbeabsichtigt. Sie machen aus der Rolle der Emotionen und der Phantasie eine Theorie und liefern damit eine Sichtweise, in der die Vapeurs auf eine für sie sehr schmeichelhafte Weise erscheinen. Bei Hofe werden Blässe und Ohnmacht der Empfindsamkeit zugeschrieben, verstanden als Sympathie zwischen Körper und Geist. Als notwendiger Schmuck für die Geltung des Kunstgriffs werden die Ärzte dabei zu dessen Werkzeugen. Die Briefschreiberin amüsiert es, sie so oft getäuscht zu sehen. Die Marquise kreiert sogar den Neologismus »*faiblomanie*« (»Schwachomanie«[53]). Dieser benennt die vaporöse Physiologie, welche die Ärzte nun überall zu erkennen geneigt sind. Die Interpretation mit Hilfe des Begriffs der »Einschrumpfung« verweist auf den berühmten Arzt Pierre Pomme und dessen *Traité des affections vaporeuses* (*des deux*

---

[52] Gracián, [1647]: 34; 1992: 11 (§ 8).
[53] Paumerelle, 2009: 63.

sexes, ou maladies nerveuses, vulgairement appelées maux de nerfs) (dt. *Abhandlung von den Hysterisch- und Hypochondrischen Nerven-Krankheiten beider Geschlechter, oder von den Vapeurs*).[54] Zahlreiche Leser Paumerelles könnten diesen Hinweis auf eine in den 1760er Jahren mehrfach aufgelegte Abhandlung verstanden haben. Paumelle war regelmäßig dem Vorwurf ausgesetzt, alle Symptome als Vapeurs auszulegen, und vor allem dafür berüchtigt, literweise Hühnerbrühe zu verschreiben. Gleichwohl geht Paumerelle über eine Karikatur der Diagnose bzw. der ärztlich verschriebenen Behandlungen hinaus. Mit ironischen Spitzen suggeriert die Marquise, die Doktoren würden den Vaporösen bei ihrem Unterfangen unfreiwillig helfen und zum Instrument ihrer Strategien werden. Geblendet durch die List ihrer Patienten gehen die Ärzte so weit, die Ausbreitung der Vapeurs in der ganzen Nation zu vermuten. Das nutzen die Vaporösen, um ihre Krisen zu rechtfertigen. Frauen mit Vapeurs lenken das ärztlicherseits bekundete Interesse an ihren Beschwerden um. Die medizinische Sicht auf die Vapeurs als Pathologie wird zur Legitimation der Anfälle und lässt sie jederzeit als gerechtfertigt erscheinen.

Die Briefschreiberin stellt die Symptome als Geschick vor, sich nach vorne zu spielen; sie nimmt Abstand davon, Frauen als von Launen geleitete Wesen zu porträtieren, die ihrer selbst nicht Herr würden. Was die Vorfälle auslöst, ist nicht mehr als ein Vorwand. Erfolg resultiert vielleicht vorrangig aus der ganz unverdächtigen Aufführung. Statt sich einer gefährlichen Erregung ohne Heilmittel zu überlassen, entfaltet die Vaporöse das nötige Geschick, um ihre Zuschauer mit der Erfüllung von Begierden zu überraschen. Die Kunst der Vapeurs zu kultivieren, heißt also zu lernen, der eigenen Phantasie Zügel anzulegen, damit sie einen nicht davonträgt, und sie ohne Kraftverlust umzuleiten. Die schöpferische Kraft wird so in Strategieentwürfe kanalisiert. Nach Paumerelle ist die Phantasie das Vermögen der Entwicklung von List; sie bringt keine leere Pathologie hervor.

So erscheint in den Briefen die Kunst der Vapeurs als das Gegenteil dessen, was die Ärzte sich vorstellen. Für sie sind Vapeurs die Wirkung exzessiver Phantasie, befördert durch Frustration und das Reich der Begierden und Erwartungen, denen eine Frau sich hingeben könnte. Wie die Abhandlung auf die Beziehungen zwischen Vapeurs und Phantasie blickt, macht sie sich über die Vorstellungen von Paumerelles Zeitgenossen lustig.

---

[54] Pomme, 1763.

Während die Ärzte die Pathologie als das Ergebnis exzessiver Phantasie und nichtgestillter Begierden betrachten, führt bei Paumerelle eine aktive Phantasie nicht zur Pathologie. Statt sich einer unheilbaren Erregung hinzugeben, bringen die Vaporösen ihre Umwelt vielmehr geschickt aus der Fassung. Sie kanalisieren die schöpferische Kraft der Phantasie und hecken Intrigen aus. Während die Literatur des 18. Jahrhunderts größtenteils die Opfer der Vapeurs als Gefangene ihrer eigenen Ideen präsentiert, stellt Paumerelle die Vaporösen als Leute dar, die ihre Handlungen und Gedanken unter Kontrolle haben.

Der »Philosophie der Vapeurs« zufolge besteht Vorsicht eben darin, für sich allein die Hoffnung zu hegen, verstanden oder durchschaut zu werden, statt durch eine direkte Anfrage einen Affront zu riskieren. Die Vaporösen sind geschickt darin, ihre Energie in Taktik zu stecken und unumgänglich gewordene Reaktionen absichtlich auszulösen. Die Phantasie verhindert die Entwicklung rascher Begierden durch deren sofortige Auflösung. Die Energie wird in die Ausarbeitung von Strategien gesteckt, und das begehrte Objekt ist nur mehr Vorwand zum Spielen, Tricksen und Siegen. So lenken die Vaporösen vom Thema der Vapeurs selber ab, indem sie diese nicht mehr als eine »pathologische Unschuld« ansehen. Aus der Ursache wird der Vorwand. Erfolg lässt sich nicht mehr nur am Besitz von Schmuck ablesen oder an daran, die Aufmerksamkeit eines Mannes zu fesseln, sondern von nun an ist Erfolg gleichbedeutend damit, durchschaut zu werden. Und dabei stellen die Vapeurs nur einen Schritt vor der nächsten Eroberung dar.

Das Werk macht deutlich, dass eine geschickte Ausarbeitung von Affektionen die Vaporösen schützt und ihnen erlaubt, nicht von Emotionen erobert zu werden. Sie zögern die Emotionen hinaus, um eine passende Gelegenheit für die Krise auszuwählen. Die Nützlichkeit der Vapeurs rekonfiguriert sie als Vermittlung und zugleich als Heilmittel. Die Vaporösen lernen, ihre Körper zu kontrollieren. Indem sie ihre körperlichen Grenzen abmessen und manipulieren, gewinnen die Vaporösen eine umfassendere Körperkenntnis als durch das medizinische Wissen, was ihnen auch einen ironischen Blick auf die Ärzte erlaubt und sie leicht auf die Ratschläge der an Adelige gerichteten medizinischen Traktate verzichten lässt.

Gewiss müssen die Vaporösen auch Niederlagen einstecken. Die Frustrationen der Briefschreiberin und die Rückschläge, welche sie verkraften muss, vermitteln einen umso stärkeren Eindruck von ihrer Beherrschung. Absichtlich zeigt sie sich nicht, wenn Krisen sie gegen ihren Willen überfallen, denn die Heldin weiß zu verlieren; eben daraus resultiert ihre Größe. Und sie kann verlieren, weil sie weiß, dass sie beim nächsten Mal nur gewinnt, wenn sie gutmütig verliert. Und hier wird die Kunst der Vapeurs sehr nützlich dafür, die Kraft der Leidenschaft im Augenblick des Sieges zu verinnerlichen, um auch in Zeiten der Niederlage auf sie zurückgreifen zu können. Hier wird die gleiche Selbstbeherrschung geübt. Was zählt, ist nicht mehr die Bedeutung, die einem Wunsch beigelegt wird, sondern dessen Realisierungsmöglichkeit. Die Leichtigkeit der Vapeurs ist das einzige Gesetz; eine Abweichung davon ist nicht erlaubt, denn dann würden die Vapeurs die Oberhand gewinnen und zur Pathologie und zur Knechtschaft des Körpers führen.

Das beste Mittel zur Vermeidung der Vapeurs ist, sie einüben zu lernen. Bei den von ihr inszenierten Anfällen lernt die Frau, ihren Körper zu kontrollieren. Es geht darum, regelmäßig geringe Vapeurs zu haben, damit sie einen nie völlig überwältigen. »Ich widerspreche mir nicht im geringsten, wenn ich Ihnen, nachdem ich Ihnen zu Ihrer Reizbarkeit gratuliert habe, heute daraus einen Strick drehe. Bin ich denn der Grund für Ihren Missbrauch einer Disposition, die Sie als vorteilhaft und keineswegs verhängnisvoll nutzen sollten?«[55] Es ist für den Erfolg der Vapeurs wesentlich, dass sie den Körper niemals durch Konvulsionen entstellen, vielmehr ästhetische Beschwerden wie Schwinden der Sinne, Tränen oder auch Ohnmacht hervorbringen. Die Kraft der Vaporösen liegt also darin, die Pathologie zu zähmen. Weil sie kraft der Nutzung des Körpers als Medium die Vapeurs weit besser als die Ärzte kennen, haben sie für diese nur Verachtung übrig. Die Grenzen des Körpers abzumessen und sie auszutesten, verhilft ihnen zu Kenntnissen, welche die Ärzte zu besitzen nicht vorgeben können.

Mit Paumerelle gesprochen verhindert allein die Untersuchung der Vapeurs, dass eine Frau sich verliert, sich vergisst und in ihren Handlungen undurchdringlich wird. Ihre ganze Gestik wird durch das Setzen von Prioritäten bestimmt, die nach Belieben wechseln. Emotionen sind manipulierbar, werden inkarniert und ausgestellt, um anderes zu erhalten, denn das Geheimnis der Macht liegt darin, dem anderen vorübergehend einen

---

[55] Paumerelle, 2009: 76.

Vorteil zu verschaffen. Die List schmeichelt zugunsten des Verrats, die falsche Zerbrechlichkeit verführt und täuscht den anderen. Die Vaporöse spielt mit ihren Fehlern und hält so den anderen einen Spiegel ihrer Schwächen vor. Indem sie dieses Porträt der Verletzlichkeit offeriert, enthüllt sie ihre Feinheit und lässt diese in ihrem Namen agieren. Die Vaporöse verschiebt im Anbieten eines Unschuldsbildes, das die anderen gerne anbeten würden, deren Bewegungen.

Der Briefwechsel kreiert eine Gesprächspartnerin, die niemals direkt beschrieben, förmlich eingeführt oder den Lesern ganz präsentiert wird. In den Ratschlägen, Bemerkungen, Kritiken oder Erinnerungen taucht sie auf und verflüchtigt sich. Die identifizierungswilligen Leser sind in der Bewegung von Identifikation und Zurückweisung gefangen und versuchen, den Gehalt der Botschaft zu verstehen und herauszufinden, an wen sie sich richtet. Die unsichtbare Frau müssen die Leser sich vorstellen, indem sie die Briefe als Spiegel nehmen, in dem sich die Züge ihrer Persönlichkeit zeigen.

Die Leser müssen einräumen, dass sich auch aus der Lektüre dieses Buches Paumerelles Motive nicht ableiten lassen. Durch die Art und Weise, Position zu beziehen, und durch seine gnadenlose Ironie ist das Werk ambivalent. Immerzu scheint der Autor zu schwanken, ob er die Strategie der Vaporösen schätzt oder ihren falschen Schein verhöhnen soll. In der Reihe der Briefe aus der Hand der Marquise werden Verhalten und Lebensweise der Adeligen ins Visier genommen. Oft bleibt die Abhandlung ungenau in Bezug auf ihre potentiellen Adressaten und lässt die Leser im Unklaren über die von ihm artikulierten gesellschaftlichen Unterscheidungen. Paumerelle setzte seine Heldin in Szene, um die Vaporösen und alle, die an den Wahrheitsgehalt der Symptome glauben, zu verspotten. Indem die Marquise die Kunst der Vapeurs beschreibt, katalogisiert sie deren Typen und sortiert dabei die Meister der Vapeurs männlichen Geschlechts heraus, die man als »*petits-maîtres*« bezeichnet, also Äbte, Höflinge und Dichter. Einen Großteil der Leserschaft machten Salonbesucher, Adelige und Vaporöse aus, und ihnen erlaubt die variable Fassung der Ironie, sich im Text zu bewegen, ohne sich direkt von der Attacke angegriffen zu fühlen.

Allerdings bleibt die Ironie der Briefschreiberin nicht völlig unbestraft und Paumerelles Stimme verschmilzt nicht mit derjenigen seiner Heldin, deren Behauptungen oft an der Grenze zur Karikatur stehen. Von daher ist die Position der Abhandlung selbst nur schwer bestimmbar. Paumerelles Leser sind gezwungen, Standpunkte zu ändern und den Text nacheinander auf verschiedenen Ebenen zu lesen. Sie werden zu Komplizen der Briefschreiberin, wenn diese über die schreibenden Ärzte lacht, bevor sie auch jene wie eine von Paumerelle inszenierte Karikatur aristokratischer Frauen betrachten. Ironie liegt auch darin, mit welcher Hartnäckigkeit die Briefe andeuten, dass der Körper durch die Beschwerden nicht entstellt werde und dass deren Ausdrucksformen immer raffiniert sein sollten in Form von Tränen, Ohnmachten, Blässen, Schwächen, aber nicht von Konvulsionen. Der Ton der Briefe führt die Leser dahin, die Marquise distanziert zu betrachten, und ihre Vorwürfe der Affektiertheit und Pedanterie können gegen sie selbst gerichtet werden. Mehr als einmal lädt die Wahl der Worte die Leser zum Lächeln über überhebliche und kleinliche Anmaßungen der Figur ein, wenn alles, was sie schreibt, von allergrößtem Dünkel zeugt. Der Ironie sich selbst gegenüber ist die Briefschreiberin niemals fähig. Und dies wird umso deutlicher, sobald sie die mangelnde Disziplin ihrer Schülerin rügt.

Während die Marquise darlegt, wie ihr Umfeld von den Vapeurs Gebrauch macht, setzt die Gattung der Abhandlung in Form von Briefen voraus, dass sie selbst über die Veröffentlichung von Vertraulichkeiten verärgert ist, welche an eine bestimmte Person gerichtet waren und niedergeschrieben wurden, um vor fremden Blicken geschützt zu sein.[56] Die Form des Werkes verschafft ihr einen Hauch von Geheimnis, macht die Leser zu Voyeuren und lässt sie den Text als einen Streich lesen, der einer Adeligen gespielt wurde. Die Briefform des Werkes erlaubt andererseits dem Autor, nicht im eigenen Namen zu sprechen. Den Lesern obliegt es, ihre eigenen Schlüsse zu ziehen und den Text fasziniert oder spöttisch zu lesen. Es gibt nur wenige biographische Angaben über Paumerelle und in seinen anderen Schriften vertritt er gegensätzliche Standpunkte, so dass über seine Position nichts Genaues bekannt ist. Und eben diese nicht zu

---

[56] In den Salons wurden Briefe gemeinschaftlich gelesen, und zahlreiche Briefe sind mit der Aussicht auf spätere Publikation verfasst. Madame du Deffand beispielsweise vertraut vor ihrem Tod ihre gesamte Korrespondenz Horace Walpole an und dankt ihm mehrfach für die Aufbewahrung. Die Bekanntgabe privater Briefe kommt als Akt des Verrats in Romanen (Choderlos de Laclos, *Les liaisons dangereuses*; Jean Paul Marat, *Les aventures du jeune comte Potowski – un roman de cœur*) sowie in Autobiographien (Carlo Goldoni, *Journal de ma vie*) vor.

fassende Natur des Autors trägt zum Lesevergnügen von *La philosophie des vapeurs* [Die Philosophie der Vapeurs] bei. Der Traktat befördert Vermutungen und schützt zugleich den Autor. Paumerelle schreitet, Graciáns Rat befolgend, maskiert voran.

DIE KRAFT DER PHANTASIE

Die mit den Vapeurs assoziierten Störungen sind derart vielfältig und suggestiv, dass sie auch außerhalb therapeutischer Vorhaben als charakteristisch für die menschliche Natur gelten können. Jenseits von Erzählungen und Theaterstücken inspiriert das Vokabular der Vapeurs auch zunehmend Essays, von Buffons *Histoire naturelle* (dt. *Allgemeine Naturgeschichte*) bis zu anonymen Texten. Trotz unterschiedlicher Ziele und ungeachtet ihrer späteren Bewertung im Zeitalter der Aufklärung schließen diese Schriften sich dem Projekt an, die menschliche Natur anhand physiologischer Störungen zu verstehen. Um Fragen daran zu knüpfen, machen sie aus den Vapeurs eine Entscheidung *à la mode*. Die Vapeursanfälle stehen dabei exemplarisch für die Verbindung zwischen Seele und Körper, ganz unabhängig von therapeutischer Arbeit.

Buffon interessiert sich sehr früh für die Vapeurs, die ihm zum Anlass für seine Analyse der menschlichen Gattung dienen, wie sein »Discours sur la nature des animaux« (1753; dt. »Abhandlung über die Natur der Tiere«, 1774) zeigt, erschienen im vierten Band der *Histoire naturelle* (ab 1749; dt. *Allgemeine Naturgeschichte*, ab 1771). In seiner grundlegenden Arbeit über *Les sciences de la vie dans la pensée française au XVIIIe siècle* [Die Lebenswissenschaften im französischen Denken des 18. Jahrhunderts] analysiert Jacques Roger, wie oft in Buffons Arbeit »bei jedem Tier, jedem Detail der Bestätigung oder der Sitten, seine Überlegungen auf die allgemeinen Projekte der Wissenschaft zielen, oft auch der Philosophie, der Politik und der Moral. Vereinte man diese verstreuten Bemerkungen, könnte man Buffon leicht als ›Philosophen‹ im Sinne der damaligen Zeit bezeichnen«.[57] Roger zeigt, dass Buffons vierter Band eine besondere Rolle im Aufbau des Gesamtwerks einnimmt, weil dort der Diskurs vom Vergleich zwischen Mensch und Tier anhebt, um die Singularität des menschlichen Geschlechts in Bezug auf Empfindsamkeit und Phantasie nachzu-

---

[57] Roger, 1963: 558-559.

weisen.[58] Allerdings vernachlässigt Roger einen der beiden – laut Buffon unveräußerlichen – Charakterzüge der Seele: die Vapeurs. Bei der Lektüre seines Diskurses kristallisieren die Vapeurs sich nämlich, ähnlich wie die Vernunft, als ein weiteres Charakteristikum des Menschen heraus, das ihn vom Tier unterscheidet:

»Der innere doppelte Mensch besteht aus zweyerley, ihrer Natur nach unterschiedenen und ihrer Wirkung nach entgegen handelnden Grundlagen. Die Seele, dieses geistige Wesen, diese Quelle aller menschlichen Erkenntniß, ist beständig dem andern thierischen und bloß materialischen Quell zuwider. [...] Es ist, wenn wir in uns selbst gehen, wohl nichts leichter, als das Daseyn dieser zwo Grundtheile des Menschen zuerkennen. Es giebt im menschlichen Leben Augenblicke, sogar Stunden, Tage, ja wohl, ganze Jahreszeiten, in welchen wir nicht allein die Gewißheit ihres Daseyns wahrnehmen, sondern auch ihre einander widerstrebenden Wirkungen, in welchen uns die Langeweile, die gleichgültige Unempfindlichkeit und der Eckel plagen, in welchen wir uns zu nichts entschlüßen können, wo wir nur das wollen, was wir nicht thun, und nur das thun, was wir nicht wollten, oder ich rede von dem Zustand, von der Krankheit, welche man unter dem Namen der Laune (Vapeurs) kennet, einer Krankheit, von welcher müßige oder solche Menschen, die keine dringenden Geschäfte haben, so fleißig überfallen werden. Wenn wir uns in diesem Zustande genau untersuchen, so hat es das Ansehen, als ob unser Ich in zwo Personen getheilet wäre, wovon die eine, welche das vernünftige Vermögen vorstellte, alles tadelt, was die andere vornimmt und sich doch zu schwach fühlet, sie durch nachdrückliche Widersetzung zu überwinden. Da hingegen die andere, die aus allen Blendungen unserer Sinnen und Spielwerken unserer Einbildungskraft zusammen gesetzt ist, der ersten allen Zwang anthut, sie fesselt und oftmals ganz unterdrücket. In diesem Falle macht sie, daß wir unsern eignen Gedanken zuwider handeln, und versetzt uns in eine verdrüßliche Unthätigkeit, so gern wir auch etwas vornehmen mögen.«[59]

Was den Menschen auszeichnet, ist nicht mehr allein die Vernunftfähigkeit wie bei Aristoteles, sondern ein Zustand der Passivität als eine dem Willen entgegengesetzte Bewegung, die Buffon beschreibt, ohne sie zu definieren. Diese Passage befindet sich unter den Überlegungen über das

---

[58] Buffon, 1774: Bd. 7, 7-8.

[59] Ebenda: 80-82.

Organische, Gesundheit und Träume im Abschnitt »Der doppelte Mensch (Homo Duplex)«. Laut Buffon verkehren die Vapeurs den Willen in Anwandlungen und gefährden Entscheidungen, was den Menschen zu Unschlüssigkeit und Unsicherheit verdammt. Ihren Ursprung verortet er in der Illusion der Sinne und der Phantasie selbst als einer mächtigen Kraft, welche Prioritäten verschiebt und von Vorhaben ablenkt, einer schädlichen Kraft, welche mehr noch als das Leben das Aktivsein angreift. Buffon findet den Beweis dafür in der Häufigkeit von Vapeurs bei untätigen Menschen. Ihr Charakter ist paradox und beruht auf einer Umkehrung, veranschaulicht im Text durch eine Umkehr des Subjektes: Ist in der Ausübung der Vernunft der Mensch das Subjekt, dann wird er in der Ausübung der Phantasie zum Objekt: »oftmals ganz unterdrücket [...] daß wir unsern eignen Gedanken zuwider handeln [] versetzt uns in eine verdrüßliche Unthätigkeit, so gern wir auch etwas vornehmen mögen.« Der Übergang zum »Wir« verallgemeinert die Erfahrung, die den Autor mit seinen Lesern verbindet. Die Vapeurs sind die regelmäßige Erscheinungsform einer Kraft, die der Mensch nicht beherrscht und die ihn doch singulär macht. Noch vor der Veröffentlichung von Hunaulds Dialog unterstreicht Buffon, wie sehr Kontrollverlust, Entscheidungsunfähigkeit, Untätigkeit oder die Selbstaufgabe allesamt Kennzeichen dessen sind. Die Passivität ist hier weder ein Zustand des Verliebtseins noch der Ekstase, auch kein kreativer Zustand, sondern ein ganz gewöhnlicher. Die Vapeurs werden nicht durch eine freundliche Brille gelesen, nichtsdestotrotz aber ohne moralisches Urteil als Teil der menschlichen Natur akzeptiert. Beim Sprechen über die Vapeurs situiert Buffon den Raum seiner Überlegung in der Erfahrung: »Es ist, wenn wir in uns selbst gehen, wohl nichts leichter.« Damit sind die Vapeurs von nun an Teil der menschlichen Natur, ein Zustand, den man bekämpfen möchte, dessen Existenz aber man nicht leugnen kann. Zwar kann man deren Symptome heilen wollen, zerstörte damit aber unweigerlich auch die Prinzipien, welche die *conditio humana* ausmacht. Die Pathologie wird zum Wesen. Buffon ersetzt ein therapeutisches Vorgehen durch ein philosophisches und eine pathologische Vision der Vapeurs durch eine ontologische. Seine Überlegungen haben gleichwohl einen Arzt inspiriert, was eine Zirkulation des Textes über sein Wissensfeld hinaus belegt: Noël Retz zitiert diesen Abschnitt von Buffon in einem den Vapeurs gewidmeten Kapitel in *Des maladies de la peau et de celles de l'esprit* [Von den Haut- und Geisteskrankheiten], publiziert in den Jahren 1785[60], 1786 sowie ein drittes Mal 1790.

In diesem Text wählt Buffon eine Interpretation, die zahlreichen Verfassern von Theaterstücken und Erzählungen direkt widerspricht. Während diese darin lediglich ein Zeichen innerhalb der Simulationslogik sehen, nimmt Buffon die Rede von Vapeurs zum Anlass, die Kräfte der Innerlichkeit zu betrachten.

Während Buffon aus den Vapeurs ein Charakteristikum des menschlichen Geschlechts macht, stellt Diderot die Hysterie als weibliches Charakteristikum dar. In seinem – bereits wegen seiner Verwendung der Tiermetapher erwähnten (Kap. 2) – Essay *Sur les femmes* (dt. *Über die Frauen*) verkehrt Diderot die von Buffon etablierten Prioritäten: Was bei Buffon Quelle der Willensschwäche und Mattigkeit war, wird bei ihm zur Quelle neuer Intensität. Diderot bringt eine Reihe von Beispielen für weibliche Kraft und Fülle. Da sind zum einen die Konvulsionäre, deren Körper um Sichtbarkeit zu kämpfen und nur in der Zerrissenheit verstanden zu werden scheinen. Da sind zum anderen Madame Guyon und die Heilige Theresa von Avila, deren Zustand der Selbstaufgabe als Opfer und Wollust dargestellt wird. Weit vor Charcot schlägt Diderot eine Neuauslegung der Religionsgeschichte vor: »Ihr Kopf spricht noch die Sprache ihrer Sinne, wenn sie schon stumm geworden sind. Es gibt nichts Verwandteres als Ekstase, Vision, Prophetentum, Offenbarung, trunkene Poesie und Hysterie.«[61] Die Hysterie macht die Frau bei dem, was ihr widerfährt, zu einer absoluten Präsenz, die, durch Gewalt geworden, dazu zwingt, sich dem Kommenden hinzugeben. Sie macht die Frau dazu bereit, dies ohne Zurückhaltung oder Angst auszuleben und auszudrücken. Die Empfindsamkeit, welche Leben, Denken und Handeln der Frau bestimmt, findet in der Prophezeiung ihre angemessene Rolle, wo das Imaginäre zur Wirklichkeit wird, das Wort zum Fleisch, die Simulation zur Wahrheit und das Außergewöhnliche präsent. Sie wird von der Kraft ihrer eigenen Physiologie mitgerissen, sich selbst entrissen in einer konstanten Transformationsbewegung. Die Hysterie gibt der Frau in der Ekstase wie in der Wut eine unbegrenzte Empfindsamkeit: Das ist der Schlüssel zu ihrer Aus-

---

60 Retz, [1785]: v. a. 269-271; da die deutsche Übersetzung (Retz, 1788) allerdings nur den Teil zu den Hautkrankheiten beinhaltet, fehlt das Zitat hier [A.d.Ü.].

61 Diderot, 1984: 212. [»Hysterisme« bei Diderot wird hier durchweg als Hysterie wiedergegeben, A.d.Ü.]

druckskraft. »Niemals hat sich ein Mann auf den Heiligen Dreifuß von Delphi gesetzt, die Rolle der Pythia steht nur einer Frau an; nur ein Frauenhirn kann so weit außer sich geraten, daß es ernsthaft die Annäherung eines Gottes fühlt, sich erregt, die Haare rauft, schäumt, schreit: ›Ich fühle ihn, ich fühle ihn, da ist er, der Gott‹, und seine Worte wahrhaft nachformt.«[62] Diderot zufolge setzt sie diese Beschwerde in Beziehung zu einem von ihr verkörperten, verschobenen, mystifizierten und transzendierten Imaginären. Die Hysterie verwirklicht bei der Frau widersprüchliche Züge, vereint Wildheit und Heiligkeit und gewinnt noch aus der geringsten ihrer Aussagen Oxymora. Die Weigerung des Textes, sie außerhalb der Kultur zu betrachten, zu der sie gehört, macht seine Stärke aus. Intuition und Instinkt erscheinen hier zugleich als durch die Gesellschaft stimuliert und kontrolliert, als eine aufgrund eines ungleichen Kräfteverhältnisses elaborierte Ressource.

Paradoxerweise macht die Hysterie die Frau zugleich unzugänglich wie leicht beherrschbar. In Bezug auf Jean-Baptiste Silva schreibt Diderot: »Aber diese wilde Phantasie, dieser scheinbar unbezwingbare Geist – ein Wort schlägt sie nieder. Ein Arzt sagte in Bordeaux zu einer Reihe Frauen, die unter erschreckenden Anfällen [Vapeurs, A.d.Ü.] litten, daß sie bereits in den Wechseljahren [von Fallsucht, A.d.Ü.] bedroht seien. Sofort waren sie geheilt.«[63] Der Philosoph greift auch ein berühmtes Beispiel von Hysterikerinnen auf, die durch die Anwesenheit von Soldaten zum Schweigen gebracht wurden, und stellt fest, dass es ausreicht, die Phantasie einer Frau zu erschrecken, damit ihre verängstigte Empfindsamkeit sich verschließt und alle hysterischen Erscheinungsformen aufhören.[64] Was man bei der Frau als Effekt ihres »Temperaments« ansieht, wird von Diderot als das Ergebnis von an sie herangetragenen Betrachtungen – oder deren Ausbleiben – identifiziert. Sie ist in einem Netz von Interpretationen ihrer Gesten gefangen, in dem jede als definierendes Zeichen herausgestellt wird. Die Frau begibt sich immer wieder neu ins Spiel. Die ihr zugeschriebene Verletzlichkeit wird auf diese Weise wieder als Effekt der gesellschaftlichen Ordnung erfasst. Der Aufruhr ihrer Empfindsamkeit erscheint als Reaktion auf die fesselnden Kräfteverhältnisse. Diderot präsentiert die Frau als in widersprüchlichen Bewegungen gefangen, nicht aufgrund von Instabi-

---

[62] Ebenda: 208.
[63] Ebenda: 213.
[64] Ebenda.

lität oder fundamentaler Unentschiedenheit, sondern aufgrund widersprüchlicher Anforderungen, welche die Gesellschaft an sie stellt.

Dennoch macht Diderot die Frau nicht zu einem passiven Wesen, einem stummen Opfer einer blinden Gesellschaft. Er beschreibt ihre Anziehungskraft auf ihre Umgebung. Er beschreibt sie als niemals mit sich selbst identisches, schwer vorhersehbares Wesen, das aus seiner Veranlagung zur Hysterie die Kraft schöpft, Körper und Seele zu überwinden. In der Pathologie sieht er einen Knoten, der alle Wendepunkte in ihrem Leben artikuliert: ein Leben voller Begierden in der Jugend, ein Leben der Frömmigkeit im Alter. So schreibt er über die Frau: »Im hysterischen Delirium kehrt sie in die Vergangenheit zurück, schwingt sich in die Zukunft, alle Zeiten sind ihr Gegenwart.«[65] Die Gebärmutter markiert mit der Bewegung des Vor- und Zurückfließens den Körper der Frau am Ursprung ihres Zeitbezugs. Die Frau macht aus jeder Kreation eine Transformationsbewegung, welche Seele und Körper mitnimmt. Sie bricht Kontinuitäten und kennt nur Spannung, Anziehung, Erwartung und Ungeduld. Hysterisch in ihren Impulsen, vereint die Frau intensive Emotionen mit radikalen Positionen. Ihre Begabung zur Transformation zieht sie in einer konstanten Bewegung von Definition und Neudefinition an. In dieser Skulptur ihrer selbst wächst sie über jegliche Erwartungen hinaus. Die Welt begreift sie voller Intensität und Begierde. Sie verhüllt sich und sie enthüllt sich in ihren Interaktionen. Sie scheint – noch und immer – die körperlichen Kodes auflösen zu wollen, um mit ihrem Körper einen neuen Kode zu schaffen. Dieser Körper harrt einer Definition; er hängt vom Blick des anderen, von dessen Untersuchung sowie dessen Urteil ab. In einer doppelten Bewegung kann der Körper nicht handeln, ohne ein Ensemble von Zeichen zu manipulieren, denn er stellt sich der Gefahr des Blickes, dem er sich zu sehr oder nicht genug zeigt. Der Körper zeigt, auf die Gefahr hin, einem Blick ausgesetzt zu sein, zu viel oder zu wenig. Er zieht Blicke auf sich, die ihn alsbald umschließen. Das Wesen der Frau ist keineswegs so unterworfen, wie es täglich scheint, und taucht plötzlich im Extremen auf. So präsentiert Diderot seine Sicht, die sich diametral von Buffon unterscheidet. Bei Buffon sind die Vapeurs negativ definiert: Sie halten auf, verhindern, begrenzen oder verändern. Sie verhindern die Entwicklung, zerstören den Willen

---

[65] Ebenda: 211.

und rauben dem Individuum die Kräfte. Sie sind eine Subtraktionskraft. Bei Diderot provozieren die Vapeurs den Exzess. Der Körper kämpft mit sich und erfindet sich in seinen Posen. Die Hysterie erscheint vor allem als die Fähigkeit, sich selbst zu erstaunen, sich zu überrumpeln, das Selbstbild an die Grenzen der überkommenen Repräsentation zu treiben. Jedes Beispiel demonstriert, wie der Körper von sich selbst, seinem Widerstand und seiner eigenen Anfälligkeit fasziniert ist.[66] Die Frau befindet sich in einer konstanten Bewegung des Werdens, sie ist ein kreatives Wesen, dem die Hysterie Genie verleiht. Und Diderot schließt seinen Essay mit folgenden Worten: »Wenn Frauen Genie haben, dann, glaube ich, ist es bei ihnen origineller als bei uns.«[67] Im Gegensatz zu Buffons »Wir«, das alle Müßiggänger umfasst und sie mit Vapeurs assoziiert, vereint Diderots »Wir« in seinem 23 Jahre später veröffentlichten Text die Männer als Zuschauer der Vapeurs. Wie sich zeigen wird, findet in den folgenden Jahrzehnten dieselbe Transformation im medizinischen Diskurs statt. Von Buffon bis Diderot konfigurieren die Vapeurs – mögen sie synonym sein mit dem Mangel oder mit dem Überschreiten des Selbst – die Prioritäten des Individuums neu. Atemlosigkeit oder Höhepunkt des Körpers: Phase des Verzichts, manchmal des Affekts, Ergreifen des Empfindens. Verwirrung des Körpers. Körper in der Schwebe.

Das Genie ist ein Lieblingsthema der zweiten Hälfte des 18. Jahrhunderts. Schriftsteller und Schriftstellerinnen setzen es vorzugsweise zu konvulsiven Beschwerden in Beziehung. Für die von der Philosophie geprägten Ärzte stellt das Sprechen über Vapeurs oder Hysterie einen Schlüssel zur Empfindsamkeit dar. Sie sehen hierin ein Mittel, durch Einwirken auf den Körper die Kreativität zu stimulieren und den Leser im Namen der Macht der Vapeurs zu mystifizieren. Diese Affektionen werden zum Mittel, den eigenen Körper zu stimulieren und dessen Fähigkeiten zu wecken, an die Grenzen des Körpers zu drängen und die Beziehungen zwischen Seele und Körper neu zu begreifen. In einer Epoche, die gerne die Beziehungen zwischen dem Physiologischen und dem Moralischen bestätigen will, gelten die Anfälle als Beispiel für die Intensität, Regelmäßigkeit und Plötzlichkeit der Wechselwirkung zwischen beiden. In den zum Materialismus neigenden Werken wird die entsprechende Pathologie als

---

[66] Erwähnt finden sich die Gauklerin [Tänzerin], Madame du Maine und die Preußische Karscherin ebenda: 210-212.
[67] Ebenda: 220.

Beispiel für die Rolle des Körpers bei seelischen Leiden genommen. Ohne diese Lehrsysteme näher zu analysieren, kann man leicht einige diesbezügliche Verwendungen der Vapeurs aufzeigen. La Mettrie beispielswiese schreibt in *L'homme-machine* (dt. *Die Mensch-Maschine*, auch: *Die Maschine Mensch*):

»Bei Krankheiten verfinstert sich die Seele bald und gibt kein Lebenszeichen von sich; bald könnte man sagen, sie sei doppelt, so sehr reißt die Erregung sie fort; bald verliert sich die Dummheit: und die Genesung macht aus einem Tölpel einen Mann von Geist. [...] Wessen bedurfte es für Canus Julius, Seneca und Petronius, um ihre Unerschrockenheit in Kleinmut oder Verzagtheit zu verwandeln? Einer Verstopfung der Milz, der Leber, einer Stauung in der Pfortader. Warum? Weil die Einbildung sich mit den Eingeweiden zugleich verstopft; und daher rühren alle jene sonderbaren Phänomene des hysterischen und hypochondrischen Affekts.«[68]

Die Vapeurs befallen das Individuum in seiner absoluten körperlichen und seelischen Verwundbarkeit und damit in seiner Identität. Die Fähigkeiten sind immer nur temporäres Gleichgewicht oder Ungleichgewicht zwischen den Organen. Das Subjekt ist als Genie wie als Dummkopf abhängig von seiner Physiologie. Was seine Großartigkeit ausmacht, stellt auch seine Verwundbarkeit dar. In diesen wenigen Zeilen beschreibt La Mettrie einen Prozess in zwei Schritten: von den Organen zur Fähigkeit, und von der Fähigkeit zur Pathologie. Die Pathologie definiert die Ordnung der Fähigkeiten neu, wobei deren größeres oder kleines Potential neu daran ausgerichtet wird, dass das Individuum nun deren passiver Rezipient ist. La Mettrie assoziiert die Einbildungskraft mit körperlicher Gesundheit, wobei Gefäß- oder Organverschlüsse die Funktionen verändern. Der Einsatz ist hoch: Die körperliche Gesundheit wird hier zum wesentlichen Kriterium für die intellektuellen Fähigkeiten. Das körperliche Gleichgewicht muss aufrechterhalten, der Verschluss von Organen infolge von Verstopfungen verhindert werden. In dieser Argumentation ist es die Medizin, welche die für die Entwicklung des Menschen nötige Kompetenz besitzt.

Nach La Mettrie besitzt der Arzt – eher als der Philosoph oder der Theologe – die Autorität, die menschliche Natur zu erläutern, denn dessen

[68] La Mettrie, 1990: 29-31.

Betrachtungen gründen auf den Beobachtungen des Körpers. Während ein Jahrhundert zuvor die Vapeurs halfen, konvulsive Personen den Händen der Exorzisten zu entreißen, inspirieren sie nun neue Diskurse und bieten Argumente für Werke radikaler politischer und philosophischer Ansichten. Die Erwähnung von Vapeursanfällen dient nun den Literaten, Zweifel und Kritik auszudrücken. Die Identifizierung physiologischer Beschwerden geht nun weit über die Diagnosen einiger Klosterschwestern hinaus; sie lädt ein, die Dominanz der Seele über den Körper zu hinterfragen. Und weil die Schriftsteller moralische und religiöse Wahrheiten wie die Existenz, die Unsterblichkeit und die Spiritualität der Seele nicht offen anfechten konnten, konnten sie gleichwohl als Beobachter von hysterischen Anfällen berichten und sich auf den »Stab der Erfahrung«[69] stützen, wie La Mettrie sagt, um so die Aufmerksamkeit auf den Körper zu lenken. Alle Versuche, die Fähigkeiten hierarchisch zu ordnen, werden durch die Physiologie ebenso wie durch die Auswirkung physiologischer Störungen auf Emotionen und Denken geschwächt.

Antoine Le Camus von der Pariser Medizinfakultät entwickelt diesen Zugang in einem Werk von 1753 mit dem ambitionierten Titel: *Médecine de l'esprit* [Die Medizin des Geistes].[70] Das Projekt ist laut Vorwort noch ambitionierter: Gegenstand der Medizin ist nicht mehr einfach, den Körper zu heilen, noch auch dem Versagen des Geistes abzuhelfen, sondern ihn zu perfektionieren. Laut Le Camus geht es darum, »eine Methode zu entwerfen, durch die man die Fehler ausrotten kann, welche man der Seele zuschreibt, derart wie die Ärzte eine Lungenentzündung, eine Dysenterie, ein bösartiges Fieber, & alle Krankheiten heilen, die sie angreifen oder nur den Körper anzugreifen scheinen«.[71] Die Neuauflage dieses Werkes von 1769 bescheinigt den Erfolg, der solchen Vorstellungen beschieden war. Obgleich der Arzt eingesteht, dem Materialismus abhold zu sein, und einen Paragraphen über die Ewigkeit der Seele anfügt, wird die Physiologie zur Quelle seelischer Regungen, ohne der Metaphysik einen Platz einzuräumen. Le Camus präsentiert sich als Vorläufer einer neuen Wissenschaft. Er schlägt vor, die Rolle der Medizin auf die Gesunden auszudehnen, um die Verwendung von Heilmitteln noch vollkommener zu

[69] Ebenda: 29.

[70] Siehe Wenger, 2007: 90-95.

[71] Le Camus, 1753: Bd. 1, VIII. Bei der deutschen Übersetzung handelt es sich nur um Auszüge aus dem Original: Le Camus, 1797; die Passage fehlt hier [A.d.Ü.].

konfigurieren. Ihm zufolge könnte dieser Typus von Kur den Zugang der Individuen zu Wissenschaft und Kunst erleichtern. Es geht also darum, die Phantasie auszunutzen und damit die kreative Kraft zu stimulieren.

Mit Le Camus werden die hysterischen und hypochondrischen Vapeurs zum Indiz für geistiges Potential. Er greift die Idee des Teufelskreises aus Emotionen und Pathologie auf, welche das Verhältnis zwischen Körper und Geist in seiner Duplizität präsentieren: Liebe und Angst behindern das körperliche Gleichgewicht, und die Anfälligkeit des Körpers[72] verstärkt die Art und Weise, in welcher die Seele betroffen ist. Von dieser Feststellung bis zu Ausarbeitung eines Verfahrens ist es nur ein Schritt: Es müssen die der Phantasie eigenen Kräfte sowie die Art und Weise, sie zu stimulieren, artikuliert werden. Le Camus greift La Mettries These auf und zögert nicht, die Transformation der Fähigkeiten desjenigen vorauszusagen, den man unter solchen Voraussetzungen als »dumm« ausgibt.[73] Mit jeder Änderung der Ökonomie der Organe wechseln die Veranlagungen: Ein neues Individuum tritt in Erscheinung, sobald es neu erzogen sein wird. Auf diese Weise kann der Arzt die physiologische Ungleichheit bekämpfen, aus welcher die Ungleichheit von Talent und Geist resultiert.[74] Nun aber interessiert Le Camus sich nur dafür, den bereits mit einer guten Verfassung ausgestatteten Geist zu entwickeln. Vor jeder Erziehung muss jedoch die Medizin intervenieren. Um seine Argumentation zu rechtfertigen, bezieht er sich auf antike Theorien über den Enthusiasmus, über die Erfahrung der Inspiration und einer Fülle göttlicher Ordnung, um die Interpretation in den Bereich des Physiologischen zu verschieben. Die Regung der Seele beschreibt er als »Spannkraft« und unterstreicht so die Kraft des Herausgehens aus sich selbst (*extraction*):

»Enthusiasmus ist nichts anderes als der Augenblick, in dem alle Spannkräfte der Seele im Spiel sind und die Erkenntnis des Subjekts größer ist als das Subjekt selbst, worin das Begreifen einer Sache lebhaft, klar und rein ist sowie notwendiger Weise selbstverständlich, worin zuletzt das Subjekt in seiner Erhöhung alles in seiner gesamten Ausdehnung anschaut und es in seiner ganzen Schönheit problemlos annimmt, wenn die Vernunft schweigt und alles der Erregung nachgibt, alle Abstände übersteigt und

---

[72] Ebenda: Bd. 2, 35.

[73] Ebenda: Bd. 2, 54.

[74] Bezüglich der sich in dieser Zeit entwickelnden Debatte über die Ungleichheit von Intelligenz und Talenten zwischen den Individuen siehe Carson, 2007.

über alle mit derselben Kraft nachdenkt, die aus dem Licht stammt, in dem man steht.«[75]

Als Folge politischer und religiöser Interessen, für die er mobilisiert wurde, nahm der Ausdruck »Enthusiasmus« seit dem 17. Jahrhundert zunehmend pejorative Konnotationen an. Wie gezeigt wurde, lieferten die Konvulsionäre den Vorwand dafür, Enthusiasmus aufgrund physiologischer Begierden als Irrweg zu werten. Mit diesem Vorgehen bricht Le Camus und reiht sich in die platonische Tradition des *Ion*[76] und des *Phaidros*[77] ein. Im letztgenannten Dialog wird die poetische Schaffenskraft als Moment des Furors präsentiert, in dem der Dichter bar jeder Vernunft ist und gänzlich durch die Götter gelenkt wird, die seine Inspiration beherrschen. Werke werden im Moment des Herausgehens aus sich selbst entworfen und entstehen, wenn der Künstler nicht mehr bei sich ist. Er erfährt also Enthusiasmus im wörtlichen Sinn. Bei Le Camus ist die Inspiration der Moment, in dem die Kräfte der Vernunft in einer Bewegung von »Entzücken, Delirium, Wut«[78] aussetzen, ausgelöst durch ein anziehendes Objekt. Er verweist auf die Verknüpfung von Genie und Wahn bei Aristoteles und nimmt Torquato Tassos Beispiel, bei dem ebenso wie bei anderen Ärzten der Epoche, die über die Vapeurs schrieben, die intensivsten Momente der Kreation mit denen der Verwirrung zusammenfallen. Dieser Herangehensweise schließt er sich auf der Basis der physiologischen Analyse an. Le Camus zieht keine Verbindung zwischen dem enthusiastischen Zustand und dem weiblichen Körper, weder auf der Ebene der Organe noch der Fasern, situiert seinen Ursprung hingegen in der *Schwingungsfähigkeit* der Fasern. Die Bewegungen des Gehirns sieht er als Bewegung von Aktion und Reaktion an, von Hin- und Herfließen, welches die Fasern bewegt. Weil er zuversichtlich ist, den Enthusiasmus erklären zu können, besteht das Ziel des Arztes darin, die Empfindlichkeit der Fasern zu betonen, welche die Empfindsamkeit schärfen und deren Oszillationen steigern. Und er zögert nicht, die Ratschläge von Medizinern im Kampf

---

75 Le Camus, 1753: Bd. 2, 144.

76 Platon, *Ion*: 533d-535a (Sämtliche Werke, Hamburg: Rowohlt, 1957, Bd. 1, 102-103).

77 Platon, *Phaidros*: 244b, 245c (Sämtliche Werke, Hamburg: Rowohlt, 1958, Bd. 4, 26-27). Siehe auch: ders., *Nomoi [Gesetze]:* 719c (Sämtliche Werke, Hamburg: Rowohlt, 1959, Bd. 6, 99).

78 Le Camus, 1753: Bd. 2, 144-145. [2. Band, 3. Buch, 2. Art.]

gegen die Vapeurs umzukehren sowie Tee, Kaffee und Schokolade zu verordnen.[79] Wie erwähnt, wurden diese neuen Getränke oft mit den Auswüchsen der Moderne gleichgesetzt, die durch Reizung des Körpers Vapeurs provozierten. Le Camus wiederum setzt den gesunden Körper aufs Spiel, wobei er die Zerbrechlichkeit des Körpers zur Bedingung für Kreation und ästhetische Rezeption macht und nicht mehr als deren Folge ansieht. Allerdings beschränken seine Ratschläge sich nicht darauf, die physiologische Verfassung zu verändern:

»Es gibt noch eine besondere Art der Übung oder Bewegung für einige Körperteile, die nicht dazu beitragen, Ideen über den Hin- und Rückfluss der durch sie hervorgerufenen Geister zu bilden. Ein guter Autor zieht die Stirn in Falten und gibt sich wütend, um selbst die Wut und den Zorn zu fühlen, die er darstellen will. Wenn die Einbildungskraft des Dichters vergeblich die Züge sucht, die er für die Schilderung von Verdruss und Entrüstung braucht, erhebt er sich rasch und durchläuft sein Zimmer, um sich in die verschiedensten Zustände zu versetzen, die den unterschiedlichen Leidenschaften zugehören. Zunächst werden sich in seinem Kopf viele Bilder für das einstellen, was er benötigt, und das Genie kann umso leichter sein Vorhaben durchführen, als es nur kopieren und umsetzen muss, was das Modell darstellt. Man berichtet, dass Pater Maimbourg sich derart animiert hat, als er eine Schlacht oder einen besonderen Kampf beschrieben wollte. Einen einfachen Stock in der Hand schrie er gegen die Wand und echauffierte sich dermaßen, dass er den Feind vor sich zu sehen glaubte und sich ins Getümmel stürzte. Noch erregt und schweißgebadet eilte er, niederzuschreiben, was er in seinem imaginären Kampf gesehen und gehört zu haben glaubte. Man mag diesem Autor Ungenauigkeit vorwerfen, aber seinen Erzählungen doch niemals einen Mangel als Lebhaftigkeit.«[80]

Im Gegensatz zu den Anschauungen, die in Diderots *Le paradoxe du comédien* (dt. *Das Paradox über den Schauspieler*) dargelegt werden, wonach der Schauspieler sein Spiel unter Beibehaltung einer Distanz zur Rolle wiederholt, erkennt Le Camus den Augenblick, einen Zustand durch Imitation hervorzurufen, jedenfalls dann, wenn die Inspiration auf sich warten lässt. Indem der Dichter einen Moment lang seine Figuren verkörpert wie ein Schauspieler seine Rolle, stimuliert er seine Fasern und findet

[79] Ebenda: Bd. 2, 146-147.
[80] Ebenda: Bd. 2, 148-149.

sich in einem enthusiastischen Zustand wieder, welcher der Kreation eigen ist. In der Vortäuschung eines Kampfes findet er die nötige martialische Inspiration für das Schreiben. Dieses Dichterporträt unterscheidet sich stark vom Bild des in seinem *studiolo* oder in seiner Bibliothek sitzenden Literaten. Durch die Wahl des Themas einer Schlacht illustriert der Arzt den Kampf, dem das Individuum sich aussetzt, um die Phantasie anzuregen, wobei »Phantasie« niemals wirklich erklärt wird. Sie scheint eine Fähigkeit zu sein, allerdings bleiben ihre Verbindungen zum Gedächtnis, zu der Wahrnehmung, zu den Empfindungen vage. Mehr als bei anderen scheint ihre Rolle darin zu bestehen, in Worte zu fassen, was man nicht anders erklären kann. Dringlichkeit, Anfälligkeit, Reaktion, Gewalt, Unrast erscheinen als wichtige Qualitäten für Geistessprünge. So vollzieht sich von Buffon bis Le Camus eine Umkehrung. Bei Buffon als tägliches Hindernis mit Privilegien assoziiert, sind regelkonform provozierte Vapeurs für Le Camus eine hyperbolische Kraft, welche das Vermögen der Phantasie steigert und im gleichen Zug den Willen, die Handlung und die Empfindsamkeit katalysiert.

Jean-Marie Chassaignon nutzt diese Thesen und vereint Ästhetik und Mystifizierung. Sein in vier Bänden veröffentlichtes Werk *Cataractes de l'imagination, déluge de la scribomanie, vomissement littéraire, hémorrhagie encyclopédique par Épiménide l'inspiré*[81] [Katarakte der Phantasie, Flut der Skribomanie (Schreibwut), literarisches Erbrechen, enzyklopädische Hämorrhagie (Blutungen), von Epimenides, dem Inspirierten] gibt sich als Manifest. Das einige hundert Seiten lange Vorwort bietet ihm Gelegenheit, die Fundamente für eine Art Ästhetik der Konvulsion zu legen. Chassaignon schließt an medizinische, anthropologische und philosophische Traditionen an.

»Wenn trotz meiner Bekenntnisse und Einwendungen man mir immer noch vorhalten will, dass mein Werk aus der Reihe falle und ich es niemals hätte veröffentlichen sollen, dann rufe ich die kalten Gemüter und apathischen Geometer an und werfe einen zornigen Blick auf meine unbarmherzigen Nachsteller, die in ihrem Sein niemals erschüttert wurden oder ihre Fähigkeiten zucken und schäumen erlebten, nie den Aufruhr einer ungestümen Seele belastet mit Ideen, verzehrt durch ein Übermaß an

---

[81] Chassaignon, 1779: I. Der Autor firmiert unter dem Namen Epimenides, ein Dichter der griechischen Bewegung des Orphismus im 6. Jahrhundert v. Chr. gegen die etablierte politische und religiöse Ordnung.

Energie und ein Bedürfnis nach Explosion [...], ah! Würden sie doch nur die schmerzhaften Konvulsionen eines zurückgehaltenen Enthusiasmus kennen, hätten sie Nachsicht und Erbarmen mit mir und würden meiner überschäumenden Phantasie applaudieren.«[82]

Der Schreibvorgang wird unterbrochen. Er zeichnet sich durch die konstante Verweigerung aus, sich zu belasten, ist vielmehr Entladung, Verpuffung, Herzschlag, Atmung, Schock. Die Leser stellen sich eine Feder vor, die durchstreicht, das Blatt zerreißt und selbst zerbricht, die bei jedem Federstrich jegliche Autorität erneut zurückweist. Die Anstrengung verschwindet einen Moment lang im Jubilieren, bevor sie sich noch heftiger geltend macht. Chassaignon liebt den Tumult: »Ich schreibe nie mehr als eine Stunde am Stück; oft höre ich nach einer Viertelstunde auf. Eine Verkrampfung in den Nerven, ein geblendetes Augenlicht, Herzrasen und Erhitzung des Hirns hindern mich daran, die Feder zu halten, das Papier anzuschauen, oder gar eine Idee zu kombinieren.«[83] Es gibt keine Vorzeitigkeit des Denkens in Bezug auf das Schreiben. Der Autor ist ein leidender Körper, den Verkrampfung, Blendung, Herzrasen Stück für Stück ergreifen. Der Körper befindet sich im Kampf, um einzig das Unbekannte und das Unvorhergesehene zuzulassen. In Le Camus' Nachfolge ist die Erfahrung der Inspiration eine physische Erfahrung, die Muse ist die Erschütterung der Fasern.

Hier denkt man unweigerlich an Jean-Jacques Rousseau, bei dem der konvulsive Körper ebenfalls die Inspiration auszeichnet. Mehrfach in *Les confessions* (dt. *Die Bekenntnisse*) und noch akribischer im achten Spaziergang der *Reveries du promeneur solitaire* (dt. *Die Träumereien eines einsamen Spaziergängers*), beschreibt der Philosoph die Bewegung, die sich seines Körpers bemächtigt, wenn ihn die Ideen durchdringen:

»Nachdem ich mich von der Unmöglichkeit, diese ersten unwillkürlichen Bewegungen zu unterdrücken, vollkommen überzeugt hatte, habe ich nicht weiter dagegen gekämpft. Ich lasse mein Blut bei jedem Angriff in Hitze geraten, und Zorn und Verachtung mag sich meiner Sinne bemächtigen, ich überlasse der Natur diesen Ausbruch, den alle meine Kräfte nicht aufzuhalten vermöchten, und suche nur ihre Folgen aufzuhalten, ehe sie irgendeine Wirkung hervorbringen können. Das funkelnde Auge, das glühende Gesicht, das Beben der Glieder, das erstickende Herzklopfen,

---

[82] Ebenda: 65-67.

[83] Chassaignon, 1779: 24, Anm. (h).

alles dies ist eine bloß physische Wirkung, über die kein Vernünfteln etwas vermag. Ist aber dieser erste natürliche Ausbruch vorüber, so kann man sich wieder selbst beherrschen und nach und nach zu sich kommen. Dies habe ich lange ohne Erfolg versucht, endlich aber gelang es mir.«[84]

Es erscheint hier eine Phänomenologie des Schreibakts.[85] Mit der Beschreibung einer hysterischen Pathologie wird hier die Erfahrung des Denkens und Schreibens bewertet. Die eigene Verletzlichkeit aufs Spiel zu setzen, führt an die Schwelle des Schöpferischen. Mit diesen wenigen Zeilen postuliert Rousseau, dass Kreieren heißt, von einer Kraft durchdrungen zu sein, die den Körper schwächt, indem sie zugleich dessen Kraft bestätigt. Die Gedanken erschüttern den Körper und der Körper bricht in der Gegenrichtung mit den Gedanken. Der Körper ist in einer Anstrengung des Denkens zum Bersten angespannt.

Der Rückgriff auf ein medizinisches Vokabular spielt auf dreierlei Weise eine Rolle. Einerseits räumt Chassaignon eventuelle Zweifel des Lesers an seiner geistigen Gesundheit aus, indem er festhält, dass er den medizinischen Diskurs der Epoche beherrscht. Zudem greift er auf Ironie zurück, um sich radikal von den hypochondrischen oder melancholischen Schriftstellern zu unterscheiden. Er verleiht einem Freund eine Stimme und rät ihm: »Man hielte es für möglich, durch die düsteren Vapeurs des Gehirns, und in Ihrer verdorrten Miene Traurigkeit, die schwarzen Symptome eines gefährlichen Fanatismus zu erkennen. Zur Aufrechterhaltung von Staatsfrieden und der Sicherheit Ihrer Mitbürger sollte man Sie zwischen vier Wänden gefangen halten. Wählen Sie! Sie haben gesunden Menschenverstand; eine poetische Hypochondrie ist keine Schande, und beunruhigt kaum.«[86] Sarkasmus ist angebracht: Als Dichter kann man leichter eine ehrbare Sicht auf die einen selbst durchdringenden Beschwerden geben. Weil aber Chassaignon die Hypochondrie so nicht sehen will, riskiert er noch viel mehr. Exzesse, für die man schnell eine Rechtfertigung bereithielte, sobald sie auf das Konto des literarischen Genies gingen, nähme man ohne eine solche Interpretationsperspektive als Zeichen des Wahns. Die Gesellschaft ist rasch mit Verdächtigungen und würde sich beeilen

---

[84] Rousseau, 1978: Bd. 2, 637-760, hier 742 (8. Spaziergang: 731-743).

[85] Rousseaus Verhältnis zur Kreation und zur Krankheit hat unter anderem Jean Starobinski (1988) ausführlich analysiert.

[86] Chassaignon, 1779: 125 [leicht verändert, A.d.Ü.].

Erscheinungsformen, für die sie keine Erklärung hat, als politischen Fanatismus zu denunzieren. Poetische Hypochondrie ist also das kleinere Übel.

Im Übrigen macht der Autor Anleihen bei den medizinischen Theorien über die Rolle der Phantasie, um den Schaffensprozess zu überdenken. Chassaignon konzipiert ihn als Bewegung, worin er sich radikal von all jenen unterscheidet, welche das Schreiben als Stilübung ansehen. Er charakterisiert das Schreiben als Fluss, der ihn durchquert und den er zu kontrollieren versucht: »Unsere Grammatiker, unsere Puristen, unsere Rhetoren werden mit ihrem *Quintilian*, *Batteux* oder *Vailli* in der Hand kaum den Versuch machen, meine Abweichungen und Ungenauigkeiten anzuklagen; mit einem Blitz meiner Phantasie würde ich diese feige Herde von Sklaven hinwegfegen, die geboren wurden, um Wörter aneinanderzureihen, Sätze symmetrisch auszurichten und dem Genius die Flügel zu stutzen«, und fügt hinzu: »Ich schreibe nicht für den kühlen Verstand, sondern für glühende Köpfe.«[87] Schreiben ist eine Oppositionsbewegung gegen die Institution, die Sprache, die Literatur. Gleichwohl beruft er sich seitenlang auf eine Genealogie von Autoren mit großer Energie: Plutarch, William Shakespeare, Michel de Montaigne, John Milton, Pierre Bayle, Jean-Jacques Rousseau und Thomas Young. Er errichtet all jenen ein Denkmal, welche die Erfahrung des Schreibens berücksichtigen: »Ein Literat, dessen Seele brennt und dessen Gehirn exaltiert, wird in der Glut seines Deliriums nicht in der Lage sein, bestimmte Abfolgen in seinen Entwürfen oder etwas Harmonie in seinen Reden zu bewerkstelligen; weil er nur durch Erschütterung denkt und nur durch Inspiration schreibt, wenn die Ideen, von denen er besessen ist, sich auf das Papier ergießen, darf er sich nicht mehr daran erinnern, was er dachte, kann er nicht wissen, was er schreiben wird.«[88] Der Autor trägt sein Werk in seinem Körper; die Schmerzen des Schaffensprozesses sind die Schmerzen der Ausstoßung dessen, was sich in ihm gebildet hat, bis dahin, ihm fremd zu werden.

Schließlich soll das Pathologische die Idealisierung des Werkes und die Illusion einer metaphysischen Kraft verhindern, um im Gegenteil eine Physiologie des Schreibens zu begründen. Damit soll das Geschriebene zu einem Zeugnis werden. Der Autor zielt mit dem Werk weder auf das Schöne noch auf ein Ideal, sondern auf eine Wahrheit. Die medizinischen Theorien über die Rolle der Phantasie werden herangezogen, um den

---

[87] Ebenda: 15.
[88] Ebenda: 16.

Schöpfungsprozess zu überdenken, welchen Chassaignon als Geburtswehen begreift. Jegliche Überhöhung des Schöpfungsaktes lehnt er ab und bezeichnet sein Werk als »Überbefruchtung (Superfötation)«. Er schlägt vor, es zu konservieren »wie ein Arzt die wundersamen Missgeburten einiger Frauen in Alkohol einlegt«.[89] Indem Chassaignon sein Werk als Missgeburt, Überbefruchtung (Superfötation) und Monster ausweist, begreift er die Phantasie als das, was ein Werk ebenso deformiert wie bildet. Die Phantasie hilft, das Werk statt als kontinuierliches Fortschreiten als gelebte Erfahrung zu enthüllen. Das Werk ist weder Stoff für Träumereien noch Sammlung von Phantasien, auch kein Arrangement, das an den Konventionen oder Geschmäckern gemessen wird. Es ist die unkontrollierte Einschreibung einer Erschütterung, nicht der detaillierte Bericht seelischer Affektionen, sondern das aus Emotionen und wiederholt durchlebten Qualen hervorgegangene Monster. Für Chassaignon durchquert der Schriftsteller diese Prüfungen gleichsam wie Herausforderungen, die sein Werk zerstören können; er reißt ihn in dem Augenblick heraus, wo es zu zerbrechen droht. Er nutzt kein Skalpell für eine Anatomie der Empfindsamkeit.[90] Er erzeugt ein Monster, das für die Fülle des Empfindens steht. Kurz darauf geht der Autor von den Geburtswehen zum Erbrechen über, wie um jegliche idyllische Vision des Schöpfungsaktes zu zerbrechen. Das Leiden ist die Existenzberechtigung des Werkes; es garantiert dessen Authentizität. Ein Überlaufen kann niemals als Fülle gelebt werden. Kein Trost, keine Antwort, kein Wesen wird erreicht; einzig in der Fülle liegt die Zerissenheitserfahrung. Der Riss ist eine konstante Bewegung der Zeugung und Degenerierung.

Chassaignon gibt vor, sich von einer höflichen Ästhetik zu lösen, im doppelten Sinne des Wortes. Er zerstört die von den Lesern erwartete Rhetorik und liebt mal zu lange und mal zu kurze Sätze, benutzt ein hef-

---

[89] Ebenda: 68.

[90] Hier könnte man Nicolas-Edme Rétif de la Bretonne anführen: »L'écrivain s'anatomise lui-même pour devoiler les ressorts du coeur humain« [»Der Schriftsteller anatomisiert sich selbst, um aufzudecken, wozu das menschliche Herz fähig ist.«] (Rétif de la Bretonne, [1788]: 36 [1788/1987, 7; dieser Satz fehlt in allen deutschsprachigen Übersetzungen, die allesamt erst 1789 einsetzen, A.d.Ü.]). Rétif greift eine bei Schriftstellern der Epoche geläufige Metapher auf und lässt Beschreibungen seelischer Erkrankungen Revue passieren. Bei Chassaignon konstituiert die Entwicklung dieser Anatomie eine Bedrohung für das Schreiben und erschüttert dessen Durchführung.

tiges, durch eine Vielfalt von Registern und Klängen charakterisiertes Vokabular sowie Fußnoten in der unteren Blatthälfte, welche manchmal mehrere Seiten umfassen, und eine Einleitung, die ein eigenständiges Werk darstellt. In seiner Schreibweise regiert die Metapher und der Rhythmus hämmert unablässig. Die Sprache zieht in den Krieg mit sich selbst und scheint dem Autor wie den Lesern Verschnaufpausen zu verbieten. Sie übersetzt ganz einfach die Instabilität, die Wut, den Riss. Die Sprache wird konvulsiv. Sie sieht nur ihre Ausdruckskraft und interessiert sich nicht für das, was sie kommunizieren soll.

Den Körper, das Schreiben und die Darstellung verbindet Chassaignon und zerreißt sie. Dabei fragt er immer wieder: Wie mit dem Abstand umgehen? Wie diesen Abstand nutzbar machen? Den Körper von einem Kode lösen, sich selbst zu einem neuen Kode machen, mit seinem schreibenden Körper eine neue Sprache kreieren. Sein Körper ist mit sich selbst im Streit, steht mit der Phantasie, mit seinem Bild in Auseinandersetzung. Pausenlos fragt er: Hat der Schriftsteller die Macht, erstaunt zu werden, völlig überrumpelt zu werden, seine Rolle ins Extrem zu drängen? Oder macht er sich nur umso mehr zu deren Gefangenem? Chaissagnon erfindet sich in seinen Posen. Er beschreibt einen staunenden Körper, der sich selbst verblüfft, indem er den Leser verblüfft, und sich in seinen Augen formt, um nicht im Text aufzugehen. Je mehr der Körper seinen Schmerz einschreibt, schreibt er sich selber vor dem Geschriebenen ein, er wird Autor. Der schreibende Körper scheint um Sichtbarkeit zu kämpfen, seine unhörbaren Emotionen, Erwartungen und Schmerzen in Form zu bringen. Der Körper verändert sich, deformiert sich. Der Körper spannt sich an und zerbricht, bricht die Erwartungen und zieht sie erneut auf sich. Lächerlicher oder verzweifelter Kampf? Chassaignon schreibt die Verwirrung seines Körpers immer wieder neu nieder. Er stellt einen aufgelösten Körper, einen Körper in Anspannung vor. Tragödie eines zwischen Beben und Manipulation überraschten Körpers.

Das Schreiben ist nicht zu trennen von einem Körper, der Ideen sammelt, sie unter Anstrengung und Schmerz auf den neusten Stand bringt. Es ist schwierig, diesen Text zu lesen, ohne an die Literatur des 19. und 20. Jahrhunderts zu denken. Offenbar entsteht in diesen Jahren eine Schreibweise, welche sich später bei Friedrich Nietzsche, Georges Bataille und Antonin Artaud entfalten wird; eine Schreibweise, die aus der Beziehung zum zerrissenen, untätigen Körper eben die Schreiberfahrung macht.

Das Schreiben konstruiert sich in der Verweigerung einer anderen Autorität als der Erfahrung. Es scheint, als müsse man hier Bataille zitieren, der in der Mitte von *L'expérience intérieure* (dt. *Die innere Erfahrung*) Blanchot anführt: »Einer von ihnen formulierte einfach das Prinzip, daß die Erfahrung selber die Autorität ist (aber daß die Autorität gesühnt werden muß).«[91]

Ein 1782 unter den Initialen »M.J.F., *médecin anglais* [englischer Arzt]« anonym publiziertes Werk beschäftigt sich mit den Wirkungen der Phantasie am Ursprung der Liebe. Der Autor erkundet hier auf eigene Faust und in radikaler Entfernung vom Vorgehen der Ärzte die Suggestivkräfte der Phantasie. Während diese mehrheitlich eine moralistische Perspektive einnehmen und vor allem warnen, was die Kräfte verstärken könnte wie Romane oder Einsamkeit, kehrt besagter M.J.F. diese Ratschläge um. Natürlich weist er auf die Gefahren der Phantasie hin. Hier setzt er die Quelle der Leidenschaften an und sieht in ihrer Fähigkeit, Erinnerung auf heftige Weise aufzurufen, die wahre Gefahr. Allerdings ist ihm zufolge der Versuch, ihren Einfluss zu negieren, verlorene Liebesmühe, weil die Suggestionen umso stärker zurückkommen werden. Er rät im Gegenteil dazu, die Dominanz der Phantasie zu erhalten, um sie besser zu lenken:

»Sie hat das Gift zugeführt, und bei ihr müssen wir das Gegenmittel finden. Unter der Annahme, dass das Bild der Objekte, [die] aktiv genug [sind], um die Fasern des Gehirns zu berühren und die Leidenschaften anzuregen, die Wirkung der Objekte selbst ausmacht, können wir diese Bewegung durch die Repräsentation eines Objekts, das eine unterschiedene Leidenschaft anregt, ändern, korrigieren oder verlangsamen. Wenn wir uns bekannte Objekte betrachten, sind wir davon überzeugt, dass die Person, welche eine Leidenschaft anregt, den Eindruck eines Menschen verblasst, verdunkelt und verringert, der eine andere anregt. Der Grund dafür ist, dass er eine andere Bewegung in den Fasern des Gehirns bewirkt, die das erste verlangsamt und dabei das Element nicht vollständig zerstört, weswegen folglich das Gehirn eine Gegenbewegung im Herzen ausdrücken wird.«[92]

---

[91] Bataille, 1999: 19. Bataille erwähnt diese Antwort Maurice Blanchots auf seine Frage bezüglich der Möglichkeit, der Erfahrung eine Autorität zu verleihen.
[92] M.J.F., 1782: 100-102.

Wenn die Phantasie das Individuum bis zum Punkt des Verschwindens erschüttern kann, ist es sinnlos, das zähmen zu wollen, was so wenig Beute einbringt: Man muss im Gegenteil eine List anwenden. Wenn die Phantasie die Vernunft korrumpiert, muss die Vernunft ihrerseits die Phantasie verführen. Im Falle einer Affektion, die unerreichbaren oder solcher Gefühle unwürdigen Personen entgegengebracht wird, muss die Vernunft die Phantasie berühren, um deren Kraft umzuleiten. Sie schlägt eine machiavellistische Richtung ein und gibt der Phantasie Gelegenheit, sich zu entzünden. Solche Ausflüchte sind Verweise: Der Arzt rät, mitten in die Lieblingsbilder andere Erinnerungen einzuschreiben, Quellen des Entsetzens oder der Wut, um deren Kraft abzudrängen. Das Opfer muss die Kräfte der Phantasie noch mehr stimulieren, indem er ihr neuen Anlass bietet. Die Beherrschung kann in ihrer Ausbeutung selbst so neu gewonnen werden und die Emotionen pervertieren, welche sie unter Einbeziehung der gefürchtetsten Emotionen weckt. Das Spiel besteht darin, eine Erzählung an eine andere zu heften, damit die stärkste davon die Phantasie verführen wird. In einer Bewegung der Überblendung von Bildern wird sich die Macht der ersten nach und nach verflüchtigen, während nur das bleiben wird, was sie erschreckt oder entsetzt. Es geht also darum, Erzählung gegen Erzählung in Opposition zu bringen und die Energie der Phantasie gemäß den von der Vernunft bestimmten Zielen umzuleiten.

Mit einer solchen Auffassung verlässt man das moralische Denken des 17. und des frühen 18. Jahrhunderts und den dort strukturbildenden Gegensatz, der aus der Phantasie eine Fähigkeit macht, deren Entwicklung man unterdrücken sollte. Hier sieht man den Ansatz der Phantasie sich wandeln, nicht mehr, um deren Kraft zu regulieren, sondern um das Aktionsfeld zu verschieben. Statt sie zu drosseln zu versuchen, will der Seelenarzt sie aus gutem Grund konvertieren und als Stratege agieren. Es geht darum, die Phantasie als Werkzeug zu verwenden, ihre Motive umzudrehen, um ihre Fähigkeit zu manipulieren, das Individuum anzugreifen. Die Kräfte der Phantasie sind mehr denn je anerkannt und der Autor schlägt vor, mit ihr zu rechnen und ihre Kraft umzulenken. Wenn die Phantasie die Vernunft korrumpiert, sollte die Vernunft ihrerseits die Phantasie gut zu korrumpieren wissen.

Le Camus und jener anonyme M.J.F. agieren als Strategen. Damit sind sie alles andere als ein Echo ihrer Zeitgenossen, welche die Phantasie zu drosseln versuchen. Sie verschreiben eine Reihe von Tricks, eben um die Ausbeutung dieser Fähigkeit besser zu beherrschen. Was ist die Funktion der Phantasie in diesen beiden Beispielen? Le Camus will vorgeblich deren Einfluss vergrößern, der anonyme Autor die mit ihr verbundenen Risiken mindern. Keiner der beiden hat Interesse daran, eine Therapie oder Ethik zu begründen. Ihre Schriften scheinen eher ein Gedankenspiel von Höflingen, das Spiel von Rätselmachern zu sein, die aus dem Geist der Zeit und dem Prestige der Phantasie für Gelehrte und Adelige Nutzen schlagen. Die der Phantasie eingeräumte Dominanz erlaubt, daraus einen Vorwand für alle Arten von Extrapolationen zu machen. Wie die vaporösen Beschwerden ist auch sie eine hinreichend formbare Kategorie, um in widersprüchlichen Diskursen aufzugehen. Man versucht, sie eher strategisch zu nutzen als zu konzeptualisieren.

Da diese Literaten nicht die Seele direkt behandeln können, behandeln sie den Funktionsablauf der Vernunft. Die Vernunft wird zu einer physiologischen Aktivität und für La Mettrie, Chassaignon oder selbst Giacomo Casanova u.a. wird das Gehirn zu einer Art Gebärmutter.[93] Im Gegensatz zu Publikationen der darauffolgenden Generation[94] schreiben sie der Gebärmutter keine prominente Rolle zu, sondern assoziieren sie spielerisch mit dem Gehirn, um die Sicht auf den Körper zu ändern.

***

Physiologische Störungen faszinieren in der Gelehrtenrepublik; sie bieten Gelegenheit, die Werte hin zu einem nichthierarchisierten Verhältnis zwischen der Seele und dem Körper zu verschieben. Indem die Ärzte den spirituellen Ursprung der Anfälle hinterfragen, bewegen sie sich auf bestimmte Weise auf dem Pfad ihrer Vorgänger, allen voran Willis. Man will nicht mehr nur einige Personen vor beunruhigenden Dämonen retten, sondern die Gesellschaftsordnung und die kirchliche Autorität infrage stellen. Beim Befragen und Erweitern der Grenzen der moralischen und

---

93 La Mettrie, 1747: 11 (Es handelt sich um die *Lettre critique de Mr de La Mettrie sur l'histoire naturelle de l'âme à Madame la Marquise du Chatelet* [Kritischer Brief des Herrn von La Mettrie über die Naturgeschichte der Seele an die Marquise von Chatelet]); Casanova, [1771]: 29-33; zu den Hintergründen seiner Erwiderung oder Diatribe mit dem Titel *Lana Caprina* [»Ziegen- oder Schafswolle«] von 1771 siehe: Casanova, 1828: Bd. 12, 6. Kapitel: 217-219, v.a. 219]; siehe auch Schiebinger, 1993.

94 Siehe weiter unten, Kapitel 6.

physiologischen Fähigkeiten nehmen sie eine politische, epistemologische und ontologische Rolle an.

Die Auswahl an Auszügen bezeugt zugleich die Beliebtheit des Themas der Vapeurs sowie die Dehnbarkeit der Konzepte und Gebräuche, entwickelt in Zeiten, bevor die medizinische Interpretation der Vapeurs dominiert. In den angeführten Texten sind die Vapeurs mehr als eine Pathologie. Anstatt Heilung einzufordern, wecken sie die Neugierde eines Blickes, der die seltsamen Fähigkeiten des Körpers interpretiert und das Verständnis der menschlichen Natur von Grund auf erschüttert. Die weite Verbreitung des Themas der Vapeurs gibt dieser Kategorie ein weites Repertoire an Konnotationen und diese Überlagerung von Bedeutungen verleiht den Krisen einen Erkenntniswert.

Schriftsteller und Schriftstellerinnen wollen in den Vapeurs ein Objekt der Unterhaltung sehen, das die Moden des Augenblicks und die Exzesse der Modernität illustriert, während einige auf philosophischer Ebene zu einer radikalen Infragestellung der menschlichen Natur fortschreiten. Als Erörterung der menschlichen Zerbrechlichkeit, der Phantasie, des Genies erhellen ihre Schriften die Potentiale des Körpers und untergraben die Ordnung von Körper und Seele. Unter diesen Bedingungen sind die Vapeurs nicht mehr der für die Kultur zu zahlende Preis, sondern im Gegenteil Zeichen des fortschreitenden Verständnisses der menschlichen Natur. Eine solche Vielfalt an Positionen musste notgedrungen das Bedürfnis an wissenschaftlichen Erklärungen stärken; Erklärungen, welche sie immer wieder inspirierte und verschob. Die den Zeichen zugebilligte Aufmerksamkeit trägt so zur Konstruktion einer Pathologie bei, welche keiner anderen gleicht und die niemand völlig zu beherrschen vorgeben kann.

KAPITEL 5
FUNKTIONEN DES NARRATIVEN

FÄLLE ERZÄHLEN UND RÄTSEL ERZEUGEN

> »Fiktionalisieren bedeutet nicht: berichten, erzählen oder fabulieren, sondern moralische oder politische Figuren erfinden und Wahrheiten verkünden, die für die Gesellschaftsordnung wesentlich sind.«[1]

Wollten Schriftsteller und Ärzte zwischen 1750 und 1800 hysterische Affektionen thematisieren, so wählten sie bevorzugt narrative Formen zur Anwendung in Romanen oder klinischen Beobachtungen. Die hysterischen Anfälle geben in solchen Beschreibungen den Figuren Tiefe und markieren Wendepunkte innerhalb der Erzählung. Die Krisen entfalten darin die ganze Komplexität der Beziehung zwischen Geist und Körper in einer Bewegung, die zur Ausprägung der Empfindsamkeit im 18. Jahrhundert beiträgt.[2] Die Mediziner nutzen das Format der Erzählung, um den hysterischen Anfällen eine Kohärenz zu verleihen. Beobachtend interpretieren sie körperliche Störungen aus der Biographie heraus, fassen Informationen über die Erziehung des Patienten, seinen Lebensstil und seine Gewohnheiten zusammen. Die narrative Struktur hilft der Medizin, die Genauigkeit ihrer Diagnose zu rechtfertigen und die Pathologie zu erklären. Im Gegensatz zu den Schriften der Gelehrtenrepublik präsentieren literarisch-medizinische Erzählungen Hysterie und Vapeurs nicht als Brüche, sondern als Abfolge von Spannungen. Mehrere Prüfungen kommen zusammen und bilden die für die Beschwerden förderlichen Bedingungen, oft gekrönt von einem spektakulären Höhepunkt vor der möglichen Auflösung. Der Erzählrahmen mildert das Gefühl der Entfremdung oder das mit der Störung assoziierte Paradox und schreibt darin die Linearität einer Abfolge ein. Drei Romane sowie eine Sammlung medizinischer Beobachtungen (sowohl unveröffentlichte aus Archiven als auch publizierte) erlauben je

---

1 Mercier, 1801, 266.
2 Siehe Vila, 1998; Barker-Benfield, 1992; Riskin, 2002.

für sich, die Rolle des erzählenden Schreibens bei der Konstruktion der Hysteriediagnose zu identifizieren.

KÖRPER WARTEN AUF AUSLEGUNG

In den Romanen des 18. Jahrhunderts taucht der Begriff »Hysterie« selbst nicht auf. Allerdings überschwemmen die Vapeurs und alle einschlägigen Begriffe für Symptome der Hysterie die französische Literatur: Tränen, Blässe, Konvulsionen, Ohnmachten oder auch Katalepsien. Englische Schriftsteller bedienen sich ihrer sogar noch häufiger, als da wären: Alexander Pope[3], Eliza Haywood[4], Samuel Richardson[5], Tobias Smollet[6], Laurence Sterne[7], Fanny Burney[8] oder auch frühe Vertreter des Schauerromans (*gothic novel*), allen voran Ann Radcliffe[9]. Die Vapeurs sind bei ihnen relativ häufig Thema und befördern die Bildung einer ansehnlichen Reihe stilistischer Ausdrucksformen.[10] Die Anfälle markieren kritische Momente und gehen oft einer dramatischen Wendung voraus. Einzig in freizügigen (*libertin*), erotischen Werken finden sich überwiegend keine Spuren von hysterischer Pathologie.[11] Nymphomanie kommt vor, Vapeurs hingegen nur selten und wenn doch, dann dienen sie immer nur der beiläufigen, ironischen Charakterisierung von Nebenfiguren. Louis-Charles Fougeret de Montbrons Protagonistin Margot erwähnt sie absichtlich: »Ein Milord, oder vielmehr ein *Milourd*, hat mir gerade sein Geld und seine Vapeurs präsentiert.« Demzufolge ist die Prostituierte keine Repräsentantin dieses physiologischen Typus: »Vapeurs kann ich mir nicht

---

3 Pope, 1971 (dt. 1772). Siehe Yang-Sook, 1996.

4 Haywood, 1999. Siehe Bocchicchio, 2000.

5 Richardson, 1748-1753, 1772. Siehe Harries, 1993; eine Analyse der Empfindsamkeit und der Hysterie in Richardsons Romanen bietet Mullan, [1988].

6 Smollet, 1753, 1755, 1772. Siehe Labrude-Estenne, 1995.

7 Sterne, 1769; Gould, 1996.

8 Burney, 1798 1853; Cutting-Gray, 1992.

9 Radcliffe, [1790], [1791], 1797-1799, 1798. Siehe Bronfen, 1994.

10 Die von Fanny Burney angeführten Werke bieten für hysterische Affektionen eine besonders reichhaltige Vielfalt an sprachlichen Wendungen.

11 Die Suche ist auf eine Auswahl an Werken von John Cleland, Claude-Prosper Jolyot de Crebillon, Louis-Charles Fougeret de Montbron, Robert-André Andréa de Nerciat, Nicolas-Edme Rétif de la Bretonne und Marquis [Donatien Alphonse François] de Sade beschränkt worden.

leisten. Bereinigte, ausgetüftelte Liebesgefühle sind Speisen, die meiner Verfassung nicht behagen. Ich brauche stärkere Nahrung.«[12]

Wie werden derartige Beschwerden zur Sprache gebracht und in den Blick genommen? Schon länger nähert man sich der Literatur der Zeit über die Frage des pathologischen Körpers und der Empfindsamkeit.[13] Das Vorkommen hysterischer Pathologien ist in diesen Werken Gegenstand von Untersuchungen, welche über Körper und Innerlichkeit nachdenken. Georges Sebastian Rousseau hat mit seiner Analyse von Samuel Richardsons *Sir Charles Grandison* (dt. *Geschichte Herrn Carl Grandison(s), in Briefen entworfen*) ein einschlägiges Beispiel für die Nähe von in der Literatur und in der Medizin entwickelten Konzepten vorgelegt und gezeigt, wie Richardson die Theorien seines Arztes und Freundes George Cheyne umsetzte.[14] Ganz allgemein erlaubt die Beschreibung hysterischer Beschwerden dem Erzähler, das ganze Ausmaß an Gefühlen und die Vielfalt ihrer Abstufungen aufzudecken. Tatsächlich wurden in eben dem Augenblick, den das 18. Jahrhundert darstellt, diese Beschwerden an der Grenze des Anstands (*bienséances*) lokalisiert. Jenseits der diversen literarischen, philosophischen und medizinischen Weisen, sich dem Körper zu nähern, haben sie die Aufmerksamkeit auf sich gezogen. Die große Mehrheit der literarischen Werke beschreibt körperliche Beschwerden und evoziert die den hysterischen Beschwerden entsprechenden Symptome. Mittels eines ganzen Gefühlsregisters verleihen solche Beschreibungen den Figuren eine psychologische Tiefe. In solchen Fällen kommt es selten zu einer Neukonzeptualisierung der Vapeurs; der Autor übernimmt Wortschatz wie Wissen. Jede Erwähnung der Pathologie bietet daher Gelegenheit, daraus ein Rätsel oder einen Charakterzug abzuleiten: einen Beweis für hohe Empfindsamkeit oder auch Betrug, Koketterie und Schicksalsergebenheit. Widersprüchliche Rollen nehmen Formen an, unterstützt von narrativen Einsätzen, die ihre Bedeutung, ihr Imaginäres und ihren Wert verschieben. Einige Autoren erklären die körperlichen Anfälle zu wichtigen

---

12 Fougeret de Montbron, 1993: 87, 98 (dt. Fougeret de Montbron, *Margot, die Flickschusterin. Galante Abenteuer im Frankreich des 18. Jahrhunderts*, München: Heine, 1978) [»Milourd«: Wortspiel: englisches Substantiv »Milord« bzw. »Mylord« verbunden mit dem französischen Adjektiv »lourd« (»schwer(fällig)«) und »milourd« (halbschwer), A.d.Ü.].

13 Mullan, [1988]: 201.

14 G.S. Rousseau, 1993: 152. Siehe auch Shuttleton, 1999.

Zeichen, womit sie die Darstellung hinterfragen, und ziehen sie nicht bloß zur Charakterisierung einer hysterischen Figur heran. So werden physiologische Beschwerden in literarischer Absicht instrumentalisiert. Es geht also darum, die Rollen der hysterischen Pathologie zu analysieren, neben dem von ihr hervorgerufenen Imaginären und den durch sie ermöglichten Konzeptualisierungen.

In Romanen werden die Vapeurs als elaborierter Ausdruck der Empfindsamkeit vorgestellt, was sie zum Schlüssel der Subjektivität und zu Wendepunkten in der Erzählung macht. In solchen Werken oszillieren die Beschwerden zwischen Simulation – als einer von der Figur nicht beabsichtigten Enthüllung eines Geheimnisses – und Manipulation. Charlotte Lennox präsentiert in ihrem Roman *The female Quixote* (dt. *Don Quixote im Reifrocke*, auch: *Der weibliche Quichotte oder Arabellas Abenteuer*) mit der Figur Arabella die Quintessenz der Selbstinszenierung und der Affektionsauslegung.[15] Die Heldin vermag das, was sie sieht, und das, was sie spürt, nicht außerhalb des Kontexts von Ritterromanen ihrer Jugend zu begreifen. Sie interpretiert die Gesten ihrer Umgebung anhand von Kodes aus den Werken Madeleine de Scudérys und ihrer Zeitgenossen. So bleibt Arabella in ihrer selbstgeschaffenen Welt gefangen und versteht die wiederholten Bemühungen ihres Liebhabers Glanville nicht, der ihr die Illusion nehmen möchte. Einem Arzt gelingt es, sie zu *ent*-täuschen, nach einem Sprung in den See, mit dem sie einer vermeintlich unmittelbar drohenden Entführung entgehen wollte. In einem langen Gespräch kann sie sich ihre chevaleresken Gefühle eingestehen, die sie so heftig bewegten. Damit entdeckt und belohnt sie auch Glanvilles Standhaftigkeit.

Arabellas Gefühle lassen sich, wie üblich bei Romanheldinnen des 18. Jahrhunderts, an einer ganzen Reihe von Beschwerden ablesen, wobei die der Phantasie zugedachte Rolle für die Darstellung des Hysterischen entscheidend ist.[16] Arabellas Empfindsamkeit ist von ihren Bücherlektüren geprägt. Nicht nur folgen ihre Reaktionen dem in den Romanen vorgelebten Anstand (*bienséances*), sondern sie legt die Bewegungen ihrer Umgebung auch danach aus, was den Romanheldinnen widerfährt. So sagt sie eine ganze Reihe von Ereignissen voraus, die jedoch nicht eintreten, weil sie in einem ungelenken Gärtner einen Adligen zu erkennen glaubt, der

---

[15] Lennox, 1976 [1754].

[16] Die in diesem Werk vorkommende Hysterie war bereits Gegenstand einer Untersuchung (Schmid, 1997), deren Ergebnisse hier nicht aufgegriffen werden.

sich ihr in Verkleidung nähern wolle. Sie malt sich Duelle zwischen Rittern aus, die um sie als Trophäe kämpfen. Mehrfach unterstellt sie nahe an ihr vorbeireitenden Männern, sie entführen zu wollen. Auf Eindrücke reagiert sie, wie es sich für eine Romanheldin geziemt: Sie gibt sich den Tränen, einem Zittern oder in besonders kritischen Fällen auch der Ohnmacht hin.

Die Vapeurs stellen für Arabella kein Mittel dar, besondere Gunstbeweise zu erlangen; sie sind eine Sprache des Gefühlsausdrucks. Sie entstehen in Nachahmung von Erzählungen, funktionieren als Wahrheit und bilden die alleinige Wirklichkeit der Romanheldin. Einen Gegensatz zwischen Wahrheit und Schein, Natur und Kultur, Empfindung und Ausdruck gibt es hier nicht. Für Arabella veranschaulichen ihre körperlichen Reaktionen ihre Empfindsamkeit. Da sie ihre Emotionen nur im Kontext der Vapeurs von Romanheldinnen begreifen kann, verfällt sie ganz und gar deren Nachahmung. Die Vapeurs werden mit der Genauigkeit einer Stilübung wiederholt und erlebt, als ob sie angeborene, unschuldige Regungen wären. Die innere Unruhe tritt mit der ganze Wucht einer Täuschung auf, ohne Lüge zu sein. Die Vapeurs reproduzieren sich in der Nachahmung und sind dennoch nicht erlogen; sie fungieren als Trugbild und stellen gleichwohl keine Simulation dar.[17] Charlotte Lennox konstruiert Arabellas Welt als einen Kosmos, der weder falsch noch transparent ist: In diesem Kosmos entstehen Wahrnehmungen, Reaktionen und Empfindungen nur durch Kodierung. Die Romanheldin sucht nichts anderes als ihre Konformität; die Frage nach deren Wahrheit stellt sich nicht.

Mangels anderer Zuschauer schaut Arabella konstant ihren eigenen Beschwerden zu und lernt alle Varianten ihrer körperlichen Bewegungen auswendig wie auch die bei ihr auftretenden Symptome. In Erwartung des Besuchs von Herren »von Rang« bittet sie ihre Kammerzofe, ihnen ihre Geschichte zu erzählen. Und obgleich die Zofe sich sehr überrascht zeigt, weist Arabella sie an, jede Veränderung ihrer Haltung zu beschreiben, ihr Lächeln oder Halblächeln zu schildern sowie die Abstufungen ihres kaminroten Teints und das Versagen ihrer Stimme.[18] Für Arabella ist die Erzählung der Entfaltung angemessener Zeichen ein Ausweis raffinierter Empfindungen. Ihre Anfälle sind ebenso Kennzeichen für Feingefühl wie für Empfindsamkeit. Mit der Zurschaustellung ihrer Empfindungen gibt sie den Beweis für die »Großmut des Herzens«, der große Heldinnen aus-

---

[17] Baudrillard, 2015.
[18] Lennox, 1976: 124.

zeichnet. So fungieren die Vapeurs genau dann, wenn sie die Selbstaufgabe vorführen, als Emblem und existieren nur, um gesehen und erzählt zu werden.

Die Pathologie wird mehrfach zum Gegenstand ihres Nachdenkens wie eine Liebe, die man nicht zu gestehen wagt. Weil es dem Gärtner an erkennbaren und merklichen Symptomen mangelt und sie ihn zugleich für einen sich ihr in Verkleidung nähernden Adligen hält, überrascht er sie und überzeugt sie von seinen Gefühlen durch plötzliche Blässe. Als ihr Verehrer und Cousin Glanville bettlägerig ist, besucht sie ihn. Als ihr der Arzt davon abrät, sich dem Patienten zu nähern und mit ihm zu sprechen, erwidert sie, dass ihre Anwesenheit ihn retten werde und sie sich als der bessere Arzt bei Störungen erweisen werde, die mehr dem Geist als dem Körper zuzuschreiben seien. Die Nachricht seiner Genesung überrascht sie nicht weiter, weil sie ihren Besuch als ursächlich dafür ansieht. Beim Anblick des kranken Körpers assoziiert sie dessen Rolle in der Literatur und sieht ihn allein als sinnstiftend an. Ist die Pathologie ein Zeichen, kann sie nur durch Zeichen geheilt werden. So können allein schon Versprechungen oder plötzlich gewährte Milde den Liebhaber heilen.[19]

In Lennox' Roman werden hysterische Affektionen von anderen Nervenerkrankungen abgesetzt. Glanville quält es, die Diskrepanz, in der Arabella lebt, wahrzunehmen, aber unfähig zu sein, ihr dies zu vermitteln. Er verfällt der Melancholie und Nervosität, was seiner geschärften Wahrnehmung der Kluft zwischen beiden Weltauffassungen zuzuschreiben ist. Arabella lebt ihrerseits in kompletter Diskrepanz zur Wirklichkeit und nimmt diese Kluft nicht wahr; allerdings ist sie durch ihre Affektion irgendwie geschützt. Sie ersetzt alle Gesten, im festen Glauben an die Unfehlbarkeit der Zeichen, durch eine Erzählung. Sie projiziert eine Absicht in alle Handlungen, derer sie gewahr wird. Als sie endlich vom Arzt über ihren Irrtum aufgeklärt wird, erschöpfen sich die nun bedeutungslosen Gesten erneut in ihrer unmittelbaren Bestimmung. Das Subjekt erscheint so als Ursprung aller Interpretationen, während die Gesten ihrer Endlichkeit ausgeliefert sind und sich in ihrer Zweckbestimmung erfüllen.

Dass Lennox die Vapeurs zum Hauptbeweggrund ihres Buches macht, verdeutlicht, wie riskant die Interpretation physiologischer Beschwerden ist, indem sie dem Narrativ freien Lauf lässt. Nun funktioniert jedoch jede

---

[19] Ebenda: 24, 135, 127.

Erzählung nach eigenen Gesetzen und Bezugspunkten. Will man die Endlichkeit des Körpers verlassen, verliert man ihn in der Unendlichkeit von Zeichen. Der Körper ist nur deshalb Sprache, weil das Subjekt es so will. Im Kreislauf des Symbolischen erhält das Pathologische eine wesentliche Rolle, denn es unterbricht die Ordnung der Dinge und gibt dem Mysterium Raum. Lennox unterstreicht, dass es sich immer nur um symbolische Projektionen handelt und dass all diese Interpretationen durch das Einbringen von Affekten mobilisiert werden. Den Körper des anderen zu interpretieren, dient vor allem als Möglichkeit zur Inszenierung des eigenen Körpers. Arabella liest in ihren eigenen Erwartungen die Ursachen für die Gesten der anderen und begibt sich selber ins Spiel. Will sie zur Heldin werden, ist sie gezwungen, dem Körper der anderen Bedeutung zu geben. Die Störung ihres eigenen Körpers ist die angemessene Antwort. All jene, die sich Arabella nähern, werden unwissend zum Schauspieler und zum Vorwand für Handlungen, die allein sie durchschaut. Sie ist das naive Opfer der Zeichenmacht und gründet ihre Existenz in der Erfindung neuer Geschichten. Als perfekte Schauspielerin in einer an Repräsentation orientierten Ordnung kann sie sich nicht davon frei machen. Die wiederholte Bewegung der von ihr vorgenommenen Rekonstruktion macht die Repräsentation operational selbstbezüglich. Bei Lennox tritt der hysterische Körper als Produkt des Symbolischen auf, das einzig der Perpetuierung einer Repräsentationsordnung dient. Er verfestigt eine geschlossene Ökonomie, in der die Zeichen ausgetauscht und wiederholt werden. Seine Existenz benutzt er zum Zeichenaustauch, lässt darin Werte zirkulieren, etabliert Modelle, kanalisiert Begierden und errichtet ein Wahrheitssystem.

Die Wende zum 19. Jahrhundert bringt im Schreiben über das Schicksal des Helden oder der Heldin eine völlig andere Art der Untersuchung körperlicher Beschwerden. Anne Louise Germaine de Staël[20] (besser bekannt als Madame de Staël), Isabelle de Charrière[21] (auch als Belle van Zuylen

[20] In Germaine de Staëls *Corinna oder Italien* (1879) überträgt die Protagonistin die Kategorie »Vapeurs« nicht auf ihre eigene Lebensweise. Sie erwähnt dies selbst, als sie vom Unverständnis spricht, das ihre verschiedenen physiologischen Zustände provozieren könnten. Damit stellt sie die Effekte der Phantasie über die Effekte irgendeiner Pathologie.

[21] Charrière, 1792.

bekannt), Sophie Cottin[22], Fanny Burney[23] oder William Godwin liefern keine Diagnosen. Stattdessen beschreiben sie physiologische Erscheinungsformen, welche Ärzte als hysterische Symptome identifizieren. Die Schriftsteller interpretieren diese Phänomene um, weil sie darin den Effekt eines mit Leib und Seele geführten Kampfes als ultimative Demonstration der Empfindsamkeit sehen. Die Handlung von *Things as they are, or the adventures of Caleb Williams* (dt. *Caleb Williams, oder Die Dinge, wie sie sind*), das Godwin im Jahr nach *Enquiry concerning political justice, and influence on general virtue and happiness* (dt. *Eine Untersuchung über politische Gerechtigkeit und ihren Einfluss auf Tugend und Glück aller*) veröffentlichte, ist um eine besonders elaborierte Ansammlung vaporöser Beschwerden herum konstruiert.[24] Der Erzähler Caleb Williams bezeichnet seine Memoiren als den allerletzten Versuch, die Rastlosigkeit zu besiegen, die seit langem in seiner Seele herrsche. Er sei zum Schreiben seiner Erinnerungen ermuntert worden, um seinen Geist zu beruhigen, und in der Hoffnung, die Nachwelt möge ihm diejenige Gerechtigkeit widerfahren lassen, welche seine Mitmenschen ihm verwehrten.[25] In Einklang mit der Entwicklung der Beziehung zwischen dem jungen Erzähler und seinem Dienstherrn Ferdinando Falkland kann die Erzählung in vier Abschnitte unterteilt werden. Der erste Teil berichtet von Calebs ungebremster Neugierde an Falkland, den er bei einem Konvulsionsanfall überraschte. Trotz dessen früheren Freisprechung verdächtigt er seinen Dienstherrn eines Mordes. Seine Nachfragen und Unterstellungen verstimmen Falkland, der zahlreichen konvulsiven Anfällen nachgibt. Eine zweite Phase beginnt mit Falklands Bekenntnis und Schuldeingeständnis. Dieses Bekenntnis verändert das Machtverhältnis zwischen den beiden Protagonisten: Unter Berufung auf dieses Geständnis verkündet Falkland Caleb, dass er ihn als seinen Gefangenen betrachte. Der dritte Teil beginnt mit Calebs Verleumdung: Als dieser zu fliehen versucht, beschuldigt ihn Falkland des Diebstahls. Calebs Überredungskunst kann nichts ausrichten gegen die Vorurteile gegenüber seiner Klasse und Reputation: Er wird verurteilt. Nun beginnt eine Reihe von Einkerkerungen, Fluchtversuchen und gerichtlichen Verfolgungen, welche unseren Helden dazu nötigen, sich

---

22 Cottin, 1800.
23 Burney, 1798, 1853.
24 Godwin, 1985.
25 Godwin, 1985: 7 (1. Buch, Kap. 1).

zu verstecken, sich zu verkleiden und zu lügen. Der vierte Teil beginnt damit, dass Falkland seine Klage zurückzieht. Caleb William wird rehabilitiert, allerdings lässt Falkland ihn weiterhin überwachen und beschädigt den Ruf des Erzählers, wo immer dieser sich niederlässt. Die Erzählung schließt mit der Anklage gegen Falkland. Calebs Unschuld wird schließlich anerkannt, während Falkland seine Verbrechen bekennt. Caleb findet keinesfalls den erhofften Frieden und bleibt unweigerlich von seinem Zusammentreffen mit Falkland geprägt.

Mit Calebs Bericht über Falkland zeichnet der Roman den Fall einer Interpretation vaporöser Pathologien exemplarisch nach.[26] Die Handlung entwickelt sich ausgehend von einer konvulsiven Krise, die Caleb zufällig beobachtet. Kaum eingeführt, fällt Falklands Figur nervösen Krisen anheim. Als Adeliger und Literat erscheint er als idealer Patient für Tissot oder Cullen. Seine Empfindsamkeit, sein Sinn für Manieren und sein Ehrverständnis machen ihn zu einer Ritterfigur, die bei Herausforderungen jederzeit die Nerven zu verlieren droht. Die Leser erkennen seine Anfälligkeit in seinem oft von Ängstlichkeit gezeichneten Gesicht. Rasch betont der Erzähler den Gegensatz zwischen Falklands Auftreten und seinem Temperament, das extrem schwankt, sobald er alleine ist. Der Erzähler verweist auf verzerrte Gesichtszüge wie Stirnrunzeln und Zähneknirschen, die Raserei, Wut und konvulsive Paroxysmen ankündigen. Falkland wird als gespaltene Persönlichkeit präsentiert, die Auswirkung eines allzu präsenten Körpers, dessen offenbare Heftigkeiten mit Höflichkeit und Beherrschung abwechseln. Seine zarten Nerven werden vom Erzähler thematisiert, weil sie von Falkland selbst nicht akzeptiert werden und er sich zu verstecken sucht, sobald sie an die Oberfläche treten. Als er von Caleb bei einer Krise überrascht wird, überlässt er sich dem Zorn, um die Heftigkeit der Beschwerden zu verbergen, welche der Erzähler als »Zeichen« beschreibt.[27]

Caleb wird zum Detektiv und betrachtet Falklands körperliche Störung als Ausdruck eines inneren Konfliktes. Ihm zufolge verraten die Beschwerden eine offenbare Lüge. Falklands Krisen werden zum Kennzeichen des Unbehagens und der Unruhe, wobei er das geringste Aufschre-

[26] Die hier entwickelte Interpretation unterscheidet sich bis in ihre Prämissen hinein von der Interpretation Peter Logans (1997: 4, 56, 53).

[27] Godwin, 1985: 12 [Im Original ist von »Symptomen« die Rede, A.d.Ü.]. Zu diesem Absatz siehe: Ebenda: 9, 11-12, 15-16 (1. Buch, Kap. 1 und 2).

cken genau beobachtet. Sobald Caleb historische Helden anführt, die durch ein Verbrechen gedemütigt sind und die er in jugendlicher Arglosigkeit beurteilt, reagiert Falkland körperlich. In seinen Konvulsionen liest Caleb eine starke Empathie mit den erwähnten Figuren. Indem er Falklands Körper beschreibt, bringt er den Leser schon bald in die gleiche Lage, nämlich Falklands Schuldfähigkeit zu bewerten. Falklands Krisen gelten als Bekenntnis, während seine Worte wirkungslos versuchen, seinen Scharfsinn herabzuspielen. Caleb berichtet von den physiologischen Effekten seiner zahllosen Unterstellungen und trägt im Laufe seiner Unterredungen mit Falkland allmählich seine Indizien zusammen, während alle beide zu bestimmen versuchen, was sie übereinander denken, ohne jemals direkt nachzufragen. Im Laufe der Erzählung erscheinen die konvulsiven Anfälle als Preis für das Verbergen und enthüllen schrittweise Falklands Geheimnis. Sie werden als Beweis für Falklands Verbrechen gewertet und bereiten das kommende Bekenntnis vor. Falkland wird in Calebs Augen zum Meister der Verschleierung. Sein früheres Verhalten und seine Haltung gelten allen anderen als Beweis seiner Unschuld. Einzig der Ausbruch der Beschwerden erschüttert sein sicheres Auftreten und macht ihn vollständig verwirrend.[28]

Einige Jahre nachdem Falkland ihm sein Geheimnis anvertraut hat, will er sich von Caleb seine Unschuld bestätigen lassen, scheitert damit aber erneut. Selbst wenn Caleb in der Gesellschaft machtlos dasteht, bleibt er unnachgiebig. Der Gegensatz zwischen Caleb und Falkland ist selten so eindeutig wie in der Szene, als Caleb ausruft: »Sie können mich vielleicht vernichten, doch Sie können mir keine Furcht mehr einjagen.«[29] Ohne Rückhalt oder Vermögen hat Caleb nichts zu verbergen. Er setzt seinen Körper, über den er die Kontrolle hat, gegen Falklands Anfälligkeit. Obgleich Falkland öffentliche Anerkennung genießt, überführen ihn die heftigen Anfälle seines eigenen Körpers der Lüge.[30]

In Godwins Roman erfüllt die Pathologie in der Tat die Funktion des Nichtgesagten. Sie wird als Bekenntnis ausgelegt und enthüllt die Verlogenheit des Gesagten. Die Beschwerden signalisieren einen authentischen Moment, wenn der Körper Zeuge und Schrift seiner Wahrheit wird. Laut Caleb könne der Körper seine Geschichte nicht ignorieren. Und während

---

[28] Zu diesem Absatz siehe: Ebenda: 136 141-142, 146 (2. Buch, Kap. 1 und 2).
[29] Ebenda: 347 (3. Buch, Kap. 12).
[30] Ebenda: 349 (3. Buch, Kap. 12).

der Geist mit einer Lüge leben kann, durchkreuze der Körper jede List, weil er sich regelmäßig der Kontrolle entziehe und eine zweite Version gegen die offizielle beglaubige. Überall in Godwins Roman fördern die Krisen einen unterdrückten Diskurs ans Licht, ein Schweigen, das Gehör finden will. Sie zeigen damit einen hemmungslosen Kampf an, der im Kontrast zu Falklands öffentlichem Bild steht, das auf Mäßigung, Zurückhaltung und Wohlwollen beruht. Die Krisen rücken schnell ins Zentrum der Handlung und lösen bald eine Reihe von Diskursen aus, durch die sie relativiert, gerechtfertigt oder genauer aufgeklärt werden. Bekenntnis, Verleumdung, Rücknahme und Anschuldigung ersetzen folgerichtig das fehlende erste Bekenntnis. Die Krisen kompensieren die Auswirkungen der Beschwerden und weisen sich nachdrücklich als das Resultat einer vorausgegangenen Lüge aus.

Zwei Reden kehren die Handlung um und versuchen, die beiden Protagonisten mit ihrem Schicksal zu versöhnen. Die eine artikuliert Falklands Wahrheit, die andere diejenige Calebs. Sie stellen Krisenmomente der Erzählung dar und erlauben deren Auflösung als Umkehr der Machtverhältnisse zwischen den Protagonisten. Die erste Rede ist Falklands Bekenntnis nach einer Reihe nervöser Krisen, welche dieses ankündigen und notwendig machen. Er antwortet damit auf Calebs Neugierde, auf dessen Provokationen und Durchblick. Und dennoch wird diese Rede in dem Moment gehalten, in dem sie unnütz ist, denn Caleb ist bereits von Falklands Schuld überzeugt und erfährt nichts Neues. Das Bekenntnis folgt einem Schweigen und bereitet ein erneutes Schweigen vor: In Schweigen hüllen muss sich von nun an Caleb. Somit ist das Bekenntnis seltsamerweise nichts anderes als die Bestätigung einer neuen – willkürlichen und unbegrenzten – Macht. Falkland gesteht nichts ein, sondern bestimmt Calebs Schuldigkeit, der ihn zu diesem Bekenntnis zwingt und daraus zukünftige Verantwortung ableitet.[31] Er glaubt, dieses Bekenntnis verleihe ihm Rechte, und tut so, als ob sie auch über den Tod des Adressaten hinaus Geltung besäßen. Das Bekenntnis ist eine Falle, weil es den Moment darstellt, in dem Falkland wieder Besitz über seine Geschichte erlangt und festlegen will, was darüber gesagt werden kann und was der zu entrichtende Preis für die Kenntnis davon ist. Nunmehr muss Falkland sich nicht mehr vor Caleb im Griff haben, sondern Caleb im Blick behalten. Die

[31] Ebenda: 169 (2. Buch, Kap. 6).

Zurschaustellung seines Lebens wird zum Mittel, in das Leben des Geheimnisträgers Caleb einzudringen. Auch finden Falklands Anfälle keine Erwähnung mehr, was die Identifizierung vergangener Krisen mit dem Nichtgesagten zu bestätigen erlaubt.

Die zweite Schlüsselrede hält Caleb am Romanende vor Gericht. Sobald er von der Anklage des Betrugs freigesprochen ist, hat er die Macht, Falkland anzuklagen. Diese Anklage führt zur letzten Zusammenkunft zwischen dem Erzähler und seinem Dienstherrn, wobei diese Zusammenkunft Caleb hinreichend aufwühlt, um ihn die Anklage bedauern zu lassen. Die Natur dieser letzten Rede ist absolut paradox: Stellt sie einerseits Calebs Legitimität in den Augen der Öffentlichkeit wieder her, markiert sie andererseits den Beginn seiner Selbstkritik. Caleb hält diese Rede, als er sie nicht mehr halten möchte und sie für ihn nicht nur nutzlos geworden ist, sondern zum Gegenstand künftigen Bedauerns. Sie spricht aus, was nicht mehr ausgesprochen werden muss, im direkten Kontrast zu Falklands Krisen, die in der Zurückhaltung eines notwendigen Bekenntnisses wurzeln. Und die Rolle dieser Rede wandelt sich von der Anschuldigung zum Lob. Zunächst als Anklage gedacht, wird die Rede umgekehrt zur Darlegung eines Irrtums, indem sie sein eigenes Vermögen zur Anklage negiert. Denn im Glauben, Falkland zu demaskieren, zwingt Caleb ihm tatsächlich eine andere Maske auf. Indem er die pathologischen Äußerungen von Falklands Körper in Zeichen umwandelt, hat er nichts außer diesen Zeichen gesehen. Angezogen von ihrem mysteriösen Charakter, hat er Falklands vaporöse Beschwerden zu dessen einziger Wahrheit gemacht und alle weiteren Gesten zu Lügen. In der Ruhe hat er bloß niedere Verstellung sehen wollen. Der Körper kommt für ihn nur dann als Zeuge einer Wahrheit in Betracht, wenn dieser sich in einer Krise befindet.[32]

Solange der Körper als Zeuge waltet, stehen diese Reden immer in einem verschobenen Verhältnis zu dem, was die Protagonisten auszudrücken vorgeben. Einzig die Pathologie wird mit Wahrheit gleichgesetzt und zwar deshalb, weil sie sich als Unordnung in die Darstellung einschreibt. Im Namen dieser Unordnung behauptet der Erzähler die Existenz einer doppelten Realität. Bei Godwin widersteht der Körper der Bildwerdung. Für den Erzähler sagt der Körper ab dem Moment die Wahrheit, in dem er der Krise verfällt. Weil der Körper in seinen Erscheinungsformen exzes-

[32] Zu diesem Absatz siehe: Ebenda: 394, 398 (Nachschrift).

siv ist, unterbricht er die herrschende Lesart und wird als Zeichen gelesen. Von diesem Augenblick an kippt der ganze Rest ins Falsche um. Weil er das vaporöse Zeichen mit einem Stückchen Wahrheit ausstattet, sieht Caleb im Rest nur Lüge und Affektiertheit. Jede Geste überdeckt nur wieder andere Gesten. Und erst am Ende entdeckt er die Reduktion als Folge dieser Opposition. Falkland als Mörder wahrzunehmen, hat Caleb daran gehindert, ihn als *honnête homme*, als Ehrenmann wahrzunehmen – was er zu jeder Zeit war, außer im Moment des Verbrechens. Es existieren zwei Wirklichkeiten. Caleb war damit beschäftigt, die Welt in Zeichen zu verwandeln, was die Intelligenz seines Geistes beweist. Allerdings hat er nur bestimmte Zeichen gegen andere ausgespielt, ohne jedoch eine absolute Wahrheit zu erreichen.[33]

Bei Lennox (*The female Quixote*, dt. *Don Quixote im Reifrocke*) wie bei Godwin (*Caleb Williams*) ist der Bezug auf den Körper ein Bezug der Entschlüsselung. Die Helden interessieren sich für die Bedeutung der Beschwerden, denen sie den Wert eines Zeugnisses zuschreiben. Beide Romane setzen zwei widersprüchliche Weltwahrnehmungen voraus. Die Präsenz hysterischer Beschwerden signalisiert bei Lennox den Übergang zu einer Scheinordnung, bei Goldwin den Übergang zu einer Wahrheit. Allerdings sind beide Hauptfiguren besessen davon, ihre Körper zu lesen, und betrachten am Romanende ihre Haltung als Fehler. Dies markiert den Übergang in der Wahrnehmung vom Körper als Bedeutungsträger (*signifiant*) im 18. Jahrhundert. Die Interpretation der Beschwerden kann nicht von der Frage nach einer möglichen Unschuld des Körpers, seiner Fähigkeit zur Simulation oder Verschleierung getrennt werden. Seine Fähigkeit zu überzeugen oder die Empfindungen des Gegenübers zu manipulieren, verschiebt die Repräsentationsordnung und bestätigt sie zugleich.

Mit seinem Briefroman *La religieuse*[34] (dt. *Die Nonne*) eröffnet Diderot abermals die interpretativen Möglichkeiten der physiologischen

---

33 Ebenda: 8 (1. Buch, Kap. 1) bzw. passim.

34 Diderot veröffentlichte kurz vor seinem Tod (1784) lediglich eine stark gekürzte Version von *La religieuse* [*Die Nonne*]. Mehrere Fassungen existieren. Letztmalig überarbeitete Diderot das Werk in den Jahren 1780-1782 für eine erste Teilveröffentlichung in der Zeitschrift *Correspondance littéraire* zwischen 1780 und 1783. Im Jahr 1798 folgte schließlich die Veröffentlichung der posthumen Version. Das Vorwort weist das Werk als Scherz Diderots und Melchior Grimms aus, als Streich, den sie dem Marquis von Croismare gespielt hätten und den Diderot anschließend literarisch verarbeitete. Herbert Dieckmann (1959) deckte schließlich auf, dass es sich

Beschwerden. Es gelingt ihm, mittels der Erzählung in der ersten Person Singular die feine Linie zwischen der Macht der Wahrheit und der Macht der Manipulation zu veranschaulichen. Schwester Suzanne wurde von ihren Eltern gezwungen, Nonne zu werden, und adressiert als Erzählerin ihre Denkschrift an den Marquis von Croismare in der Hoffnung, dass er ihr ein Kloster zu finden helfen könne. Sie schließt ihre Erzählung nach ihrer Flucht aus dem Kloster ab und will die Hauptstationen ihres Lebens nachzeichnen, weil sie sich entschloss, ihr Gelübde zu brechen. Die Beschreibung erlebter Nötigungen und Demütigungen bietet ihr die Gelegenheit, den wechselseitigen Einfluss von Seele und Körper genauer zu betrachten, wobei physiologische Beschwerden dazu dienen, die Kräfteverhältnisse auszubilden, während die Protagonisten ihre Beschwerden erzählen und die Anfälle, die sie gesehen haben, interpretieren.

Diderot entfaltet nacheinander die wesentlichen mit den Vapeurs assoziierten Vorstellungswelten (*imaginaires*): Der Raum des Klosters fungiert als Theaterbühne, auf der Schauspieler und Zuschauer sich in der Fähigkeit, andere zu erschüttern, auszeichnen. Das Werk ist darin besonders, dass es durch die physiologischen Erscheinungsformen nicht die Protagonisten charakterisiert, sondern zusehen lässt, wie die Beschwerden nacheinander mehrere unter ihnen betreffen. Zahlreiche Figuren erleiden Krisen. Jedes Kloster, in dem die Erzählerin weilt, gibt Anlass für eine Choreographie der Spasmen. Das Aufeinandertreffen der Erzählerin mit den Oberinnen zeichnet sich durch die Entfaltung dessen aus, was die Mediziner damals beschrieben: Katalepsie, Ekstase, Phrenesie und uteriner Furor. Die Beschreibungen umfassen ein ganzes Spektrum an Symptomen und deklinieren die körperlichen Möglichkeiten: Erschlaffung (*abandon*), Erzittern, Konvulsionen, Ekstase, Taubheit der Empfindung, Bewusstseinsverlust, Zornesausbrüche und Verwirrung.[35] Jede Krise ist hier eine Form von Antwort, die dem nicht anders Ausdrückbaren eine Stimme verleiht. Der Kontext erlaubt die Aufklärung. Wie Anne Vila anmerkte[36], wird der Leser bei der Interpretation der Zeichen pathologischer Empfindsamkeit eingebunden. Im Lebensverlauf der Nonne gibt es

---

dabei um einen fiktiven Scherz handelte. Das Nachwort hat Diderot erst nach Textvollendung zugefügt; der Verweis auf den Marquis habe dem Text nur als Wirklichkeitseffekt gedient.

[35] Vgl. Diderot, 1984: 23-25, 53-55, 64-66.

[36] Vila, 1998: 155.

eine fortschreitende Entwicklung der Symptome sowie dessen, gegen das eine physiologische Reaktion entsteht, ein Wetteifern des Körpers, das die Form einer Reproduktion von Zeichen annimmt. Vom Mitgefühl bis zum Mitleid, von der Empörung der Mutter der Erzählerin bis zur Verärgerung der Schwester Christine und ihrer Günstlinge, von den Beklemmungen bis zur Verzweiflung bei Schwester Suzanne vermehren sich im Laufe der Erzählung die Motive solcher physiologischen Beschwerden.

Während Schwester Suzanne pflichtbewusst im Kloster bleibt, lässt ihr Körper sich als Ausdruck der Revolte lesen. Weil sie ihr Schicksal unmöglich hinnehmen kann, äußert ihr Körper sich untätig, unfähig oder rebellisch. So wird die Erzählerin von den gleichen phrenetischen Bewegungen ergriffen, welche sie am Romananfang bei einer anderen Nonne beschreibt. Als sie selbst ins Verlies gesteckt wird, reproduziert sie die Szene. Bei beiden Nonnen erschöpft sich der Körper im Protest. Während die Beschwerden bei einigen abgewehrt werden, erobern sie die Körper derjenigen, die ihnen keinen Widerstand entgegenbringen können, und werden bei anderer Gelegenheit in einer Imitationsbewegung versetzt reproduziert, so als ob die körperliche Erinnerung ihre Bewegung führte. In einem anderen Fall bewirkt eine Oberin bei Schwestern und Novizinnen Mitleid durch eine Ekstase, welche sie erfasst und deren Strahlkraft die Zuschauerinnen bannt. Die Oberin wird zu einem charismatischen Beispiel und erhebt die Nonnen in einen Zustand der Glückseligkeit. So überträgt sich auch die Sympathie für die Ekstase der Oberin Moni auf Schwester Suzanne, ohne dass sie das gleiche Mitleid empfinden muss, das sich in den Ekstasen der Schwester Suzanne spiegelt, obwohl sie andeutet, nicht die Kraft ihres Glaubens zu teilen. Als Suzanne in ein drittes Kloster eintritt, überträgt sie ihre Zuneigungen auf die Oberin. Bei ihrem Aufenthalt ist eine andere Form hysterischer Beschwerden beobachtbar, die im 18. Jahrhundert mit dem »uterinen Furor«[37] erklärt wird. Zum ersten Mal schlägt die Erzählerin selber eine pathologische Interpretation der Beschwerden vor, beschwört den Wahnsinn und vermeidet Auslegungen sexueller Natur. Das pathologische Vorgehen hilft Suzanne, ihr eigenes Verhalten nicht infrage zu stellen. Der Beichtvater wird in der Folge dieselbe Wortwahl treffen, um sie angesichts körperlicher Begierden im Stand

[37] Vgl. Diderot, 1984: 185-187, wo der »uterine Furor« beschrieben, nicht aber wörtlich genannt wird. Eine Analyse der Beschwerden à la Lacan findet sich bei Deneys-Tunney, 1992: 160. Siehe auch Tallent, 2002.

der Unschuld zu halten. Die raschen Verknüpfungen fungieren als Rechtfertigung, indem angedeutet wird, dass sie keine Zeit zum Denken habe und selbst verblüffte Zuschauerin eines Zustandes war, den nicht einmal sie verstehen konnte.[38] Über die Oberin sagt sie sogar, dass »ihre Krankheit ansteckend sei«, und gibt wieder, was sie ihr anvertraute: »Ich glaubte, Ihr littet an einer ansteckenden Krankheit, deren Wirkung sich nun in mir zu vollziehen begann.«[39] Die immer wieder auch bei ihr auftretenden Beschwerden bestätigen erneut die Beeinflussbarkeit derjenigen, die sich in einem Krisenzustand befinden.

Der Leser ermisst die Faszinationskraft der hysterischen Anfälle und die Dominanz des Betroffenen: Ihre Mutter erhält von Suzanne das Versprechen, nach einem Anfall das Gelübde abzulegen, und die Oberin beschließt nach den Ekstasen, dass sie erneut ins Kloster gehe. Mehrfach betrachtet die Erzählerin die Macht hysterischer Anfälle in den durch einen Moment der Verzückung hervorgerufenen Empfindungen. Die Zuckungen der anderen Nonnen bei ihrem Anblick verdeutlichen, wie sehr sie ihrerseits diese faszinieren oder erschrecken könnte, besäße sie »eine Neigung zur Heuchelei oder zum Fanatismus«.[40] Exaltiertheit erscheint ebenso als Manipulationsvermögen. Suzanne analysiert die Effekte der Selbstaufgabe in ihrer ganzen Ambiguität: Die Verzückung gibt sich als Schauspiel, und die Erzählerin weiß das. Die Krisengeschüttelte bleibt sich ihrer Wirkung auf andere bewusst. Selbst in der Selbstaufgabe bleibt sie in einem Netz von Mächten gefangen und entdeckt ganz im Gegenteil die Faszinationskraft ihrer eigenen Ekstase. Obwohl die Erzählerin abstreitet, die anderen manipulieren zu wollen, stellt sie die mögliche Instrumentalisierung der Verzückung samt ihren unvergleichlichen Überredungskünsten heraus.

Mehrere Interpretationsebenen werden sichtbar: Ihre eigenen Beschwerden beschreibt Suzanne abwechselnd im Blick nach innen und von außen.[41] Daran schließen sich Auslegungen dieser Beschwerden und der sie umgebenden durch andere Protagonisten an. Die Leser sehen, dass

---

[38] Diderot, 1984: 185-187. Nach Meinung von Anne Vila (1998: 175) stellen Schwester Suzannes Unschuld und Unempfindlichkeit das Mittel für Diderot dar, den Leser fühlen zu lassen, was sie nicht empfindet.
[39] Ebenda: 231f., 185.
[40] Ebenda: 85.
[41] Zu diesem Übergang vom inneren zum äußeren Blick siehe Deneys-Tunney, 1992: 149.

diese Lesarten auch als Positionierungen fungieren, welche die Protagonisten unterscheiden. Bei allen Krisen zählt, dass die entfalteten Zeichen zur Erzählung werden. Sie werden empfangen und interpretiert; gewinnen die einen, werden die anderen abgelehnt. Der Reichtum dieses Briefromans liegt in dem Aufweis, wie sehr der Körper Gegenstand einander widersprechender Interpretationen und Manipulationen ist. Die Entschlüsselung des Körpers wird zum Spiel der Mächte, seine Interpretation stellt Machtbezüge fest.

Die Erzählerin sieht ein, dass ihre Krisen der Oberin und ihrem Gefolge in die Hände spielen, weil sie jedwede rebellische Nonne stigmatisieren und sie unkontrollierbar oder sogar besessen nennen können. Sobald sie sich zur Rücknahme ihres Gelübdes entschlossen hat, kann sie vollständig das Risiko ermessen, das in ihren konvulsivischen Anfällen liegt. Dieser Moment fungiert als Dreh- und Angelpunkt der Erzählung. Als sie nicht mehr an physiologischen Beschwerden leidet, versucht ihre Umgebung, diese hervorzurufen, indem sie sie ins völlige Elend verstoßen. Da ihnen die Macht fehlt, sie zu korrumpieren oder sie zum Selbstmord zu führen, will man die Schwester Suzanne anders diskreditieren. Wenn sie nicht mehr zur Gemeinschaft gehören will, muss man beweisen, dass sie nicht mehr bei sich ist. Die Oberin und ihr Gefolge versuchen, Verzückung zu erregen und dazu ihre Gesundheit durch Entbehrungen und Folter zu schwächen; ihr Körper wird Gegenstand heftigster Grausamkeit. Die Beschwerden sollen den Argwohn der Nonnen neu beleben und ihre eigene Unglaubwürdigkeit steigern. Sie sind zu Zeichen verwandelt und im Kontext des Klosters ist die Besessenheit das erste Deutungsmuster. Da die Erzählerin sich dem Klosterleben verweigert, muss nachgewiesen werden, dass der Dämon von ihr Besitz ergriffen habe. Der Effekt lässt nicht lange auf sich warten: Jüngere Nonnen sind schnell davon überzeugt und werden zu Komplizinnen anderer Nonnen, ohne sich über deren Absichten im Klaren zu sein.

Wer auch immer Schwester Suzannes Verzückung manipulieren will, bekommt es fortan mit ihrem erneuerten Willen zur Selbstbeherrschung zu tun. Die Nonnen haben trotz Erfindungsreichtum keinen Erfolg damit. Wie schwach Suzanne auch ist, sie erliegt nicht mehr exzessiven physiologischen Erscheinungsformen.[42] Da die Nonnen keine Beschwerden provo-

---

[42] »Unterdessen kam die Oberin mit ihrem Gefolge wieder; sie fanden meinen Geist gegenwärtiger als erwartet und erwünscht.« (Diderot, 1984: 118).

zieren können, versuchen sie deren Anzeichen hervorzubringen und weisen bei der Ankunft des Generalvikars auf Suzannes Unsauberkeit und körperlichen Verfall hin: »[...] und nun wandten sie viel Aufhebens und Heftigkeit an eine Sache, die deren nur erforderte, weil ebendies beabsichtigt worden war; der Priester sollte mich als von bösen Geistern Verfolgte, Besessene oder Wahnsinnige erkennen.«[43] Anstelle den Körper zu kontrollieren, versucht man sich an der Kontrolle seiner Interpretation. Vor dem Generalvikar erscheint Suzannne aufs größte Elend reduziert. Nun ist der Erzählerin aber bewusst, dass ihr zerrissenes Gewand entweder als Resultat der Besessenheit oder als Beweis für ihr verweigerte Rechte ausgelegt werden kann. Je nach Blickwinkel erscheint sie entweder als Besessene oder aber als Märtyrerin. Um die Inszenierung der Nonnen zu durchkreuzen, bleibt als einzige Lösung, diese umzudrehen und die äußerlichen Elemente (zerrissene Kleidung, gefesselte Hände) sowie die Kulissen (Suzannes Zelle) vorzuführen. Allerdings versuchen die Nonnen, wiederum alle Schauspieler zu verwirren, als der Generalvikar Suzanne fragt, ob sie dem Satan abschwöre:

»Anstatt zu antworten, schoß ich jäh nach vorn und schrie laut auf, und das Ende seiner Stola glitt von meinem Haupte. Er war bestürzt; seine Gehilfen erblaßten; die umstehenden Schwestern stoben auseinander, die anderen drängten mit großem Aufruhr aus dem Chorgestühl hervor. Er bedeutete durch ein Zeichen, daß man sich beruhigen möge; indessen blickte er mich an; er war auf irgend etwas Außergewöhnliches gefaßt. Ich beschwichtigte ihn, indem ich sagte: ›Monsieur, es ist nichts, es hat mich nur eine der Nonnen mit etwas Spitzem sehr gestochen.‹«[44]

Die Maskerade fliegt auf. Schwester Suzannes Kampf darum, beschwerdefrei zu bleiben und jegliche Simulation aufzudecken, verdeutlicht ebenso wie frühere Krisen, was sich bei dieser Pathologie abspielt. Einzig die Beherrschung der Gesten erlaubt, die Macht der anderen einzuschränken und einen Raum der Autonomie auszuhandeln.[45]

---

[43] Ebenda: 120.

[44] Ebenda.

[45] Man kann hier auch an Mary Wollstonecrafts *Maria, or the wrongs of a woman* [Maria, oder die Unglücke einer Frau] denken, eine von ihrem Ehemann eingesperrte und verlassene Frau, deren Zerbrechlichkeit mehrfach Blutstürze herbeiführt. Die Benommenheit, die von ihr Besitz ergreift, und das Nachlassen ihrer Kräfte verdoppeln den Zwang, dem sie unterworfen ist. Ihr fehlt es wohl an physiologischem Widerstand ebenso wie an Unabhängigkeit von ihrer eigenen Phantasie, um sich aus

Später wohnt man allerdings einer Umkehrung der Szene bei, und zwar nach Schwester Suzannes Eintritt in ein anderes Kloster, wo die Oberin sie mit Berührungen bedrängt. Als ihr Beichtvater die Praktiken dieser Nonne anprangert, folgt sie seiner Interpretation und geht ihrer Superiorin aus dem Weg. Bei ihrem Anblick schreit sie: »Weiche von mir, Satan!«[46] – ausgerechnet sie, die einige Monate zuvor sich dagegen wehrte, auf den gleichen Status reduziert zu werden. Allerdings thematisiert sie dieses Paradoxon nicht und es obliegt dem Leser, der Rolle der Interpretationen zu folgen, welche die Zeichen zerlegen und verkehren, je nachdem, wer spricht und über das Deutungsmuster entscheidet.

Die Erzählung der Vorgänge und Beschwerden bestätigt immer wieder die Anfälligkeit sowie die Widerständigkeit des Körpers, dessen Unschuld wie dessen Manipulationsfähigkeit. Konvulsivische Anfälle erscheinen als Resultat von Machtbeziehungen und generieren konstant neue. Ihre Kraft ist doppelt. Einerseits können sie Personen im Umfeld manipulieren helfen, indem sie berühren, bewegen, die körperliche Erinnerung anstoßen, Sympathie oder magnetische Anziehung bewirken, gegen die keine Rede etwas vermag. Phrenesie, Ekstase und uteriner Furor erfassen die Erzählerin durch einen Sympathieeffekt. Allerdings verhindern die physiologischen Beschwerden eine frontale Auseinandersetzung. Auch verstärkt sich durch die Pathologie die Macht der Nonnen, sich den Willen und die Rechte der Novizinnen zu unterwerfen. Mit der Auslegung des körperlichen Aufruhrs wird alles ausgehandelt, was ihr Zustand ihnen nicht offen zu zeigen erlaubt. Der von einem Anfall erfasste Körper wird zum Spielball von Manipulationen der Nonnen und bezeugt seine Niederlage in Form von Beschwerden.

Für Diderot besitzt der konvulsive Körper nicht weniger Kodes als der beherrschte Körper. Die Erzählung der Nonne stellt eine große Faszination für ihn dar, während die Anfälle ihn das vergessen lassen, was man von ihm erwartet. Es gibt eine Faszination des Körpers an sich, an seiner Widerständigkeit, seiner Anfälligkeit, seiner plötzlichen Bewegungsfreiheit. Suzanne macht auch offenbar, dass der Körper in einer Krise nur seine Ausdrucksregister ändert und dass er keineswegs mit dem Regime

---

dem Joch ihres Ehemannes zu befreien und sich in einer Gesellschaft voller Vorurteile gegen Frauen zu emanzipieren, (Wollstonecraft, [1798]: insbesondere 78-79, 94-95, 130-135).

[46] Diderot, 1984: 227.

der Repräsentation bricht, dem er angehört. Wenn er versucht, davon loszukommen, wird er nur umso stärker der Interpretation des Willens, der Empfindungen oder der Erziehung unterworfen. Kaum dass der Körper die Ordnung zerstört, in der er sich entwickelt, wird er schon durch einen Blick zurechtgewiesen, der den Kontext und die Motive seiner Beschwerden analysiert. Bei Diderot ist der konvulsive Körper zum Herumirren und zur Beurteilung durch andere verdammt, sobald er sich der Disziplin und dem Vergessen widersetzt. Der Körper liefert sich aus und entdeckt sich zugleich dabei. Eine heftige Gewalt lauert ihm auf und der Körper verliert seine Spur.

So liegt die Besonderheit von Diderots Werk darin, mit zwei gegenläufigen Effekten zu spielen und ihre ganze Ambiguität zu veranschaulichen. Als Gegenstand entgegengesetzter Lesarten können die Zeichen den Beweis für Unschuld oder Besessenheit liefern. Eine Wahrheit der Zeichen existiert in diesem Roman nicht. Es gibt nur Interpretationen, welche die Wahrnehmung der Zeichen zu manipulieren vermögen, indem sie sich den Zeichen aufpfropfen. Der Körper befindet sich in Krise, weil er anfällig ist und seine Empfindungen in heftigen Anfällen manifestiert, womit sich dann sofort die organische Sympathie in eine Pathologie übersetzt. Jeder andere angeführte Grund zur Erklärung der Krisen ist lediglich Resultat äußerlicher Projektionen. Nun aber ist die Kunst der Repräsentation eben die Kunst, dem Sichtbaren Bedeutung zu geben, weshalb Diderot zwei Inszenierungen in sein Werk einführt. Die erste ist die Inszenierung bei der Ankunft des Generalvikars, welche bereits analysiert wurde. Die zweite ist die Konstruktion der Erzählung aus der Sicht von Schwester Suzanne, welche den Blick des Lesers führt. Diderot weckt das Interesse des Lesers an diesem Thema, indem er die Erzählung mit Suzannes Anrufung des Marquis beginnen und enden lässt. Im letzten Absatz analysiert sie die Objektivität ihrer Erzählung und hinterfragt die Motive, die sie dem Marquis zuschreibt, ihr zu helfen. Sie spricht eben damit die Interpretation an, die er bei der Lektüre des Berichtes von Suzanne gewinnen kann: »Wenn aber der Marquis, dem man das feinste Taktgefühl nachsagt, nun zu der Ansicht gelangte, daß ich mich nicht an seine Wohltätigkeit, sondern an seine Schwächen wende, was müßte er von mir denken?«[47] Zwei Repräsentationsmodelle stehen sich gegenüber: das Modell der

[47] Ebenda: 264-265.

Schwestern, die sich an den Generalvikar wenden, und das von Suzanne, die sich an den Marquis wendet. Diderot enthüllt das Interesse eines jeden daran, die Interpretation zu lenken, und nötigt dem Leser das Eingeständnis ab, bei Entlarvung der einen Repräsentation bloß Gefangener einer anderen zu werden. Die dramatische Dimension hysterischer Affektionen erzwingt deren Entfaltung, weil sie sofort nach Analyse verlangen. Die vaporösen Affektionen spielen die Rolle des Dreh- und Angelpunkts, auf dem ein ganzes Ensemble von Repräsentationen ruht und sich bewegt. Sie katalysieren diese Repräsentationen, ohne sie jemals zu fixieren, und beschleunigen die Aufteilung derjenigen Diskurse, die sie erklären sollen.

MEDIZINISCHE BEOBACHTUNG ALS HERMENEUTISCHE ERZÄHLUNG

> »Diese kräftige Versicherung der Erzählung in Sachen Wahrheit, diese sofortige Ermächtigung der Geschichte, für das Reale zu sprechen, hat zum Verdacht geführt, dass auch die Erzählung eine Falle ist, und umso effektiver, als sie nicht als solche erscheint.«[48]

Während Literatinnen und Literaten die Beschwerden hauptsächlich als suggestive Zeichen darstellen, haben die Mediziner ein Interesse daran, körperliche Störungen in Erzählungen einfließen zu lassen, um die Ursachen der Pathologie festzustellen. Regelmäßig nehmen sie auf die Einbildungskraft und die Empfindungen Bezug, um die Beschwerden zu erklären, wobei sie die Diagnose in der Logik einer Erzählung verfassen. Eine neue Dringlichkeit führt sie dazu, die Konsultationen, die Symptome ihrer Patienten sowie die therapeutischen Versuche anzuführen. Auch wenn mehrere Historiker die Verwendung von Beobachtungen schon weit vor dem 18. Jahrhundert nachgewiesen haben, zeichnet diese Epoche sich dennoch durch eine neue Fülle an solchen Beobachtungen aus, die nun von einem Großteil der Ärzte mitgetragen werden. Im Laufe des Jahrhunderts wächst der Raum, der in Abhandlungen, Nachschlagewerken, Konsultationsbüchern und medizinischen Zeitschriften den »Beobachtungen« eingeräumt wird.[49] Das *Journal des sçavans* [Gelehrtenjournal] und die

---

[48] Marin, 1978: 8.

[49] Siehe Duden 1987; Rieder, 2010. Für Schriften zur medizinischen Beobachtung

Philosophical transactions [Philosophische Mitteilungen], beide ab 1665 herausgegeben, werden von speziell der Medizin gewidmeten Zeitschriften ergänzt. Bertrand und Grasse gründeten das *Journal de médecine, chirurgie, pharmacie* [Journal für Medizin, Chirurgie und Pharmazie] 1754 mit dem Ziel, alle Arten von Beobachtungen für die Mitglieder des Ärztestandes zu sammeln. 1773 lancierte Jacques-Joseph de Gardanne die *Gazette de santé* [Gesundheitsblatt] für ein breiteres Publikum.

Mediziner mit Abhandlungen über Vapeurs gehörten oft drei oder vier Akademien an. Sie sammelten regionale, nationale und ausländische Auszeichnungen, deren Titel sie dann auf der Titelseite ihrer Veröffentlichungen anführten. Die Gründung von Provinzakademien im Laufe des 18. Jahrhunderts und der *Société royale de médecine*[50] [Königliche Gesellschaft für Medizin] im Jahre 1778 begünstigte den Wettbewerb unter Kollegen, von denen einigen der Titel eines korrespondierenden Mitglieds verliehen wurde. Sie lobten auch alljährliche Preisfragen aus, deren Thema zuerst im *Journal de médecine* veröffentlicht wurde. Akademien und medizinische Gesellschaften beauftragten beratende Gutachten, die diese in regelmäßig abgehaltenen Sitzungen gemeinsam lasen und kommentierten.

Alle diese Akademien werden in der Französischen Revolution aufgelöst und erst später neu gegründet, wobei die *Société royale de médecine* durch die *Société médicale d'émulation* [Gesellschaft zur Förderung der Medizin] abgelöst wurde.[51] Für die Bestimmung des medizinischen

---

siehe oben, Kap. 3, Anm. 2.

[50] Dank der Vermittlung durch Joseph-Marie-François de Lassone, dem königlichen Leibarzt Ludwigs XV., und Vicq d'Azyr wurde die *Société royale de médecine* [Königliche Gesellschaft für Medizin] am 20. August 1778 nach zahlreichen Zwischenfällen und einer Reihe am Widerstand der Pariser Medizinfakultät gescheiterten Anläufe gegründet. Pierre Chirac, Leibarzt Ludwigs XV., hatte das Projekt im Jahr 1730 angestoßen. Die Entscheidung des Königs vom 29. April 1776, eine Kommission aus Pariser Ärzten zu bilden, um ein Korrespondentennetz mit Provinzärzten aufrecht zu halten, sowie die Bildung der *Commission pour les épidémies et épizooties* [Kommission für Epidemien und Tierseuchen] sind deren Meilensteine. Der Leser wird auf die *Société royale de médecine* verwiesen. (Hannaway, 1974; Peter, 1970, 1971; Pauthier, 2002; Quinlan, 2008: 53-86; Mandressi, http://www.biusante.parisdescartes.fr/histoire/medica/vicq.php, zuletzt besucht am 14.9.2010).

[51] So ist Edme-Jean-Baptiste Bouillon Lagrange Pharmazeut seiner Majestät des Kaisers und Königs, Professor an der École spéciale de pharmacie [Fachschule für Pharmazie] zu Paris und am Lycée [Gymnasium] Napoléon; Mitglied der *Société de*

Bereichs spielten sie eine wesentliche Rolle, denn sie legitimierten einen Wissensraum, der sich von demjenigen der Medizinfakultäten insbesondere in Paris und Montpellier unterscheidet, deren Autorität bis eben 1778 unangetastet blieb. Die *Société royale de médecine* verdankte ihre Existenz dem König und konnte dank königlicher Privilegien ihre Unabhängigkeit gegenüber der Fakultät behaupten. Diese Struktur zielte darauf ab, die Tradition zugunsten der Beobachtungsberichte zu entwerten. Seit ihrer Gründung vermehrte die *Société royale de médecine* die Anzahl ihrer ausländischen Korrespondenten, deren Mitwirkung ihr Legitimität und Autorität verlieh und sie von der Fakultät abgrenzte.[52] Der beherrschende Wille war, die Probleme der Pathologie zu identifizieren und ihre Lösung durch Teilung und Verbesserung des Wissens anzugehen. All diese Institutionen wollten die Medizin durch eine Bestandsaufnahme therapeutischer Praktiken voranbringen und einige davon initiierten ein alljährliches Preisausschreiben.

Im Jahr 1786 forderte die *Société royale de médecine* in ihrem Preisausschreiben die Mediziner dazu auf, zwischen Hysterie, Hypochondrie und Melancholie zu unterscheiden. Ein Arzt nahm anonym teil und bescheinigte so, dass nicht nur der Erhalt eines Preises einen Anreiz bot, sondern der Wille, einen Beitrag zu einem Wissen in Bewegung zu leisten. Anderen lag an einer Veröffentlichung; sie forderten dafür die Unterstützung durch Kollegen ein. Alle bauten sehr stark auf Beobachtungen und gaben der Theorie nur wenig Raum, womit sie den neuen Erfordernissen der Formierung des medizinischen Wissens folgten. Im Folgenden sind ein paar Urteile zusammengetragen, die viel über die Erwartungen der Jury aussagen. La Caille: »Diese Denkschrift ist sehr gut redigiert, Bordeus

---

médecine [Medizinische Gesellschaft], der *Société médicale d'émulation* [Gesellschaft zur Förderung der Medizin] und der *Société de pharmacie* [Pharmazeutische Gesellschaft] zu Paris, sowie den *Sociétés de médecine* von Montpellier, Brüssel und Caen, der *Académie des sciences, arts et belles-lettres* [Akademie der Wissenschaften, Schönen Künste und Literatur] von Caen, der *Académie de l'Athénée des arts* [Akademie des Atheneums der Künste] zu Paris sowie der *Sociétés* von Toulouse und Rouen, etc.

52 Um nur die drei berühmtesten ausländischen Ärzte anzuführen, die über hysterische Affektionen schrieben: Christoph Wilhelm Hufeland, Samuel-Auguste Tissot und William Cullen wurden 1776 Mitglieder. Bei ihrer Auflösung waren es mehr als sechzig.

gesamtes System[53] wird hier mit viel Esprit, Gelehrtheit und Scharfsinn auf Nervenkrankheiten angewendet. Auch wenn nicht alle brillanten Ideen des Autors zulässig sind, erschienen uns seine Einsichten – sei es in Bezug auf die Ursache, sei es in Bezug auf die Behandlung dieser Krankheiten – durchaus mit der kirchlichen Lehre übereinzustimmen. Lobende Erwähnung.« Andry und Chasseron nuancierten das Urteil: »Ich hätte weniger Allgemeinheiten und mehr Details gewünscht. Ich glaube, dass man diese Denkschrift in ihrer Gänze drucken muss. Andry & Chasseron.« Über ein anderes Manuskript heißt es: »Beurteilung vager, unvollständiger Ideen, Allgemeinplätze, Einseitigkeiten etc., nichts Neues, das ist die hier angefügte Denkschrift. La Caille.« Dem ist ein lakonisches »Dito [Ebenso]« angefügt, gezeichnet Andry.[54]

Auch die Provinzakademien streben über das gesamte 18. Jahrhundert nach einer Weiterentwicklung und können sich auf Spenden vermögender Laien stützen. In Toulouse beispielsweise führt 1746 die Bemühung der Mitglieder der *Académie des sciences* [Akademie der Wissenschaften] zu einem königlichen Privileg durch Ludwig XV. Die ersten Impulse zur Gründung einer Akademie datierten immerhin aus dem Jahr 1640, als man noch keinen Raum besaß, in dem man solche Sitzungen abhalten konnte. Im Jahr 1729 erfuhren entsprechende Bemühungen eine erste Formalisierung mit einer Versammlungsgenehmigung durch die Stadt Toulouse. Die Initiative eines Apothekers und eines Chirurgen überzeugte ein Dutzend Gelehrte, die sich regelmäßig bei einem aus ihrer Runde trafen, womit die *Société des sciences* [Wissenschaftliche Gesellschaft] Gestalt annahm. Allerdings ignorierte der König ihren Antrag nach Privilegierung 1730 sowie 1740. Nicht Initiativen »von oben«, sondern gerade Privatinitiativen von Laien förderten mit Unterstützung lokaler Persönlichkeiten die Entwicklung der Akademien. Zwangsläufig beeinflusste dies die Ausrichtung der Typen des Wissens und des Aussagens.

Tatsächlich findet sich das aktive Schreiben gelegentlich durch aktives Verbreiten auf einer weiteren Ebene ergänzt. Während der zweiten Hälfte des 18. Jahrhunderts vermehren sich die öffentlichen medizinischen Vorführungen zur Förderung neuer Therapien. Die Einrichtung eines Anatomischen Theaters für Sektionen in Rouen 1736 bietet zum Beispiel Claude-Nicolas Le Cat die Möglichkeit, mit öffentlichen Anatomievorlesungen zu

[53] Bordeu, 1882.

[54] Société royale de médecine, Concours, Dossier 1, Nr. 2 (März 1786).

beginnen.[55] Gerade beim Thema der hysterischen Pathologien wird die Medizin zum Schauspiel, um ihre Glaubwürdigkeit zu steigern, ganz wie Mediziner ein paar Jahrzehnte später die Effekte von Elektrizität, Magnetismus und Somnambulismus öffentlich darstellen. Die Therapie wird an die Inszenierung gekoppelt und droht, den Unterschied zwischen dem Arzt mit Universitätsabschluss und dem jahrmarktsaktiven Quacksalber einzuebnen.[56] Die Mediziner folgen dem Zeitgeschmack, der im Gefolge von Étienne-Gaspard Robinsons Phantasmagoriespektakel Mysterium, Faszination und Entzauberung miteinander verbindet. Für die Mediziner dienen die Gelegenheiten, Patienten zu treffen, zugleich dazu, die Modalitäten dieser Zusammenkünfte zu verändern und ihr Wissen unter Beweis zu stellen.

Man muss wohl erkennen, dass die Mediziner nicht so sehr ursprüngliche Urheber eines Diskurses sind als vielmehr Schaltstellen mit einer Vielzahl von Optionen: Bestimmung therapeutischer Praktiken, verstärkte Unterscheidung zwischen den Berufsständen des Arztes und des Chirurgen, Konstruktion medizinischer Kategorien, Herstellung der Autorität der Medizin als Disziplin. In den im Lauf der Zeit niedergeschriebenen Beobachtungen eröffnen die Mediziner einen Zugang zu den führenden Interpretationsformen. Sie spinnen ein Gewebe aus Hypothesen sowie moralischen und anthropologischen Konzepten, um den Körper damit zu bedecken. Ihre Texte produzieren, reproduzieren und verschieben nur die Dringlichkeiten der Epoche. Bei der Analyse ihrer Beobachtungen kann es deshalb nicht darum gehen zu untersuchen, auf welche Weise der Arzt den Körper »verbiegt«. Dieser Versuch wäre zum Scheitern verdammt, denn es gibt keine Wahrheit des Körpers oder der Begegnung. Wie Jean-Pierre Peter gezeigt hat, ist die Analyse der Erschaffung von Körper und Symptomen durch Blicke und Begegnungen mit am wichtigsten für das Studium der hysterischen Affektion.[57] Der Blick wird nicht nur im Interpretieren des Gesehenen kreativ, er ermöglicht auch bestimmte Handlun-

---

[55] Kurz darauf (1744) wurde die *Académie des sciences, belles-lettres et arts* [Akademie der Wissenschaften und Schönen Künste] durch Patentbriefe Ludwigs XV. gegründet. Es heißt, Le Cat habe eine von François Gigot de La Peyronie angebotene Stelle abgelehnt, um seine Arbeit in Rouen fortzusetzen.

[56] Ramsay, 1988.

[57] Peter, 1976, 1978. Vaureur hat anhand des Archivs der *Société royale de médecine* hinterfragt, wie Ärzte Frauen wahrnahmen, bei denen hysterische Affektionen diagnostiziert wurden.

gen und annulliert andere. Die Ärzte machen sich den Körper des Patienten als Imaginäres sichtbar und das in einer Perspektive, welche der Körper inkarniert, wenn er auf diese Sicht reagiert. In diesen Texten ist auch keine Verbindung zwischen Patient und Arzt bezeugt. Das Wagnis des Unterfangens liegt darin, zwei entgegengesetzten Blöcken eine Form zu geben: den Ärzten und den Patienten. Bei der Lektüre von Texten aus dem 18. Jahrhundert wird deutlich, dass solche Blöcke nicht existierten, denn einerseits schreckten die Mediziner nicht davor zurück, in ihren Veröffentlichungen Kollegen anzugreifen, und anderseits fürchteten die Patienten ihre äußerst verschiedenartigen Beschwerden. Aufgrund von Alter, Geschlecht, Gesellschaftsschicht, Tätigkeit und Wohnort der Patienten variieren die Bedingungen für die Begegnung von Patient und Doktor sehr stark.

Durch seine Berichte über Begegnungen mit Patienten stimuliert der Arzt die Deutungsmuster des Körpers und gibt dem epistemologischen Feld der Medizin eine neue Ausrichtung, unter Bekräftigung seiner zuverlässigen Identifizierung von Symptomen und seiner Kenntnisse eines jeden Patienten. Durch die Beobachtungen werden die Pathologie und ihre Diagnose in ein Erzählformat eingeschrieben, wobei die Erzählung nicht nur dasjenige Format darstellt, das Spuren des Falles zu bewahren erlaubt; es ist zugleich Instrument der Ausarbeitung eines Wissens.[58] In den Beobachtungen legt der Arzt nicht seine Konversationen mit den Patienten dar, sondern eignet sich den Fall eben durch die Beschreibung von Symptomen an. Der literarische Stil überformt die gelebte Erfahrung und bietet dem Arzt die Möglichkeit der freien Vertiefung von Details, die er hervorheben möchte. Wenn der Arzt eine Reihe biographischer Elemente skizziert, nimmt er eine doppelte Position ein: einerseits der siegreiche oder gescheiterte Praktiker im Kampf gegen die Vapeurs; andererseits der Erzähler, der den Fall im Nachhinein darstellt und epistemologisch perspektiviert. Diese in der Erzählung ausgelöschte Verschiebung wertet nicht nur seine therapeutischen Kompetenzen auf, sondern auch seine Annäherung an den Patienten. Die narrativen Schreibweisen, welche die Fälle, die »Beobachtungen«, interpretieren sollen, stehen in einem vorausbestimmten Äußerungsfeld; weder sind sie autonom noch neutral, sie sind vielfältig beruflich und epistemologisch vorbestimmt. Das Wort des Arztes hat in

---

[58] Davis, 1987.

diesen Texten verschiedene Zielsetzungen. Das Schreiben hat zur Funktion, die Expertise des Arztes zu bezeugen, den Respekt der Kollegen zu gewinnen und neue Patienten anzuwerben. Die Beobachtungen belegen die therapeutische Praxis des Autors und dessen Wunsch, seine Theorien durch die von ihm Geheilten stützen zu lassen. Zahlreiche Beobachtungen bleiben Manuskript und werden nur unter Kollegen ausgetauscht. Manchmal erzählen die Mediziner mit Absicht von ihrer Unsicherheit bei einem Fall oder ihrer Inkompetenz bei einem anderen, was dann die Authentizität der Erzählung am besten beweist. Sie bitten Kollegen um Rat. In anderen Fällen verfassen sie ein Protokoll ihrer Praxis, ihrer Erfolge, ihrer Überlegungen. Durch die niedergeschriebenen Beobachtungen hindurch entdecken die Leser Veränderungen im Verhältnis zum Körper, in der Auffassung der Pathologie und in der Sicht auf die ärztliche Aufgabe. Es ist daher naheliegend, die Erzählung therapeutischer Versuche lesend anzugehen; erloschene Stimmen, die in mehr oder weniger vergessenen Archiven schlummern. Im Folgenden werden einige Erzählungen von Konsultationen aus medizinischen Abhandlungen präsentiert, um nach der Rolle des narrativen Schreibens bei der Konstruktion der hysterischen Pathologie zu fragen.

IM SCHATTEN DER PHANTASTISCHEN ERZÄHLUNG

Der für seine Briefwechsel mit den größten Gelehrten seiner Zeit berühmte Arzt Esprit Calvet[59] aus Avignon schickte am 1. Juli 1778 eine Beobachtung über »die wundersamen Wirkungen der Einbildungskraft«[60] an die *Société royale de médecine*:

»Besagte Cathérine Chaise war etwa 30 Jahre alt, verheiratet und nicht schwanger. Sie besaß ein offenbar ruhiges, ausgeglichenes und starkes Temperament. Am 25. Mai wohnte sie der Hinrichtung einer Frau durch den Strang bei. Im Augenblick, als diese in die Tiefe fiel, fühlte sie sich selbst erwürgt und empfand am Hals den Druck eines fest zugezogenen Strangs. Ihre Halsmuskeln waren verhärtet und steif, die Verspannung so extrem, dass der Kiefer kaum für das Einführen flüssiger Nahrung

[59] Brockliss, 2002.

[60] Dr. Calvet, Avignon, 1. Juli 1778, Société royale de médecine, 122, Akte 5, Nr. 2 (a, b, c).

geöffnet werden konnte. Zugleich konnte sie sich verständlich ausdrücken und war klar im Kopf. In diesem Zustand wurde sie, nach ersten Behandlungen durch die Nachbarn, am 1. Juni ins Krankenhaus gebracht. Ich konstatierte dieselben Symptome, schwierige Nahrungsaufnahme, harter Puls ohne Fieber, den Hals so fest wie bei einer Statue, alle anderen Glieder allerdings locker. Die Verkrampfung ihrer Halsmuskeln hielt unverändert an, obgleich sie fünfzehn bis zwanzig Mal am Tag in selbigen Muskeln ein Zucken verspürte, das sie gleichsam wie an einem Strang nach oben zog. Ich sah dann in ihrem Gesicht denselben Ausdruck wie bei einer Person im Augenblick des Erhängens. Ich ließ sie zur Ader, gab ihr krampflösende Mittel, wegen bekannter Unzuverlässigkeit aber erfolglos. Ich probierte alle moralischen Mittel aus, ihre Phantasie zu beruhigen, dann verschrieb ich ihr als einziges Getränk Molke, der ich abends fünf Tropfen Laudanum zufügte. Mit diesen Mitteln erreichte ich mehr: sie führten zu hinreichendem, gleichmäßigem Schweiß, und der Hals entspannte sich unmerklich. Die plötzlichen Zuckungen wurden weniger heftig und seltener. Ich sah aber, dass bei zunehmender Entspannung der Halsmuskeln die Muskeln der Arme und des Unterleibs sich anspannten, dass die Krämpfe sich in die unteren Körperpartien verlagerten und oben aufhörten. Schließlich verschwanden nach und nach alle Symptome, und sie verließ das Krankenhaus am 2. des Monats ganz gesundet.«[61]

Calvet legt eine Beschreibung von Symptomen vor, bei der die Interpretation der Erzählung vorausgeht: die Kraft der Einbildung. Es handelt sich hier nicht um eine durch die Lektüre libertiner Romane angefachte Phantasie, sondern um die Phantasie einer Frau, die zuvor vor solchen Exzessen geschützt war: eine Frau aus dem Volk, verheiratet, ausgeglichen und nicht schwanger. Der Körper wird hier zum Spiegel. Durch Imitieren des Leidens wird er zum leidenden Körper. Die »wundersamen Effekte der Einbildungskraft« bestehen im Wandel des Körpers aufgrund bloßer Beobachtungen. Sieht der Körper die Verurteilung, ist er dazu verurteilt, diese immer wieder als Zerreißprobe einer epidemischen Affektion nachzuleben. Die Identifikation geht von Frau zu Frau, von Körper zu Körper, von Schauspiel zu Schauspiel. Der verurteilte, entwaffnete Körper wird zu einem entwaffnenden Körper, während die Erzählung ihn als Ursprung

[61] Ebenda.

der Beschwerden bestimmt. Ein doppelter Bezug stellt sich her: zur Einmaligkeit des Augenblicks und zu seiner endlosen Wiederholung. Um die körperliche Nachahmung zu erklären, greift der Arzt auf die Einbildungskraft zurück. Diese taucht als eigene Fähigkeit auf, den Körper zu einer Reproduktionsbewegung zu verleiten. Mimetisch erinnert der Körper eine Vision. Allerdings ist es eine blockierte Erinnerung, die sich weigert, das Ereignis zu datieren. Sie verlässt die chronologische Linearität der Zeit und tritt in eine Zeitlichkeit der Wiederholung ein. Die Phantasie hindert hier also die Erinnerungsarbeit daran, daraus regelmäßige Empfindungen zu reproduzieren. Die Patientin kann nicht sprechen. Der Arzt geht in der Erzählung von der öffentlichen Hinrichtung zur Selbstverurteilung des Körpers über. Er beginnt mit der Beschreibung der Erhängung, obschon er die Kranke erst einige Tage danach zum ersten Mal sah und seine Behauptung auf Zeugenaussagen fußt. Das Schreiben möchte sich eher in der Ordnung einer chronologischen Erzählung präsentieren als mit der Beschreibung des Patientenkörpers beginnen.

Diese Beobachtung schickt Calvet weniger zum Zweck ein, Rat zu erbitten oder die von ihm angewendete Behandlung zu empfehlen. Vielmehr will er die Rolle der Phantasie anzeigen, die Mediziner darauf hinweisen, was sie bei ihrer Praxis berücksichtigen müssen, und nachdrücklich darauf insistieren, über die Einbildungskraft aufzuklären. Er versucht nicht zu erklären, wie die Phantasie arbeitet, sondern zu beschreiben, was sie anstößt. Der Arzt deutet an, klassische Therapien benutzt zu haben, dann moralische Mittel, die seine Therapie zuerst im Kampf gegen die Symptome stützten, dann im Ursprung der Pathologie selbst. Die Phantasie ist als Fähigkeit konstruiert, die alle Formen annimmt und sich für alle Interpretationen öffnet. Der Körper und die Phantasie erscheinen in einem Verhältnis totaler Gegenseitigkeit; sie fördern wechselseitig Reaktionen und setzen alle Empfindungen in Szene. Auch wenn der Arzt mit dieser Interpretation an einen Wissensdiskurs anknüpft, fehlen ihm dennoch die therapeutischen Mittel.

Die physiologischen Effekte der Empfindungen mobilisieren die Neugierde der Ärzte, die den Medizinakademien alle möglichen Berichte eilig zukommen lassen, um die Heftigkeit der Fälle ins Bewusstsein zu rücken. Der Gefängnisarzt von Douai, Monsieur Denis, schickt im Jahr 1777 eine »Beobachtung über die Heilung eines durch Angst hervorgerufenen universellen Spasmus« an die *Société royale de médecine*:

»Besagte Bauerntochter Thérèse war 22 Jahre alt und seit fünf Jahren als Hausmädchen beschäftigt. Sie ging eines frühen Morgens aus dem Haus ihres Herrn und lief nach Lille, wo sie wegen Diebstahls festgenommen wurde, den der Bürger am Vorabend ihrer Flucht zur Anzeige gebracht hatte. Im Moment der Festnahme hatte sie in ihrer Geldbörse einen ungewöhnlich hohen Betrag bei sich, was zu der in ihrer Gegenwart laut ausgerufenen Warnung führte, dass sie wohl bald hängen werde. Sie war vom Gefängnisaufenthalt und dieser Warnung so verschreckt, dass sie in Ohnmacht fiel; ihre Regel setzte aus und sie wurde ziemlich kränklich. Der Gefängnisarzt von Lille kümmerte sich um sie und ließ sie zur Ader.
Einige Tage später, am 17. Juli letzten Jahres, ließ man sie in einer Kutsche hierherbringen, der ich zufällig bei den Gefängnissen begegnete, just als sie ankam. Sie war derart erschöpft, dass sie nicht die Kraft zum Aussteigen aufbrachte, so dass die Sergeanten sie ins Gefängnis tragen und sie dort gleich auf ein Bett legen mussten. [...] Sie war kalt, bleich, fast ohne Puls und Atmung, bewusstlos, stumm und sterbenselend. [...] Der Puls zeigt sich in anderen Augenblicken ein wenig, ihr Gesicht nahm Farbe an, sie wurde munterer, warf sich bald auf die eine Seite, bald auf die andere, nahm kaum etwas zu sich oder gab etwas von sich. Ich dachte an eine allgemeine Verkrampfung, und legte sie nach drei Tagen um fünf Uhr morgens, als sie noch in diesem Zustand war und es schien, als ob sie ihre letzten Züge täte, in eine Position, damit sie etwas kaltes Wasser ins Gesicht erhalten könnte, besorgte dieses und füllte einen Henkelkrug, schleuderte ihr dann das ganze Wasser mit einem Mal ins Gesicht. Ihre Glieder schüttelten und bewegten sich überall.
Einige Minuten später wiederholte ich den Vorgang mit der halben Menge Wasser, woraufhin die Bewegungen zunahmen und sie die Augen öffnete. Der Puls erholte sich und sank nicht mehr [...]. Schließlich kamen alle Funktionen wieder, die Regel setzte ein, und sie befand sich so wohl, wie das ihr unglücklicher Zustand zuvor nicht hätte erwarten lassen.
Grausam war, sie dem Tod zu entreißen, um sie dem Henker zu übergeben. Einige Wochen später wurde sie gehenkt.«[62]

---

[62] Par M. Denis, Docteur en médecine, médecin des prisons de Douay et à l'hôpital général et bibliothécaire de l'université [Von Herrn Denis, Doktor der Medizin, Gefängnisarzt von Douay, Arzt am Allgemeinen Krankenhaus und Bibliothekar der Universität], Brief, Douay, 1777, Société royale de médecine, 133, Akte 25, Nr. 1.

Die Beschreibung der Geschichte geht der Beschreibung der Krise voraus und macht hier aus der Krise das Resultat des Vorausgegangenen. Den Gendarmen gilt sie als Beweis für den Diebstahl, dem Arzt als Beweis für die Sympathie zwischen Seele und Körper. Der Verdacht bestätigt sich beim Anblick der Geldbörse; der Körper wird im Augenblick der Verlautbarung der zukünftigen Strafe angegriffen. Er antizipiert seine Zukunft und bietet seine Verurteilung als Schauspiel. Die Strafe ist nicht auf die Oberfläche eingeschrieben, wie in Kafkas *Strafkolonie*; vielmehr inszeniert sie der Körper im Voraus. Der Körper bekämpft seine Bestrafung nicht und lehnt sie nicht ab, sondern inkarniert sie als Abwesenheit jeder Geste. Nur durch Zuckungen kann er auf jegliche Einmischung von außen reagieren.

Das Verfassen von Beobachtungen unterscheidet sich radikal vom Verfassen von Abhandlungen in Dialog- und Briefform oder anderen literarischen Gattungen. In diesen Werken werden die Symptome auf der Basis von ihrer Verbreitung beschrieben, mit möglichst variantenreichen Typen von der Migräne über Herzrasen bis zu Ohnmachten, und ihre Vermehrung selbst erzeugt ein Gefühl der Kontinuität. In diesen Abhandlungen, die einen Lebensstil und zugleich eine Pathologie evozieren, betonen die Mediziner den vorübergehenden Charakter der Symptome und vermeiden allzu präzise Bestimmungen der Pathologie, welche zu einer ebenso faszinierenden wie beunruhigenden Daseinsform wird. Die Konstellation der Beschreibungen verzerrt immer deren Konstruktion. In den Beobachtungen werden hingegen begrenzte Fälle vorgestellt, eine Bühne, ein dominanter Eindruck, ein Treffen mit einzigartigem Charakter. Die Leser gestehen insgeheim ein, dass der Arzt alle wesentlichen Zeichen übermittelt hat und dass die Beobachtung in der Auswahl der Details besteht, die so umfassend wie möglich behandelt werden.

In diesen Archiven der 1770er und 1780er Jahre wird der Körper in seiner Fähigkeit beschrieben, zu ahnen, zu wiederholen, zu antizipieren. Die Mediziner interpretieren seine Erregungszustände als Reproduktion markanter Ereignisse im Leben des Patienten, die er bezeugen oder sich, unter besonderen Umständen, vorstellen kann. Der Körper wird zum Aufnahmegefäß und zur Szene, auf der die Empfindungen auftreten. Der Arzt agiert dabei weder als Richter noch als Anwalt. Er spricht von der Patientin nicht als Schuldiger und verweist weder auf den Diebstahl noch auf die Schuldhaftigkeit als Quelle der Pathologie. Für ihn liegt der

Ursprung in der laut ausgerufenen Ankündigung und in der Verwahrung. Er findet seine Aufgabe in der Wiederherstellung des Körpers und begibt sich in den Dienst der Patientin, ohne nach deren Verdiensten oder Mängeln zu fragen. Mit dem Adverb »leichtfertig« beschreibt er diejenigen, welche die junge Frau verhaften, und allein dies erscheint als moralisches Urteil. Diese Mäßigung im Urteil ist bedeutsam, weil der Arzt zugleich die Rolle der Moral in der Pathologie erkennt. Das Manuskript von 1777 ist daher radikal verschieden von den Schriften, welche ihm wenig später folgen und zu Beginn des 19. Jahrhunderts weiterentwickelt werden. Der Arzt wird dann eine moralische Rolle annehmen wollen. Ohne sein auf Erleichterung der Patientin gerichtetes Tun einschränken zu können, will er sie moralisch durch ihre Handlungen führen und einen retrospektiven Blick einbauen, durch den er ihre Umgangsweise mit dem Ursprung der Krankheit verbindet.

Ein in der Sitzung vom August 1777 verlesenes Textstück eines gewissen Collet beschreibt eine Frau von 25 Jahren mit lebhaftem, sanguinem Charakter und »so reizbarem Fieber, dass das geringste Gefühl von Traurigkeit oder Freude in ihr die größten Veränderungen bewirkt«.[63] Der Arzt berichtet, dass diese Frau, die noch nie Menstruationen hatte, seit dem 16. Lebensjahr monatlich an konvulsiven Bewegungen leide und Blut spucke. Der Körper erschöpft sich im Schweiß des Blutes: »Der Körper sondert Feuchtigkeit aus, und plötzlich tritt tröpfchenweise Blut aus den Hautporen, vom Haaransatz bis in die Fuß- und Fingerspitzen; bald auf der Stirn, im Gesicht, der Brust, dem Rücken, den Schenkeln. Sukzessive findet sich alles blutverschmiert.«[64] Mehr noch:

»Wenn die Schweißausbrüche enden oder sich natürlicherweise nicht fortsetzen, fällt das Fräulein in Ohnmachten mit den schrecklichsten Symptomen: Sie verdreht ihre Augen, beißt die Zähne zusammen, ihr Gesicht läuft violett an, ihr Hals schwillt an, ihre Brust hebt sich, ihr Unterleib klappt zusammen, Hände und Arme versteifen. Die Lenden zucken, der Puls ist schwach und konzentriert. Manchmal verharrt sie eine Viertelstunde in diesem Zustand. Und wenn dieser wieder nachlässt, bewegt sie sich heftig, weint, lacht, redet ohne Unterlass und beklagt heftige Veränderungen.«[65]

---

[63] Collet, 1777, Société royale de médecine, 1 Teil, 117, Akte 20.
[64] Ebenda.
[65] Ebenda.

Der Arzt ergänzt, dass die junge Frau für gewöhnlich am nächsten Tag ihre Arbeit wieder aufnehmen und Baumwolle spinnen kann. Er verweist auf die Anwendung von Aderlässen und das Ausbleiben von Krisen über vier Monate hinweg, mit einem plötzlichen, besonders heftigen Rückfall, bei dem Laken, Matratze, Strohsack und selbst das Holz des Bettes durchnässt werden. Er verweist weiterhin darauf, dass »infolge dieser außergewöhnlichen Krise, gegen Endes des gleichen Monats, sie sich bewusst geworden ist, das es auf gewöhnlichem Wege zu einem leichten Blutschwitzen gekommen sei, das nur einen Tag anhielt«, wie eine letzte Hoffnung, dass der Körper einen Ausgang für das überschüssige Blut gefunden habe. Der Körper enthüllt sich hemmungslos und die Pathologie wird in der Kenntnis des Körpers zum Mittelglied. Die Stärke dieser Texte, die sich im Berichten von Außergewöhnlichem gegenseitig überbieten, liegt in der völligen Verfügbarkeit des Arztes für das Gesehene. Er beschreibt die Beschwerden mit präziser Aufmerksamkeit, ohne Partei zu ergreifen. Der Arzt zeigt sein Nichtwissen und seine Unfähigkeit, sich den Symptomen entgegenzustellen, und fragt seine Kollegen, was zu tun sei. Eine physiologische Störung befördert den Körper aus jeder Wohlanständigkeit heraus in den Horror, in den Schrecken hinein. Der Körper scheint keine Grenzen zu kennen und an seiner unerwarteten Heftigkeit selbst zugrundezugehen: Er geht immer weiter und verliert die Fassung, lebt in Farben, Ausdünstungen, Ausscheidungen. Der Körper wird zum Schauspiel, der Arzt zum Zuschauer. Diese Offenheit des Arztes für die Möglichkeiten der Physiologie zeigt die Unbegrenztheit eines Körpers, der verstanden werden will, und die Bescheidenheit eines Wissens, das den Schlüssel dazu sucht. Alles scheint also möglich. Das Wissen beugt sich demütig der Heftigkeit dessen, was es wahrnimmt. Durch die Relokalisierung der Erscheinungsformen in der physischen Ordnung wird der Gelehrte mehr denn je auf seine Unwissenheit zurückgeworfen. Er bringt die Verweise auf die philosophische, medizinische oder literarische Tradition zum Schweigen. Er stellt sich auch nicht mehr der Frage nach der Empfindsamkeit. Das Verstehbare zu finden heißt vor allem, einen Fall erschöpfend nachzuzeichnen und die Orientierung zu verlieren. Man denkt unweigerlich an Jean-Pierre Peters Analysen.

Ein anderes, in der *Académie de médecine* zwischen 1775 und 1779 eingegangenes Manuskript von einem gewissen La Porte protokolliert den Fall eines Mädchens:

»Ein junges Mädchen von überbordendem Temperament starb im Alter von zehn Jahren und hatte Vapeurs im stärksten Grad. Sie ist hier Gegenstand. Das Kind wurde mit einer Anlage für große Reizbarkeit geboren, die Nervenkrankheiten kennzeichnet und aus der sie entstehen. Seit der Krippe litt sie an Zuckungen, an zuckenden Bewegungen unterschiedlichster Art, und mit fortschreitendem Alter vergrößerte sich die Reizbarkeit, verstärkten und häuften sich die konvulsiven Bewegungen. Ihre Mutter ist durchaus gesund, während der Vater gebrechlich und schwach ist, häufig von Koliken belästigt, was aus seiner Arbeit als Maler resultiert. Das Kind hatte eine sehr gute Amme. Sein Charakter war als natürliche Folge seines Temperaments sehr lebhaft, so dass die kleinste Vorhaltung, das geringste Widerwort oder der schwächste Widerstand gegen seine Launen, seine Vorlieben Erstickungsanfälle, konvulsivische Bewegungen oder Zuckungen verschiedener Körperteile in vielfältigen Formen hervorriefen.
Im Alter von sechs oder sieben Jahren kamen Apoplexie- und Katalepsieanfälle hinzu. Das kleine Mädchen war gleichwohl wohlgenährt und frisch, mit guter Gesichtsfarbe und einem weinfarbigen Muttermal auf der ganzen Wange bis zu den oberen Wimpern. Diese Fleck wurde bei Anfällen mehr oder weniger purpurrot, je nach Stärke der Anfälle, und schwitzte, was wirklich bemerkenswert ist, kleine Tröpfchen rubinroten Blutes aus. Im Alter von acht oder neun Jahren führten Verbote, mündliche und tätliche Verrohung (die man für geeignet hielt, Vorwitz und Launen sowie die Dickköpfigkeit bei Kindern zu brechen) unglücklicherweise zu einer Verbitterung, erhöhten und verstärkten die Anfälle, immer mit Nasenbluten. Ihr Hintern wurde scharlachrot, wenn man sich ihr mit der Peitsche näherte, und blutete reichlich, wenn er geschlagen wurde. Unter gewaltigen Schreien und Weinen kam es zu einem Sturzbach blutiger Tränen aus beiden Augen.«[66]

Das Schreiben wird auch hier deskriptiv angelegt und setzt die Erzählung ohne das geringste Urteil fort. Der Bericht des Arztes wird zur Hypotypose. Die Ursache scheint bloß angeboren zu sein, denn der Arzt sieht die Veranlagung bereits bei der Geburt. Weder Mutter noch Amme werden als möglicher Ursprung einer Begünstigung der Pathologie angegeben. Der Körper übertrifft die Erwartungen des Arztes und wird dennoch so

[66] De La Porte, »Autres observations« [»Weitere Beobachtungen«], 4 Teile, Aubusson, 1775-1779, Société royale de médecine, 184, Akte 9, 4, Nr. 22.

beschrieben, als ob nichts natürlicher wäre. Die Sprache stellt sich in den Dienst der Zeugenschaft und der Arzt will neutral bleiben. Er sieht seine Rolle im strikten Bericht über das Schauspiel der Pathologie. Zur Beschreibung der Anfälle der Malertochter wählt der Arzt eine Palette von Rottönen: Weinrot, Purpurrot, Rubinrot, Blutrot und Scharlachrot. Erst einzelne Tropfen, dann Ausschwitzen, schließlich Tränenströme laufen über das Gesicht. Die Beschleunigung findet im Rhythmus der Schreie und Peitschenhiebe statt. Der Schrecken spricht aus dieser Erzählung, welche die Seltsamkeit des Körpers beschreibt. Nach der Erzählung des Arztes erzählt der Körper sich hier selbst. Die Zeitlichkeit der Unmittelbarkeit tritt bald hinter die Zeitlichkeit der Vorwegnahme zurück. Noch bevor die Gesäßbacken geschlagen werden, sind sie von scharlachroter Farbe. Die weinroten Wangen weinen Bluttränen, bevor die Augen blutende Tränen ausscheiden. Der Körper nimmt den Schmerz vorweg und multipliziert die Formen seiner Entstellung. Er wird zum Schrei, Fleck, Stigma. Er ist Wut, Entfesselung, Monsterwerden. Ein Detail wird Kennzeichen, Symptom, Omen, Prodrom. Es ist nicht mehr irgendein Zeichen, sondern das hervorstechende Indiz für eine Bedrohung.

Obgleich keine metaphysische Erklärung gegeben wird, nimmt alles eine übernatürliche Aura an. Was geben solche Erzählungen zu denken? Man sieht ihnen die Schwierigkeit an, eine Beobachtung schriftlich festzuhalten. Was sieht der Arzt bei einer hysterischen Krise? Wie kann er die Heftigkeit der Szene beschreiben, ihren unvorhersehbaren Charakter, der alles Wissen aus der Bahn wirft? Die Schönheit dieser Erzählungen besteht darin, dass sie bezeugen wollen und sich weigern, einer Reihe von Hypothesen freien Lauf zu lassen. Da der Arzt sich nicht in gelehrter Distanz positionieren will, wird die Erzählung zur Seherfahrung. Der Arzt beschreibt nicht, was geschehen ist, sondern was er gesehen hat. Das Manuskript verwischt die Grenzen zwischen Fiktion und medizinischer Erzählung; es scheint einem Schauerroman von Ann Radcliffe oder von Matthew Gregory Lewis entnommen. Die den medizinischen Gesellschaften zugesandten Protokolle klinischer Beobachtungen blenden die Leser mit ihrem Halbdunkel. Sie wollen keine Symptomliste erstellen, sondern zu einer Erzählung werden, welche die ärztlichen Erwartungen übertrifft. Die Protokolle belegen, wie schwierig es ist, körperliche Beschwerden kohärent zu erfassen. Sobald die Theoretisierung den Beobachtungen Platz macht, sind die Beobachtungen selbst von Vorurteilen, Unsichtbarkeit oder Unmöglichkeit beherrscht.

Für die Akademien sind solche Extremfälle sehr wertvoll, weil man durch sie das Funktionieren des Körpers aufzudecken hofft. Indem der Körper seine unglaubliche Heftigkeit und seinen Widerstand freigibt, wird er zu einem Fall, den man in Hinblick auf Möglichkeiten und Grenzen analysieren kann. Wenn die Krise, wie in Fällen von Hysterie, nicht als Moment der Heilung verstanden wird, könnte sie der Schlüssel zum Verständnis der Pathologie werden. Am Aufbau des Wissens beteiligt zu sein heißt nicht, die Regeln des Funktionierens des Körpers zu etablieren, es heißt im Gegenteil, sich ihm ausgehend von seinen Grenzen, seinen extremsten Erscheinungsformen zu nähern. Es geht hier nicht darum, alle Fälle gemäß bereits exisierender Fragen in eine gleiche Logik einzupassen, sondern vielmehr, alles zusammen auf der Grundlage von Extremfällen zu verstehen.

»Die kräftig gebaute Mademoiselle *** war seit fünf Tagen ohnmächtig, was drei Mediziner von vieren als Tod diagnostizierten. Ergebnislos probierte man alles, um den Zustand des Todes von dem des Lebens zu unterscheiden. Man hielt ihr einen Spiegel vor den Mund, ohne dass er beschlug. Man schüttelte und nutzte kräftige Gerüche wie das »Lucienwasser« (*Aqua Luciae*) und die volatile »Alkaliblume« (*fleur alkali*), alles vergebens. Der ganze Körper war kalt, ohne Puls, ohne Atmung, die Glieder eisig – kurz, das Fräulein zeigte sich im Zustand einer echten Leiche. Die Augen waren starr nach oben gerichtet, aber nicht getrübt. Die Haut war frisch und glatt, gar nicht wie bei einer Leiche, was mich wie den jungen Arzt denken ließ, der immer noch dafürhielt, sie sei nicht tot. Man schlug vor, ihr die Füße aufzuschneiden, als ich gerufen wurde. Nachdem mich die Herren in das eingeweiht hatten, was bislang diesem Zustand vorausging, und nachdem ich die aktuellen Symptome studiert hatte, sagte ich, auch ich hielte sie nicht für tot und dass man ein einfaches Mittel anwenden sollte, um Sicherheit über den Zustand zu erlangen. Ich schlug kalte Bäder und Eis vor, aber die drei Ärzte waren dagegen, weil, wie sie sagten, sie schon kalt und wirklich tot sei, und man ihr daher die Füße anbrennen solle. Diese Herren entschwanden, ohne die Gründe zu hören, die ich der Familie gab und dem jungen Arzt, der bei mir blieb. ›Wenn Ihre Tochter wirklich tot ist‹, sagte ich ihnen, ›dann werden die Eisstücke im Wasser nicht schmelzen. Wenn aber andererseits noch ein bisschen Wärme in ihr ist, dann schmilzt das Eis und gibt uns Auskunft darüber, was wir hoffen oder fürchten müssen.‹ Man bereitete also ein Bad mit Eisstücken in einem Eimer vor, und als die Kranke ins Wasser gelassen war, fügte ich sieben bis acht große Eisstücke hinzu, die sich sehr schnell auflösten. Die Familie schöpfte wieder Hoffnung, ebenso der junge Arzt und ich selbst. Ich fügte weitere Eisstücke hinzu, damit sie schmölzen, und nach zehn bis zwölf Minuten konnte ich mit Zufriedenheit einen Puls fühlen, was auch der Arzt bestätigte, der den anderen Arm hielt. Einige Augenblicke nach der Fühlbarkeit des Pulses stieß die Kranke einen tiefen Seufzer aus, der von allen Beistehenden gehört wurde. Freude ergriff die ganze Familie, die mir dankte, als die Kranke wie ein Wolf zu heulen begann. Sie knirschte mit den Zähnen, biss sie kräftig aufeinander und öffnete endlich die Augen, um uns einen nach dem anderen zu mustern. Ich ließ sie aus dem Bad steigen und legte sie in ein vorgewärmtes Bett, nachdem sie sich vor dem Feuer abgetrocknet hatte.«[67]

Der Triumph ist das Gegenteil des ersten Durcheinanders, er ist der Preisgewinn der mit Unsicherheit durchgeführten Versuche. Als der Arzt 1786 am Wettbewerb der *Académie de médecine* teilnimmt, wählt er diesen äußerst spektakulären Fall, um von der Hysterie zu sprechen und sie von verwandten Pathologien zu unterscheiden. Der Arzt präsentiert sich als derjenige, der Leben auch dort zu sehen vermag, wo die meisten den Tod sehen. Man liest, wie stark der Arzt von der Unterstützung durch Kollegen abhängt, die seine Meinung teilen. Die Medizin ist ebenso Glauben wie Wissen. Das Wissen darüber, dass diese Extremfälle existieren, erlaubt, an den absoluten Widerstand des Körpers zu glauben. Im sturen, hartnäckigen Versuch, in der Vermehrung der Versuche lernt die Medizin ohne allen Zweifel zu siegen. Trotz der Unkenntnis über körperliche Mechanismen vermag der Arzt sogar bis zum Erfolg durchzuhalten und dessen Licht leuchten zu lassen. Eben der Arzt probiert und bleibt hartnäckig. Er setzt alles auf eine Karte, weil er die Ausdauer des Körpers kennt und bis zum letzten Augenblick an dessen mögliche Heilung glaubt.

---

[67] A.G.F.D.D.S.B [anonym], »Observation qui a rapport à l'hystéricisme provenu de la privation syncope de cinq jours« [»Beobachtung bezüglich des Hysterizismus, rührend vom Verzicht, fünftägige Synkope«], in: Concours de l'Académie de médecine, mars 1786 [Wettbewerb der Akademie für Medizin vom März 1786], Société royale de médecine, 200, Akte 1, Nr. 2.

André Marrigues, *maître en chirurgie* der Königlichen Vogtei in Versailles, schickte eine Beobachtung an die *Académie de Rouen*, wo sie am 1. Dezember 1762 verlesen wurde.[68] Diese Einsendung schildert einen ähnlich zustande gekommenen Wissensaustausch.[69] Der Chirurg protokolliert einen unerwarteten Fall, als sich bei einer öffentlichen Demonstration der therapeutischen Kräfte der Elektrizität eine junge Frau freiwillig für das Experiment meldet. Der Arzt besucht sie am Folgetag. Sie berichtet ihm von der Rückkehr ihrer Regel nach langem Ausbleiben, wogegen die Mediziner kein Heilmittel kannten. Der Bericht belegt, dass die Patienten im 18. Jahrhundert keineswegs in Passivität oder Unwissenheit verharrten, sondern initiativ wurden und beinahe die ärztliche Autorität untergruben. In diesem speziellen Fall verlangte die junge Frau aus Neugierde, ein Experiment anzustellen, wobei sie eigentlich auf der Suche nach Heilung ist. Die junge Frau ist bereit, neue Techniken auch in der Erprobungsphase anzuwenden, und wählt ein Wissen, zu dem sie Zugang haben will: die Anwendung von Elektrizität. Zugleich wählt sie ein Wissen, zu dem sie keinen Zugang haben will: das traditionelle Wissen, das vermutlich von Fragen zu ihrer Sexualität begleitet gewesen wäre. Der Chirurg erkennt mit seiner Erzählung eine noch neue Praktik an, die Bestätigung einer Hypothese und den Wissenserwerb. Er verliert seine Rolle, eine

---

[68] André Marrigues, »Observation sur des suppressions des règles guéries par l'électricité par André Marrigues, maître en chirurgie du bayage royal de Versailles, lue le 1er X 1762« [»Beobachtung über die Unterdrückungen der Perioden, geheilt durch Elektriziät durch André Marrigues, Chirurg an der Königlichen Vogtei von Versailles, gelesen am 1. Okt. 1762«], Archives de l'Académie des sciences de Rouen [Archiv der Akademie der Wissenschaften zu Rouen], Manuskripte, série [Reihe] C 17.

[69] Ein paar Jahre später sponsert die *Société royale de médecine* eine Reihe von Experimenten mit »Elektrizität« nach dem Verständnis der damaligen Zeit, um eventuelle Risiken und Vorteile zu bestimmen. Diese Experimente folgen der Abhandlung des Abbé Jean-Antoine Nollet *Sur l'électricité des corps* [Über die Elektrizität der Körper] (1746), gefolgt von Publikationen zu den therapeutischen Möglichkeiten der Elektrizität, wie Pierre Bertholons Werk *Sur l'électricité du corps humain dans l'état de santé et de maladie* (1780) [Über die Elektrizität des menschlichen Körpers bei Gesundheit und Krankheit] (1780). Und viele Berichte wurden an die *Académie de médecine* [Akademie für Medizin] geschickt, etwa Antoine Portals *Précis des journaux: tenus pour les malades qui ont été électrisés* (1786) [Précis der Tagebücher, welche über elektrifizierte Patienten geführt wurden]. Siehe vor allem Bertucci / Pancaldi, 2001.

Diagnose zu formulieren und eine dazu geeignete Theorie zu wählen, und tritt in einer anderen Rolle auf: als Experimentator und als Wissensproduzent. Hier wird der Körper nicht in seinem Bezug zu einem Subjekt gelesen, sondern als Zeugenkörper. Er verliert jede individuelle Besonderheit, wird »eine junge Frau«. Der Fall soll hier so wenig wie möglich zu etwas Besonderem gemacht werden. Die Haltung einer jungen Frau, die sich furchtlos einem Experiment aussetzt, kann letztlich das Ganze nur aufwerten. Die Grenze der Rolle des Chirurgen, der hier bloß ein »elektrischer Leiter« ist, verstärkt noch das Experiment: Die Elektrizität selbst hat gehandelt, und nicht seine Anwesenheit. So nimmt er dem Experiment das Singuläre. Denn gerade dies ist die Herausforderung des Textes: die Nützlichkeit der Elektrizität zu beweisen und sie als therapeutische Praxis zu etablieren.

FALLSTRICKE, UND WIE MAN IHNEN ENTGEHT

Während einerseits sich der Wille zur Beobachtung ohne Parteinahme verbreitet, entwickelt sich andererseits ein Schreiben, das Sinn schaffen will, das die physiologischen Beschwerden in eine Reihe mit dem sinnlichen und moralischen Körper stellen will. Von nun an ist die Pathologie nicht nur eine körperliche Störung. Der Akzent liegt nicht mehr so sehr auf den Symptomen als auf den betroffenen Personen. Der Arzt scheint sich von der Kraft des Schauspiels lösen zu wollen, um es ausgehend von der betroffenen Person zu analysieren und die Krise in Verhältnis zu deren Geschichte zu setzen. Der Wille, mit einer Wahrnehmung der hysterischen Krise als außergewöhnlichem Augenblick zu brechen, erscheint überall bei der Integration der Pathologien im Alltag. Der Rückgriff auf eine moralische Untersuchung des Patienten macht aus den Beschwerden wieder eine Folge von Fehlern und schlechten Gewohnheiten.

In all diesen Erzählungen wird ein Verhältnis zum Patienten und zum Körper ausgedrückt, wonach der Arzt sich im Dienst seines Patienten versteht, welche Wissens- und Machteinsätze auch immer am Werk sein mögen. Die Schriften werden durch Spannungen und Konflikte strukturiert. Ganz wie die Therapie und der Kampf gegen die Pathologie beschäftigt den Arzt ein Diskurs der Körperbeherrschung. Das Auftreten der Symptome zu erklären, steht also am Ursprung einer noch auszubildenden

Disziplin. Derlei Erwartungen und Frustrationen finden im Stellen von Fallen statt, die von den Medizinern beschrieben, suggeriert oder auch eingesetzt werden. In der Untersuchung solcher Beziehungen werden die Bedingungen für den Austausch zwischen Arzt und Patient sichtbar sowie die Mechanismen, durch die sich Erwartungen und Forderungen strukturieren, welche sie aneinander haben.

Bei dieser Auslegung der Pathologie wird die Patientin durch ihre Passivität charakterisiert. Ihr Genesungswille wird infrage gestellt. Noël Retz beginnt seinen Traktat von 1785 beispielsweise, indem er von der Notwendigkeit berichtet, »die von diesen Krankheiten betroffenen Personen davon zu überzeugen, sich mit ihrer Genesung zu befassen, anstatt darauf zu beharren, krank zu bleiben«.[70] Im Jahr darauf unterstreicht der Arzt Lavallée aus dem Anjou, wie schwierig es ist, von Patienten Folgsamkeit zu erwarten. Die *Mémoire sur les maladies nerveuses* [Denkschrift über die Nervenkrankheiten], welche er an die *Société royale de médecine* einsendet, beinhaltet eine »Observation sur l'hystéricisme et la cessation des règles« [Beobachtung über die Hysterie und das Ausbleiben der Periode] einer Frau von 45 Jahren, einer Mutter von zwölf Kindern. Er beschreibt kurz die Nervenspannungen, welche er als »erstaunlich« bezeichnet, und widmet ihnen einen Großteil seiner Beobachtung, um von den Schwierigkeiten zu berichten, ein Vertrauensverhältnis zur Patientin aufzubauen. Er streicht seine Besorgnis heraus, »sie davon so gut wie möglich zu überzeugen, dass sie das Übel unendlich größer darstellte, als es war«, und fährt fort:

»Diese tumultartige Szene wich endlich der Behandlung, als es aber zum Problem des Heilungsprozesses kam, dem häufigsten Stolperstein bei Damen von Welt, wurde ich von den Befürchtungen der Kranken gewarnt, von den bizarren Gelüsten, deren Befriedigung sie in Unordnung haben fallen lassen, was sie selbst – launig und verrückt – ihrer Ernährungsweise zuschrieb. Nach meinem Widerspruch führte sie verschiedene Befunde an, die sie dann bald zwangen, meinen Rat zu suchen, der ganz umsonst einer so unvernünftigen Frau gegeben wird.«[71]

---

[70] Retz, [1785]: IV-V; die Vorrede des Autors fehlt in der deutschen Ausgabe des Buches, wo es einen »Vorbericht« des Übersetzers gibt (Retz, 1788).

[71] Lavallée, »Première observation sur l'hystéricisme et la cessation des règles«, in: Névropathie, ou mémoire sur les maladies nerveuses, proprement dites [Neuropathie

Das Manuskript nimmt den Leser beiseite. Die Verallgemeinerung »An die Frauen dieser Welt« will vor der Inkriminierung der Rolle der Intersubjektivität warnen. Die Pathologie sieht der Arzt am Ursprung eines Verlustes des Genesungswunsches und von Vorbehalten gegenüber Medikamenten, die als Quelle von Beschwerden gelten. Der Genesungswunsch selbst wäre bereits ein Schritt in der Therapie, was die Pathologie jedoch verhindert. Die Patientin begreift sich nun nur noch dadurch und versteht die Attacken gegen ihre Affektion als Voreingenommenheit gegen ihre Wünsche. Lavallée präsentiert sich als Stimme der Vernunft und spricht seiner Patientin jegliche Fähigkeit ab, ihm zu folgen oder autonom zu handeln. Ihre Handlungen sind eben das Resultat ihres Zustandes und umgekehrt. Wenn sie Ärzten wie Empirikern unterschiedslos zuhört, zeugt dies nicht nur von der Weigerung, sich der Wissenshierarchie anzupassen. Ein Mangel an Unterscheidungsvermögen und ein zu leichtfertiges Vertrauen werden zu Nebenwirkungen der Pathologie. Die Selbstaufgabe der Patientin wird als Ergebnis eines aussichtslosen Kampfes formuliert, bei dem Lavallée diese gegen ihren Willen behandeln muss. Weil ihm der Wunsch, sie zu retten, abhandengekommen ist, verurteilt er sie und präsentiert ihr Lebensende als einen nicht unumkehrbaren Niedergang.

Die Mediziner stellen die Vapeurs nicht als Laune vor, sondern als etwas, das den Patienten zu einer Laune führt oder aus wiederholten Launen resultiert, bis hin zu einer Beeinträchtigung des körperlichen Gleichgewichts. Im Namen der Herausforderung durch vaporöse Krankheiten formulieren die Mediziner besondere Anforderungen. Mehr noch, sie stellen den Patienten als denjenigen dar, der sie zur Finalisierung einer Reihe von Taktiken zwingt. Ihre Unwissenheit verwandeln sie in einen Konflikt, bei dem sie sich nicht allein der Pathologie entgegenstellen, sondern auch den Patienten. Die Mediziner versuchen, ihre Rolle zu legitimieren, um Vertrauen zu stiften und die Details kennenzulernen, welche dem Anfall vorausgehen.

Bei der Beschreibung der »Fallen«, in die der Patient zu tappen droht, wenn er dem Arzt nicht zuhört, präsentiert dieser sich als Verbündeter. Indem er den Patienten anfleht oder ihm die Risiken offenlegt, verstärkt der Arzt seinen Autoritätsanspruch über den Patienten und rechtfertigt seine Forderung nach Exklusivität sowie vollständiger Verfügbarkeit. Um

oder Denkschrift über die eigentlichen Nervenkrankheiten], 8. März 1786, Société royale de médecine, 116, Akte 2, Nr 2.

nicht mehr Spielball seiner Pathologie zu sein, muss der Patient seine eigenen Eindrücke überwinden und sich dem Arzt anvertrauen. Die Ermahnung zur Disziplin und die Einschüchterung fungieren beide als »Falle«, welche zu einer Abhängigkeit des Patienten von seinem Arzt führt. Der Patient wird nach Kriterien des guten Willens und der Kooperation beurteilt. Pierre Chirac, Staatsrat und Leibarzt Ludwigs XV., verspricht ohne Zögern einer Patientin, die Opfer hysterischer Krisen ist und ihn per Korrespondenz konsultiert, ihre Genesung: »Soweit sie sich selbst helfen und uns blind glauben mag.«[72]

Zur Behandlung der hysterischen Affektionen bestimmen die Mediziner eine Disziplin, die dem Subjekt die Kontrolle über seinen Körper zurückgeben kann. Sie bemühen sich, ihre Patienten vom Widerwillen zu befreien, und bekämpfen die gegen ihre Behandlung gerichteten Meinungen. Es geht um das Gleichgewicht zwischen Körperbeherrschung und Gesundheit. Sie empfehlen, bestimmte Genussmittel wie Kaffee, Schokolade und rotes Fleisch zugunsten anderer (etwa Kraftbrühe, Milch, Gemüse und weißes Fleisch) zu meiden. Sie rufen zur körperlichen Ertüchtigung auf. Oft finden sich in den Texten Patienten erwähnt, welche sie als hysterisch bezeichnen und die auch darin besonders sind, dass sie den Empfehlungen ihrer Ärzte nicht folgen. So erhält der Patient einen Bezug zur Pathologie aufgrund seines Vergehens: Hier missachtet der Patient die Worte der Ärzte und weist das von sich, was der gesunde Menschenverstand fordert; er gibt sich der Faulheit und Völlerei hin. Bei Nymphomanie kommt erschwerend hinzu, dass er zum eigenen Vergnügen den Gebrauch seines Körpers von den natürlichen Funktionen ablenkt.

Da das Vertrauen der Patienten nicht leicht zu erringen ist, wenden einige Ärzte Tricks an. In den Konsultationen gibt es viel Raum für die von den Ärzten ausgearbeiteten Strategien, wie sie sich an die Patienten wenden und mehr Informationen über ihre Lebensweise und ihre Affektionen erhalten können. Weil sie die durch die Pathologie gestellte »Falle« nicht offenlegen und Patienten nicht einschüchtern können, gehen einige Ärzte dazu über, diesen eine Falle in ihren eigenen Widersprüchen zu stellen. Noël Retz hält sich beispielsweise ausführlich bei dem Fall einer Patientin auf, für die er ein taktisches Geschick entwickelt, das den größten Strategen zur Ehre gereichte:

---

[72] Chirac, 1744-1755: III, 399.

»Fast immer musste man das junge Fräulein vom Gegenteil überzeugen: um sie zu erfrischen, schlug ich beispielsweise irgendein erhitzendes Heilmittel vor. Ich war mir ihrer Verweigerung sicher und wusste um ihre Vorliebe für Mittel, die meinem Vorschlag widersprachen. Das, was ihr zusagte, musste von ihr selbst stammen. Ich schien zu widerstehen, dann zu überlegen, und schließlich nachzugeben. Ich schien der Kranken einen Triumph zuzugestehen, welcher meinerseits erforderte, dass ich ihr ausreichend Kenntnisse zutraute, ihre eigenen Heilmittel zu wählen, und dass sie noch genaueren Gebrauch eines solchen Heilmittels machte, das sie als ihr eigenes ansah, und dass ich mir den Beifall anmaßte, dessen sie sich rühmte.«[73]

Und Retz schlussfolgert:

»Durch derartige Täuschungsmanöver muss man oft den Genesungswillen der Kranken einfangen. Wer den Erfolg dieser Kenntnisse gewährleisten will, darf nichts von dem vernachlässigen, was zum Einsatz derselben führen kann.«[74]

Retz zufolge sind hysterische Affektionen Geisteskrankheiten, was dem Arzt die Fortführung der Behandlung erschwert. Hysterische Affektionen bewirken an sich eine Umkehrung: Der Arzt sorgt sich um die Gesundheit seiner Patienten, während diese bloß recht haben wollen. Es wird zu einer Aufgabe des Arztes, der zum Wohle der Patienten handelt, diese zu überlisten. Und diese Aufgabe steht jenseits des Vertrauensverhältnisses, das er mit ihnen etabliert. Er allein muss die Verantwortung für die Heilung der Patienten tragen, selbst wenn ihn dies isoliert. In dem von Retz dargelegten Fall gehört die Patientin zur privilegierten Klasse und er versteht, dass sie sich schnell von seinen Diensten abwenden und einen nachsichtigeren Arzt wählen könnte. Die List liegt darin, den strengen Ton abzulegen sowie ein Vertrauensverhältnis und gegenseitige Wertschätzung vorzutäuschen. Retz situiert die Rolles des Arztes in einer radikalen Überlegenheit. Er verfügt über ein Wissen, das ihn über die Konfrontationen stellt. Statt der Patientin zuwiderzuhandeln, muss der Arzt gefällig erscheinen und sie notfalls auch täuschen. Er findet seine Befriedigung in einer Heilung gegen ihren eigenen Willen.

---

[73] Retz, [1785]: 315. Ausführlicher ist dieses Manuskript zitiert in: Arnaud, 2012: 147-165.

[74] Retz, [1785]: 316.

Oft versucht der Arzt, die Gunst der Patienten zu gewinnen, um daraus Macht für die Behandlung zu erlangen. Das ist das Bild des höfischen Arztes, so wie er in den in Dialog- oder Korrespondenzform veröffentlichten Abhandlungen im Namen einer therapeutischen Notwendigkeit erscheint. Diese Auffassung des Arztes als Verführer der Patienten zur Gesundheit verschwindet am Jahrhundertende nicht. Sie wird von Philippe Pinel in *La médecine clinique* [Die klinische Medizin] aufgegriffen.[75] Auch taucht sie am Ende von *Du traitement des insensés dans l'hôpital de Bethléem de Londres* [Über die Behandlungen der Geisteskranken im Londoner *Bethlem Royal Hospital*] des Abbé Robin, dem *Chapelain du Roi* [Königlicher Kaplan], wieder als wesentliche Strategie für die Heilung des Wahnsinns auf:

»Die Kunst, Geisteskranke zu heilen, steckt noch in den Kinderschuhen, und um sie zu erlangen, müsste man die Forschungen über die Grenzen der Medizin hinaus ausdehnen. Man müsste die Gemütsverfassung der Kranken untersuchen, oft noch stärker als ihre physische Verfassung, ihnen in den Vorstellungen und Überlegungen folgen, die Momente und Gelegenheiten ausmachen, wo diese geistige Kette reißt und erkennen, welches zu lebhafte Gefühl hier Unordnung hineinträgt. Man müsste sich ihren Meinungen, Vorlieben und Phantasien annähern können, indem man immer nachzugeben und sich ihrem Willen zu unterwerfen vorgibt, ihre Gefühle, Vorstellungen und Gedanken beherrschen, wie von ungefähr der geschickte Höfling seinen Herrn inspiriert, lenkt und führt, der im Glauben bleibt, das Schicksal der Menschen selbst zu entscheiden.«[76]

Die Herstellung einer Vertrauensbeziehung hilft nicht nur, Patienten davon zu überzeugen, einer Disziplin Folge zu leisten, sondern hilft dem Arzt auch, auf diesem Wege mehr über die Lebensweise zu erfahren, um Hypothesen bezüglich des Ursprungs der Pathologie zu formulieren. Es entwickelt sich eine Überzeugung von einer Wahrheit des pathologischen Körpers. Manchmal genügen dem Arzt einige Gesten, die er als Bekenntnisse konstruiert. Beim Wettbewerb der *Société royale de médecine* des Jahres 1786 erzählt ein anonym bleibender Arzt den Fall einer Klosterschülerin, die eine Krise hysterischer Vapeurs erfahren habe. Triumphie-

---

[75] Pinel, 1802.

[76] Robin, 1787: 55-56 [bei Robins Buch handelt es sich um eine erweiterte und ergänzte Übersetzung von Thomas Bowens *Historical account of the origin, progress, and present state of Bethlem Hospital*, London 1783, A.d.Ü.].

rend berichtet er: »Bei meiner Ankunft fragte ich sie, wie die Krise begonnen hatte, und nahm ihr den Puls ab, der schwach und sehr unregelmäßig war; sie antwortete mir lachend, dass sie dies nicht wisse und drückte meine Hand auf ihren Busen mit einem Ausdruck, der mir keinen Zweifel über die Ursache ließ.«[77] In dieser ersten Krise etabliert der Arzt drei Indizien, welche erlauben, die körperliche Störung zu erklären: die Kürze der Krise, den Puls, das Drücken der Hand. Mehr als die Krise klärt eine Geste den Arzt auf, eine Freiheit, die sie sich herausgenommen hat und die einen Verstoß gegen den Kode der Wohlanständigkeit darstellt. Der Arzt präsentiert sich schamhafter als seine Patientin. Diese drückt seine Hand auf ihren Busen, während er die Ursache für die Beschwerde nicht benennt und sie den Leser erraten lässt. Er überlässt dem Leser die Rolle, Pathologie und sexuelles Verlangen zu verknüpfen. Eine zweite Konsultation mit der gleichen Patientin kurz darauf kontrastiert stark mit der ersten, denn nun ist sie verheiratet und schwanger und es genügen einige Tropfen flüssigen Opiums, sie zu beruhigen. Der Abstand zwischen der ersten und der zweiten Konsultation zeigt die Kluft zwischen einem Klostermädchen und einer verheirateten jungen Frau. Die Erzählung endet mit dem Abschluss einer Schwangerschaft, welche die Pathologie beendet und sie als reife Frau vorführt, die in ihrer Rolle aufgeht.

Manchmal zweifelt der Arzt an den Worten seiner Patientin und bleibt hartnäckig, bis er ein vollständiges Bekenntnis über ihre Handlungen am Vorabend des Anfalls erhält. Er stellt sich die Motive vor, welche sie zum Schweigen veranlassen, und geht so weit, sich mit ihr zu isolieren, um die Befragung bis zu einem zufriedenstellenden Abschluss auszudehnen. In einem Manuskript heißt es:

»Eine junge Handwerksfrau trat, stark erhitzt vom vielen Tanzen, ans Fenster, um frische Luft zu schnappen. Das Schwitzen ließ nach, da sie zu lange am Fenster verweilte. Am nächsten Tag wurde sie von hysterischen Vapeurs befallen, die so heftig waren, dass sie sich bewusstlos mit erstaunlicher Kraft schreiend und heulend am Boden wälzte. Ihre sonst so schwache Stimme war so stark und tief, dass ihre überraschten Eltern nach mir

---

[77] Anonym, A.G.F. D. D. S. B., »Concours de médecine, annoté par La Caille 3 – 7 mars 1786, Autre observation d'une hémophtisie hystérique par la même cause« [Medizinwettbewerb, mit Anmerkungen versehen von La Caille, 3.-7. März 1786, Weitere Beobachtung einer hysterischen Hämophtisie durch die gleiche Ursache], Société royale de médecine, 200, Akte 1, Nr 2.

schickten. Sie war anfällig für hysterische Anfälle, aber nicht von dieser heftigen Art. [...] Als ich sie dann befragte, was zu diesem Anfall geführt haben möge, antwortete sie mir, sie habe keine Ahnung und sei ausgeliefert gewesen. Ich verschrieb ein kaltes Bad mit den Mitteln, die ich in der Regel bei hysterischen Vapeurs durch Entzug verwende, aber abends trat ein neuer, noch heftigerer Anfall auf. Das überraschte mich und bestätigte meinen Verdacht, dass mir die wahre Ursache verheimlicht würde. Ich bestellte die Kranke wieder ein und befragte sie erneut, und nun gestand sie mir, dass sie sich nach ausgelassenem Tanze ans Fenster begeben habe, bat mich aber, ihrer Mutter davon nichts zu sagen, die ihr sonst das Tanzen verböte. Also änderte ich meine Behandlung: ich ließ sie ein heißes Bad nehmen, um ihr das Schwitzen in Erinnerung zu rufen, und ließ ein Huhn mit Borretsch für eine leichte Hühnerbrühe stopfen. Auch gab ich hier einen Kräuteraufguss aus Gelbem Waldstroh zu trinken, mit einer Prise *fleur de nerceau*.[78] Die Anfälle verringerten sich merklich, und seither traten nur zwei sehr leichte Krisen auf. Einige Tage später kehrten ihre Menses überreichlich zurück, was ihre Genesung ohne Purgieren abschloss. Mit ihrer immer makellosen Zunge und einem gut arbeitenden Magen blieb sie in der ganzen Zeit ohne den geringsten Fieberanfall.«[79]

Bei dieser Beobachtung beginnt der Arzt immer noch die Diagnose mit der Angabe der Ursache, kommt dann auf die Symptome zu sprechen, anschließend auf die Evolution der Pathologie und auf die Art und Weise, wie er deren Ursprung feststellen konnte, um mit der Heilung abzuschließen. Die Falle des Arztes besteht hier im Auslegen eines Köders. Dies belegt, dass der Arzt keine passende Therapie auswählen kann, ohne über die Umstände der hysterischen Anfälle, die Gefühle und die Lebensweise der Patientin vollkommen Bescheid zu wissen. Ausflüchte und Rückfälle betrachtet der Arzt als Anzeichen dafür, unbedingt noch mehr darüber in Erfahrung bringen zu müssen. Neue Krisen werden als wiederholte Drohungen eines Körpers interpretiert, der nach Befriedigung verlangt. Die Zeitspanne bis zur Heilung – und also die ineffiziente Behandlung – liefert dem Arzt paradoxerweise noch mehr Argumente, weil er sie als Beweis

---

[78] Das Gelbe Labkraut – oder: Gelbes Waldstroh (*Galium verum*) – ist ein Kraut mit gelben Blüten und gehört zur Familie der Rötegewächse (*Rubiaceae*). Die »*fleurs de nerceau*« konnten nicht identifiziert werden. Es könnte ggfs. *fleur de sureau*: »Holunderblüte« gemeint sein [A.d.Ü.].

[79] Ebenda.

dafür auslegt, dass ihm nicht alles gesagt worden ist. Es kommt auf die vollkommene Übereinstimmung zwischen den Bekenntnissen und den angewandten Heilmitteln an. Vom Kalten geht man zum Warmen über, vom gewöhnlichen Wasser zur Molke aus gelbem Waldstroh, während die Patientin die Erzählung wechselt.

Bald schon wird das Öffnen des Fensters als Quelle der Hysterie angesehen werden, nicht aufgrund des Temperaturunterschieds, sondern weil die junge Frau sich dort zeigt und dort begehrt, weil sie hier eine Teilnahme am Spiel wagt und sich vergessen will. Dieser Unterschied veranschaulicht den Abstand zwischen den Deutungsmustern am Ende des 18. und am Ende des 19. Jahrhunderts. Wichtig ist allerdings, dass die gleiche Kraft eingesetzt wird: Der Arzt isoliert sich mit der Patientin, verfolgt sie, bis sie ihm alles gesagt hat, nötigt ihr Details unter dem Mantel der Verschwiegenheit ab und entlockt ihr die Sünde, die es zu gestehen gilt.

DIE KONSTRUKTION EINES GEHEIMNISSES

Behandeln bedeutet, durch viele Beobachtungen hindurch eine Geschichte zu finden. Am Ausgang des 18. Jahrhunderts verändert die Medizin ihren Blick auf den Körper und verändert sich dadurch selbst. Von den zahlreichen physiologischen Erklärungen der Pathologie setzt sich aber keine einzige durch oder erlaubt, die Abruptheit und Gewalt von Krisen verständlich zu machen. Deren Ursprung wird nicht mehr nur in einem (humoral, mechanisch, chemisch oder sogar nervlich bedingten) körperlichen Ungleichgewicht vermutet, sondern außerhalb des Körpers: in der Biographie. Unter der Bezeichnung Hysterie vereinen die Mediziner mehr als die Lebensweise; sie versuchen, deren Auswirkungen zu bestimmen. Sie ahnen, dass der Patient weit eher als sie selbst in der Lage ist, die Ursachen für seine Probleme zu entschlüsseln, und sehen in seiner Kooperationsverweigerung Scham, Misstrauen oder Verstellung.

Ein weiteres Beispiel aus den Archiven der *Société royale de médecine* bestätigt diese Lesart. Ein anonym gebliebener Arzt schickte im März 1786 eine Reihe von Beobachtungen für eine Ausschreibung der *Académie de médecine* ein:

»Mademoiselle de *** galt in ihrer Familie als schwindsüchtig, weil sich aufgrund der sehr feinen Haut und einer zarten Konstitution ihre Wangen und Backenknochen schön rot verfärbten, besonders nach den Mahlzeiten. Ein trockener Husten quälte sie damals, und manchmal hielten ihre Krisen recht lange an. Ich vermutete bei ihr diese Gewohnheit seit langem, aber da ich nicht ihr Arzt war, konnte ich mir dessen nicht sicher sein.
In Folge eines recht lebhaften Tanzes hatte dieses junge Fräulein eine unterdrückte Transpiration, die auf die Brust schlug und den Husten verstärkte. Dieser bewirkte eitrige Auswürfe, was sie noch mehr darin bestärkte, schwindsüchtig zu sein. Daraufhin behandelte sie ihr Arzt. Da die Krankheit allerdings weiter voranschritt, wurde ich hinzugezogen. Ich vergewisserte mich also der Existenz der Spannung in den rechten Muskeln. Ich verschrieb die gleichen Heilmittel wie oben aufgeführt, ohne mich weiter über die Schleimauswürfe zu sorgen, gegen die sie nicht wirksam sind. Dennoch gab ich ihr keine Bäder, sondern verordnete ihr einen Mohnaufguss mit Erdefeusirup (*Glechoma hederacea L.*), um den Schleimauswurf zu erleichtern. Mit diesen Mitteln konnte ich alle Anfälle ruhigstellen, die sich als ein mit hysterischen Vapeurs verbundener Keuchhusten erwiesen. Anstelle der strengen Diät, die man ihr seit ein paar Tagen verabreichte, gab ich ihr milde und nährende Halbkost. Nachdem alle Reizungssymptome abgeklungen waren, purgierte ich sie in ihrer Rekonvaleszenz mit milden Abführmitteln. Einen noch bedeutenderen Dienst leistete ich ihr, als ich sie von ihrem Drang abbrachte. Dessen Konsequenzen waren ihr unbekannt und hätten sie unvermeidlich ins Verderben geführt. Darüber wagte ich nicht, mit ihr zu reden. Stattdessen machte ich es mir zur Gewohnheit, eine Abhandlung über Masturbation mit mir zu führen, die ich absichtlich vor ihren Augen aus meiner Tasche zog. Ihre Neugier stillte ich zunächst nicht, und als ich ihr die Abhandlung borgte, schien ich nur ihrem Drängen nachzugeben. Vor allem aber verpflichtete ich sie dazu, diese nur allein und ohne Wissen der Eltern zu lesen. Dies versprach sie mir. Schon bei unserer ersten Wiederbegegnung nannte sie mich schmeichelhaft ihren Retter. Von dieser Bezeichnung, die, wie sie mir sagte, ihre Dankbarkeit ehrlich ausdrücke, wich sie seither nicht mehr ab.«[80]

---

[80] Anonym, A.G.F. D. D. S. B., »Concours de médecine, annoté par La Caille, 3 – 7 mars 1786, Autre observation d'une hémophtisie hystérique par la même cause«

Der Bericht beschreibt den Übergang der Patientin von dem Augenblick, wo sie »als« etwas »galt«, das sie nicht war, weil sie sich heimlich befriedigte, bis zu dem Augenblick, wo sie eine Gefühlsregung der Dankbarkeit »ehrlich ausdrückt«. Dieser Ausdruck stellt für den Arzt nichts anderes als eine Art Bekenntnis dar. Um etwas hervorzuheben, nimmt der Bericht als solcher seinen Anspruch auf Beobachtung zurück. Er trifft eine Auswahl bestimmter Elemente unter Ausschluss anderer. Der kaum erwähnte Husten wird ausgelassen. Er ist nur ein Effekt oder, genauer gesagt, eine Maske. Der Arzt lenkt sofort die Aufmerksamkeit anderswohin und vom schlimmen Husten ist keine Rede mehr. Der Husten hat seine Rolle erfüllt: Seine Präsenz und sein Widerstand gegen die Medikamente deuten ein Leiden an und wecken das Misstrauen des Arztes. Dieser erkennt ein zweites Leiden, eine hinter dem Husten versteckte Hysterie. Und dieses zweite Leiden führt dazu, eine etwas andere Praxis zu vermuten: Selbstbefriedigung.[81] Der Arzt vermutet, verschreibt und instruiert. Auch wendet er die Gefahr von der Patientin ab. Er kann die passende Gelegenheit für die Behandlung abwarten, hinter den Schein blicken und auf sein Urteil stolz sein. In seinem Bericht präsentiert er sich als derjenige, der jenseits der Zeichen und Symptome lesen muss. Um behandeln zu können, darf er sich nicht vom Anschein verwirren lassen, sondern muss Vermutungen anstellen. Das heißt in diesem Fall, die Geschichte identifizieren, auf die der Körper verweist.

Der Bericht erzählt von einer »Falle«. Diese unterteilt sich in drei Stadien: das Stadium des Schweigens und des Köderns, den Moment der Verhandlungen über die Ausleihe und die Rückkehr mit der erwarteten Wandlung, die in der Bezeichnung »Retter« manifest wird. Nicht nur gibt es kein Bekenntnis, es gibt gar keine Fragestellung. Der Arzt spricht nicht über das, was er doch eigentlich kommunizieren will. Mehr noch, er weigert sich zunächst, sein Buch zu verleihen, und er zeigt es wie aus Versehen her. Der Arzt interveniert wie ein unwissender Vermittler. Durch seine

---

[Medizinwettbewerb, mit Anmerkungen versehen von La Caille, 3.-7. März 1786, Weitere Beobachtung einer hysterischen Hämophtisie durch die gleiche Ursache], Société royale de médecine, 200, Akte 1, Nr 2.

[81] Die Geschichte der Sexualität hat über die letzten zwanzig Jahre eine wachsende Anzahl an Arbeiten zum Diskurs über Onanie stimuliert. An dieser Stelle werden erneut nur Bücher zum 18. Jahrhundert angeführt: Goulemot, 1994; Groneman, 1994; Jaquier, 1998; Jordanova, 1987; Sheriff, 1998; Stengers / Van Neck, 1984; Stolberg, 2004; Wagner, 1988; Wenger, 2007; Laqueur, 2008.

anfängliche Weigerung, ihr das Buch zu überlassen, leugnet der Arzt seinen eigenen Plan sowie seine Zweifel. Er steigert die Neugier des jungen Mädchens mit der Äußerung, sie dürfe nicht wissen, worum es sich handelt, und werde es nicht erfahren, wenn sie es nicht geheim halte. Das Buch mit seinem verbotenen Thema muss anfangs selbst verboten bleiben. Der Arzt nimmt in Kauf, eine Regel zu brechen, die er durch sein Zögern, das Buch zu weiterzugeben, überhaupt erst errichtet. Sein Entgegenkommen kann nur in einem Austausch stattfinden, in dem die Unwissenheit eines Akteurs postuliert wird und das Geheimnis denjenigen schützt, der ein Wissen weitergibt. Das verliehene Buch fungiert als Verdoppelung eines anderen Geheimnisses, weil das Interesse an dem Buch für den Arzt eine Praxis bezeugt. Zum Bekenntnis kommt es zwar nicht, allerdings wird es durch die Anerkennung ersetzt und dient als Zeugnis.

Der Beschreibung der Symptome wird weit weniger Raum zugestanden als der Beschreibung ihres Umfeldes. Der Bericht funktioniert wie eine Vorwegnahme: Er erahnt die Einwände und zerstreut sie vorweg – mit dem Argument der Heilung des Patienten am Ende. Der ärztliche Diskurs ist exklusiv. Sein Diskurs wird zum Gesetz und das Gesetz ist durch das Buch gestützt. Der Leser nimmt die Erzählung als Beschreibung auf, die kein wesentliches Detail auslässt und bei der jedes erwähnte Detail zur Diagnose beiträgt.

Der Körper wird zum Gegenstand der Erinnerung. Durch mehrfache Befragung des Patienten stellt der Arzt fest, dass es ein Geheimnis gibt. Der Patient wiederum kann ihm nicht mehr ausweichen. Um behandelt werden zu können, muss dieser den Grund für seine Erregung mitteilen. Der Arzt bedrängt den Patienten; ohne ein vollständiges Bekenntnis scheint die Therapie nicht beginnen zu können. Die andere Falle beruht auf der Simulation, dass der Arzt die Geduld verliert und ein Bekenntnis zu erzwingen versucht. Der Arzt schmeichelt sich bei der Patientin ein und gibt vor, den Ursprung ihres Leidens verstanden zu haben. Er erzählt ihr eine Geschichte, damit sie sich mit dem von ihm gezeichneten Porträt identifiziert. Als der Arzt Nymphomanie diagnostiziert, steht noch viel mehr auf dem Spiel. In seiner in Montpellier verteidigten medizinischen Doktorarbeit besteht Pierre Lafage strikt auf folgendem Vorgehen:

»Ein Arzt, der zu einer Frauensperson gerufen wird und bei ihr Nymphomanie vermutet, muss zunächst seine Überredungskünste einsetzen und echtes Vertrauen einflößen. Zu diesem Zweck muss er dem Geschmack der Kranken schmeicheln, mit ihr seufzen, sie ermutigen und vorgeben, sich äußerst lebhaft für ihre Situation zu interessieren. Und sobald er sein Ziel erreicht hat, kommt er durch die gleichen Abstufungen auf das Gesagte zurück. Er führt ihr die bedrohliche Gefahr vor Augen und flößt ihr den größtmöglichen Schrecken ein, indem er ihr notfalls die traurigen Folgen dieser krankhaften Zustände ausmalt und sie damit erschreckt. All dies muss durch geeignete Hilfsmittel unterstützt und über einen längeren Zeitraum durchgeführt werden.«[82]

Nicht nur kann sich der Arzt widersprechen, sondern muss es sogar. Er muss eine Mitwisserschaft vortäuschen, um das Vertrauen der Patientin zu wecken. Um ihr das Geheimnis zu entlocken, muss er die Patientin täuschen. Er muss glaubwürdig erscheinen, um anschließend zu drohen. Der Arzt muss eine Reihe von Rollen annehmen, falls dies ihm erlaubt, das für ein Bekenntnis der Patientin unabdingbare Maß an Vertrautheit zu erlangen. Er wird dabei zum Spiegel der Patientin, die er in einer Bewegung konstanten Wandels und Widerspruchs zu sich selbst schildert. Der Bericht scheint auf regressive Weise zu funktionieren und über Krankheiten zu berichten, um Schuldige zu finden. Aus dem – angesichts eines undefinierbaren Leidens – inkompetenten Arzt wird ein Detektiv. Er lässt die Leidende im Glauben, dass er Geheimnisse hüte. Und erst durch deren Enthüllung konstituiert er sie als Patientin, so als ob ihre Geheimnisse eine absolute Macht über den Körper besäßen. Somit erschafft er eine Ursache für das physiologisch unerklärliche Leiden und eine Rolle für den Arzt.

Durch viele Beobachtungen hindurch gewinnt die Diagnostik der Hysterie und der Hypochondrie an Form. Die Berichte belegen, dass diese Diagnosen anwendbar sind, um die Beschwerden der Patienten zu benennen, und bezeugen sogar deren Häufigkeit. Der Arzt möchte einen jeden Fall aus sich heraus verstehen. Alles ergibt hier Sinn: den Arzt zu rufen wie auch, ihn zu verlassen; die Therapien zu vermehren wie auch, sie nicht zu befolgen; das Verschwinden wie das Wiederauftauchen der Symptome. Alles am Patienten ist Zeichen, nicht nur die Krise: Verhaltensweisen und Entscheidungen treten neben das Leiden und konstituieren ein Repertoire an Indizien, mit denen der Arzt den kranken Körper interpretiert. Physiologie und Pathologie helfen dem Arzt, Gleichgewichte und Ungleichgewichte, Begierden und Züchtigungen zu betrachten. Die Mediziner prä-

---

[82] Lafage, Jahr VIII [1799/1800], 19.

sentieren den leidenden Körper als Zeugnis für die Erziehung und Lebensweise des Patienten. In ihren Berichten schwankt der Status des Patienten zwischen dem des Kranken und dem des Schuldigen. Im Verlauf der Konsultationen konstituieren die Erzählungen das Imaginäre des Leidens und verschieben es vom Außergewöhnlichen zur Schuld. Das Schweigen wird zum Zeichen des Verbergens und das Verbergen zum Beweis der Schuldhaftigkeit. Auf diese Weise verdoppelt das Schweigen die Schuld und knüpft das Leiden unweigerlich an eine Art unfreiwillige Beichte.

Die Beschreibung der Symptome nimmt in der Beobachtung weniger Platz ein. Andere Betrachtungen wie die Geschichte der Patienten, ihr Lebenswandel oder kürzlich von ihnen durchlebte Empfindungen dominieren und vermehren die Elemente, mithilfe derer man die Ursachen bestimmen kann. Der den durchgeführten Behandlungen eingeräumte Platz verringert sich zugunsten der Umstände der Anfälle. Der Arzt macht aus der Identifizierung der Ursachen der Pathologie den notwendigen Schlüssel für die Therapie. Die physiologischen Beschwerden sind nicht nur Symptome, sie sind Zeichen ihrer Ursachen. Der Arzt löst sich so von einer physiologischen Auffassung der Pathologie und sieht sich in der Rolle eines Detektivs. Es entwickelt sich also eine neue Idee von der Hysterie, hier in einer letzten Beobachtung dargestellt. In seinen 1802 veröffentlichten *Recherches historiques et médicales sur l'hypocondrie* [Historische und medizinische Untersuchungen zur Hypochondrie] gibt Jean-Baptiste Louyer-Villermay das Beispiel einer »einfachen Hysterie«:

»Ein junges Mädchen wurde mit größter Sorgfalt in bester Gesundheit und Moral großgezogen und besaß als Folge dieser wohl ausgerichteten Erziehung sanfte Sitten und eine lebhafte Empfindsamkeit. Im Alter von zwölf Jahren bekam sie ihre Regel, und zwar reichlich, und über achtzehn Monate hinweg geschah nichts Außergewöhnliches. [...] Mit fünfzehn Jahren dann eine heftige, uneingestandene Liebe, innere Beschwerden, ergebnisloser Kampf gegen erste Eindrücke, absolute Dominanz dieses Gefühls in ihrem ganzen Wesen und allen ihren Sinnen; gleichwohl wahrhaft heldenhafter Mut und fester Entschluss, diese Liebe nicht zum Gegenstand eines Bekenntnisses zu machen, weder vor dem Geliebten, noch vor den Eltern, aus Angst, dadurch gerade die zu belasten, die sie so sehr liebten. Unter diesen Umständen erhielt sie einen heftigen Schlag auf den Kopf, was augenblicklich die Regel unterbrach, schwere Kopfschmerzen und Gesichtsfarbe mit sich brachte, einen beschleunigten, kräftigen Puls-

schlag sowie allgemein Unwohlsein. Ihr Alter wie ihre sonst und auch angesichts der moralischen Unruhe gute Gesundheit und die Angst vor einer Beeinträchtigung des Gehirns bestimmten mich zu einem Aderlass am Fuß, was noch am gleichen Tag zur Wiederaufnahme der Menstruation führte. Beim Anblick des Geliebten allerdings verlor sie das Bewusstsein, machte klagende Geräusche und weinte unwillkürlich. Hin und wieder kehrten die Sinne und der Verstand zurück, dann wieder totale, augenblickliche Auslöschung aller geistigen Funktionen, unzusammenhängende Kontraktionen der oberen Gliedmaßen, krampfartiges Anheben der Brust, Herzrasen, spasmische Verengung des Halses, das Gefühl des Erstickens, eingeleitet oder begleitet von einem sprichwörtlichen ›Kloß im Hals‹ (*Globus hystericus*), von der Versteifung wie vom Starrkrampf des Unterkiefers und auch von Muskelzuckungen darum herum. Diese Symptome beunruhigten mich, und ich fürchtete mehrmals, dass sie sich die Zunge zerbeißen würde. [Die Liste geht weiter, S.A.] Ich erkannte die Krankheit und sogar die Ursache, sprach darüber mit den Eltern, die meinen Verdacht von sich wiesen. Und auch meine junge Kranke machte mich nicht glücklicher, weil sie unter Protest ablehnte, dass eine Gemütsaffektion ihre Anfälle hervorgerufen habe.
Um in einem solchen Fall keinen Fehler zu begehen, braucht man das Unterscheidungsvermögen des Arztes Erasitrates; ich jedenfalls glaubte, mich gewiss getäuscht zu haben. [Der Arzt erwähnt anschließend einen erfolglosen Behandlungsversuch, S.A.] Dann aber ändert ein Vorfall alles, denn aus der Hoffnung heraus, von ihren Eltern das Einverständnis zu erlangen, und weil ihr Wunsch in Erfüllung ging, entschloss sie sich, ihren Eltern sowie dem Geliebten ihre Liebe zu bekennen. Die politischen Ereignisse verzögerten den ersehnten Zeitpunkt und die gesamte Rekonvaleszenz, aber schließlich wurde durch die Einwilligung der Eltern und durch natürliche Mitwirkung ihre Gesundheit vollständig wiederhergestellt und gaben ihr Gelegenheit, der Gesellschaft ein Beispiel für alle sozialen Tugenden zu geben.«[83]

In diesem Bericht lebt die Patientin mit einer Lüge und zwar so lange, bis der Ursprung ihrer Beschwerden sich durch Heirat auflöst. Der Arzt gibt sich nicht mit der Ermittlung der physischen Ursache ihres Unwohlseins zufrieden (ein harter Schlag auf den Kopf); er sucht etwas anderes.

---

[83] Louyer-Villermay, 1802: 41-44.

In der Person der Patientin steht er nicht mehr einem Körper gegenüber, sondern einer Figur. Für das Physiologische scheint er sich nicht mehr zu interessieren. Wo andere nur einen Zufall sehen, nimmt er vielmehr eine Verkettung wahr. Das Bekenntnis fungiert als versöhnliche Vermittlungsform zwischen der Patientin und ihrem Körper, was durch das Verschwinden der Pathologie bestätigt wird.[84] Es erlaubt die »Refiguration«[85] der Beschwerden durch die Erzählung und bestätigt die Zugehörigkeit der Pathologie zum Subjekt als dessen Daseinsberechtigung. Die Zeitspanne zwischen dem Bekenntnis und der Erfüllung der Begierden der Kranken ist dafür wesentlich: Die Verzögerung erlaubt, die Symptome mit Mangel, Einsamkeit, Verlangen gleichzusetzen.[86] Am Ende der Erzählung wird die Gesundheit der jungen Frau zum Spiegel ihrer moralischen Tugenden.

Noch vor jedem Bekenntnis hat der Arzt bereits die Ursachen des Übels und Möglichkeiten einer Abhilfe gesehen, verstanden und bestimmt. Wenn Louyer-Villermay schreibt, sich wohl getäuscht zu haben, will er sich seinen Patienten gegenüber öffnen, seinen Willen demonstrieren, ihnen auch gegen seine eigene Meinung zu glauben. Und kaum ist die Diagnose bestätigt, wird sie noch schwerer anfechtbar. Selbst der Verweis auf den Arzt Erasistratos von Keos dient dazu, seine These zu verstärken. Bei Galen heißt es, Erasistratos habe die Liebe als den Ursprung der Beschwerden von Antiochos erkannt, Sohn des syrischen Königs Seleukos I. Nikator. Weil Erasistratos feststellte, dass der Puls des Kranken sich in Anwesenheit seiner Schwiegermutter, der Königsgemahlin, beschleunigte, folgert er daraus die Pathologisierung einer unmöglichen Liebe. Durch den passenden Vergleich mit Erasistratos regt Louyer-Villermay den Leser dazu an, die Analogie fortzuspinnen und seine Patientin damit in Beziehung zu setzen. Mit dem Hinweis auf das anfängliche Abstreiten seitens der Eltern und des jungen Mädchens zeigt er den Medizinern auf, wo sie verletzbar sind. Louyer-Villermay beschreibt sein Unvermögen, das Mädchen zur

[84] Zum Thema der Bekenntnispraxis siehe Foucault 2003: 215-343 Foucault 2005: 39-66, 386-433; Benrekassa, 2007.

[85] Ricoeur, 1988: 120.

[86] Selbstverständlich taucht die Auslegung pathologischer Beschwerden als emotionaler Effekt oder als Effekt seelischer Bewegungen nicht erst im 18. Jahrhundert auf. Allerdings erlaubt das Erzählformat, ihr Verhältnis zu überdenken. Die Theoretisierung des Verhältnisses von Seele und Körper wurde vertieft untersucht insbesondere durch: Pigeaud, 1981; Berriot-Salvadore, 1995: 257-269; Imbroscio, 2002; Vila, 1998.

Mitwirkung zu bewegen, und die drohende Gefahr, der Inkompetenz bezichtigt zu werden. Nach einer solchen Lektüre sind die Mediziner versucht, ihre Hypothesen auch gegen fehlende Beweise durchzusetzen.

Innerhalb seiner Abhandlung beginnt Louyer-Villermay die Erzählung damit, dass er die Liebesgefühle seiner Patienten in den Kontext ihrer ersten Krise stellt, so als ob er deren kleinste Details kenne. Die Pathologie wird in einem Liebeskontext vorgestellt, wovon die Symptome nicht mehr zu trennen sind. Die Zeitspanne zwischen der ersten Zusammenkunft mit der Patientin und der Erzählung des Falles erlaubt dem Arzt, die Geschichte umzuschreiben und ihre Wendepunkte umzuinterpretieren. Er kann also von Anfang an auf den für seine Diagnose wichtigen Symptomen und Kriterien bestehen sowie den Leser von seinen vorgeschlagenen Therapien überzeugen. Er benutzt das Verb »verkrampfen« (*contracter*) und spricht von »sanften Sitten« und von »lebhafter Empfindsamkeit« seiner Patientin, so als ob es sich bereits um eine Pathologie handelte. Hier tritt offenbar etwas auseinander: Das Fortschreiten der Erzählung korrespondiert weder mit dem Fortschreiten des Treffens zwischen dem Arzt und der Kranken noch mit dem Fortschreiten der Therapie und noch weniger mit dem Verständnis des Falles. Die Erzählung bildet also nicht das parallele Fortschreiten des medizinischen Wissens ab. Die Diagnose gibt nicht die Schlussfolgerung der Zusammenkunft, sondern den Ausgangspunkt, von dem aus die Geschichte insgesamt als eine bedeutende und abgeschlossene Periode gelesen werden kann.

Insbesondere die Zeitlichkeit der Erzählung verdient Aufmerksamkeit: Louyer-Villermays Beispiel gründet darauf, eine sehr ausgedehnte Zeitspanne zu evozieren, und gehorcht sehr unterschiedlichen Rhythmen. Bestimmte Phasen sind schnell umrissen. Andere, detaillierter ausgeführte Phasen erlauben dem Arzt, die Seelenzustände der Kranken zu beschreiben. Die Erzählung der pathologischen Krisen nimmt die Form einer Liste von Symptomen an, ohne dass noch auf die Zeitlichkeit verwiesen würde. Auf den ersten Blick kann es so scheinen, als ob diese Abtrennung Louyer-Villermay erlaubt, die Pathologie als solche zu betrachten. Nun aber benennt er, indem er sie als schlichte Auflistung von Symptomen ohne Etappen oder Fortschritt beschreibt, keinerlei eigene Entwicklung. Im Gegenteil hält er den Leser über die Entwicklung des Kontextes der Pathologie auf dem Laufenden und kann dadurch das Innenleben der Patienten darstellen. Auf diese Weise muss der Autor die Hysterie nicht als eine selbst fortschreitende Affektion begreifen und kann die Hypothese eines Schubes streng pathologischer Art ausschließen. Mit diesem Beispiel macht Louyer-Villermay die Hysterie zu einer Pathologie ohne Eigenbewegung. Diese wird zur bloßen Reaktion, die mit den äußeren veranlassenden Umständen verschwindet.

Die Pathologie ist alles andere als eine Reihe identifizierbarer Symptome und erscheint untrennbar von der Kranken, welche sie erträgt und hervorruft. Der Arzt setzt die Patientin in einer teleologischen Verkettung des Biographischen und des Physiologischen als Handelnde ein. Die Pathologie wird zur Notwendigkeit. Die Kriterien ergeben sich durch retrospektive Implikation; die biographische Vergangenheit wird auf diese Weise als Intrige konstruiert. Diese Rückkehrbewegung scheint ihre Legitimität nur aus dem Fehlen anderer zu berücksichtigender Elemente zu ziehen und erhält ihre Gültigkeit im Anerkennen eines Schocks, einer Umkehrung oder eines anfänglichen Kampfes. Die Erzählung zwingt die Patientin dazu, sich als Akteur bei der Entwicklung der Symptome zu sehen, die bestätigen, was sie verbergen oder abstreiten möchte. So wird die Erzählung zum Mittel, ihr Leben zu begreifen, das nun auf einmal als Ursprung der Beschwerden aufgefasst wird.

Der beispielhafte Charakter der Hysterie scheint nicht mehr so sehr daher zu rühren, wie die Patienten während der Krisen erscheinen, als daher, was diese auslöst. Die Aufmerksamkeit der Leser wird über die Symptome hinaus gelenkt und konzentriert sich, losgelöst von den physiologischen Affektionen, auf die moralischen. Und offenbar führt das Fehlen einer der Pathologie eigenen Linearität die Mediziner dazu, dem Biographischen eine umfangreichere Rolle zuzugestehen, um Kontinuität herzustellen. Der Arzt beschreibt nicht so sehr die Transformation des Körpers, sondern dessen Zugehörigkeit zur Biographie der Patientin. Der kranke Körper wird als Unterbrechung sinnvoller denn je und der Arzt bestätigt als Übersetzer, dass die Geschichte über dem Körper steht, der Blick über der Handlung, das Schreiben über den sinnlichen Erscheinungsformen.

Zahlreiche Erzählungen beschreiben das Schauspiel der Symptome, um deren Intensität bewusst zu machen. Der angeführte anonyme Arzt wie auch Louyer-Villermay vergessen dagegen die hysterische Krise als solche und stellen ihr Vorher und Nachher heraus. Möglicherweise, ja sogar höchstwahrscheinlich sind die beiden letzten »Beobachtungen« frei erfunden. Ob wahr oder falsch, bleibt allerdings ohne Belang. Diese Texte belegen die Rolle der Erzählungen bei der theoretischen Ausarbeitung der Pathologie. Der Gebrauch dieses diskursiven Modells muss den Leser von der Spezifik der Hysterie überzeugen. Die Verwendung von Beobachtungen am Ausgang des 18. Jahrhunderts erlaubt, die Pathologie zu kontextualisieren sowie eine Verbindung zwischen den Symptomen und den nicht theoretisierten Faktoren herzustellen. Diese Verbindung schlägt dem Leser eine biographische Lesart vor und schreibt die Zeitlichkeit als Schlüssel der Kohärenz ein. Obschon die Assoziierung von Verhalten und Leiden nicht explizit formuliert werden kann, weist die Ausarbeitung der Erzählung dem Patienten die Züge der Pathologie zu. Zwischen Erzählung und Konzeptualisierung existiert eine doppelte Verbindung. Die Beschreibung fungiert als Erklärung. Umgekehrt stellt die Niederschrift von Fällen für den Arzt den Augenblick dar, die Pathologie durch Erfahrungen zu konstruieren. Während die Fälle anscheinend als bloße Beispiele angeboten werden, bieten sie Gelegenheit zu Andeutungen, welche die Wahrnehmung der Pathologie beeinflussen. Die Erzählung erlaubt, das auszudrücken, was aus Mangel an Beweisen nicht bestätigt werden kann, und die Beobachtungen ersetzen logische Verknüpfungen. Beim Sammeln von Beobachtungen kommt es zu einer ideologischen Sedimentierung. Das Erzählen von Fällen fungiert als Wissenserwerb.

Suchten Ärzte in der ersten Jahrhunderthälfte die Erklärung für die Pathologie in der Krise, ortet die neue Bedeutung der Erzählungen in diesem Schreibtypus sie an anderer Stelle. Es geht nicht mehr so sehr um das Wissen darüber, welche Organe berührt sind oder welche Symptome entfaltet werden, sondern um die Rekonstruktion des Vorausgegangenen. Das Dargestellte ist keinesfalls eine Beobachtung im strikten Sinne und versucht nicht, die momentane Untersuchung des Patientenkörpers zu reproduzieren; es wird im Gegenteil zur eigensinnigen Entfaltung einer Handlung. Der Arzt deckt die kennzeichnenden Momente, die emotionalen Schocks, die Geheimnisse auf.

Was unterscheidet Louyer-Villermayer in seinem Vorgehen von Jacques Ferrand in dessen Werk über die erotische Melancholie zweihundert Jahre zuvor? Auf den ersten Blick recht wenig: Die Beschreibung der Symptome, die betroffenen Patienten (junge Frauen aus allen sozialen Schichten) und die Ursachen (Liebe, Begehren, gesellschaftliche Zwänge) wiederholen sich. In mancher Hinsicht kann man den Eindruck einer gleichartigen Beurteilung gewinnen, welche die Wiederaufnahme antiker Theorien und literarische Bezüge mischt. Nichtsdestotrotz verändert sich das Schreiben. Um 1600 geht es darum, die größtmögliche Zahl möglicher Fälle und Verweise zu präsentieren, ohne sich bei einem aufzuhalten. Sie werden im Versuch, auf der Basis einer Vielzahl von Fällen zu einem allgemeinen Diskurs zu gelangen, als bekannte Fälle angeführt. Ferrand interessiert sich für die Praktiken der Verliebten. Diese werden als ungestüme, extreme und lächerliche Bewegungen dargestellt. Der sture Charakter der Liebe verschlimmert sich und findet seine natürliche Folge in der Pathologie. Bei Louyer-Villermay geht es im 19. Jahrhundert darum, jeden singulären Fall soweit wie möglich als Gelegenheit auszuschlachten, die Verbindung zwischen Körper und Seele offenzulegen.

Gerade dann, als ein Klassifikationsansatz für die Pathologie entsteht, entwickelt sich ein diametral entgegengesetztes Vorgehen. In den Beobachtungen des ausgehenden 18. Jahrhunderts ist die Hysterie nicht mehr spontan, sondern das Resultat einer Geschichte. Man erahnt die Möglichkeit einer neuen Wissenschaft wie der Psychoanalyse, welche die Funktion des Arztes im diskursiven Austausch sieht. Und während zahlreiche Historiker die Geburt der Psychoanalyse in den therapeutischen Praktiken eines Anton Mesmer und eines Chastenet de Puységur erkennen[87], ergibt sich aus der Lektüre dieser Texte, dass in der Herstellung von Erzählungen wahrlich ein neues Verständnis der Hysterie entsteht, welches die Erfassung des Körpers auf die spätere Psychoanalyse hin orientiert.

Mehr noch als ein Blick entwickelt sich bei diesem Typus medizinischen Schreibens eine Form narrativer Intelligenz. Die beobachtende Erzählung rückt nach und nach von der spektakulären Sicht auf die Beschwerden ab, um selbst noch deren geringste Etappen zu rekonstruieren und Kontinuitäten in das lange als diskontinuierlich Dargestellte wieder einzufügen. Die zeitliche Dimension des Narrativen wirkt beim Sammeln der Symptome vermittelnd: Sie erlaubt, die Diagnose zu konfigurieren. Das Narrativ bildet hier die Nahtstelle zwischen Affektion und Pathologie. Es liefert die notwendige Vermittlung, um in einer Äquivalenzbewegung vom einen zum anderen zu gelangen, d. h. die Pathologie

[87] Ellenberger, 1973; Veith, 1965; Trillat, 1986; Micale, 1995. Zu Mesmer und Puysegur siehe Brockliss / Jones, 1997: 791-794; Darnton, 1986; Peter, 1999: 9-88; Rausky, 1977.

ausgehend von einem Fall zu denken und jeden Fall ausgehend von einer Pathologie.

Um aus der Ordnung des Außergewöhnlichen herauszutreten, muss die Krise als körperliche Reaktion gesehen werden, und eben weil sie dieser Lesart dient, wird ihr eine Bedeutung zugemessen. Das Nachspiel der Krise wird als Kontinuität angesehen und fungiert ebenfalls als Erklärung. Dem Arzt genügt es nicht, den Erscheinungsformen allen dämonischen Charakter genommen zu haben. Man muss sie erneut in einer Linearität des empfindlichen Körpers verorten. Und nichts kann dessen Kohärenz besser garantieren als die Geschichte des Subjektes. Damit schließt sich der Kreis. Der Arzt bezeugt einen Körper, der bezeugt, der nicht nur ermächtigt, sondern der Zeugenschaft vorausgeht, diese befragt, einfordert, eröffnet. Diese Hypothese einer Kohärenz des Körpers wird sich so in eine Zuordnung des Subjekts zu seinem Körper umkehren können, wobei es erklären muss, wodurch es gestört wurde. Es entsteht die Idee einer körperlichen Wahrheit, die sich in der Folge weiter entwickeln wird.

Der Pakt zwischen Arzt und Patient präsentiert sich als Pakt der Wahrheit (des Körpers und der Symptome, der Erzählung, der Diagnose), fungiert allerdings oft als Serie von Verstößen: Lügen über die Symptome, über die Umstände; über die Ursachen der Pathologie; Lügen, um den Patienten zu überzeugen. Wenn es aber Lügen gibt, dann aus einem Verlangen nach Geschichte heraus. Es taucht eine Reihe von mit Lügen durchtränkten Berichten in einer Art gegenseitiger Ansteckung auf: Fallen und Rückversicherungen, Vorgehensweisen der Simulation und Dissimulation, Taktiken des Überzeugens und des Abstreitens. Der Arzt scheint seine Pathologie darauf zu stützen, dass er den Körper zum Lügen bringt, um seinerseits zu lügen. Sein Status erlaubt ihm, im Namen des Wissens zu lügen, denn die Therapie wird aufgrund biographischer wie physiologischer Elemente konzipiert. Der Körper wird weniger als leidend angesehen denn als Zeuge präsentiert. In der Erzählung des Arztes inszeniert der Körper eine Geschichte. Der Arzt wohnt den Deklarationen des Körpers bei und wird zum Übersetzer seiner Sprache. Er richtet den Körper als das ein, was die Wahrheit enthält und sie im Laufe seiner Opferung übermittelt. Die Erzählung des Patienten wird zu einer Sammlung von Bekenntnissen und knüpft so den Therapiewunsch an einen Ausweg ohne jegliche Verschleierung. Um den Ärzten die Affektion gut zu beschreiben, bemühen die Patienten sich ihrerseits, einen Körper zu beschreiben, der seine Geschichte vermittelt. Auf diese Weise postulieren Ärzte und Patienten – durch eine ganze Reihe von Lügen hindurch – die Wahrheit des pathologischen Körpers.

Von der Konzeption der Hysterie durch Metaphern bis hin zur Konzeption der Hysterie in narrativer Form existiert eine Kontinuität: die Anstiftung zum Versteckspiel. Weckte die Hysterie einst die Aufmerksamkeit des Arztes als Pathologie, die sich hinter Symptomen versteckte, die von einem anderen Leiden übernommenen wurden, dann ist die Pathologie am Ende des 18. Jahrhunderts von Enthüllung bestimmt. Aus der maskierten Pathologie wird eine Maske, eine sich selbst entlarvende Maske. Ihre offensichtliche Präsenz und Heftigkeit werden zum Zeichen eines Geheimnisses oder einer Lüge. Auf diese Weise versteckt die Hysterie sich nicht mehr, sie enthüllt sich.

Das Aufschreiben von Beobachtungen und deren neue Bedeutung am Jahrhundertende bestätigen die Transformation im Verhältnis des medizinischen Diskurses zu seinem Objekt. Der Übergang zum narrativen Schreiben erlaubt eine neue Konzeption der Pathologie, die zur signifikanten Modalität geworden ist. Zum Wissen und zur Sprache entwickelt sich ein jeweils unterschiedliches Verhältnis. Der Schrecken weicht der Befriedigung, welche einerseits durch die Klassifizierung erreicht wird, andererseits durch die Erklärung. Im Erzählen wird das Biographische den Erfordernissen einer Erklärung der Pathologie dienstbar gemacht. Die Sprache wird Neuformulierung, Verständnis, Intelligenz. Es kommt zur Machtergreifung durch die Sprache, zur Körperaneignung. Mit der Erzählung stellt der Arzt sich am Jahrhundertende über denjenigen, der das Innere seiner Patienten zu analysieren und die körperlichen Beschwerden als signifikante Verkettungen zu bewerten vermag. Die Sprache enthüllt sich als Fähigkeit, die körperlichen Verirrungen auf eine Folge von Wirkungen zu reduzieren. Die narrative Konfiguration dient dazu, die Diagnose zu denken, zu rechtfertigen, sie sogar evident zu machen. Die narrative Praxis erweist sich nicht nur als Identifizierung der Diagnose, sondern als Zugang zu ihrer Verständlichkeit.

KAPITEL 6
ROLLENSPIELE UND NEUDEFINITIONEN DER MEDIZIN

> »Vor allem hat der Hysteriker eine Geschichte, eine *histoire*, welche von der Wissenschaft erzählt wird. Hysterie ist nicht länger eine Frage der wandernden Gebärmutter, sondern eine Frage nach der sich verschiebenden Geschichte, und danach, ob diese Geschichte dem Hysteriker, dem Arzt, dem Historiker oder dem Kritiker gehört.«[1]

In Frankreich musste die Hysterie zwischen 1760 und 1820 – zunächst im Kontext der Unzufriedenheit mit dem *Ancien Régime*, dann im Rahmen des Wandels bei der Geburt einer neuen Nation – zunehmend zur Darstellung einer Art moralischer Entartung herhalten. Zahlreiche medizinische Schriften verliehen dem Arzt im Kampf gegen diese Pathologie die Züge eines Heilands. Sehr viele Konzepte waren im Umlauf. Die Pathologie wurde dabei insbesondere als Nervenkrankheit ausgelegt, so bei Jean-Louis Roger aus Montpellier mit seiner Konzeption einer Nervenflüssigkeit, welche durch Musik berührt werde[2], oder bei Thomas Trotter aus Edinburgh mit seinem berühmten Traktat über die nervösen Temperamente.[3] Zur gleichen Zeit begannen in England mit den Arbeiten von Thomas Brown und Charles Bell, die einen noch radikaleren Wandel in der Interpretation des Körpers vorbereiteten, Forschungen zur Nervenphysiologie. Darüber hinaus übernahmen zahlreiche Ärzte die uterine Auslegung der Pathologie und verorteten deren Ursprung eher im Uterus als dass sie die Pathologie als Ergebnis einer Dysfunktion desselben verstanden. Diese Vielfalt von Annäherungen an die Hysterie unterstreicht den umstrittenen, durchschlagenden Erfolg des Ausdrucks, in frappanter Verbindung mit politischen und epistemologischen Kontexten.

---

1 Showalter, 1998: 335.

2 Roger, 1803.

3 Trotter, 1807. Siehe Logan, 1997.

Jenseits der vielfältigen Pathologiekonzepte bildet sich gleichwohl wiederum ein neuer Status des Arztes heraus, welcher dessen Vermögen unterstreicht. In Jacques Léonards Worten: »Die Autorität der Mediziner wuchs, ihr Prestige stieg, noch *bevor* ihre Kompetenz belegt wäre. Man beruft sich auf ihre Befugnisse, noch *bevor* ihr Wissen bewiesen ist.«[4] Die Erfindung der Hysterie ist dafür ein gutes Beispiel. Sie erlaubt den Medizinern im ausgehenden 18. Jahrhundert, ihren Ambitionen Gestalt zu geben. Im vorausgehenden Kapitel ging es um Identifikation und Rechtfertigung der Diagnose für spezifische Fälle. Im Folgenden begegnen wir Texten, welche das Bild des Arztes bei der Heilung wie bei der Vermeidung der Pathologie auf nationaler Ebene in den Blick nehmen. Der Wandel des Ärztestandes in dieser Epoche hat in den letzten dreißig Jahren zahlreiche Historiker zu fruchtbaren Arbeiten inspiriert. In diesem Kapitel soll die Rolle der diskursiven Praktiken und der Rhetorik beim Verkünden einer neuen Sicht auf das medizinische Handeln gegen die Hysterie analysiert werden, die hier als exemplarische Pathologie für das zu bekämpfende Übel fungiert. Es geht in dieser Hinsicht um drei Konstruktionen, in denen der Therapeut gegen die Hysterie kämpft oder vor ihr schützen will: spirituell, moralisch sowie unter Rückgriff auf Magnetismus oder Somnambulismus. In diesen sehr unterschiedlichen Konstrukten erstarkt eine neue Arztfigur vermittels Polemiken, Diatriben, Erzählungen oder auch Erinnerungen, während die Hysterie zunehmend einer Stigmatisierung anheimfällt.

Unseren ersten Halt legen wir bei Pierre Pommes magistral orchestrierter Rundumpolemik gegen die Therapierung der Hysterie ein. Kontroversen unter Medizinern sind im 18. Jahrhundert nichts Neues. Eine neue Möglichkeit tut sich für den Arzt auf, der nicht auf seine medizinischen oder physiologischen Kenntnisse reduziert werden will und wider die Erwartungen handelt. Danach wird uns der aufkommende Diskurs über die nationale Rolle der Medizin in der Magnetismusdebatte beschäftigen. In Texten von Franz Anton Mesmer, Jacques-Henri-Désiré Petetin sowie Pierre Pomme taucht eine spezifische Konfiguration der medizinischen Praxis auf. Diese impliziert eine neue Interaktion zwischen Patient und Arzt, und zwar zugunsten metaphysischer Projektionen. Zur gleichen Zeit jedoch situiert eine andere Konfiguration die Medizin als ganz

---

4 Léonard, 1992: 210.

gewöhnliche Handlung im Alltagsleben, wobei die Französische Revolution und die neue Nation als Effekt von Pathologien uminterpretiert werden. Dieser Vorgang mindert keineswegs den Status des Arztes, im Gegenteil, denn dieser präsentiert seine Interventionen als besonders notwendig in der neuen Nation. Der Einsatz ist nun seine Verantwortung und seine Auffassung von der Rolle der Medizin, welche diesmal der Prävention gewidmet ist. Der Übergang zur Prävention rückt die Frau ins Zentrum seiner Aufmerksamkeit und erneuert nochmals das Konzept der Hysterie.

In der gleichzeitigen Entwicklung all dieser Perspektiven macht sich zu Beginn des 19. Jahrhunderts ein neuer Status des Arztes bemerkbar. Wie deutlich werden wird, berührt der Wandel des Diskurses über die Frau und über die Hysterie keinesfalls nur die Frauen.[5] Er ist Teil einer größeren Bewegung, in der die Medizin anders wahrgenommen wird und die Doktoren ihre Autorität bewusst in der Republik verankern. Die Publikationen über Frauen, welche in den siebziger und achtziger Jahren des 18. Jahrhunderts zirkulierten, werden nun im Namen des notwendigen Eingriffs der Doktoren auf der Ebene der Prävention angeführt. Erneut zirkulieren ähnliche Begriffe in neuen Kontexten; die Gegenstände werden auf neue Herausforderungen hin ausgerichtet.

ENTMYSTIFIZIEREN ODER MYSTIFIZIEREN? DIE ROLLE DES THERAPEUTISCHEN ARZTES

Im ganzen 18. Jahrhundert grenzten die Mediziner sich in ihren Publikationen von den Empirikern, den Chirurgen und sogar von den eigenen Kollegen ab.[6] Ihnen zufolge ist bei den lange ignorierten Vapeurs- und Nervenerkrankungen der Gang zum Arzt am wenigsten wahrscheinlich und zugleich doch am nötigsten. Der Herausgeber der französischen Übersetzung von Robert Whytts Werk warnt vor einem gefährlichen Nichtwissen.[7] Die Mediziner werfen den Chirurgen und den Empirikern die Ver-

5 Siehe Livi, 1984; Kniebiehler / Fouquet, 1983.

6 Zur Praxis der Quacksalber und der Empiriker im 18. Jahrhundert in Frankreich siehe Ramsay, 1988.

7 »Nichts ist wichtiger, als die Öffentlichkeit über Nervenkrankheiten, ihre Unterschiede und die verschiedenen Behandlungsmethoden aufzuklären, weil es in diesem Teil der Heilkunst die meisten Scharlatane gibt, welche den Kleinmut der Kranken, die Leichtgläubigkeit der sie Umgebenden und die schlechte Erkennbarkeit der

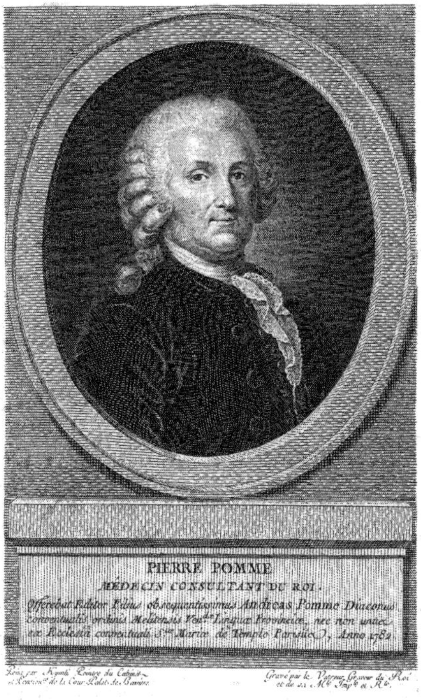

Abb. 17: Pierre Pomme

wendung gefährlicher, schädlicher Heilmittel vor. Der therapeutische Wert des Aderlasses ist umstritten, die Rolle der Chirurgen wird infrage gestellt. Selbst wenn die Chirurgie seit 1743 als Kunst gelehrt wird, sprechen die Mediziner von ihren Kollegen selten mit Respekt. Bei den Beobachtungen, welche sie an medizinische Gesellschaften schicken, unterlassen sie es selten, die Chirurgen anzugreifen und sie mit den Empirikern gleichzusetzen. Sie stellen die Vielfalt ihrer eigenen Behandlungen den unreflektierten Praktiken des Aderlasses bei den Chirurgen und der Brechmittel bei den Empirikern entgegen. Viele von ihnen sehen in dieser groben Therapie Reste einer veralteten Medizin. Toussaint Guindant listet ohne Zögern Chirurgen auf, die übermäßig Aderlässe[8] und Abführmittel anwenden, wie jenen »Oberchirurgen (*chirurgien-majeur*) des Hospitals von Chan-

Krankheit ausnutzen.« (Whytt, 1777: VI, »Avis de l'éditeur« [Hinweis des Herausgebers], (1767, III).)

8 Guindant, 1768: 56-62.

tilly, der einem von hysterischen Vapeurs gepeinigten Mädchen über 19 Jahre hinweg 1.020 Aderlässe sowohl am Fuße wie am Arme setzte«.[9] Ihm zufolge fördern gerade die Städte die Verbreitung dieser Techniken.[10] Ein anonymes, von einem Arzt an die *Société royale de médecine* [Königliche Gesellschaft für Medizin] adressiertes Manuskript empört sich über inkompetente Chirurgen. Der Autor klagt diese des Mordes an, weil sie selbst bei den hysterischen Vapeurs, bei denen die Kranken sich insbesondere erbrechen, noch Brechmittel verabreichen.[11] Diesen Befund belegt er mit Beispielen, die von mehreren Aderlässen mit tödlichem Ausgang berichten.

Während die *Société royale de médecine* den Wunsch nach einer Medizinreform und nach beschleunigter Wissenszirkulation kennt, verurteilt die Armut der ländlichen Gegenden die Bevölkerung dazu, von jeglichem therapeutischen Fortschritt abgeschnitten zu bleiben. Einzig ein Regierungsvorhaben, das Mediziner dafür bezahlt, sich in entlegenen Gegenden niederzulassen, konnte eine Verbreitung solchen Wissens ermöglichen. Mehr als eine Kritik an einzelnen Kollegen sind diese Polemiken durch die Absicht gekennzeichnet, auf der Notwendigkeit einer umfangreichen Unterstützung der medizinischen Tätigkeit durch die Regierung zu bestehen. Sie stellen die Langsamkeit einer Gesundheitspolitik infrage, welche erst mit der Französischen Revolution tatsächlich entstanden ist.

Die Kunst der Polemik erreicht ihren Höhepunkt mit Pomme, dem es nicht genügt, den Ideen seiner Kollegen zu widersprechen, und der bevorzugt jene angreift, deren Theorien sich von den seinen unterscheiden. Der mit einem Diplom der Medizinfakultät von Montpellier ausgestattete Pierre Pomme, »Ratgebender Arzt« (*médecin consultant*) Ludwigs XV., ist schon seit langem aus den Annalen der großen Mediziner verschwunden.[12] Dennoch hatte er im 18. Jahrhundert großen Erfolg mit seinem

---

9 Ebenda: 115.

10 Ebenda: 74-75; siehe auch Raulin, 1758: 232.

11 Siehe A.G.F.D.D.S.B [anonym], »Observation sur une fureur utérine des plus tenaces provenue de la pléthore spermatique«, Concours de l'Académie de médecine [»Beobachtung über einen sehr hartnäckigen, aus einem Spermaüberfluss (spermatoide Plethora) hervorgegangenen uterinen Furor«, Wettbewerb der Akademie für Medizin], März 1786, Société royale de médecine, 200, Akte 1 Nr. 2.

12 Pomme wurde am 5. Juni 1728 geboren; Baccalaureus mit 19 Jahren am 16. Februar 1747. Pomme erhielt am 10. August 1747 mit zwanzig Jahren seine Lizentiatur nebst Insignien (Doktorhut, Gürtel und Ring) eines Doktors der Medizin in

Traité des affections vaporeuses des deux sexes, ou maladies nerveuses, vulgairement appelées maux de nerfs (dt. *Abhandlung von den Hysterisch- und Hypochondrischen Nerven-Krankheiten beider Geschlechter, oder von den Vapeurs*).[13] Diese erstmals 1760 veröffentlichte Abhandlung wird mit wechselnden Untertiteln 1763 wieder aufgelegt, mit Ergänzungen versehen in den Jahren 1765, 1767 und 1769, völlig umgearbeitet im Jahr 1771, dann 1782 im Quartformat veröffentlicht, begleitet von einem Kupferstich des Autors. Eine Ausgabe in drei Bänden erscheint 1804. Daran schließen sich die bereits (in Kapitel 3) erwähnten Übersetzungen an. Ab 1767 trägt Pomme den Titel eines *médecin consultant du roi* (»Rathgebender Arzt des Königs«) und den eines *médecin de la Grande-Fauconnerie* (»Arzt bei der Falknerey«). Diese Titel trägt er bis zur Französischen Revolution. Sie gestatten ihm, auch ohne Habilitation seinen Beruf in der Ile-de-France auszuüben. Am 30. Juni 1803 wird er in die *Société académique des sciences* [Akademische Gesellschaft der Wissenschaften] von Paris aufgenommen. 1808 wird Pomme Mitglied der Akademischen Gesellschaften der Vaucluse und von Marseille, korrespondierendes Mitglied der *Académie celtique* [Keltische Akademie] und der *Société de médecine* [Medizinische Gesellschaft] zu Avignon.

Pomme scheint den von Mead in einem seiner Briefe angeführten Rat befolgt zu haben, dass Ärzte sich in Kontroversen mit berühmten Kollegen stürzen sollten, was ebenso wirksam sei wie anerkannte Heilmethoden.[14] Tatsächlich ist die von ihm vorgeschlagene Therapie, welche im Wesentlichen auf Bädern und dem Trinken dünner Brühen aus Hühner- und Kalbsfleisch oder Froschschenkeln beruht, alles andere als neu. Im 18. Jahrhundert bewerben zahlreiche Abhandlungen die Vorzüge der Kuren insbesondere im englischen Bath und in diversen französischen Thermalbädern. Zahlreiche Adelige ziehen eine Kur zur Behandlung ihrer Vapeurs in Erwägung.[15] Pomme allerdings nutzt die Polemik dazu, das Thema als Neuheit zu begreifen, und immerzu berühmte Mediziner herauszufordern.

Montpellier. Er starb am 7. April 1811 oder 1812. Pommes Lebensdaten variieren. Hier werden die Angaben des Eintrags von Émile Fassin aus dem Biographien-Band der *Encyclopédie départementale des Bouches-du-Rhône* [Enzyklopädie des Départements der Bouches-du-Rhône] wiedergeben; (siehe auch Aubert, 1998).

[13] Pomme, 1763.

[14] Roos, 2000: 438.

[15] Baynard / Floyer, 1722; Bordeu, 1750; Campadron, 1763; Carrère, 1756; Daquin, 1773; Falconer, 1770; Raulin, 1772-1774.

Mit seinem Diplom aus Montpellier, das ihn allerdings nicht befugt, in Paris zu praktizieren, solange kein Adeliger ihn dorthin bestellt, lässt Pomme sich ebendort ohne Erneuerung seiner Diplome nieder, was ihm unweigerlich die Feindschaft seiner Kollegen von der Pariser Medizinfakultät einbringt.[16] Der Publikationserfolg seines *Traité des affections vaporeuses des deux sexes* (dt. *Abhandlung von den Hysterisch- und Hypochondrischen Nerven-Krankheiten beider Geschlechter*) beim Adel beflügelt diese Animositäten noch. Für den Autor resultieren die Leiden, Konvulsionen und Lähmungen aus einem durch Vertrocknung verursachten Einschrumpfen (*racornissement*) der Nervenfasern. Der Arzt empfiehlt einen maßvollen Umgang mit Aderlässen, Kaltbäder von zwei bis zehn Stunden täglich und den literweisen Konsum dünner Fleischbrühen. Mehr als durch die vorgeschlagenen Behandlungen sticht die Abhandlung durch ihre Komposition heraus. Im Gegensatz zu seinen Kollegen stützt Pomme sich weder auf die Erwähnung berühmter Ärzte noch auf die Beschreibung vapeursbedingter Krisen. Seine ganze Theorie besteht in einem einzigen Satz zu Beginn seines Textes, wonach die Pathologie von einem Einschrumpfen der Nerven herrühre. Die Therapie ist demnach simpel: in schwierigen Fällen ein bis zwei Aderlässe, gefolgt vom Kern der Behandlung bei egal welchem Fall, nämlich literweise Hühnerbrühe zu konsumieren und mehre Stunden täglich in einem Bad zu verbringen. Bereits diese Formel erlaubt es Pomme, sein Erstlingswerk zu verfassen. Also macht der Bericht der Konsultationen und der Polemiken das Wesentliche der Abhandlung aus; ab der sechsten Auflage wird daraus sogar ein Buch in zwei Teilen. Das Buch ist dem Bericht der durchgeführten Behandlungen gewidmet und reiht sich eher in die Tradition der empirischen Schriften als in jene der Universitätsmediziner ein. Die Beobachtungen konstituieren das gesamte Material des Buches und die wenigen theoretischen Reflexionen sind in die Erzählung der Fälle eingefügt. Die vom Arzt durchgeführten Kuren werden regelmäßig den fruchtlosen therapeutischen Methoden anderer Mediziner gegenübergestellt.[17] Der Diskurs gründet ausschließlich auf der in starken Bildern ausgemalten Erfahrung. Mehr als um die Kenntnis der Vapeurs geht es Pomme um die Ausarbeitung einer Therapie und

[16] Auch wenn Montpellier als einzige Provinzstadt Diplome ausstellte, mit denen ein Arzt außerhalb seiner Region praktizieren konnte, so schloss dies nicht Paris mit ein (Pauthier, 2002).

[17] Wenger, 2009.

sein Traktat soll zukünftige Patienten ebenso wie Kollegen überzeugen. Der Kommentar ist verschoben und richtet die Pathologie wieder auf die Therapie aus, während eine Reihe von Kontroversen den Diskurs dramatisiert.

Neuauflagen und Übersetzungen wurden nötig, weil Pomme die Polemiken gezielt vervielfältigte. Sein Werk fand regelmäßig in Artikeln des *Journal de médecine* Erwähnung, worauf er in den Vorworten und Anhängen zu seiner Abhandlung hinwies. Im Vorwort zur dritten Auflage gibt Pomme unumwunden zu, dass es schwieriger sei, »das Vorurtheil derer Aerzte« zu bekämpfen als die Pathologien.[18] Er fährt fort und stellt dem Neid und der Verachtung seiner Kollegen die »Lebhaftigkeit« seines eigenen Eifers gegenüber. Er beschuldigt sie, ihn nur aufgrund seiner von ihm an den Tag gelegten Aufrichtigkeit anzugreifen: »Sollte ich wohl straffällig seyn, weil ich meine Methode, eine bisher unheilbare Krankheit wirklich zu heilen, ohne alle Zurückhaltung entdecke? Und sollte, nach dem Beispiel unsrer Lehrmeister, es mir nicht vergönnt seyn, eine dunkle Sache nebst ihnen zu erläutern?«[19] Er rühmt sich der Verbundenheit mit seinem Publikum, welche ihn zwinge, sein Werk ungeachtet ihrer Proteste weiterzuverfolgen.

Pomme evaluiert die verschiedenen Theorien der Hysterie vor dem Hintergrund einer Unterscheidung derjenigen, die seinen Therapien wohlwollend gegenüberstehen, von anderen Theorien. 1767 schreibt er beispielsweise, dass die Neuauflage der Übersetzung von Whytts Werk, einem der berühmtesten englischen Spezialisten für Nervenkrankheiten, sich insbesondere an ihn richte. Sodann wettert er heftig gegen diese Abhandlung und will »die Menschheit für diese neue Beleidigung rächen«[20]. Whytt war zu dieser Zeit viel berühmter als Pomme und es ist mehr als zweifelhaft, dass die französische Übersetzung seiner Abhandlung über die Vapeurs eine Antwort auf Pommes Theorien darstellen sollte. Allerdings ist genau dies Pommes Taktik: seine eigene Abhandlung als unumgänglich darzustellen und andere Theorien als Antwort darauf zu präsentieren. Seine heftigen Angriffe gegen andere Mediziner erzwingt deren Antwort,

[18] Pomme, 1775: IX-X (»Vorrede des Verfassers zu den drey ersten Ausgaben«)].
[19] Ebenda: XI (»Vorrede des Verfassers zu den drey ersten Ausgaben«).
[20] Pomme, 1767: 564.

was seine Bekanntheit steigert. Zu den vielen Zeitschriftenartikeln über ihn gesellen sich schon bald Werke, die ihn zum Gegner machen.[21]

Im Jahr 1798 scheut Pomme sich nicht, die hinausgeschobene Publikation von Tissots Arbeit über Nervenkrankheiten als Beweis dafür auszulegen, dass dieser am Erfolg seines eigenen Werkes zweifle. Pomme führt das Veröffentlichungsdatum seiner Sammlung an und setzt hinzu, dass er Tissot genau zu jenem Zeitpunkt einen Brief zukommen ließ, welcher die Grundlagen des im Druck befindlichen Werkes angreife.[22] Auch behauptet er, Théodore Tronchin von therapeutischen Fehlern überzeugt zu haben[23], obgleich dieser seinen Ruf einzig seinen Patienten verdankte. Pomme stellt alle therapeutischen Vorschläge, die sich nicht auf Bäder berufen, als Gegenposition dar und verwirft sie. Bald schon nutzt er die Unterstützung anderer Ärzte und präsentiert sich als Erneuerer der Medizin.

Neu ist Pommes Art und Weise, die Polemiken ins Zentrum der Debatte um die Therapie zu rücken. Medizinische Werke waren schon länger Orte verbissener Debatten; allerdings entwickeln die Dispute sich meistens am Rande der Abhandlungen, getrennt von den Texten, deren Ziel ein rein epistemologisches ist. Das ausgehende 17. Jahrhundert kennt vor allem den heftigen Disput zwischen zwei berühmten königlichen Leibärzten, Raymond de Vieussens und Pierre Chirac. Für Pomme hingegen ist der Rückgriff auf die Rhetorik untrennbar von der Erfindung des Wissens und der Beschwörung metaphysischer Kräfte für die Medizin. In ein und demselben Text artikuliert er medizinische Überzeugungen und rechnet mit seinen Gegnern ab. Als Vieussens und Chirac sich einmal gegenseitig des Plagiats bezichtigen und einander schlechte Sitten vorwerfen, betont ersterer, sich diesem Disput lange verweigert zu haben, weil er ihn von seiner eigenen Arbeit abhalte.[24] Bei Pomme hingegen lässt die Polemik sich nicht mehr von der Erfindung des Wissens trennen und bietet eine Gelegenheit, diesem eine Form zu geben. In denselben Texten artikulieren sich der Kampf des Arztes gegen seine Gegner und die Beschreibung seiner medizinischen Überzeugungen.

---

[21] Rostaing, [1767]: 48.

[22] Pomme, 1789-1799: Bd. 1, 121-122.

[23] Ebenda: Bd. 2, 368.

[24] Vieussens, 1698: 5.

Pomme wählt eine Reihe von pathologischen Fällen und legt sie neu aus. Er zitiert auf mehreren Seiten den Bericht einer spasmodischen Krankheit, an der die von einem gewissen Doktor Langier behandelte Patientin verstarb. Diesen klagt Pomme an, sie durch exzessives Aderlassen umgebracht zu haben. Auf mehreren Seiten erklärt er die Krankheit in eigenen Worten und deutet an, welche Behandlung sie gerettet hätte. Langier blieb nicht ohne Verteidiger, die ihrerseits dem angriffslustigen Pomme vorwarfen, eine Diagnose zugunsten seiner eigenen Theorie zu stellen, ohne die Patientin je gesehen zu haben.

Pommes Vehemenz wird von seinem Gegner als mangelnde Offenheit, defensive Haltung und Ausdruck uneingestandener Interessen ausgelegt und findet schon bald ebenbürtige Gegner unter den Medizinern, die ihm antworten und Spott mit widersprüchlichen Informationen verknüpfen, um ihn eines allzu ungestümen Vorgehens zu beschuldigen. Die Mediziner wollen den Eindruck unparteiischer Autorität vermitteln und die Härte ihrer Aussagen ist so gesehen eine der häufigsten Taktiken. Pierre Sue nimmt einen seiner Patienten zum Zeugen für die Extravaganz der von Pomme vorgeschlagenen Behandlung:

»Dieser Patient sagte: ‚Ich führte exakt Protokoll über alles, was ich getan und über diesen langen Zeitraum eingenommen habe. Mit dem Ergebnis: ich trank fünfzehntausend Liter Flüssigkeit, sowohl Kalbs- als auch Hühnerfleischbrühe, sowie vierzehnhundert Liter Molke. Auch nahm ich zwölftausend Einläufe, 265 Bäder und ebenso viele Umschläge auf die Stirn. Doch befinde ich mich mehr oder weniger immer im gleichen Zustand, und zwar bis heute. Ich sterbe kontinuierlich, ohne zu leben aufzuhören. Wäre ich Herr über mein Leben, stürbe ich schon seit langem nicht mehr.‹«[25]

Einer von Pommes Gegnern war Jean-Baptiste Chevalier, der ihm unterstellte, ihn mit der Drohung, seiner habhaft zu werden, von einem Publikationsprojekt abzuhalten.[26] Der Arzt aus Bourbonne-les-Bains zitiert eine Passage, in der Pomme heftig gegen Thermalbäder wettert. Keinesfalls zufrieden, sie bloß theoretisch zu kritisieren, schließt Pomme ein Beispiel an, das die Leser verschrecken muss:

»Darf ich es aussprechen? Das öffentliche Interesse erfordert es, und der Eifer, der mich antreibt, verpflichtet mich dazu. Mehr als einmal war

---

[25] Sue, [1785]: 102.

[26] Chevalier, 1772: VIII.

ich getreuer Zeuge der tödlichen Wirkung des Heilwassers von Balaruc, wo wir ohne Rücksicht noch Unterschied gemeinhin all unsere Gelähmten und jene aus den Nachbarprovinzen hinschicken. Ich sah dort einen von Lähmung befallenen Kranken, von dem hier die Rede ist, mit heftigem Fieberdelirium und Spasmen in den gelähmten Gliedmaßen am ersten Tag, wo er mit diesem Wasser purgiert wurde; sehr zum Erstaunen des zuständigen Arztes. Es bedurfte zweier Aderlässe und eines reichlichen Trunks von Hühnerbrühe, um ihn aus der Gefahr zu retten, der man ihn blind ausgesetzt hatte.«[27]

Das beschriebene Erstaunen des Arztes deutet dessen Unwissen an, während die Behandlung in Form zweier prompter Aderlässe und dünner Hühnerbrühe Pommes Kompetenz triumphierend herausstellt. Chevalier greift diesen Absatz seines Gegners in seinem eigenen Werk wieder auf und antwortet auf die Anschuldigungen mit der Verkehrung aller Vorhaltungen gegen ihn. Wenn Pomme Chevalier vorhält, das Heilbad Bourbonne aus rein finanziellem Interesse zu verteidigen, wirft ihm Chevalier im Gegenzug vor, dessen Wirksamkeit nur deshalb abzustreiten, um alle Patienten in Paris zurückzuhalten.[28] Voller Verachtung spricht er von Pommes Freundschaften und vom Clan, den dieser für seinen Erfolg aufgebaut habe.[29] Den Vorwurf der Sturheit kontert er mit dem Hinweis, dass sein Gegner alle Krankheiten auf der Basis eines einzigen, für die hysterischen Affektionen konzipierten Systems betrachte. Dem Vorwurf der Unkenntnis stellt er Pommes eigene Ignoranz gegenüber, der die therapeutischen Möglichkeiten der Thermalbäder von Bourbonne ablehne, ohne sich jemals selbst vor Ort ein Bild davon gemacht zu haben. Schließlich zeigt er sich darüber erstaunt, dass Pomme ihm dienliche Zitate berühmter Mediziner nutze unter Auslassung all dessen, was seinen Vorstellungen entgegenstehe.[30]

Auch Rostaing diskutiert in einem seiner Werke Pommes Theorien und jene seiner Widersacher. Er hält ihm vor, alle Krankheiten auf vaporöse Affektionen zu reduzieren und seine Patienten mit einem einzigen Heilmittel zu pflegen. So setzt Rostaing Pomme mit genau jenen gleich, die letzterer oft kritisiert, weil sie den Aderlass auf alles anwendeten, ohne

---

[27] Ebenda: XXIX-XXX.

[28] Ebenda: 191-193.

[29] Ebenda: IX.

[30] Ebenda: 104.

die Erschöpfung der Patienten zu berücksichtigen. Rostaing klagt daraufhin Pommes Verleumder an und insinuiert, dass dessen Erfolg einzig den Fehlern anderer Mediziner zu verdanken sei.[31] Er zweifelt an der Neuheit ihrer Behandlungen und rechnet ihre Beobachtungen der klassischen Praxis der Medizin zu. Damit suggeriert er, dass allein das Verlangen nach Originalität zu einer solchen Anmaßung führe, während die meisten Versuche vor langer Zeit durchgeführt worden waren.

Die Anfeindungen gegen Pomme häufen sich. Ohne Furcht, die Leser mit seinen Berichten zu vergraulen, versucht er, sie damit zu rühren, dass er seinen Kranken dankt, die über ihre Genesung öffentlich berichteten und sich weigerten, den Empfehlungen der Apotheker Folge zu leisten. Im Vorwort zur sechsten Auflage (1798) spricht er lange von sich selbst als großzügigem Autor, der allein durch seinen Eifer Neider anziehe. Die Angriffe versteht er geradezu als Nachweis der Wirksamkeit seiner Methode. Er präsentiert sich als Opfer von Machenschaften und Intrigen bis hinauf zum französischen Königshof. Er erzählt, dass der Leibarzt der Königin, Lassonne, ihm deren Diener mit der Bitte vorgestellt habe, ihn zu heilen. Das Zittern, an dem dieser litt, war laut Pomme erblich bedingt. Lassone solle es ihm absichtlich als konvulsiven Tremor präsentiert haben, um seine therapeutische Methode versagen zu sehen. Im gleichen Vorwort hält er Vicq d'Azyr vor, ihn »der Satire gewisser bestochener Journalisten und an jene seiner dummen Abhängigen« ausgeliefert zu haben dank des »Reizes eines hohlen Titels, mit dem sie ihn dekorierten«[32], wobei er auf den Titel eines korrespondierenden Mitglieds der *Société royale de médecine* anspielt. Abschließend macht er Madame Dubarry zum Gegenstand seiner Ressentiments und kommt zu dem Schluss: »Alle diese verbündeten Kräfte, die sich ständig der Fortschrittlichkeit meiner Lehre entgegenstellen, indem sie meinen Ruf beschädigen, würden sich auch noch dagegen wehren, selbst wenn der Tod vor der Türe stünde, um den Lauf einer ebenso skandalösen wie für die Menschen verhängnisvollen Intrige aufzuhalten.«[33]

Im Laufe seines Traktats denunziert Pomme abwechselnd mehrere Koryphäen, insbesondere Mediziner aus Montpellier.[34] In deren Ableh-

---

[31] Rostaing, [1767]: 238-239.

[32] Pomme, 1798-1799: Bd. 1, Vorwort, VIII.

[33] Ebenda: IX.

[34] Ebenda: XV.

nung sieht er die Weigerung, eine wirksame Behandlung anzuwenden, welche die Patienten zu schnell heile und die Ärzte bald schon ohne Klienten zurückließe.[35] Er wirft ihnen sogar vor, unheilbare Patienten auf Thermalkur zu schicken einzig mit der Absicht, sie bei herannahendem Tod loszuwerden.

Meads Rezept funktioniert: Pomme wird vom Adel belagert. In den Jahren 1767 und 1768 pflegt er die polnische Prinzessin und Fürstmarschallin Izabela de Lubomirska aus Warschau, die nach Paris kam, um ihm ihre Gesundheit anzuvertrauen. Ebenso suchten ihn auf: die Marquise von Bezons; der Bischof von Nyons (Monseigneur de Brogli); die Intendantin von Besançon (Madame Delacorer); die Gräfin Belzunce aus Arbois; die Prinzessin von Vaudemont (Schwiegertochter der Gräfin Brionne) sowie die Gräfin Vauban.[36] Anfang 1772 reiste der Arzt überstürzt aus Paris ab, worüber Madame du Deffand Horace Walpole in ihrem Brief vom 12. Februar unterrichtet: »Pomme, der während der Krankheit von Pont-de-Veyle erkrankte, fuhr vor vier oder fünf Tagen in Richtung Provence ab, ohne sich zu verabschieden oder irgend jemanden darüber zu unterrichten. Bouvard sagt, dass man sich damit trösten müsse, dass er sein Geheimnis zurückgelassen habe: dünne Kalbsbrühe und Bäder.«[37] Seine Patienten hegen anscheinend keinen Groll und zahlreiche Adlige eilen ihm hinterher, um ihre Kuren an seiner Seite fortzusetzen. Madame du Deffand erwähnt mehrfach in ihrem Briefwechsel, wie die Gräfin Boufflers hin- und herreise, um ihre Behandlung bei Pomme nicht zu unterbrechen.[38] Und am 7. September 1776 ergänzt sie, die Gräfin schicke sich an, in Arles überwintern zu wollen, um ihre Genesung sicherzustellen.[39]

Eine solche Heftigkeit in den Abhandlungen über die Vapeurs zeigt, dass Rivalität die Mediziner in der Praxis wie beim Verfassen von Abhandlungen auseinanderbringt und sie verpflichtet, die Dynamik zu überdenken, welche in der Medizingeschichte oft genug eine Rolle spielt: die

---

[35] Ebenda: 23.

[36] Grasset, handschriftliche Anmerkungen, H 721.1. Zu Izabela de Lubomirska (1736-1816) siehe Pomme, 1771: 111f., sowie die *Correspondance inédite du roi Stanislas-Auguste Poniatowski et Mme Geoffrin* (1764-1777), hg. v. Charles Mony, Paris 1875, Briefe Nr. 63 (13.6.1767), 64, 69, 71, 73, 76 (8.2.1768). [A.d.Ü.].

[37] Deffand, 2002: 480.

[38] Ebenda: 778.

[39] Ebenda: 780.

Entgegensetzung von Patient und Arzt. Die Mediziner scheinen über die Vapeurs entzweit. Keineswegs verachten sie die Patienten oder verurteilen deren Schwächen, sondern sie bekriegen sich offensichtlich untereinander in der Hoffnung, im Namen ihrer Autorität auf Kosten ihrer Kollegen Patienten zu gewinnen. Die bei Adeligen erworbene Reputation nützt ihnen mehr als die Anerkennung der Fakultät. Offensichtlich überzeugen in Pommes Augen Berichte beispielhafter Fälle die Patienten am ehesten – und eben nicht theoretische Erklärungen.

Diese Kunst der Kontroverse begründet Pommes Ruhm. Der *Traité des affections vaporeuses* (dt. *Abhandlung von den Hysterisch- und Hypochondrischen Nerven-Krankheiten*) zieht sogar Voltaires Aufmerksamkeit auf sich, der ihn in seinen *Questions sur l'Encylopédie* (dt. *Fragen über die Encylopedie des Herrn Voltaire*) erwähnt und als modernen Exorzisten darstellt. Die in neun Bänden veröffentlichten *Questions sur l'Encylopédie* räumen ihm einen Ehrenplatz ein, indem er ihn schon in der Überschrift des Artikels »Démoniaques« [»Von Dämonen Bessessene«] nennt.[40] Pommes therapeutische Mittel gegen die vaporösen Affektionen gelten dem Philosophen als Exempel eines Kampfes gegen Fanatismus und Unwissen. Die beiden Männer korrespondieren über eine gewisse Zeit und das Bild des Exorzisten steht am Ursprung einer ganzen Reihe rhetorischer Figuren. Überlassen wir Voltaire das Wort:

»Vom Dämon Besessene, Fanatiker, Exorzierte, ›oder vielmehr‹ an der Matrix Erkrankte, Blasse, Hypochonder, Epileptiker, Kataleptiker – alle geheilt durch Linderungsmittel des Großexorzisten, Monsieur Pomme. Vaporöse, Epileptiker, an der Gebärmutter betroffene Frauen, sie alle galten zu allen Zeiten als Opfer böser Geister, bösartiger Dämonen oder göttlicher Rache. Wie gesehen, wurde dieses Übel die *heilige Krankheit* genannt, und die antiken Priester stürzten sich überall auf diese Krankheiten, in Anbetracht der Tatsache, dass die Ärzte riesige Ignoranten waren.
Falls die Symptome sich verkomplizierten, dann weil man mehrere Dämonen im Körper hatte: einen des Zorns, einen der Lust, einen der Kontraktion, einen der Steifheit, einen der Blendung und einen der Schwerhörigkeit. Und todsicher besaß der Exorzist einen Dämon der Absurdität und einen der Schurkerei.«

---

[40] Voltaire, 1878. Für die folgenden Zitate siehe ebenda: 336-337.

Voltaire übergeht Thomas Willis, Thomas Sydenham, Martin Lange oder Pierre Brisseau mit ihren Theorien über die hysterischen Vapeurs und kürt Pomme zum neuen Exorzisten. Er sieht in dessen Praxis einen Krieg gegen den Aberglauben, geführt mit einem Apparat neuer Techniken: Bäder, Klistiere und moderate Aderlässe. Mit der Bestätigung des physiologischen Ursprungs körperlicher Beschwerden wird Pomme zu einem wichtigen Akteur im Jahrhundert der Aufklärung und partizipiert am Aufbau eines Wissens. Die Bezeichnung der Dämonen folgt den Körperpartien und ist Bestandteil der Diagnose, während Beelzebub und Astaroth in einer obsoleten Traumwelt zurückgelassen werden. Anschließend schreibt Voltaire die Geschichte des heiligen Paulin um:

»Dieser Heilige sah am Gewölbe einer Kirche einen bedauernswerten dämonisch Besessenen, der unter oder über dem Gewölbe lief, kopfüber wie eine Fliege. Paulin verstand sofort, dass der Mann besessen war, und befahl, rasch die einige Meilen von dort entfernten Reliquien des Heiligen Felix von Nola zu holen. Diese legte man dem Patienten wie ein Pflaster auf. Der Dämon, der den Mann gegen das Gewölbe drückte, entwich alsbald, und der Besessene fiel aufs Bodenpflaster.
Wir mögen diese Geschichte anzweifeln und doch den größten Respekt für die wahren Wunder bewahren. Und es möge uns zu behaupten gestattet sein, dass wir Besessene heutzutage nicht mehr so heilen. Wir lassen sie zur Ader, baden sie, purgieren sie sanft, und wir verabreichen ihnen Linderungsmittel. So geht jedenfalls Herr Pomme vor, der mehr Kuren durchführte, als die Priester der Isis und der Diana oder andere jemals Wunder wirkten.«

In diesem Abschnitt wählt Voltaire eine Episode der Religionsgeschichte aus und reduziert sie auf eine Anekdote. Einmal isoliert, schwankt der Bericht. Der Ton täuscht eine Naivität und Süße vor, die aus seinem Inhalt den Fall eines leichtgläubigen Volkes macht. Die Hagiographie sieht sich des Wortes der Autorität beraubt, auf dem sie beruht. Seinen Angriff gegen den Aberglauben führt Voltaire weiter, indem er auf den Test durch das Bad verweist, durch den die Mitglieder der Orden bestimmten, ob Verdächtige besessen waren oder nicht:

»Oft hatten Epileptiker eingeschrumpfte Fasern und Muskeln, die weniger wogen als die gleiche Menge Wasser, und oben schwammen, wenn man sie ins Bad legte. Man schrie: Ein Wunder! Man rief: Ein Besessener oder Hexer! Man ging Weihwasser oder einen Scharfrichter holen. Es war ein eindeutiger Beweis: entweder war der Teufel in den Körper der obenauf schwimmenden Person gefahren, oder sie hatte sich ihm hingegeben. Im ersten Fall wurde besagte Person exorziert, im zweiten verbrannt.«

Der oben treibende Körper wird von Voltaire neu gelesen, im Lichte der Erfahrungen von Pomme, die dieser beim Baden seiner Patienten machte. Die Abhandlung des Arztes erklärt die Lockerung des Gewebes, was dem Körper erlaubt, sein Gewicht wiederzufinden und auf den Grund des Bades zu sinken.[41] Der schwimmende Körper wird hier zum Indiz eingeschrumpfter Nerven und damit einer hysterischen oder hypochondrischen Pathologie.

Der Artikel bleibt Pomme nicht lange verborgen. Ganz im Gegenteil: Er schickt Voltaire einen enthusiastischen Brief. Allerdings weicht seine Antwort von der Interpretation des Philosophen ab. Während Voltaire religiöse Ausdrücke anführt, um deren theologische Tragweite zu leugnen, nutzt der Arzt frei von Ironie die gleichen Ausdrücke [42]:

»Ja, Monsieur, ich heile von Dämonen Besessene, gebe Blinden das Augenlicht zurück, lasse die Lahmen gehen, hole Tote wieder ins Leben zurück; und ich bringe dem ganzen Universum die einfache Art bei, Wunder zu bewirken. Allerdings gelang es mir bisher nicht, Sture, Fanatiker und böswillige Ärzte zu heilen. Und genau dieses Wunder gälte es zu vollbringen [...] Ich hatte die Hoffnung bereits aufgegeben. Beim Lesen Ihrer *Enzyklopädie* fühle ich jetzt meinen Mut wiederbelebt. Wenn ich lese, wie Sie meine Wunder feiern, verschaffen Sie mir Lust, dies zu tun. So ergreife ich erneut die Feder, um diesen bösen Kult anzugreifen, den Feind des Wahren, wenn nicht alles Guten. Bis ich Ihnen die Reverenz erweise, Ihnen diese neuen Produktion zukommen zu lassen, verbleibe ich Ihr untertänigster...«

Wo Voltaire in seinem Angriff auf die Religion Pomme mit dem Exorzismus in Verbindung bringt, schöpft der Arzt aus dieser Verknüpfung einen Gewinn an Ansehen. Jeglichen Sarkasmus beiseiteschiebend, schreibt

---

[41] Pomme, 1782: 17, Anm.

[42] Antwort von Pierre Pomme im *Journal encyclopédique*, Brief von Herrn Pomme an Herrn Voltaire, Archives municipales d'Arles [Stadtarchiv Arles], Manuskript des Abbé Bonnemant, Bd. 225, Auszug aus den *Singularités historiques, littéraire, politiques et sacrées et profanes de la ville d'Arles* [»Historische, literarische, politische und heilige wie profane Besonderheiten der Stadt Arles«], 1. Teil, 49.

er sich selbst die Kräfte der Exorzisten zu. In der Wiederverwendung von Voltaires Metaphern eignet er sich das theologische Imaginäre an und erweitertet es um Details und Bilder. Weit über die Figur des Exorzisten hinausgehend, evoziert er das Bild Christi, der Blinde und Lahme heilt. Und statt den Ausdruck »Wunder« mit der kritischen Distanz eines aufgeklärten Mannes zu benutzen, stellt er dessen alte Bedeutung her und reklamiert dessen Kraft. Wo Voltaires Lächerlichmachung den Wortsinn entleert und jeden Anspruch auf Wahrheit nimmt, importiert Pomme die ursprüngliche Bedeutung. Obschon er sie aus ihrem Kontext löst, tut er das in einem hochtrabenden Stil, der an Wunderwirkungen glauben lässt.

Voltaires Rede über Religion erfährt eine vollständige Umkehr. Natürlich amüsierte Pommes Antwort Voltaire, weil er die religiöse Obrigkeit auf die Ebene von Polemiken herabgesetzt sah und die Mysterien des Evangeliums mit schlichten therapeutischen Experimenten assoziiert. Der Austausch zwischen beiden erfährt eine Fortsetzung, und am 27. Juni 1771 schreibt Voltaire an Pomme aus Ferney:

»Madame Racle, die in meiner Einöde lebt und seit langem von dem gleichen Dämon besessen ist wie die blutflüssige Frau, wurde durch Ihre Verdünnungsmittel noch nicht geheilt, Monsieur; aber diese Art von Dämonen lassen sich nur mit der Zeit verjagen, und ich halte Sie schon lange für einen sehr guten Exorzisten.
Ich glaube, dass Sie auf Ihrem Weg Schriftgelehrte und Pharisäer treffen werden, die versuchen werden, Ihre Wunder zu verunglimpfen. Aber was auch immer sie tun, Ihr Reich ist von dieser Welt. Ich selbst bin von einem Dämon besessen, der meine Augen so rot wie die beweglichen Feiertage in Almanachen färbt und mir fast ganz das Augenlicht nimmt. Aber ich werde mit großem Vergnügen lesen, was Sie gegen die Feinde Ihrer Lehre anschreiben. Ich habe Vertrauen in Ihr Evangelium, auch wenn Leute meinen Alters schwer zu überzeugen sind.«[43]

Voltaire evoziert das Wunder einer an Blutungen leidenden Frau, die geheilt wurde, als sie das Gewand Jesus Christi berührte, und reiht dann eine Reihe von Metaphern aneinander.[44] Die Ausdrücke »Dämon«, »Pharisäer« und »Evangelium« wiederholen enthusiastisch ihre in den *Questions sur l'Encylopédie* (dt. *Fragen über die Encylopedie des Herrn Voltaire*) entfaltete Inszenierung. Die im selben Abschnitt vorgenommene Assozi-

[43] Voltaire, 1986: 423. [Markus 5, 25-34, A.d.Ü.]
[44] Lukasevangelium, Neues Testament, Jerusalem-Bibel, Kap. 3, Verse 43-48.

ierung von Ausdrücken wie Dämon und Verdünnungsmittel, Evangelium und Almanach, Wunder und bewegliche Feiertage zerstört die Autorität des religiösen Vokabulars. Die Identifizierung fungiert als Reduzierung des theologischen Feldes auf eine Welt ohne Transzendenz. Pomme antwortet Voltaire darauf wiederum und setzt seine eigene Identifizierung mit Jesus Christus fort.

»Was braucht es, um unsere Ungläubigen zu bekehren? Wunder! Aber diejenigen, die Jesus Christus im Angesicht Israels vollbrachte, erbosten die Juden. Sie kreuzigten ihn, anstatt zu konvertieren. Nur wenig hätte gefehlt, und ich hätte das gleiche Schicksal in Lyon und Paris erlitten, wie ein jeder wissen konnte. Den verhärteten Juden gleich werden die Mediziner darum nie konvertieren, oder dies erst am Weltende tun.«[45]

Pommes Text hinterfragt nicht die Präsenz einer metaphysischen Kraft, sondern bemächtigt sich erneut eines theologischen Imaginären als Quelle der Autorität. Bei diesem Briefwechsel kommen Pommes Status und der Status der Medizin ins Spiel. Wie man sehen wird, profitiert Pomme von Voltaires Ironie und kehrt sie zu seinen Gunsten um und baut seine ganze Karriere auf dem geschickten Zitat einiger Worte des Philosophen auf. Wie kann diese Rhetorik für ihn eine Gelegenheit darstellen, das Bild von seiner Rolle als Arzt auszuarbeiten, und das übereinstimmend mit den ihm eigenen strategischen Zielen? Der Arzt möchte die Polemiken unter Medizinern mit Hilfe eines apokalyptischen Tonfalls überwinden. Er wirft mit Referenzen um sich, die seine Praxis auszeichnen, macht seine Sturheit zur *Hingabe* und seine Schriften zum *Evangelium*. Eine Reihe von Zeichen, die der Religionsgeschichte entlehnt sind, erlaubt den Metaphern eine Übertragung der Aura. Pomme beginnt, sich als Heiland auszugeben, der Tote erweckt und sich einer Menge Ungläubiger ausgesetzt sieht, die ihn um jeden Preis aufhalten wollen. Alles wird zum Vorwand für diesen Sprachgebrauch. Als Pommes Paris verlässt, gibt das *Affiche d'Amiens* [Das Intelligenzblatt von Amiens] seinen Wegzug bekannt und die *Affiche de Bordeaux* [Das Intelligenzblatt von Bordeaux] seinen Tod. Diese Gelegenheit nutzt der Arzt, um Voltaire zu zitieren.[46] Er schickt dem Marquis Grimaldi einen Brief, den er sodann in der sechsten Auflage seiner *Abhandlung* veröffentlicht:

---

[45] Pomme, 1798-1799: Bd. 2, 75; wiederaufgenommen in: Pomme, 1804: 75-76.

[46] Davon berichtet Pomme im Vorwort der Ausgabe von 1782: V.

»Die Nachricht, die wir Ihnen übermittelt haben, Monsieur M., hat einen Grund; denn in der Tat bin ich verrückt. Und wie kann es anders sein, weil ich doch die Ärzte verbessern wollte, indem ich ihnen eine Moral predigte, die ihrem Glauben widerspricht. Hier ist eine neue Religion für sie, und Sie wissen, wie teuer es die Apostel zu stehen kam, welche die Lehre Jesus Christi predigten. Demnach muss davon ausgegangen werden, dass entweder mein Eifer wirklich apostolisch ist oder ich verrückt bin. Voltaire schrieb mir aus Ferney und wollte meine Meinung über die von einem Blutverlust betroffene Madame Racle in Erfahrung bringen, was ihn zu einem Vergleich mit der Bluterin von Jerusalem verleitete. Er schrieb: ›Wenn auch immer schwer zu überzeugen, glaube er an mein Evangelium, aber ich träfe auf meinem Weg auf Schriftgelehrte und Pharisäer, die meine Wunder verunglimpfen würden, mein Reich sei schließlich nicht von dieser Welt.‹ Voltaire war sich dessen bewusst, und ebenso ich, Herr M[arquis]: *nulla invidia supra invidia medicorum.*«[47]

Voltaires Interpretation wird hier vollkommen auf den Kopf gestellt. Voltaire proklamiert, dass Pommes Reich von dieser Welt sei, womit er die medizinische Praxis von der Intervention einer metaphysischen Kraft löst. Der Arzt, bestrebt, eine Autorität zu bestätigen, welche alle Mächte transzendiert, fügt eine Negation hinzu und schreibt Voltaires Satz um. Er lässt ihn sagen, dass sein Reich *nicht* von dieser Welt sei. Er lässt sich vom Philosophen ermächtigen, sich als Auserwählter zu präsentieren, und spricht sich so gerade das Vermögen zu, das Voltaire geißeln wollte. Anstatt das Verhältnis zum konvulsiven Körper zu entmystifizieren, mystifiziert Pomme seine eigene medizinische Praxis. Während die Kirche ihre Autorität dahinschwinden sieht, liefert die religiöse Lexik ein Repertoire an Metaphern und die Projektion dieses Imaginären umgibt die Medizin mit einer Aura, die ihr fehlte.

Ein letztes Mal erwähnt Voltaire Pomme in einem Brief vom 29. April 1771 an den Herzog Richelieu. Voltaire spricht hier von einer »Fermentierung«, die Paris und die Provinz aufwühle. Als er auf die beiden Neffen zu sprechen kommt, die um einen Sitz im Pariser *Parlement* [Oberster Gerichtshof Frankreichs, A.d.Ü.] streiten, fügt er hinzu: »Das bringt mich zum Lachen, und ich lache über all dies, weil ich diese Krankheit der Nation kaum für tödlich halte. Ihre Symptome sind Schwindelanfälle,

---

[47] Pomme, 1798-1799: Bd. 1, 122-123, Anm.; auf Deutsch bedeutet der lateinische Satz: »*Es gibt keinen größeren Neid als den unter Ärzten.*« [A.d.Ü.].

welche man durch Herrn Pomme heilen lassen sollte.«[48] Der Verweis auf den Arzt und die von ihm behandelten Krankheiten helfen hier, die zeitgenössischen politischen Spannungen zu relativieren und zu entschärfen. Darin eine Krankheit zu sehen, bedeutet, darin eine vorübergehende Reaktion zu sehen.[49] Indem er sie als pathologische Formen präsentiert, leugnet Voltaire ihren intrinsischen Wert. Er macht daraus Bewegungen, die ihren Urhebern entgleiten; Bewegungen, die keine gesteigerte Aufmerksamkeit verdienen. Diese Spannungen erscheinen als eine Art von Kapricen, für deren Beschreibung die Sprache der Pathologie besser geeignet ist als die Sprache der Vernunft.

In dieser Zeit bemächtigten sich Pommes Bewunderer derselben Metaphern. Als ihn Professor Caziot von der Juristischen Fakultät der Universität Reims in einer Ausgabe des *Journal de médecine* vom November 1770 eines »unerträglichen Hochmutes«[50] bezichtigt, erklärt der kurz zuvor von Pomme geheilte Doktor France aus Besançon öffentlich seine Unterstützung: »Monsieur, inmitten Ihrer Feinde werden Sie jenen [Monsieur Caziot] antreffen, der Ihr Apostelsein und Sie heldenhaft rühmen müsste; mögen Sie nur einen unter ihnen antreffen, der aus Anerkennung erscheint und sie ausblendet. Es muss das ganze Universum in Erstaunen versetzen, und man vermag nicht kaltblütig sowohl die Menschheit verraten wie die wahren Gefühle erstickt sehen.«[51] Einige Monate später ist es an Doktor Zaugier, in der gleichen Zeitschrift die Polemik erneut zu entfachen und den Bericht von der Heilung Madame Pécaulds als »einen schlecht eingefädelten Roman« zu bezeichnen.[52] Diesmal zeichnet die Patientin selbst für die Antwort verantwortlich und proklamiert, dass ihre Heilung »ganz und gar« Pomme »zukomme«. Sie betont: »Ich bin zufrieden, dass Sie mir neuerlich Gelegenheit geben, dies kundzutun. Ja, mein Herr, ich bin von meinen Konvulsionen und von meiner Lähmung geheilt. Ich trotze endlich dem Übel und darüber hinaus den Feinden meines Befreiers. Das ist mein

---

[48] Voltaire, 1986: 704.

[49] Im gleichen Brief schreibt Voltaire: »Die Fermentation ist in der Provinz ebenso stark wie in Paris, und wird wahrscheinlich nur Verhaftete produzieren, die nicht überleben, und sehr nutzlos Beteuerungen, ohne die Frankreich das Gespött (*la fable*) Europas wäre.«

[50] *Journal de médecine*, November 1770.

[51] *Journal de médecine*, Supplément [Ergänzungsband] 1770, Heft 5, 415, wiederaufgenommen im Nachwort zu: Pomme, 1771: 169.

[52] *Journal de médecine*, Juli 1771.

Glaubensbekenntnis, ich werde es jedes Mal wiederholen, sobald Sie dagegen sprechen wollen.«[53] Die Metaphern »Apostel«, »Befreier« und »Glaubensbekenntnis«, welche Monsieur France bzw. Madame Pécauld benutzen, wiederholen wie ein Echo die vom Betroffenen selbst verbreiteten Metaphern.

Nun hält Pomme nichts mehr auf; unermüdlich bemüht er den theologischen Bezug. So will er das Imaginäre einer Medizin transformieren, als deren Herold er sich sieht. Nach seinem Austausch mit Voltaire schreibt er seine therapeutischen Taten immer wieder den Neuauflagen seines Werkes ein. Zwei Strategien charakterisieren von nun an seine Abhandlungen: die Verwendung von Metaphern und das Umschreiben von Beobachtungen seiner Patienten in der Absicht, sie zu Emblemen seiner Praxis zu machen.

In rascher Folge erscheinen Schriften erscheinen und reihen Metaphern in Übertreibungen aneinander. Die stärksten Metaphern wie »Märtyrer« und »Wiederauferstandener« werden regelmäßig wiederholt. Die Ausgabe von 1771 bringt sie zusammen: »Mag die Wahrheit zu festigen auch teuer sein: Wenn man den Mut hat, sich als ihr Apostel auszugeben, muss man nicht damit rechnen, als ihr Märtyrer zu gelten?«[54] Das Theologische wird zu einem Prisma, durch das man alle Handlungen sieht. Er spricht nicht vom Überzeugen, sondern vom Konvertieren, nicht von der Gicht, sondern vom Lahmen, nicht einmal von den Empfindungslosen oder den Gelähmten, sondern von Paralytikern. Er präsentiert die Leidensberichte jener, die ihm als »Märtyrologen«[55] nicht folgen wollen, und spricht von anderen Medizinern und Apothekern, welche Chinin [Chinarinde] verabreichen, wie von einer Sekte. Er wird immer mehr zu demjenigen, der aufgegebene Patienten aufrichtet und den Gegnern seiner Lehre unter den Medizinern den Friedenskuss geben will.[56] Er bekennt sich – *mea culpa* –, wenn er an die Kranken denkt, die er zu Beginn seiner Laufbahn nicht hat heilen können.[57] Wiederholt schildert er, wie er auf Reisen durch

53 Pomme, 1771: 432.

54 Ebenda: 225.

55 Pomme, 1804: 14.

56 Pomme, 1806: 20.

57 Pomme, 1804: 81. In der dritten Auflage seiner *Réfutation* (Pomme, 1808: 67) hält er sich die Unerfahrenheit seiner Jugendjahre vor und bekennt: »ich mache mich daran, meine Fehler zu beheben, und werde in Zukunft die Wahrheit hinaustragen.«

Kranke aufgehalten wird, die darum betteln, von ihm behandelt zu werden.[58] Er erklärt seine Tür offen für »Eingeborene« und spricht von seinen Worten als »heiligen Wahrheiten«.[59] Seine Patienten werden zu *Gläubigen.*

Bilder und Erfahrungen verschränken sich. Und die Kraft des Textes rührt von der Ambiguität der Bilder her. Die Figuren erlauben nicht nur, den Kampf um Macht und Einfluss mit einem literarischen und spirituellen Charakter auszustatten. Sie fungieren eben damit als Mittel, das Publikum zu berühren. Pomme spielt mit der suggestiven und emotionalen Kraft der Bilder, um seine Leser um Werte wie Menschlichkeit, Hingabe und Opfer herum zu versammeln. Seine medizinische Abhandlung wird Teil der Anweisungsliteratur. Die Erfahrung wird zur Wahrheit aufgebaut.

Wie um den Leser von der Reinheit seiner Absichten zu überzeugen, publiziert Pomme auch mit fast achtzig Jahren unermüdlich weiter. Er gibt vor, endlich durch die seinen Abhandlungen entgegengebrachte Aufmerksamkeit beruhigt zu sein und verkündet: »Hätte ich wie Johannes der Täufer in der Wüste gepredigt? Nein, zum Glück nicht. Mein gegen den Missbrauch der Chinarinde gerichteter Bann hat die Gelehrten aus ihrem Schlummer über den interessantesten Artikel der klinischen Medizin gerissen.«[60] Im Jahr 1804 verkündet Pomme im Ergänzungsband zu seiner *Abhandlung* sein letztes »Glaubensbekenntnis«:

»Was auch immer geschehe, ich werde Ihre Praxis erleuchten, solange ich lebe, nicht Ihnen zum Schaden, sondern der Menschheit zum Wohl [...]. Ich bin immun gegen misstrauische, selbstsüchtige Rivalität. Meine Beweggründe sind bekannt, meine Gefühle stehen über einem gedungenen Schriftsteller. Niemanden bitte ich um etwas, und ich erkläre dem Universum, wann immer man mich aus meinem Garten zerrt für Kranke, die von weit herkommen, oder sich mir dringlich anvertrauen, dass ich Ihnen mit Mitleid begegne und mir sicher bin, dass sie Opfer der Seele sind.«[61]

In seinem ständig erweiterten Repertoire an Verweisen produziert Pomme eine bestimmte Zahl an Zeichen: solche der Verfügbarkeit, der Berufung, der Kompetenz und der Anerkennung. Diese Zeichen erstrecken sich über die Fälle und sollen aus dem therapeutischen Akt einen Mythos machen. In dieser Bewegung der Ausweitung macht er sich eine Lexik,

---

[58] Pomme, 1804: 99.

[59] Ebenda: 15, 4.

[60] Ebenda: 101.

[61] Ebenda: 168.

eine soziale Funktion, eine Geschichte, genauer: *DIE* Geschichte dienstbar. Das Schreiben funktioniert als Selbstvergötterung. Pomme bestätigt den transzendenten Wert seiner medizinischen Praxis; er hypostasiert den medizinischen Diskurs und verleiht ihm den Status der Wahrheit und des Glaubens. Die Erfahrung wird zur Wahrheit.

Die Verwendung rhetorischer Figuren wird ergänzt durch narrative Strategien beim Umschreiben der Fälle. Sie werden zu Emblemen seiner Praxis und sollen die Anhängerschaft der Leser bewirken. Das Beispiel fungiert hier also als Beweis. Bei einem Kranken namens Lazarus Vidal werden bezeichnenderweise seine Talente operativ. Hier folgt die erste Version aus der zweiten Auflage seiner Abhandlung von 1765, als der Austausch mit Voltaire noch bevorstand. Sie figuriert damals als Fußnote am Seitenende und die Erzählung betont die Professionalität des Arztes, der seine Experimente vermehrt, um den Patienten zu retten:

»Der aus dem, in dem Fürstenthum Oranien liegenden Dorfe de la Baume gebürtige, achtzehn Jahre alt seyende, und ein mageres und trockenes Temperament habende Lazarus Vidal, wurde durch Landleute, die ihn ohne Sinnen und ohne Bewegung unter einem Baume liegend gefunden, und ihn für todt gehalten, am 9. Julius 1763, in das Hospital gebracht. Ich traf in meiner Besuchungsstunde den Kranken im Hospital an. Ich fand seinen Puls sehr langsam und zusammengezogen, sein Unterkinnbacken war so steif und so unbeweglich, daß alle Mühe vergebens war, ihm auch nur einen einzigen Tropfen Wasser einzuflößen; und dieses bewegte mich, ihm Spanische Fliegen legen zu lassen. Am folgenden Tag, den 10. Julius, sah ich nicht die geringste Veränderung an ihm; und eben so war es am 11ten. Am 12ten ließ man Blutigel [Blutegel] anlegen, und man setzte reizende Klistiere: man wiederholte letztere am 13ten, aber allemal ohne Nutzen, und am 14. schlug das Fieber dazu. Ein solcher verzweifelter Zustand gab zu allerley Erfahrungen Anlaß. Man legte ihm Eis auf den Kopf; [...] als er in das Bad kam, schrie er abscheulich [...]. Man nahm ihn um 10 Uhr aus dem Bad heraus: aber er verfiel nach einigen paar Minuten wieder in seinen Schlaf.«[62]

---

[62] Diese Fußnote steht in jeder Ausgabe an einem anderen Ort. Erstmals erscheint sie in der zweiten Auflage (Pomme, 1765: 443-444, Anm., im Nachwort: 438-447, A.d.Ü.). Im Nachwort der Ausgabe von 1767: 475, Anm. taucht sie wieder auf im Abschnitt »Régime du tempérament vaporeux«; (dt. Pomme, 1775: 420-434: »Die Diät derer hysterisch=hypochondrischen Temperamente«, in der deutschen Überset-

In dieser ersten Version entscheidet Pomme sich dafür, ein detailliertes Protokoll der fortschreitenden Krankheit anzulegen. Bei der ersten Verschlimmerung der Krankheit stellt er den Wert seiner Intervention heraus. Seine Hartnäckigkeit macht er zur Quelle seines Verdienstes und erzählt diese Erfahrung so, als ob die Krankheit einem solchen Willen nicht hätte widerstehen können. Bei seinem letzten Austausch mit Voltaire im Jahr 1771 kann der Vorname »Lazarus« Pomme nicht mehr gleichgültig lassen. Der Arzt wechselt den Ton, um einen Fall auszunutzen, der sich geradezu anbietet. Hier ist die in seinem *Nouveau recueil des pièces publiées pour l'instruction du procès que le traitement des vapeurs a fait naître parmi les médecins* [Neue Sammlung von Stücken, publiziert zur Instruktion des Prozesses, welchen die Behandlung der Vapeurs bei Medizinern ausgelöst hat] publizierte Version:

»Ein armer Bettler [Lazarus Vidal, aus dem Ort La Baume, im Kampfe] wurde tot unter einem Baum gefunden, der Sonne in der Hitze der Hundstage ausgesetzt. Es wird in das Krankenhaus in Arles transportiert und in Bier gelegt. Man wollte ihn gerade zu Grabe lassen, als ich zur Visite in die Klinik kam: ich nehme die Informationen entgegen, die mir genügen, um die Ursachen dieses traurigen Todes zu entdecken. Ich untersuche die Leiche mit dem Chirurgen des Hauses. Dieser findet den Kiefer verkrampft, weil er steif und unbeweglich war. Daraus schließe ich, dass dieser Lazarus nicht tot war, und ähnlich wie jener Lazarus des Evangeliums, konnte man ihn ins Leben zurückholen. Dieser Körper wurde in meiner Gegenwart in ein kaltes Bad eingetaucht und kam wieder zu sich.«[63]

In dieser zweiten Version ist Pommes Stil auf das Wesentliche ausgerichtet, und das ist nicht mehr die Beschreibung des Zustandes des Kranken oder der gewählten Behandlung, sondern die Inszenierung seiner eigenen Therapie. Pomme lässt die fünf Tage des Kampfes unter den Tisch fallen und stellt den Moment seiner Intervention als den Moment dar, der den Zustand des Kranken verändert. Was 1765 lediglich als gefahrvolle Lehrstunde dargestellt wurde, wird 1771 zu einem unmittelbaren Wissen.

---

zung fehlt diese Fußnote allerdings, A.d.Ü.). In der Ausgabe von 1769 steht sie in der »Réponse à l'auteur du *Journal des savants*« (Pomme 1769: 443-444, Anm., dt. Pomme, 1775: 434-444, hier 440-441, Anm. 2, »Antwort auf die von dem Verfasser des Tagebuchs der Gelehrten (*Journal des savants*) gemachten Einwürfe«). Mit »Spanischen Fliegen« sind blasenziehende Cantharidenpflaster gemeint [A.d.Ü.].

[63] Pomme, 1798-1799: Bd. 1, 417.

Das Ganze nimmt einen dramatischen Charakter an, denn der junge Mann aus der zweiten Version der Geschichte ist bei Pommes Ankunft bereits in Bier gelegt. Pomme untersucht keinen Menschen mehr, sondern einen Kadaver. Die angebliche Unmittelbarkeit der Therapie hat etwas von einem Wunder. In der Neufassung des Textes präsentiert der Arzt sich als Heiland und unzweideutig taucht das Bild Christi auf. Wie um die Szene suggestiver darzustellen, wird aus dem »Einwohner des Dorfes La Baume« ein »armer Bettler«.

Mit der zweiten Version gibt sich Pomme nicht zufrieden. In seinem *Supplément au Traité des affections vaporeuses des deux sexes ou maladies nerveuses* [Ergänzung zur *Abhandlung von den Hysterisch- und Hypochondrischen Nerven-Krankheiten beider Geschlechter*], veröffentlicht im Laufe des Jahres XII des französischen Revolutionskalenders (1803/04), wiederholt er sie, nach einem rein rhetorischen Verweis auf die von ihm verordneten Therapien, ein drittes Mal. Durch diese neue Zusammenstellung formuliert er sie radikal um, womit er seine Rolle unterstreicht. Auch hier greift er den Fall Lazarus wieder auf:

»Sollen wir die Stummen erwähnen? [...] Die Lahmen? [...] Schließlich Tote erwecken? Lazarus Vidal, aus dem Ort La Baume im vorgenannten Herzogtum, wurde ausgestreckt unter einen Baum tot aufgefunden, der wärmenden Sonne ausgesetzt. Man bringt ihn in das Krankenhaus in Arles, wo ich damals diente. Er ist im Leichentuch eingehüllt, man will ihn begraben. Der Leichnam wird in meiner Gegenwart und der des M[arquis] von Mejanes, dem damaligen Rektor, sowie der gesamten Fakultät, in ein kaltes Bad getaucht. Er kehrt wieder ins Leben zurück.«[64]

In der dritten Version benutzt Pomme den rhetorischen Vorgang der Enallage (bzw. Hypallage), wobei er den *passé simple*, die einfache Vergangenheitsform, durch das Präsens ersetzt, welche plötzlich die Szene in die Gegenwärtigkeit der Lektüre verschiebt. Die Erzählung nimmt als Hypotypose Form an und beschreibt die Szene so, dass die Heilung sich vor den Augen des Lesers abzuspielen scheint. Die dramaturgische Qualität der Erzählung gibt dem therapeutischen Akt die Kraft einer Aufführung. Die Abwesenheit jeder Verordnung und die Verwendung eines schlichten Bades verleihen Pommes Anwesenheit noch stärkere Präsenz, indem er getrennt von den anderen Fakultätsmitgliedern genannt wird.

[64] Pomme, 1804: 76-77.

Das Schreiben sucht die Kraft augenblicklicher Gegenwart.[65] Bei jedem Fall erfolgt die literarische oder rhetorische Investition in Bezug auf die therapeutischen Techniken, die an sich nichts Besonderes haben, sich allerdings für eine symbolische Lesart eignen, denn das Wasser steht im Zentrum der Therapie. Pommes Anwesenheit sorgt ebenso wie das kalte Bad für ein zweites Leben.

Unter Berufung auf Voltaire spielt Pomme dem Philosophen, den er gar nicht verstehen will, einen Streich, und bedient sich – in umgekehrter Ausrichtung seiner Lektüre – seines Namens, seiner Autorität und seiner Berühmtheit. Indem er ihn wortwörtlich nimmt, stellt er ihm eine Falle. Im gleichen Schreibakt fügt Pomme biblische Bezüge, die Anrufung der Autorität des Philosophen und seinen Therapievorschlag zusammen. So werden Voltaires Sätze in den Dienst eines Heilers gestellt.

Die Ausarbeitung einer neuen Medizin wird über Benennungen und Zitate zu einer Angelegenheit des Schreibens. Manche haben in dieser Rhetorik die Niederlage einer Medizin gesehen, die darauf reduziert wird, im Gebrauch literarischer Spiele Altes als neu zu verkaufen. Auf dem Spiel steht allerdings gerade das Bild der Medizin. Pomme versteht, dass die Anerkennung der Autorität seiner Praxis ihn zwingt, darüber zu spekulieren, wie die Öffentlichkeit die Medizin und den Arzt wahrnimmt. Da ein einfacher Streit das Bild der Medizin weder erneuern noch ihre Therapie als neu darstellen könnte, verlegt Pomme seine Rolle in die kontinuierliche Extrapolation. Die Kontroverse besetzt das Zentrum des Textes selbst, verschafft ihm seine Existenzberechtigung, oder in der Sprache des 18. Jahrhunderts: seinen Nerv. Die Übertreibung fungiert als Authentifizierung der Autorität des Sprechenden. Der Ton ist lyrisch und zugleich streng, was darauf hinweist, dass der Einsatz hoch ist. Der Zorn wird zum Unterpfand von Pommes Aufrichtigkeit. Der Arzt beschleunigt so Positionierung und Urteil der Leser, was zu einer parteiischen Lektüre seiner Abhandlung zwingt. Im Laufe seiner Veröffentlichungen zeichnet er sein

[65] Pomme wendet diese Technik wiederholt an: Im Fall der Marquise von Bezons berichtet er von deren Heilung nach 15-monatiger Behandlung. Erneut widerspricht der Ton der Langsamkeit der Therapie, und die Kürze der Erzählung schafft einen Eindruck momentaner Gleichzeitigkeit zwischen Therapie und Heilung. Die Ausdrücke verklären die Therapie und verleihen ihr einen wundersamen Charakter: »Die Marquise von Bezons legte die Krücken ab, ging, lief zu Fuß und ritt zu Pferde. Ihre Heilung war umfassend.« Er nannte sie sodann eine »Wiederauferstandene« (Pomme, 1771: 186, 188).

Selbstporträt als Mann mit einzigartiger Rolle. Alles dient als Beweis, insbesondere seine Ablehnung durch andere Mediziner.

Die Entfaltung einer solchen Rhetorik bei der Evaluierung therapeutischer Methoden verschiebt das Bild des Arztes. Pomme lehnt das Bild eines gelehrten, in seinen Büchern und Verweisen auf die Antike verlorenen Arztes ab, um ein anderes Modell zu etablieren, wonach er seine Kenntnisse jeden Tag im Zusammentreffen mit Patienten zum Einsatz bringt. Darüber hinaus deutet die Reihe der erzählten Beobachtungen an, dass er keine abstrakte Theoretisierung sucht, sondern die therapeutische Besonderheit eines jeden Falles als ein zur Reflexion geeignetes Objekt bewahren will. In dieser kontinuierlichen Exaltiertheit präsentiert er sich weniger als Denker denn als Macher, nicht so sehr als Beobachter denn als Veränderer. Der Arzt scheint nicht mehr gegen die Krankheit zu kämpfen; er kämpft gegen die Verwendung bestimmter Heilmittel, kämpft gegen seine Kollegen. Er hält den Patienten vor, dass sie ihre Therapien immer frei wählen können. Der Patient ist nicht Opfer seines Körpers oder schuld an einer exzessiven Lebensweise, er wird zum Märtyrer gieriger und bösartiger Mediziner. In der Darstellung der Medizin als Schlachtfeld präsentiert Pomme seine Energie der Transformation. Aber natürlich wird diese Schlacht im Schreibakt geschlagen, im Spiel der Zitate, und die Transformation ist symbolischer Art.

Weil die von ihm vorgeschlagene therapeutische Methode schlicht und repetitiv ist, scheint sie seine persönliche Intervention gar nicht zu verlangen. Pomme gelingt es, sich ins Zentrum der Therapie zu stellen. Und wenn er hier Erfolg hat, dann dank der Verwendung von Bildern, die einfache Handlungen transfigurieren und ihnen symbolischen Wert verleihen, sodass die Therapie als einzigartig präsentiert werden kann, trotz monotoner Wiederholung. Die Konsultation des Arztes ist wesentlich, weil die Medizin als Handlung erscheint und nicht als Entscheidung aufgrund theoretischer Reflexion. Der Arzt wird zum Helfer im Falschen, der Theoretiker zum Propheten. Mittels dieses christusartigen Bildes verbindet Pomme die Therapie mit der Moral, das Alltägliche mit dem Spirituellen. Das Prestige seiner Praxis erlaubt ihm, seine Position zu verkehren: Er ist nicht mehr der durch seinen gesellschaftlichen Status zur Arbeit Verdammte, der Adeligen dient und deren geringsten Launen folgt. Er hat im Gegenteil die Mission, sie zu retten, und ebenso, seine Kollegen zu erziehen. Er erhebt sich über alle, während die Leser im Übergang von einem

Bericht zum Bild, von den Bildern zu deren Spiegelungen schwindlig werden und nur noch Pomme sehen, der sich in allen Spiegeln reflektiert.

Die Geschichte der Hysterie wurde traditionell als Entwicklung gelesen, wonach die Wahrnehmung des Körpers vom Außergewöhnlichen zum Gewöhnlichen und vom theologischen zum pathologischen Verständnis überging.[66] Das Mysterium einer Transzendenz wurde durch das physiologische Problem ersetzt, was dessen sofortige Lösung ins Auge zu fassen erlaubt. Kapitel 4 hatte bei Willis, La Mettrie und Le Camus – um nur diese drei zu nennen – eine Kontinuität bei der Neuinterpretation der Rolle der Physiologie und der Infragestellung der Rolle der Seele nahegelegt. Demnach sind die Mediziner – mögen sie sich in einer materialistischen Perspektive sehen oder nicht – Anwälte körperlicher Fähigkeiten. Beobachtungen aus den 1780er Jahren beschreiben die Phänomene als etwas, das über die ärztliche Kompetenz hinausgeht, auch wenn sie ganz und gar dem Raum der durch den Exzess gekennzeichneten Physiologie eingeschrieben sind (Kapitel 5). Allerdings zeigt Pommes Fall eine andere, der vorausgegangenen diametral entgegengesetzte Perspektive an. In diesen Diskursen präsentiert der Arzt sich als Heiler mit außergewöhnlichen therapeutischen Kräften.[67] Wie wir noch sehen werden, haben Franz Anton Mesmer und Jacques-Henri-Désiré Petetin eine ähnliche Sicht auf therapeutische Erfolge.

MAGNETISMUS, PARODIEN UND SPEKTAKEL

Durch alle therapeutischen Szenen hindurch verschiebt sich die Faszination vom seltsamen körperlichen Schauspiel hin zum überraschenden Können des Arztes. Ihre ganze Kraft nun entfalten die rätselhaften moralischen, spirituellen und somnambulen Vermögen mit Mesmers Magnetismus sowie Puységurs und Petetins Somnambulismus. Nun wird keine perfekte Körperkenntnis mehr als notwendig postuliert, sondern eine Kenntnis dessen, was der Arzt über den Patienten vermag. Mit Mesmer und Petetin kehrt das Schauspiel zurück, allerdings als vom Arzt inszeniertes, erzähltes Schauspiel.

---

[66] Ellenberger, 1973; Veith, 1965; Trillat, 1986.
[67] Daston / Park, 1998: 137-145; Castle, 1995.

Diese Lesart ist radikal anders als bei den Historikern, die in den vergangenen Jahrzehnten Hysterie und Magnetismus miteinander in Verbindung brachten. Ilza Veith präsentiert in ihrem Buch zur Geschichte der Hysterie Mesmer als Herold der Psychoanalyse.[68] Veith sieht die therapeutische Praxis des animalischen (oder auch: tierischen) Magnetismus als vorzeitiges Hypnoseexperiment und betrachtet Mesmer als jemanden, der noch ohne zu wissen, was er bewirkte, eine Heilung für die Hysterie fand. Dieser Gesichtspunkt wird von Henri Ellenberger in seiner berühmten *Histoire de la découverte de l'inconscient* [Geschichte der Entdeckung des Unbewussten] geteilt, auch wenn er ihm den Mesmer-Schüler Chastenet de Puységur gegenüberstellt, der eine auf dem Somnambulismus fußende Heilmethode schuf.[69] François Azouvi hat diese Lesarten infrage gestellt und gezeigt, wie sehr die Historiker – indem sie diese Männer zu Erfindern einer psychologischen Medizin machen – bloß die Thesen von Mesmers Gegnern übernehmen, welche ihm vorhielten, seine Patienten mittels psychologischer Suggestion zu heilen.[70] Er selbst war darum bemüht, das Gegenteil zu beweisen, und sah die Gültigkeit seiner therapeutischen Mittel in dem von ihm für universell gehaltenen Magnetismus.

Vorgänger kann es hier nur in solchen Geschichten geben, deren Erzählung prädeterminiert ist, in denen die Rollen und die Rangordnung der Handelnden je nach Interpretationsabsicht wechseln. Wenn Mesmer und Puységur mit der Hysterie assoziiert werden, stellt sich direkt das Problem einer historischen Neulektüre: Keiner der beiden beabsichtigte, als hysterisch bezeichnete Patienten zu behandeln. Keiner von beiden spricht von Hysterie oder von geistiger oder seelischer Krankheit. Ganz offenbar sind sie nur an der Heilung interessiert und nicht sonderlich daran, die Beschwerden ihrer Patienten zu benennen und die Diagnosen von anderen Krankheiten zu unterscheiden. Franz Anton Mesmer trifft eine einzige Unterscheidung zwischen Nervenkrankheiten einerseits, die er komplett zu heilen versucht, und anderen Krankheiten, welche er – in eigenen Worten – »mittelbar« pflegt. Allerdings erklärt er nicht, was sie charakterisiert oder trennt.[71] Mesmer will mithilfe des animalischen Magnetismus agieren, den er folgendermaßen definiert: »Die Himmels-Körper,

---

[68] Veith, 1965.

[69] Ellenberger, 1973.

[70] Azouvi, 1976.

[71] Mesmer, 1781: 50 [ND 1985: 50] (Satz 23).

die Erde und die thierischen Körper haben einen wechselseitigen Einfluß in einander«[72], und zwar »vermöge einer allgemein verbreiteren stätigen, äusserst feinen Flüssigkeit, welche ihrer Natur nach die Fähigkeit hat, alle Arten von Bewegung anzunehmen, dieselbe mitzutheilen, und fortzupflanzen«.[73] Mesmer beschreibt den animalischen Magnetismus als Energiefluss, der von einem Körper zum anderen zirkuliert. Seine drei Werke sind sehr abstrakt und beschreiben weder Symptome noch den Organismus. Die therapeutische Praxis wird als Anwendung eines magnetischen Flusses zur Wiederherstellung des magnetischen Gleichgewichts ausgewiesen.[74] Bereits im 17. und 18. Jahrhundert finden sich mehrere Dissertationen über die Rolle der Magnete.[75] Schon Jan Baptist van Helmont interessierte sich für den Magnetismus; François Planque publizierte die Beobachtung eines oft an Zitteranfällen leidenden Patienten, dem geraten wurde, Magnete anzulegen.[76] Er hält sie für die Lösung dieser Beschwerden, besteht sogar auf ihrem präventiven Effekt, belegt durch diejenigen Male, die er vergaß, sie mit sich zu tragen. Wie Jessica Riskin schrieb: »Mesmer hat sich durch die Assoziierung der Gesundheit mit der Flüssigkeitsregulierung im Körper nicht von der orthodoxen Sichtweise losgelöst; er hat bloß bestätigt, was unter Naturforschern bereits allgemeine Überzeugung war.«[77] Allerdings vermochte Mesmer, sich der Kräfte einer solchen Konzeption zu versichern und sie mit einer für Frankreich spezifischen therapeutischen Tradition zu assoziieren, die bereits Laurence Brockliss und Colin Jones herausstellen, wenn sie schreiben, dass Mesmer »seine Angelegenheiten mit seinen Gehilfen durch eine innige Umarmung unter dem Ausruf abschloss: ›Gehet hin, berührt, heilt!‹ Sie setzen hinzu,

---

[72] Ebenda: 53 [ND 1985: 47], Lehrsatz 1; siehe auch 1781, Il, 785.

[73] Ebenda: 53 [ND 1985: 47], Lehrsatz 2. Zu Mesmer siehe *Bergasse,* 1790; Delandine, 1785; Rapport des commissaires chargés par le Roi..., 1785; Fournel, 1785 (Essai), 1785 (Remontrances); Thouret, 1784.

[74] Rausky, 1977. Die Quelle hierfür sieht Rausky in Richard Meads Dissertation über *The power and influence of the sun and moon on humane bodies and of the diseases that rise from thence* [Die Kraft und der Einfluss der Sonne und des Mondes auf den menschlichen Körper und die Krankheiten, die daraus hervorgehen] (1712).

[75] Seit dem 14. Jahrhundert ist die Rolle der Magneten Gegenstand von Experimenten (Rommevaux, 2010).

[76] Van Helmont, 1683: 999-1000 [54. Traktat, 14. Kap.]; Planque, 1750.

[77] Riskin, 2002: 198.

dass die wundertätige Spannung einer solchen Formulierung an die alten Sprüche erinnere, mit dem die französischen Könige Aussätzige berührten.«[78]

Es war Mesmers therapeutische Praxis und nicht sein Konzept, welches dazu Anlass gab, den Magnetismus mit den hysterischen Affektionen in Verbindung zu bringen. Sobald er auf die Verwendung von Magneten verzichtet, bleibt seine Praxis durch die Verwendung von Hilfsmitteln charakterisiert: der Bottich oder *Baquet*, die Kordeln, die magnetisierte Bank. Nach und nach werden Tast-, Seh- und Hörsinn stimuliert. Die Konvulsionen erfordern einen privaten Raum, »die Krisenkammer«, die sich für die Berührung der Patientin an den magnetischen Punkten eignet, um die Ruhe wiederherzustellen. Auf die Krise folgt manchmal eine Reihe von Entleerungen (Blut, Erbrechen, Exkremente). Die Therapie beruht auf einer bestätigten Hierarchie, bei der der Patient sich den vom Arzt beherrschten magnetischen Fluiden überlässt.

Seit dem 18. Jahrhundert steht die Assoziierung Mesmers mit den Vapeurs im Zentrum der Debatte über den Magnetismus und bietet eine Gelegenheit, das Können des Therapeuten zu hinterfragen, zu übersteigern oder lächerlich zu machen. Er führt den Patienten zur Ruhe, nachdem er ein Gefühl von Verlassenheit provoziert hat. In seinem für den animalischen Magnetismus argumentierenden Werk schreibt Charles d'Eslon: »Von sechs Uhr morgens bis in die Nacht wird sein Haus als Theater eines sehr bizarren Spektakels belagert. Der eine lacht, der andere weint; dieser gähnt, und jener schreit. Vapeurs, Konvulsionen, Delirium und Schwächeanfälle bereichern die Szene gleichzeitig oder nacheinander.«[79] Berühmte Hysteriker(innen) wie die Prinzessin von Lamballe konsultieren Mesmer. Auch die Therapie selbst evoziert die Symptome der Hysterie. Der Magnetismus provoziert Krisenzustände, die zum Schreien und Weinen sowie zu Konvulsionen führen. Allerdings nimmt Mesmer eine Umkehrung vor: Mit dem Magnetismus wird die hysterische Krise in eine Therapie umgekehrt, wobei die Krise hier jedoch durch magnetische Mittel provoziert wird, um die Pathologie zu beschleunigen und so die Therapie voranzubringen. In Eslons Worten:

»Daraus folgt, dass, wenn er die Heilung eines Verrückten nur übernimmt, er ihn nur durch das Auslösen von Wahnsinnsanfällen heilen kann.

---

[78] Brockliss / Jones, 1997: 792.

[79] Eslon, 1780: 94.

Die Vaporösen bekommen Vapeursanfälle, die Epileptiker Epilepsieanfälle usw.
Der große Vorteil des animalischen Magnetismus besteht daher darin, gefahrlos die Krisen zu beschleunigen. Beispielsweise kann man davon ausgehen, dass eine Krise, welche die Natur in neun Tagen durchzieht, mit Hilfe des tierischen Magnetismus auf ihre eigenen Kräfte reduziert und in neun Stunden ablaufen wird.«[80]

Mesmers Kritiker nutzen das Bild des Hysterischen zur Stigmatisierung seiner Praxis, indem sie diese als Simulation und Laune ansehen. Aus solchen Kritiken folgen dann diverse Assoziationen in Stichen und Pamphleten, wonach der Hysteriker und der Magnetiseur in einer Inszenierung zusammenwirken.[81] Die Hysterie erscheint als Simulation von Symptomen und der Magnetismus als simulierte Therapeutik. Die hysterischen Affektionen gelten dabei als weibliche sexuelle Exaltiertheit und der Magnetismus als sein männlicher Widerpart. Um 1800 herum assoziieren die Anhänger des Magnetismus ihrerseits Mesmers therapeutische Praxis mit der Hysterie und bilden damit eine neue Erzählung seiner geheimen Kräfte. Mesmers Adepten sehen in ihm nicht den ersten Entdecker des Magnetismus, sondern dessen stärksten Erneuerer: »Der tierische Magnetismus, sagen wir es kühn, ist ebenso alt wie die Welt. Es gab ihn zu allen Zeiten und in allen Winkeln der Erde; nicht unter dem modernen Namen, den er heute trägt, sondern unter dem Schleier einer geheimnisvollen Wissenschaft.«[82] Der Arzt steht hier in Verbindung mit archaischen Kräften, die Therapie gehört zur Genealogie des Übernatürlichen. Zu diesem Zweck porträtieren die Adepten des Magnetismus den Priester als denjenigen, der aus dem physiologischen Zustand der Sibyllen Nutzen zu ziehen vermag.[83] Folgendermaßen wird in der *Bibliothèque du magnétisme animal* [Bibliothek des tierischen Magnetismus] die Verbindung zur Hysterie nachgezeichnet:

---

[80] Ebenda: 36-37.

[81] Doppet, 1784; Spatantigarude, 1785; Deduit, 1786; Vernet, 1816; Radet, 1784.

[82] Recherches historiques ..., 1817/1818: Bd. 1, 154.

[83] »Dieser konvulsive Zustand, der die Sibyllen umgab, ist auch dem Magnetismus nicht fremd. Mesmers Bottiche (*Baquet*) liefern den Beweis. Die Fortschritte, die weise Magnetiseure der Wissenschaft zukommen ließen, haben ihn von diesen erschreckenden Paroxysmen befreit.« (Ebenda: 162-163.)

»Der *Hysterizismus* bewirkte öfter diesen schicksalhaften Zustand. Deshalb hat man bekanntlich die sogenannten Sibyllen als Jungfrauen qualifiziert. Dass sie ihre Jungfräulichkeit behielten, darf vermutlich nicht zur Annahme verleiten, dass sie eine von der Gottheit auferlegte Pflicht war. Und was bedeutete Apollo, dem sie geweiht waren, diese Jungfräulichkeit? Das ihm zugeschriebene Verhalten belegt hinreichend, dass er sich nicht groß darum scherte. Allerdings könnten die Priester ein großes Interesse daran haben, sie unbedingt von der Ehe fernzuhalten, dem natürlichen Heilmittel des *Hysterizismus*.«[84]

Die Mitglieder der *Société du magnétisme* [Magnetismus-Sozietät], welche diese Stellungnahmen veröffentlichen, verorten den Ursprung der prophetischen Inspiration im Fehlen sexueller Beziehungen, womit sie sich zahlreichen Theorien über die Hysterie vom Beginn des 19. Jahrhunderts anpassen. Nicht nur ist die Hysterie eine Pathologie, sie wird zu einem Zustand, der durch die Priester der Antike angesichts der Exaltiertheit und der Vorhersagen, die er anregt, provoziert wird. Ihnen zufolge wurden die jungen Frauen in den hysterischen Zustand gedrängt, um dem Volk als Sibyllen präsentiert zu werden. Die gleichen Kräfte unterstellt der Erzähler den christlichen Wundern, in denen er »das instinktive Vermögen des Menschen«[85] erkennt. Sodann wird die Hysterie erneut mit Mesmers Praxis assoziiert, nicht in der Absicht, den Magnetismus zu diskreditieren, sondern um ihn in eine alte Praxis einzubetten, welche Mesmer erneuert habe. Bei diesem Vorgang sind der Arzt und der Patient in einem Machtverhältnis gefangen. Darin wird die traditionelle Hierarchie verschoben und eine neue Ordnung hergestellt, in welcher die Diagnose keine Beachtung erfährt und der ganze Fokus auf den Kräften des Arztes ruht, welche die des Patienten ausgleichen.

Neue Erzählformen gleichen Mesmers trockene Publikationen aus, so als ob der Medizin Theoreme nicht ausreichten und ein Kommentar die Praxis in der Geschichte verankern müsste. Zahlreiche seiner Zeitgenossen nutzen seine Erfindungen, um Patienten zu behandeln, welche sie als von Somnambulismus oder Hysterie betroffen beschreiben. Stunde für Stunde bringen sie die Schreie, Erstickungen und Torsionen des Körpers zu Papier; oft, ohne überhaupt an eine Publikation dessen zu denken, dem sie beiwohnen. Zwei kürzlich erschienene Editionen präsentieren solche Manu-

---

[84] Ebenda: 156-157.
[85] Ebenda: III, 85.

skripte, ergänzt um detailreiche Analysen der Vielfalt der darin erkennbaren Körperkonzepten.[86] Wir beschränken uns im Folgenden auf die Erwähnung eines weiteren Mediziners, der sich letztlich zur Veröffentlichung seiner Beobachtungen entschlossen hat.

Jacques-Henri-Désiré Petetin unterscheidet die Untersuchung der »Entdeckung der physischen und moralischen Phänomene, welche durch die hysterische Katalepsie verhüllt und doch nicht von dieser zu trennende Anfälle sind«, von jener des animalischen Magnetismus.[87] Er behandelt die Patienten im Zustand somnambuler Katalepsie. Er nennt sie »Krisenanfällige« (*crisiaques*). Es charakterisiert sie eine Geschicklichkeit, das wahrzunehmen, was sie umgibt, während sie sich in schlafähnlichem Zustand befinden. Petetin benutzt gelegentlich die Elektrisierung, zieht Funken aus einem »elektrischen Apparat«, den er auch »Exzitator« (*excitateur*) nennt. Er praktiziert sie regelmäßig, wenn die Patientin ausgestreckt oder in einem Bad liegt, um die Katalepsie aufzulösen oder sie in eine »perfekte Katalepsie«[88] umzuwandeln. Andere Male verwendet er einen Magneten, um die magnetischen Ströme umzuleiten. Mesmers therapeutische Aufführung erfährt eine Umarbeitung: Das Orchester, die Bühne und die Kulissen, die von dem österreichischen Arzt arrangiert waren, werden von Petetin als Kammerspiel neu interpretiert, während er Familie und Freunde in den Salon einlädt, wo sich die Kranke produziert. Der Arzt besucht seine Patientin täglich, wenn sie sich bereits im Krisenzustand befindet, und unterzieht sie oft öffentlich einer Reihe von Experimenten, bevor er darüber in seinen Werken berichtet.[89] Nun hebt die Erzählung des Außergewöhnlichen an, das in der Zusammenkunft mit der Patientin vorfiel. Er erläutert, dass er mit der Patientin über ihren Bauch kommuniziert. Er beschreibt, wie sie die Gegenstände erkennt und bezeichnet, die ihr auf den Bauch gelegt werden, während sie im kataleptischen Zustand ausgestreckt liegt. Sie beschreibt im Detail die ihr unbekannten Gegenstände; ihr Bauch wird nach und nach Auge und Ohr; sie versteht, was der Arzt in ihren Bauchnabel oder in die eine Hand flüstert, während er mit der anderen ihren Bauch berührt. Sie sagt die Stunde seiner Ankunft exakt voraus. Bei den Konsultationen wird die Patientin

---

[86] Edelman / Montiel / Peter, 2009; Goldstein, 2010.

[87] Petetin, 1808: IX.

[88] Ebenda: 252.

[89] Siehe auch Petetin, 1787.

zur Pythia, die ganz klar spricht und errät, wer um sie herum anwesend ist, was die Gäste tragen und woran sie denken. Auf diese Umkehrung der Fähigkeiten muss eine zweite in anderer Richtung erfolgen. Denn die Patientin bekennt, dass sie ihren Seh- und Hörsinn durch die dafür vorgesehenen Organe nur unter Verlust dieser außergewöhnlichen Fähigkeiten wiederfindet. Wiederholt spielt der Doktor mit diesem Schauspieleffekt; so hat er eines Tages einen Brief dabei, den er gerade erhalten hat und dessen Worte sie errät.[90] Um diese Analogie zu verstärken, nennt Petetin sie bei der Gelegenheit eine »Prophetin«.[91] Die Besonderheit seiner Werke liegt darin, auf das Erstaunen des Lesers zu zielen, indem es mehrfach mit der Ironie einer Umkehrung spielt: Die Patientin wird zur Wissenden, während eine Person, die bei bester Gesundheit ist, ihr Nichtwissen unter Beweis stellt. Petetin gibt ihr die Mittel seines Schauspiels. Gefälligkeit und Komplizenschaft zwischen Patientin und Arzt nehmen ihren vollen Umfang an. Die hysterische Pathologie wird zu einem gewählten Zustand und der Patient erscheint als Meister der Inszenierung. Die Hierarchie verschwindet jedoch nicht, denn der Austausch belegt die Wendigkeit des Arztes in der Wissensbeherrschung, während der Zustand des Patienten wie in einem Jahrmarktstheater ausgebeutet wird. In einem seiner letzten Werke wird Chastenet de Puységur radikale Kritik an dieser therapeutischen Praxis äußern und sie im gleichen Atemzug mit Mesmers Praxis assoziieren: »Nachdem sie [die Ärzte] von einigen kataleptischen, hysterischen oder somnambulen Frauen Effekte für ihre Eigenliebe erhalten haben, insofern sie umso befriedigender waren, als sie im Einklang mit ihren vorausgegangenen Theorien blieben, haben sie uns nur Systeme geliefert.«[92] Tatsächlich haben die theoretische Konstruktion der Diagnose der Hysterie und die therapeutische Praxis einigen erlaubt, die Rolle des Arztes aufzuwerten.

Solche Unterschiede zwischen Pommes, Mesmers oder Petetins Schreibpraktiken zeigen an, dass die Konstruktion der Hysterie keine Evolution in der Untersuchung körperlicher Beschwerden darstellt, die von der Erzählung außergewöhnlicher Erscheinungsformen zu einer Regulierung dieser Beschwerden als einem genau erklärbaren Phänomen geht. Es ist auch nicht deren Gegenteil. Es sind unterschiedliche Konfigurationen

---

[90] Petetin, 1808: 162.
[91] Ebenda: 288.
[92] Puységur, 1811: 425-426.

des Gewöhnlichen und des Außergewöhnlichen. Verschiedene Weisen in der Einrichtung der Erzählung, verschiedene Erklärungsmodelle, verschiedene Verweisgeflechte, verschiedene Rollen für die Medizin und für den Arzt tauchen auf. Diese Diversität ist das erstaunlichste Kennzeichen der Wissensproduktion.

Die letzten beiden Abschnitte dieses Buches gehen der Rollenspezifik des Arztes in Bezug auf Frauen nach, deren Gebärmutter er als Ursprung der Pathologie annimmt.

SCHREIBEN MIT BOTSCHAFT

> »Analysiert man, wie ein Text die Tatsachen seiner Zeit ins Spiel bringt, so kann man ermessen, wie wenig er auf seine Geschichte reduzierbar ist.« [Alexandre Koyré].

Zwei kurze Briefe an Samuel-Auguste Tissot können unserem Anliegen als Hintergrund dienen. Der erste wurde im September 1792 geschrieben:

»Ich hatte die Ehre, Sie vor ein paar Monaten zu konsultieren. Um Ihnen eine genauere Vorstellung von meiner Krankheit zu geben, schickte ich die Kopie eines Schreibens, das Sie mir vor zwanzig Jahren im Jahre 1772 schickten, worin Sie mir raten, kalte Bäder und Chinin zu nehmen. Sie sagten mir, dass meine Krankheit eine nervöse Hypochondrie sei. Über einen Zeitraum von dreißig Jahren habe ich ein Dutzend Ihrer Briefe erhalten; den letzten im April, und Sie sagen, dass meine Krankheit die gleiche wie vor zwanzig Jahren sei und Sie mir nicht mehr raten können als damals.
Ich wäre zufrieden, wenn Sie mir eine einfache Erklärung zukommen ließen, dass ich an einer Nervenerkrankung oder einer nervösen Hypochondrie leide, weswegen ich Sie konsultierte. Wie auch immer Sie diese Bescheinigung ausfertigen, ich werde Ihnen dafür großen Dank schulden.«[93]

Kurioserweise half im Jahr 1792 die Diagnose von Nervenkrankheiten, Adelige zu retten: Sie konnte ihnen Zugang zu einer Heilanstalt verschaffen, dessen Direktor sie in der Folge am Verlassen der Anstalt hindern

---

[93] Brief von Gabriel Bègue, Aubonne, 3. September 1792, BU Lausanne, Fonds Tissot [UB Lausanne, Sammlung Tissot], IS 3784-14405[0501.]

konnte, womit er sie vor den revolutionären Aufständen schützte.[94] Ein weiterer Brief einer Adligen von Ende November 1792 komplettiert dieses erste Bild:

»Ich werde als alte Bekannte bei Ihnen mit einer Bitte vorstellig. Um meiner Mutter und mir unser Vermögen zu erhalten, müssen wir bei Ihnen die beschämende Bescheinigung in der korrekten Form erbitten, wonach meine Mutter, die Gräfin von Fcey [sic] am 20. Juli 1789 in Lausanne ankam. Sie verbachte damals ihre erste Nacht in der ›Herberge zum Löwen‹ und anschließend im Heilbad Bourras. Das Ziel ihrer Reise war eine Konsultation bei Ihnen, dem sie schon lange starkes Vertrauen entgegenbrachte. Ich denke, es wäre unumgänglich, in die Bescheinigung aufzunehmen, dass meine Mutter ihre Räume im Heilbad Bouvain bis zum 9. Oktober 1789 behielt und von dort nach Basel weiterzog.
Diese für uns so ungünstigen Angaben erkennen Sie hoffentlich als aufrichtig an. Wir brauchen eilig eine Ausnahme, denn wenn meine Mutter aus jener Stadt im Juni 1789 aufgebrochen ist, um sich bei Ihnen, Monsieur, aufzuhalten, und wenn sie nicht vor dem 1. Juli 1789 angekommen ist, dann weil sie auf dem Weg auf unserem Besitztum Reugney kurz pausierte, um Molke zu trinken und Bäder zu nehmen. Fortgesetzt hat sie ihre Reise am 19. Juli, nachdem sie von den Ereignissen in Paris vom 14. Juli (vorher war sie in den Bergen krank) unterrichtet werden konnte.«[95]

Die Erinnerung an die in der Kindheit erhaltene Pflege hat als einzige, vage und grundlose Information das Ziel, die Sympathie des Arztes zu wecken, und kontrastiert mit der Präzision der Kalenderdaten vom Juli 1789. Der Stil des Briefes und seine Versendung im Jahr 1792 in einer von Hinrichtungen geprägten Zeit lassen keine Zweifel über die Gründe für seinen Anlass aufkommen. Man will dem Terror entgehen und eine von Beschlagnahmung durch die Republik bedrohte Unterkunft sichern. Im Detail wird jedes Datum als Indiz einer notwendigen Konstruktion gerechtfertigt, den Revolutionären entgegenzutreten. Die Diagnose vaporöser und nervöser Krankheiten erscheint hier als Rettung selbst jener, welche im Elan prärevolutionärer Stigmatisierung zur Zielscheibe wurden. Während die Adeligen ihre Macht einbüßen, genießt der Arzt seine neue

[94] Jean-Charles Sournia (1989) hat bereits die Versuche der Aristokraten evoziert, sich zu schützen, indem sie in Jacques Belhommes Sanatorium blieben.
[95] Besançon, 28. November 1792, BU Lausanne, Fonds Tissot [UB Lausanne, Sammlung Tissot], IS 3784111/14405[0625.]

Autorität, verliehen durch ein Wissen, das seine Worte als kompetent und neutral bewertet.

Diese beiden Briefe sind emblematisch für eine Umkehrung. Ab der Französischen Revolution finden sich die Mediziner, daran gewöhnt, den Adeligen den Hof zu machen, plötzlich mit einer neuen Macht ausgestattet. Diese Macht besteht nicht darin, mittels Therapie zu retten, sondern darin, kraft eines Statuts Bescheinigungen auszustellen. Während die Edikte von 1793 die Akademien sowie Medizinschulen schlossen und damit eine Zeit lang allen zu praktizieren ermöglichten, sollte die Reorganisation und Zentralisierung ihres Berufsstandes – wie bei anderen Wissenschaften – die Mediziner schon bald mit einer politischen Autorität ausstatten.[96]

Während im Jahrhundert der Aufklärung Mediziner und Literaten über die Vapeurs redeten, sich dabei den Themen der Phantasie, der Emotionen, der Fasern und der Nerven annäherten und im Stil manchmal fast austauschbar erschienen, verließ in der Epoche der Französischen Revolution das medizinische Schreiben den literarischen Raum. Wie Dena Goodman gezeigt hat, sind die Mitglieder der Gelehrtenrepublik relativ unabhängig von den königlichen Institutionen: Sie definieren ihr intellektuelles Engagement transnational. Ihren Schriften mangelt es nicht an politischen Fragestellungen, aber sie halten sich fern von staatlichem Engagement. Hingegen sehen die Mediziner der neuen Republik ihre Rolle als Mitglieder des Staates, womit sie eine nationale Mission erfüllen. Die französischen Mediziner konnten zuvor die exzessive Lebensweise am Hofe oder in Paris beschreiben, über die »englische Krankheit« oder den *spleen* schreiben, allerdings taten sie dies unter Annahme einer universellen Konzeption von der menschlichen Natur oder von der Modernität. Die Mediziner, die nach der Französischen Revolution publizierten, verorteten ihren Diskurs von nun an im nationalen Rahmen und assoziierten ihn mit dem Projekt der neuen Nation zur bestmöglichen Entwicklung ihrer Bürger.

Die Konzeptionen der Hysterie tragen Spuren der politischen Veränderungen in Frankreich. Die Mediziner versuchten, ihre Rolle innerhalb der neuen Nation einzunehmen – eine Rolle, welche sie mit der Schaffung

---

[96] Diese Epoche eines sich wandelnden Arztstatus wurde akribisch behandelt bei: Weiner, 1993; Goldstein, 2001. Zu den Wissenschaften allgemein siehe Salomon-Bayet, 1978; N. Dhombres / J. Dhombres, 1989.

der *Société royale de médecine* gerade erst einzuüben begannen. Statt darin letztlich Opportunismus zu sehen, soll untersucht werden, auf welche Weise der medizinische Diskurs im Namen des Körpers der Nation umdirigiert wurde: wie diese Diskurse zirkulierten; wie ihre Verbreitung Annäherungen, die Wahl dominierender Konzeptionen und die Umdefinierung des ärztlichen Statuts erlaubte.

Der Wandel des medizinischen Berufstandes zu dieser Zeit war schon mehrfach Gegenstand von Untersuchungen. Trotz des Streits zwischen Foucault'schen Lektüren und der sozialgeschichtlichen Tradition Roy Porters in England sowie einiger Untersuchungen in Nordamerika gibt es einen breiten Konsens darüber, dass eine größere Transformation der medizinischen Sphäre an der Wende zum 19. Jahrhundert stattfand. Foucault sah hier die Entstehung der »Klinik« und in seiner Nachfolge widmeten sich zahlreiche Historiker dem epistemologischen Bruch, den das Krankenhaus darstellt.[97] Auch wenn Othmar Keel der Tragweite, die Foucault der Verwendung von Nosologien am Krankenbett des Patienten zuschreibt, ablehnend gegenübersteht, so folgt er ihm doch, wenn es darum geht, das Auftauchen des Unterrichts im Krankenhaus zu verorten.[98] Andere zeigen, dass solche Entwicklungen nicht nur diesen Raum oder die Unterrichtsmethoden betreffen, sondern die Vision der Medizin als Profession selbst modifizieren. Dora Weiner analysiert mit großer Genauigkeit die Gesundheitsplanung auf nationaler Ebene am Ende der Französischen Revolution und die Vision der Hygiene als neue Notwendigkeit im Zeitalter der napoleonischen Kriege.[99] Ann La Berge wiederum beschreibt die Rolle der Hygiene, welche die Gesundheit zu einer politischen Priorität in Stadt und Land machte.[100]

Dieser Wandel ist von einer diskursiven Ausarbeitung der Rolle der Medizin begleitet und bestimmt. Die Theoretisierung der Kategorie der Hysterie wird in dieser Hinsicht instrumentalisiert; und auf rhetorischer Ebene sieht man, wie die Position des Arztes sich langsam vom Hofarzt zu einem Arzt-Bürger verändert[101], und parallel der Übergang von einer

[97] Ackerknecht, 1986; Coleman, 1982; Goldstein, 2001; Gelfand, 1980; La Berge, 1992; Quinlan, 2008; Staum / Larsen, 1981; Weiner, 1993.

[98] Keel, 2002.

[99] Weiner, 2002.

[100] La Berge, 1992.

[101] Weiner, 2002: 79-101.

vermeintlich adligen Pathologie zu einer Pathologie vor sich geht, welche (in der Verwundbarkeit der Frauen) die ganze Nation bedroht. Diese Verschiebung der Bilder der Medizin zwischen 1770 und 1820 ist nicht, oder nicht nur, Ergebnis medizinischer Innovation, sondern verdankt sich einer rhetorischen Umarbeitung großen Umfangs. An dieser Stelle muss daran erinnert werden, dass bis zur Französischen Revolution die Mediziner wenig Autorität besaßen und oft als inkompetent wahrgenommen wurden. Es war für sie beispielsweise äußerst schwierig, die Öffentlichkeit davon zu überzeugen, die Variolisation (eine Frühform der Pockenimpfung) als Prävention gegen die Pocken zu nutzen, trotz Statistiken, welche die Wirksamkeit dieser Erfindung auswiesen.[102] Selbst nach der Variolisation der Kinder des Herzog von Orleans (1756, A.d.Ü.) verweigerte das Volk größtenteils die Gefolgschaft. Dass die Glaubwürdigkeit der Doktoren nach der Französischen Revolution gestärkt war, verdankt sich nicht einer Erfindung, sondern einem veränderten Arztbild, ermöglicht durch den medizinischen Diskurs. Die von den Doktoren errungene Autorität war moralischer Art. Elisabeth Williams hat Aspekte davon in ihren Arbeiten über den Vitalismus untersucht, in denen sie schreibt: »Die medizinische Autorität ergibt sich nicht nur aus Gründen des technischen, legalen oder bürokratischen Fortschritts, sondern zunächst aus ihrer erfolgreichen Rekonstitution als anthropologische Anstrengung, als Teil einer ›Wissenschaft vom Menschen‹.«[103] Im gleichen Augenblick wurde die Autorität der bis dahin dominierenden Kirche gebrochen: Zwischen 1794 und 1802 war die katholische Religion verboten. Während die Kirche etwas an Einfluss verlor, tat sich ein Raum auf, den die Mediziner mit einer Rede an den Bürger-Patienten füllten[104], die das französische Volk stärkt und mit der Erwartung auf Veränderung auflädt.

Foucault entfaltet das Schreiben, das die neue Bedeutung der Krankenhäuser bei der Entwicklung des medizinischen Wissens herausstellt: die Nosologie. Er verfolgt die wechselseitige Abhängigkeit von Blick und Sprache in der Beobachtung. Die dezidierte Verabschiedung derjenigen Konzeptionen, die bis dahin an der Untersuchung des leidenden Körpers beteiligt waren (Temperament, Säfte, Iatrochemie, mechanische Physiologie) führt zur Entfaltung eines neuen Vokabulars und einer neuen Syn-

102 Shuttleton, 2007; Seth, 2008.

103 Williams, 1992: 80.

104 Weiner, 2002.

tax. Die Etablierung eines Patientenfragebogens belegt die Verwissenschaftlichung einer Praxis und die Einrichtung eines öffentlichen Raums: das Krankenhaus.

Am Ende des 18. Jahrhunderts gab es jedoch kein einheitliches Schreibmodell. Wir wollen hier das Auftauchen eines weiteren Typs von medizinischer Rede in der gleichen Epoche nachzeichnen, das die Patienten sogar bei sich zu Hause erreichen will. Die Entwicklung eines moralischen und sozialen Diskurses ist zu untersuchen: das Auftauchen einer Rhetorik, die für die Mediziner über die Definition des Patienten der Zukunft einen neuen Platz in der Gesellschaft schafft.

Zur besseren Verortung dieses Übergangs durchforsten wir Texte aus den 1770er und 1780er Jahren, in denen die hysterischen oder vaporösen Affektionen einerseits und die Magnetkuren andererseits als Archetypen kulturellen Missbrauchs diffamiert werden. Es geht nicht darum, retrospektiv das vorrevolutionäre Klima zu rekonstruieren, sondern darum, die Wiederholung bestimmter Hauptthemen nachzuvollziehen. Ohne die Mediziner als Revolutionäre – oder auch nur als an der Französischen Revolution Beteiligte – sehen zu wollen[105], soll ein gemeinsames Interpretationsmodell herausgestellt werden. Der Blick auf die Gesellschaft ist Medizinern wie Pamphletschreibern und »Meinungsagitatoren« gemein, die eine Diagnose für die Nation erstellen. Wie setzen sie »die Fortschritte der Kultur« in Worte um, wenn der Fortschritt als notwendige Opferung der Sitten konstruiert wird?

Im 18. Jahrhundert ist die Kritik an den Zeitgenossen ganz gewöhnlich. Nicolas Venette nimmt diese Reden vorweg und bezichtigt in dem im 18. Jahrhundert mehrfach aufgelegten Werk *La génération de l'homme* [Die Zeugung des Menschen] die Menschen der Dekadenz: »In einem Wort: Seitdem der Mensch im Luxus lebt, wird er auch von Nervenschwäche geplagt, von Gicht, von Dummheit und einer Menge anderer Krankheiten, welche ihn quälen.«[106] Quinlan unterstreicht, dass die Mediziner danach strebten, die Sitten der aristokratischen Klasse zu reformieren, welche sie als ausschweifend bewerteten.[107] Tatsächlich ereifert sich Raulin 1766 ausgiebig über die Degenerierung der Gesellschaft in der Vorrede

---

105 Sournia, 1989.

106 Venette, 1721: III-IV, Vorwort. Nicolas Venette lebte im 17. Jahrhundert (1633-1698).

107 Quinlan, 2008: 20.

seines *Traité des fleurs blanches avec la méthode de les guérir* [Abhandlung über die weißen Blumen samt der Methode ihrer Heilung]. Um seiner Feststellung stärkeren Nachdruck zu verleihen, stellt er sie nicht als in eigenem Namen gefälltes Urteil dar, sondern als eine Behauptung der Natur selbst: »Die menschliche Gattung degeneriert, das ist heutzutage der allgemeine Ruf der Natur.«[108] Die Ausdrücke »degeneriert«, »Schwachsinn« und »Niedergang« prägen diesen Text.[109] Zu den moralischen Betrachtungen gesellt sich die Interpretation der aufkommenden Moderne als Schwächung der Naturkräfte. Die Ärzte fordern mit Nachdruck die Rückkehr zu einer gesunden Gesellschaft im Namen eines goldenen Zeitalters, welches einige auf dem Land vermuten. Oft verweisen sie auf die Antike, auf den Wert der skythischen Frauen, welche mit kriegerischen Tugenden die Vapeurs in Schach gehalten haben sollen.[110] Diese Krankheiten verkörpern verweichlichte Sitten, stehen exemplarisch für das Siechtum des menschlichen Geschlechts.[111] Und ihre Diagnose ist Zeichen des zivilisatorischen Prozesses und des zu bezahlenden Preises. In den Vereinigten Staaten hält Benjamin Rush die gleiche Rede; in der Verbreitung jener Pathologie in allen Gesellschaftsschichten sieht er eine Auswirkung der Moderne.[112] Die Beschwörung der Vapeurs liefert einen Vorwand für Kritik an der Moderne und ist Ausdruck von Zukunftsängsten. Pressavin beschwört bereits im Vorwort seines *Les vrais principes des vapeurs ou Nouveau traité des maladies des nerfs* (dt. *Neue und gründliche Abhandlung von den Nerven-Krankheiten und den Dünsten, oder sogenannten Vapeurs*): »Es wird dem menschlichen Geschlecht zum größten Unglück gereichen, wenn dieses Vorurtheil bey dem Volk weiter über Hand nimmt; man wird weder Ackersleute, noch Künstler, noch Soldaten finden, weil sie in kurzem der zu ihrer Handthierung nöthigen Stärke und Lebhaftigkeit beraubet seyn werden.«[113] Die Diagnose wird zur Bedrohung und erfährt von Buch zu Buch eine Steigerung. Hören wir Hugues Marets Tirade[114]: In seinem *Mémoire dans lequel on cherche à déterminer quelle*

---

108 Raulin, 1766: V.

109 Ebenda: V-VI, VIII, XII, XVIII.

110 Raulin, 1758: 42; siehe auch Lignac, 1773: 17.

111 Raulin, 1758: 10-11.

112 Rush, 1779: 57; siehe auch 1774: 36-38.

113 Pressavin, 1772: Vorwort, 4. Seite [mit »Vorurtheil« ist die Medizin gegen Vapeurs gemeint, A.d.Ü.].

114 Hugues Maret (1726-1786), Doktor der Medizin der Universität Montpellier,

influence les mœurs des Français ont sur la santé [Denkschrift, in welcher der Versuch unternommen wird, den Einfluss der französischen Sitten auf die Gesundheit zu bestimmen] werden die korrumpierten Sitten zum Ursprung der Vermehrung hysterischer und hypochondrischer Affektionen. Er stellt einen intimen Bezug zwischen diesen Krankheiten und dem 18. Jahrhundert her[115]:

»Ohne die Beschwerden, welche die Sitten in unserer Seele hervorrufen, und ohne die Unordnung, die sie unseren Körperfunktionen bescheren, stünden wir einer Vielzahl an Krankheiten, die uns zerstören oder unsere Existenz mit Schmerz anfüllen, nicht so schutzlos gegenüber. Wir hätten unsere Lebensfreude nicht verloren und würden nicht unter dem Joch unendlich vieler konvulsivischer Krankheiten leiden. Wir wären nicht von Langeweile zerfressen, und die Vapeurs wären noch ganz unbekannt.«[116]

Dieses Werk zeichnet einen Niedergang der Sitten seit François I [Franz I.] nach und appelliert an die Franzosen, weniger ausschweifend zu leben. Seine moralisierende Sicht nimmt alsbald einen apokalyptischen Ton an, denn im Wunsch, die Diagnose des Körpers und der Gesellschaft zu erstellen, billigt Maret sich selbst den Blick von außen zu: »Die Lust entflieht euch, weil ihr sie zu stark sucht. Eure Oberfläche habt ihr einzig auf Kosten eures Wesens poliert [...] Kehrt an den Punkt zurück, an dem eure Vorfahren zu Mitte des 17. Jahrhunderts standen. Es wird euch weniger angenehm erscheinen, aber euer Handel wird darüber sicherer.«[117] Maret beendet seinen Text, indem er das französische Volk anfleht, diesem drohenden Schicksal zu entgehen:

»Wenn wir den Bezug zwischen unseren Interessen und denen des Staates nicht aus den Augen verloren haben, dann sage ich euch: Bedenkt bei diesen Ärgernissen, dass wir einer neuen normannischen Horde den Weg bereiten. Die Vaterlandsliebe lädt uns zur Reform unserer Sitten ein.

---

veröffentlichte im 18. Jahrhundert viele Denkschriften (Syphilis, Gangrän, epidemische Fieber, Ruhr, Rameau). Dieser Arzt vermochte, Ehrungen verbunden mit Forschungsstellen einzuheimsen: »*médecin du Roi*« [»König des Arztes«], »*médecin de la généralité de Bourgogne pour les épidémies*« [»Arzt der Generalität des Burgund für Epidemien«], »*inspecteur des eaux minérales*« [Inspektor der Heilquellen], Mitglied einer Reihe von Akademien (Paris, Lyon, Nancy, Caen) und der *Société royale de médecine* zu Paris.

115 Maret, 1772: 90.

116 Ebenda: 96.

117 Ebenda: 97.

Weil aber der Patriotismus in unseren Herzen beinahe erloschen ist und dort allein der Egoismus sich Gehör verschafft, so möge er unsere Sitten reinigen, deren Einfluss dann unsere Gesundheit begünstigt.«[118]

Maret will seine Leser mit dem Hinweis auf ihr persönliches Glück verführen, wenn er sie schon nicht im Namen anderer Interessen überzeugen kann. Allerdings besteht er darauf, Sprecher der Nation zu sein. Dieser Typ von Rede und die Kritik an der Lebensweise des Adels liefern den Stoff für den revolutionären Diskurs. Edmé Pierre Chauvot de Beauchêne von der Universität Montpellier und Arzt von »Monsieur«, dem Bruder Ludwigs XVI. [Graf der Provence und späterer König Ludwig XVIII., A.d.Ü.], paraphrasiert Marets Argumente in seinem Werk über *L'influence des affections de l'âme dans les maladies nerveuses* [Der Einfluss der Affektionen der Seele auf die Nervenkrankheiten].[119] Auch wenn der Ton nicht ebenso drängend ist, so ergreift er doch die Gelegenheit, eine neue Rolle für den Arzt zu skizzieren:

»Die Aufgabe des Arztes ist erfüllt, wenn er die Mittel für die Wiederherstellung des Gleichgewichts zwischen den moralischen und den organischen Affektionen findet [...] Man muss seine Zeit einteilen [...], zunächst dem Wahnsinn einige Stunden Zeit lassen, diesen unmerklich mindern, um mehr Zeit der Vernunft, Musik, Konversation und selbst einigen Augenblicken der Lektüre zu widmen. In den Momenten, wo das Delirium nachlässt, wird schließlich alles, bis zur Farbe des Vorhangs in seinem Zimmer, seine Heilung beeinflussen.«[120]

Wir erleben eine Verschiebung der ärztlichen Rolle und zugleich ihre unerhörte Erweiterung. Der Arzt sieht seine Mission nicht allein in der Behandlung der Pathologien, sondern in der Wiederherstellung einer natürlichen Ordnung.[121] Seine Aufgabe sieht der Arzt in der Regulierung der Aktivitäten der Bürger, noch bevor sie seine Patienten werden. Selbst wenn die Mediziner in der Praxis keine derartige Rolle erlangt haben, ist dieser Wechsel in der Positionierung ihres Diskurses von Bedeutung. Aufgrund

---

118 Ebenda; 98-99. Nicht nur Maret stellt dies fest.

119 Beauchêne, 1781: 7-10. Eine Rezension dieses Werkes unterstreicht, dass »Monsieur de Beauchêne sehr lebhaft, angeregt schreibt, was seine *Observations* [Beobachtungen] für jeden zugänglich macht und seinem Werk eine allgemeinere Nützlichkeit verleiht« (*Mercure de France*, 2. Januar 1782, 134).

120 Beauchêne, 1781: 29-30.

121 Daston / Vidal, 2004.

der persuasiven Empfehlungen, Ermahnungen und Drohungen erwachsen neue Erwartungen an den Staat und mehr noch an die Bevölkerung.

Bevor wir aber die Mutation dieser Rolle im Detail analysieren, möchten wir andeuten, wie sehr diese Konstruktionen auch im Laufe der großen Magnetismusdebatte reaktiviert werden. Mesmers Erfolg und seine Ambition, alle Kranken zu heilen, versetzen die Mediziner in Alarmzustand. Der Magnetismus wird durch Fakultätsmitglieder und andere Berichterstatter als gefährlich gebrandmarkt, da er sexuell anziehend und visuell ansteckend sei und so eine exzessive Phantasie fördere. Demgegenüber stehe die moralische Strenge der klassischen Medizin, die zwar nicht immer therapeutische Erfolge aufweise, aber zumindest die gute Ordnung wahre. Im Kampf gegen den Magnetismus betonen die Ärzte ihre Rolle als Sittenwächter. Die Aufgabe der Medizin besteht in der Abwehr der so heraufbeschworenen Gefahren, angesichts einer Kooperation von Medizin und Staat in Hinblick auf die öffentliche Ordnung.

Verteidiger und Widersacher des Magnetismus gehen erbittert aufeinander los, wobei jede Seite in der anderen den Beweis einer Korruption der Epoche sehen will. In seiner Dissertation über *Mesmerism and the end of the Enlightenment in France* (dt. *Der Mesmerismus und das Ende der Aufklärung in Frankreich*) hat Robert Darnton die Polemik um den Magnetismus im Kontext einer kommenden Revolution analysiert. Darnton sieht in der Magnetismusdebatte eine Gelegenheit für die Verhärtung politischer Agitationen; sie ist Mittel der Kritik an der etablierten Ordnung sowie Ausdruck einer Radikalisierung der Spannungen durch Diskussionen über Sitten und Korruption der Nationen.[122] Er erhebt Mesmer zu einem Vorreiter der intellektuellen Agitation in der vorrevolutionären Epoche. Tatsächlich verbindet der 1785 zum Magnetismus »konvertierte« Girondist Jacques-Pierre Brissot de Warville diese neue Therapieform mit seinen politischen Idealen und schreibt 1791: »Ohne Zweifel wird die Zeit kommen, wo man davon überzeugt sein wird, daß das große Prinzip der physischen Gesundheit in der Gleichheit aller Wesen und der Unabhängigkeit der Meinungen und Willensbekundungen besteht.«[123] Und bereits 1784 wird im Lichte der Theorien Mesmers die Medizin der monarchischen Ordnung gleichgesetzt. Darnton identifiziert die Verteidiger des Magnetismus als Kritiker der Monarchie, wie Nicolas Bergasse oder

---

122 Darnton, 1986.

123 Brissot, 1791: 133-134, angeführt bei Darnton, 1986: 99.

Antoine Servan, der erklärt: »[Ihr] erhaltet unermüdlich die vollständigste Tyrannei, deren der Mensch fähig ist [...] Ihr werdet zu absoluten Herrschern über das kranke einfache Volk.«[124]

Die retrospektive Analyse, aus der man sicherlich nur schwer herausfindet, hat die Kehrseite, alle Texte in Hinblick auf ein künftiges Ereignis zu analysieren. Hier möchten wir nur untersuchen, wie der Eifer, mit dem der Magnetismus verteidigt oder bekämpft wurde, Gelegenheit bot, einen Diskurs über die Gesundheit der Nation zu fördern. Der als Anwalt ausgebildete Nicolas Bergasse beteiligt sich, wie Darnton zeigt, an der Debatte über den Magnetismus und über Mesmer, welche die Ereignisse zu Beginn der 1780er Jahre ins Rollen bringt. In zweien seiner Werke, von dem das erste durchaus ironisch gemeint ist, erscheint Bergasse als erbitterter Verteidiger des Magnetismus. Gewiss könnte es scheinen, dass er – wenn man die entrüsteten Behauptungen zugunsten der klassischen Medizin vermehrt – Partei gegen den Magnetismus ergreift:

»Gehört es von daher nicht zu den Prinzipien einer gesunden Gesetzgebung, einer Gesetzgebung also, die nur die Kultivierung der Menschen zum Ziel hat, darauf zu achten, dass in der Medizin nichts geschehe und keine Innovation stattfinde, die Missbrauch ermöglichte? Wenn durch Zufall der animalische Magnetismus existierte, wenn durch diese einzigartige Entdeckung man, wie ich nicht bezweifle, die von uns Heilkunst genannte Wissenschaft durch die nützlichere Erhaltungskunst ersetzt würde, welche Revolution, frage ich Sie, meine Herren, sollte man erwarten? Wenn auf unsere von Übeln aller Art und diese bekämpfende Heilmittel erschöpfte Generation von einer anderen, härteren, stärkeren Generation abgelöst würde, die keine anderen als die Naturgesetze kennt, was würde aus unseren Gewohnheiten, Künsten, Gepflogenheiten, Leidenschaften, Vergnügen werden, mit einem Wort, all dem, was unsere moralische Existenz in der Gesellschaft ausmacht? Wenn weniger Gefahren zu befürchten sind, weniger Bedürfnisse zu stillen, hätten wir dann dieselben Gründe, uns einander anzunähern und uns zu vereinigen? Und wenn eine robustere Organisation uns zur Unabhängigkeit aufriefe, wenn mit einer anderen Verfassung auch andere Sitten notwendig würden, weil wir eine andere Weise zu sein und zu erfreuen haben, wie könnten wir das Joch derjenigen Institutionen ertragen, die uns heute beherrschen? Auf welcher

124 Servan, 1784: 101-102, angeführt bei Darnton, 1986: 78.

Basis errichtete man das System neuer Gesetze, mit denen man uns regieren wollte?«[125]

Bergasse drängt die Gegenthese bis an den Punkt, an dem ihre Fehlbarkeit erwiesen ist. Eine Anmerkung weist dem Leser die Rolle zu, dem Werk zu folgen und die notwendigen Schlüsse daraus zu ziehen: »Auf all das gäbe es mehr als eine Antwort; aber man muss den Scharfsinn des Lesers arbeiten lassen. Vergleicht er das, was ich soeben gesagt habe, mit dem, was man mir entgegenhält, wird er bequem entwirren, welche Seite die Fakten missbraucht und die Vernunft falsch anwendet.«[126] Bergasses Strategie liegt genau darin, jene anzusprechen, die Argumente gegen den Magnetismus suchten und sie, ohne dass sie es bemerken, vom Gegenteil zu überzeugen. Er will die Leser dahin führen, von selbst gegen die Positionen der Fakultät Stellung zu beziehen.

Und es geht hier nicht mehr um die Vapeurs der Adeligen, sondern um jene des Volkes, wobei aufgezeigt wird, dass das vaporöse Unwohlsein den gesellschaftlichen Körper in seiner Gänze berührt. Waren erstere eine Folge von Luxus, stellen diese einen Zustand der Entartung zum Vorteil der Monarchie dar. Bergasse verfolgt sein Projekt und lässt von seiner Ironie ab. Er präsentiert in seinem folgenden Werk die Anhänger des Magnetismus als Erneuerer der sittlichen Ordnung, die das Volk von der eingetretenen Korruption heilen können:

»Es gibt einen Zeitpunct in dem Fortgange der Verfeinerung, wo unsre Sitten nothwendig ihre Stärke verlieren; nämlich dann, wenn unsere gar zu vervielfältigten Künste unsern Genuß zu sehr vermehrt haben; dann ist unser Gefühl zu sehr getheilt, und wird unter den Eindrücken, die es bekommt, zu ungewiß, als dass irgend eine mit einiger Dauer die Oberhand behalten könnte.«[127]

Die Pathologie erscheint dann als das, was die Autorität fortbestehen lässt, welche das Volk in der Knechtschaft hält und die Projektion einer Zukunft verhindert. Bergasse beschreibt die Gruppe der Mediziner als einen an die Regierung gebundenen Körper und kehrt die Beschwerden des Volkes in ein politisches Werkzeug um, das frei von Ambitionen ist, während seine Gesundheit das Risiko eines Aufstandes implizierte. Der

---

125 Bergasse, 1781: 65-67.

126 Ebenda: 68.

127 Bergasse, 1790: 66 (§2, 20: Wie sie sich verschlimmern) [leicht modifiziert, A.d.Ü.].

Schutz einer klassischen Medizin habe zum Ziel, eine autoritäre Regierung zu stützen. Er betont:

»Wir gehören fast der Natur nicht mehr an. All die Neigungen, die Leidenschaften, die die Gesellschaft uns einflößt; selbst die Vorurtheile, die Meynungen, die Gewohnheiten, denen sie uns unterwirft; die Gesetze aller Art, mit welchen sie unsere Neigungen fast allemal verschlimmert, indem sie die Gewalt derselben einschränkt, die Künste, die ihr Werk sind, und die Seele nur ermüden, da sie ihr einen gar zu vielfältigen Genuß zuführen, so wie sie tausendfach unsere Fühlbarkeit mehr verfälschen als entwickeln, und ihr kein Genüge leisten; die Qualen der Hoffnung und der Furcht, diese gewöhnlichen Geißeln aller in Gesellschaft lebender Menschen; die falschen oder zu tiefen Gewohnheiten des Ehrgeizes, des Verdrußes, der lange fortgesetzten Unruhe; das starke Nachsinnen des Geistes, was auch sein Gegenstand seyn mag; die Verschiedenheit der Lebensart, nach der Behaglichkeit, den Bedürfnissen, dem Eigensinn eines jeden – alle diese Dinge müssen auf tausendfache Weise die menschlichen Organisationen zerarbeiten, und sie nach einem längerem oder kürzerem Zwischenraum ihres ersten Characters um ein großes berauben.«[128]

Nun aber ist Bergasses Interesse am Magnetismus bestimmt von einer konservativen Politik im Augenblick der Revolution. Denn gerade bei Rückkehr ins Zeitalter der Unschuld würden die Mediziner nutzlos. Der Politiker preist den Mesmerismus im Namen einer Entsprechung zwischen gesundem Volk und den wiederhergestellten gesunden Sitten. Inspiriert von den Schriften der Mitte des 18. Jahrhunderts, welche einer zerfallenden Kultur die Sitten eines goldenen Zeitalters entgegenhielten, sieht er in der Verbreitung des Magnetismus dessen mögliche Wiederkehr. Bergasse fügt noch an:

»In der Arzneywissenschaft verhält sich die Vorbeugungskunst zur Heilkunst, wie in der Gesetzgebung die Kunst, den Verbrechen vorzubeugen, zu der so leichten Kunst, sie zu strafen; und, unglücklicherweise, sind in der Gesetzgebung, die Kunst Verbrechen zuvorzukommen, wie in der Arzneywissenschaft die Vorbeugungskunst bisher zwey fast unbekannte Künste gewesen.

Die Arzneywissenschaft und die Gesetzgebung, so wie sie jetzt beschaffen sind, gleichen sich völlig. Beyde scheinen nur beschäftigt, böse Zufälle zu

---

128 Ebenda: 48-49 (§ 2, 15: Durch eine Reform in den physischen Grundsätzen seiner Erziehung).

stillen; aber finden, warum der Mensch krank oder böse ist, ihn in einer besseren Ordnung der Dinge von den Ursachen abzulenken, die in ihm Laster oder Schmerz zeugen, davon sind sie noch weit entfernt.«[129]

Die Medizin wird hier als Form des Regierens über den Körper präsentiert, die ihn nach Belieben im Zustand der Unterdrückung halten oder aber mit einer Vitalität ausstatten könnte, die einen Aufstand begünstigte. Wo es in Marets Rede nur darum ging, die Sitten zu beklagen, ist die Schlacht um den Magnetismus eine Gelegenheit, die Medizin als mitschuldig an einer hierarchisierten Gesellschaft zu präsentieren. Der traditionelle medizinische Körper wird hier zur Verantwortung gezogen ob seiner Komplizenschaft mit einem Staat, in dem die Ungleichheit dominiert.

***

Im Schatten der Französischen Revolution feiert man die Rückkehr zur gesunden Nation. Bei dieser Gelegenheit proklamiert man das Verschwinden der Beschwerden im Namen einer neu verteilten Freiheit, Gleichheit und Brüderlichkeit.[130] Auch wenn die höfische Gesellschaft zerschlagen wurde, fand die Diskussion über die Sitten eine Fortsetzung; man kann sogar eine übertriebene Entwicklung dieser Konzeption beobachten. Wir werden hier zu analysieren versuchen, wie der Arzt im Kontext einer neuen Nation ein Argument in der Wirksamkeit einer Prävention findet, und wie

---

129 Ebenda: 55-56 (§2, 16: Durch die Kenntniß, wie er sich vor den Uebeln, denen er ausgesetzt ist, bewahre).

130 Zur gleichen Zeit analysierte Benjamin Rush in den Vereinigten Staaten das häufige Aufeinanderprallen von Politik, Pathologie und Therapie. Er beschreibt die Auswirkungen der Devaluation auf den Geist während des Unabhängigkeitskrieges: »Agitiert durch diesen neuen Geldwachstum fürchten viele in der Instabilität des Krieges weder Kälte noch Müdigkeit. Das Kriegsende bringt eine Rückkehr zur Gesundheit für seine Männer wie für hysterische Frauen, die im Frieden die wiedergefundene Ruhe goutieren.« Über den Unabhängigkeitskrieg in den Vereinigten Staaten schrieb er: »Viele gebrechliche Menschen mit schwacher Verfassung haben zurück zur Gesundheit gefunden aufgrund der Änderung der Adresse oder der Aktivität, wozu der Krieg sie ausgesetzt hatte. Dies war insbesondere der Fall bei hysterischen Frauen, die stark am Ausgang des Konflikts interessiert waren.« (Rush, 1779: 223) Die Feinde des Unabhängigkeitskrieges fielen hingegen der Hypochondrie anheim. Rush liest den Mechanismus der Leidenschaften physikalisch als Ergebnis einer Katalyse, die nur durch eine Versöhnung auf menschlichem Niveau gestoppt werden könne.

die Hysterie in diesem Sinne für ihn eine beispielhafte Pathologie darstellt. Von nun an ist es keine Affektion der aristokratischen Empfindsamkeit mehr, sondern eine bedrohliche Krankheit für die zur »Mutter der Nation« bestimmte Medizin. Die klassische Medizin verbindet sich nun eng mit der Idee, eher zu bewahren als zu heilen.[131] Es stellt sich also die Frage, inwiefern die Mediziner mit der Theoretisierung der Hysterie den revolutionären Diskurs intensiv aufgriffen, um ihre Rolle im Schoße der Nation herauszubilden.

Die von Bergasse vorgeschlagene Idee des Naturgesetzes findet sich wieder bei Marc-Antoine Petit[132], Chefchirurg (*chirurgien-major*) des *Hôtel-Dieu* in Lyon, als dieser die physiologischen Effekte der Französischen Revolution analysiert. In seinem im September 1796 gehaltenen »Discours sur l'influence de la Révolution française sur la santé publique« [»Rede über die Auswirkung der Französischen Revolution auf das öffentliche Gesundheitswesen«] versammelt Petit die Auswirkungen der Französischen Revolution auf das französische Volk und dessen Physiologie.[133] Er entwirft zwei Typen von Bewegungen für das Gleichgewicht und für die Agitation des menschlichen Geschlechts. Die erste Bewegung geht vom Individuum aus, das sich im Laufe seines Lebens anhand seines Begehrens, seines Willens und seines Organismus modifiziert. Die zweite kommt von außen und drängt das Individuum durch ständiges Variieren seiner Energie und seiner Orientierungen ab. Petit vergleicht diese Gesetze mit mächtigen Hebeln, welche die Bevölkerung anheben und bewegen. Unbemerkt in ruhigen Zeiten, entfalten sie in Protestzeiten unerwartete Kräfte. Sie gebären dann die heftigsten Leidenschaften, welche die Individuen zerreißen und die Agitation in alle Gesellschaftsschichten tragen. Petit greift die Theorien des Vitalisten Paul-Joseph Barthez auf und gibt ihnen eine politische Ausrichtung, die ihnen bis dato fehlte:

»Alle Fakten, die ich zusammengetragen habe, meine Herren, beweisen offensichtlich, glaube ich, dass die Revolution eine Klasse von Krankheiten gelindert oder geheilt haben muss. [...] Sie hat sozusagen die von

---

131 Diverse Aspekte dieser medizinischen Positionierung sind nicht neu. Michel Foucault hat in *Naissance de la clinique* (1963) (dt. *Die Geburt der Klinik*, 1973) die Präsenz eines politischen Bewusstseins in der Medizin vor der Französischen Revolution und ihre veränderte Definition danach untersucht.

132 Marc-Antoine Petit (1766-1811).

133 Petit, 1806.

Barthez störend genannte Methode in die Tat gesetzt und durch ihren heilsamen Schock die hypochondrische und hysterische Diathese[134] vernichtet. Sie hat daher diese nervliche, viel zu mobile und durch unsere vormalige Weichheit viel zu scharfe Idiosynkrasie korrigiert, indem sie mehr Energiequellen aufdrückt auf bislang zu zarte und zu schwache Träger: Daher sind die chronischen Krankheiten, welche diese Trägheit der Organe stützten, viel seltener als in der Vergangenheit; und in dieser Hinsicht hat die Sterblichkeit nachgelassen.«[135]

Die über Naturgesetze hinausgehende Meinung elektrisiert die Geister und stellt die Gesellschaftsordnung infrage. Und aus diesen Meinungsverschiedenheiten entspringen Revolutionen. Mehr noch, sie fungieren als Therapie:

»Die Revolutionen, und insbesondere solche, durch welche ein Volk zur Freiheit strebt, müssen ihrem Temperament einen neuen Charakter geben: Die aus der Langsamkeit des Kreislaufs stammenden Krankheiten wie die aus der Verdickung der Lymphe aufgrund mangelnder Bewegung oder Schwäche der Nervenfasern dürften also weniger oft beobachtet werden. Denn die Geburt einer Krankheit muss durch vielfältige sie entwickelnde Ursachen begünstigt sein, und unter jenen Umständen fehlt diese Begünstigung fast ganz. Aus demselben Grund dürften die bereits vorhandenen Affektionen [...] sich in Zeiten der Revolution unmerklich abschwächen und selbst radikal geheilt werden, wie man an einem schönen Frühlingstag die Krankheiten verschwinden sieht, die aus dem Winter stammen.«[136]

Die hysterische Affektion ist also zum Verschwinden bestimmt, sobald die Französische Revolution den Geist gereinigt hat. Dennoch spricht man unaufhörlich davon: Ihre Funktion lebt fort in der Rede über nationale Gesundheit. Von der Hysterie als Krankheit eines lasterhaften Adels ohne Berührungspunkten mit den Interessen des Volkes geht man leichthin zu einer Gesundheit über, welche aus der revolutionären Inbrunst gestärkt hervorgeht. Hysterie und Hypochondrie stehen beispielhaft für die heilsame Kraft der Französischen Revolution. Diese erscheint als belebende

---

134 Laut Pschyrembel (1998, 346) ist die »Diathese« (grch.: »Neigung«) die Neigung bzw. Bereitschaft des Körpers zu bestimmten Krankheiten (z.B die hämorrhagische Diathese: die Blutneigung).

135 Petit, 1806: 133-134.

136 Ebenda: 123-124.

Kraft, welche faulige Gerüche und laszive Weichheit ausrottet. Sie reinigt das allgemeine Gären, welches die Frauen zum uterinen Furor verdammte. Die Französische Revolution fungiert als Mittel der Kontraktion: Sobald die ersten Schmerzen überwunden sind, ist die Wirkung unübersehbar. Sie härtet die Körper ab und reinigt die Seelen:

»Man ist bestrebt, sie zu modifizieren oder zu zerstören; alle Leidenschaften spielen mit, alle Waffen werden gezückt, die Empfindsamkeit verdoppelt die Kräfte und die Energie ist überall; jeder Mensch schämt sich schon der bloßen Idee der Ungerechtigkeit. Dann aber erhebt sich, stärker als die Gesetze, die Meinung über alle und beherrscht sie, dann wird sie wirklich Königin der Welt [...]. Mitten in den verschiedenen Reibereien werden alle Geister elektrisiert; der Gedanke entsteht größer und stolzer, die Alleskönner vermehren sich, das Genie leuchtet, wo man nur Unwissen zu sehen glaubte, und die menschliche Vernunft, erneut befeuert, scheint einzig dazu bestimmt zu sein, das große Ganze zu begreifen.«[137]

Die nationale Gesundheit wird die Tugend des politischen Körpers sanktionieren, während eine verallgemeinerte Pathologie Anzeichen für Unzufriedenheit und Korruption war. Die Französische Revolution hatte moralische, physiologische und therapeutische Effekte. Durch die Verwendung dieser Metaphern wird die Krankheit zum Ausdruck politischer Beschwerden; anstatt aber sich auf ein Laster des politischen Körpers zu beschränken, wird sie zur Möglichkeit seiner Lösung. Das politische Denken als radikale, emanzipierende, anormale Aktivität ist gleichzeitig Beschwerde und Therapie. Das politische Denken steht für die Unordnung des Gesellschaftskörpers, der sich von den an ihn gerichteten Erwartungen entfremdet. Es ist Therapie des Gesellschaftskörpers, welcher seine Nöte ins Rampenlicht der politischen Bühne stellt und ihre Berücksichtigung erzwingt. Petits Rede, geschrieben drei Jahre nach Ende der Französischen Revolution, als die Welle revolutionärer Pamphlete abebbte, schreibt diese Diagnosen um. Es ist frappierend, dass hysterische und hypochondrische Affektionen erneut als die exemplarischen Pathologien des *Ancien Régime* bezeichnet werden.

Andere stellen die Revolutionsjahre selbst als eine Form von Hysterie dar, deren negative Effekte durch die neue Republik korrigiert werden sollten. Immer mehr wird die Assoziierung des Körpers mit der Moral als

---

[137] Ebenda: 119-120.

unvermeidlich dargestellt. Sie steht im Zentrum neuer philosophischer Tendenzen, besonders denen der Ideologen, die eine umfassende Rolle bei der Determinierung der Agenda des Arztes spielen. Damit werden wir uns hier nicht aufhalten, denn sie wurden bereits von Elizabeth Williams, Martin Staum und insbesondere Jean-Luc Chappey ausreichend untersucht.[138] Wir erwähnen bloß Marie Nicolas Silvestre Guillon-Pastel, Mitglied der 1800 gegründeten *Société des observateurs de l'homme*[139] [Gesellschaft der Menschenbeobachter], welcher beschreibt, wie sich nach den ersten Revolutionsereignissen »mit der Geschwindigkeit einer Epidemie, mit einer ganz besonderen Energie, hysterische und nervliche Krankheiten, von konvulsiven Spasmen begleitet, verbreitet hatten«[140]. So wird die Französische Revolution als physiologische Unordnung umgeschrieben. Goldstein hat angemerkt, wie Pinel und Cabanis die Französische Revolution als Chance gesehen haben, »das Vorkommen des Wahnsinns und aller seelischen Störungen zu verringern«[141], und dass zahlreiche Mediziner das Verschwinden physiologischer Beschwerden unter der neuen Republik ausrufen. Infolge der Französischen Revolution feierten Mediziner wie Literaten die Rückkehr der Nation zur Gesundheit. Bereits im Jahr 1792 schreibt der Pariser Arzt François-Xavier Lathénas: »Die Freiheit, deren Einfluss auf die Gesundheit der Menschen und auf ihr Glück unmittelbar und gewiss ist, muss notwendige Veränderung in der Medizin mit sich bringen.«[142] Er lobt die künftigen Effekte der Ausbildung, der Volksgesellschaften, der Brüderlichkeit, der Moral.[143]

Mag die Hysterie als der Französischen Revolution vorausgehend oder aber als das Resultat ihrer Exzesse angesehen werden, die Schriftsteller

---

138 Chappey, 2002; Moravia, 1981; Rey, 2000; Staum, 1992; Williams, 1992: 88, 1994: 76-77.

139 Chappey, 2002.

140 Guillon-Pastel, 1800.

141 Goldstein, 1997: 145.

142 Lanthenas, 1792: 28.

143 Ebenda: 26. Die Ironie des Schicksals wollte, dass Lanthenas, als er bei der Verhaftung der wichtigsten Girondistenführer (insbesondere Brissot, Condorcet und Roland) am 31. Mai und 2. Juni 1793 in Lebensgefahr schwebte, angeblich durch den Montagnard Marat (Bergpartei) gerettet wurde mit einem Scherz, der ungefähr so ging: »Jeder weiß«, sagt er, »dass der Arzt Lanternas (sic) arm an Geist ist.« Lanthenas wurde später Sekretär des Konvents und nahm im Jahr VI [1797/98] die Medizin wieder auf.

zogen sie jedenfalls weiterhin zur Erklärung dieser Jahre heran. Und auch wenn die Affektion sich von nun an in Luft auflösen muss, behält sie weiterhin ihre Rolle in der Rede über nationale Gesundheit. Die hysterische Affektion wurde konfiguriert, um eine Pathologie des verdorbenen, um die Interessen des Volkes unbekümmerten Adels zu benennen; problemlos wird sie zur Bedrohung in künftigen Zeiten transformiert.

Nachdem sie den Revolutionären als Inspirationsquelle gedient hatte, bestärkte das Bild der ausgelöschten Hysterie eine neue Gesundheitspolitik in der Prävention, welche die Therapie über die Erhaltung stellte. Die zirkulierenden revolutionären Ideen nähren ihrerseits den medizinischen Diskurs. Es findet also eine Verschiebung des Diskurses statt, welcher nichtsdestotrotz die gleiche Heftigkeit beibehält und aus der Dringlichkeit den Grund seiner Virulenz macht. Der soziale Körper der Nation soll wiederbelebt werden. Die Medizin wird zu einem Werkzeug, mit dem man sich in der entstehenden Nation gegen eine eventuelle gesellschaftliche Unordnung schützt und eine moralische Ordnung garantiert. Wenden wir uns den ersten Worten der fünften Öffentlichen Sitzung der *Société de médecine* vom 22. (Tag des) Pluviôse, des »Regenmonats« des Jahres VIII [d.i. der 11. Februar 1800, A.d.Ü.] zu und erteilen dem Bürger Pierre Sue das Wort, dem ehemaligen Sekretär der *Société* und zukünftigen Professor sowie Bibliothekar an der *École de médecine de Paris*, der Pariser Medizinschule. Diese Rede geht einem Überblick über die Rechtsmedizin voraus, welcher im Revolutionsjahr VIII (1799/1800) publiziert wurde:

»Nicht allein bei Krankheiten reicht der Arzt den Menschen seine helfende Hand. Den physischen Unordnungen vorbeugen, sie erleichtern oder heilen, ist zweifellos eine der schönsten und nützlichsten Funktionen des Fachmanns. Dessen Kenntnisse finden aber in der moralischen Ordnung keine weniger nützliche Anwendung, wo man jeden Tag in der Rechtsprechung Umständen begegnet, bei denen die Übereinstimmung der Gesetze mit den physiologischen und medizinischen Prinzipien absolut notwendig wird.«[144]

Moralische Ordnung, Gesetze und Medizin sind weiterhin die Lieblingsthemen. Aber der Ton der *Exclamatio*, passend zu den Formaten der Tirade, der Libelle oder der Denkschrift, wird nun beim Schreiben mit theoretischem Anspruch in den Abhandlungen leiser. Mit ihren Texten

---

144 Sue, 1799: 3.

wollen die Mediziner nicht so sehr eine für einzelne Pathologien geeignete Therapeutik voranbringen als vielmehr die Gesundheit des nationalen Körpers. Es wird nicht die Gesundheit eines jeden einzelnen untersucht; was zählt, ist ein Gleichgewicht inmitten der Gesellschaft. Der Diskurs dreht sich um die Beschreibung der allernotwendigsten Prävention, derjenigen für die Frauen, d.h. für die Mütter.

Pierre-Jean-Georges Cabanis, Mitglied des *Sénat Conservateur* [der »Konservative Senat« wachte über den Schutz der Verfassung, A.d.Ü.], des *Institut national des sciences et arts* [das Nationalinstitut bzw. die Französische Akademie der Wissenschaften und Künste, A.d.Ü.] sowie der *École de médecine* [Medizinschule] und der *Société de médecine* [Medizinische Gesellschaft], alle zu Paris, billigt diese Einstellung im Vorwort zu seinem 1768 veröffentlichten Werk *Du degré de certitude de la médecine* [Vom Grad der Gewissheit in der Medizin]:

»Auch wenn die Medizin nicht bereits in den Übeln, die sie lindern oder heilen kann, ein direktes Ziel der Nützlichkeit besäße, verdiente sie doch große Zuwendung als Grundlage einer jeden guten und vernünftigen Philosophie. Sie allein gibt uns die Gesetze der lebendigen Maschine zu erkennen, den regelmäßigen Gang der Empfindsamkeit im gesunden Zustand, sowie die Modifikationen, welche diese Fähigkeit im Krankheitszustand erleiden kann; sie zeigt uns den physischen Menschen nackt, von dem der moralische Mensch nur einen Teil darstellt, oder – wenn man bevorzugt – die andere Seite. In der physischen Empfindsamkeit erkennt der Arzt nicht nur die Entstehung der Vorstellungen und Leidenschaften, er sieht auch in gewisser Weise ihre Ausbildung, jedenfalls dasjenige, was diese Ausbildung fördert oder hindert. Es sind immer organische Zustände, in denen er die Lösung der Probleme erkennt. [...] Die Medizin leistet noch einen weiteren Dienst. Wie andere Naturwissenschaften oder andere Künste, die sich auf die feine Beobachtung der Natur stützen, lässt sie unmittelbar alle Phantome verschwinden, welche die Phantasie reizen und quälen.«[145]

Auf diese Weise öffnet Cabanis der Medizin ein noch größeres Betätigungsfeld als »Grundlage einer jeden guten und vernünftigen Philosophie« und als Instrument zum Verstehen der »Empfindsamkeit«.[146] Den

---

145 Cabanis, 1803: 8-9, 10-11.

146 Für Cabanis, hier kaum angedeutet, haben sich viele Historiker interessiert. Jacques Léonard hat angemerkt, wie er sich am Schnittpunkt des Denkens von

Ursprung der Empfindsamkeit und der Phantasie in der Physiologie zu verorten läuft darauf hinaus, die Rolle des Arztes abzusichern. Cabanis stellt den Status der Medizin auf eine Stufe mit den anderen Künsten. Für eine oft verachtete Kunst bedeutet eine solche Gleichstellung einen unvergleichlichen Fortschritt. Das Wort »Gewissheit« wird plötzlich sogar im Titel des Werks mit der Medizin assoziiert. Von ihrem Grad zu sprechen, bedeutet von nun an, sie in einer Perspektive der Entwicklung zu präsentieren.

Was Alexandre Bacher betrifft, seit 1776 Mitherausgeber des *Journal de médecine, de chirurgie et de pharmacie* [Journal für Medizin, Chirurgie und Pharmazie], so beginnt dessen Schrift *De la médecine considérée politiquement* [Von der politisch betrachteten Medizin] mit einem Rousseau- Zitat: »Die Wissenschaft, die uns unterrichtet, und die Arzneikunst, die heilt, sind sehr gut; kein Zweifel! Aber die Wissenschaft, die täuscht, und die Arzneikunst, die tödtet, sind vom Bösen. Lehrt uns also sie unterscheiden. Da liegt eben der Knoten.«[147] Angesichts dieses Risikos gibt es nichts Besseres als Präventivmedizin. Die Mediziner können ihre Autorität in Reden über die Prävention behaupten, falls ihre Heilungserfolge anfechtbar sind. Dieser Argumentationstypus bietet beste Gelegenheit, sich mit der politischen Seite der Macht zu verbünden und die Medizin nicht nur zur Garantin, sondern zur Erzieherin der öffentlichen Ordnung zu machen.

Condillac, der Sensualisten, der Enzyklopädisten, von Condorcet und der Ideologen sieht, und dass »er aufs Wunderbarste das Erbe der *Société de médicine* verkörperte: Bemühen um medizinische Geographie und Meteorologie, anhaltender Trend zu medizinisch-hygienischen Topographien unter Berücksichtigung biologischer Parameter wie Alter, Geschlecht, Temperament und Diät« (Léonard, 1981: 29). Siehe auch Williams, 1994: 78-114; Quinlan, 2008; La Berge, 1992; Staum, 1980; Starobinski, 2001.

[147] Bacher, Jahr XI [1802/1803]: Titelseite. Das Zitat stammt aus dem 1. Buch von Jean-Jacques Rousseaus Émile ou de l'éducation (dt. Rousseau 1798: 165f.); vgl. Rousseau, 1998, 29: »Die Wissenschaft, die uns belehrt, und die Medizin, die uns heilt, haben zweifellos ihr Gutes; aber die Wissenschaft, die täuscht, und die Medizin, die tötet, sind schädlich. Lehrt uns, wie man sie unterscheidet! Hier ist der Kern der Frage!«

Man sieht nun den Adressaten einer neuen Medizin in Erscheinung treten, die nach dem Verlust des privilegierten Patienten aus dem Adel ihren Aktionsradius so erweitert, dass er alle Frauen der Nation einschließt. Wir wollen im Folgenden die Radikalisierung des Hygienediskurses und dessen Fokussierung auf die Frauen im Namen einer neuen Nation darstellen und analysieren, wie dieser Diskurs den Platz der Medizin bestimmt.

Sean Quinlan hat aufgezeigt, wie sehr in der Revolutionszeit die Mediziner »sich als die wahren Verteidiger moralischer und bürgerlicher Tugenden präsentierten und sich dabei auf gegenwärtige und zukünftige Gesundheitsbedürfnisse berufen, die der französischen Nation eigen sind«.[148] Dieser Diskurs benannte die Frauen oft als Sündenböcke. Quinlan schreibt dies der Angst vor Bevölkerungsschwund zu, welche trotz Bevölkerungswachstums zu dieser Zeit ein wiederkehrendes Thema war.[149] Die Idee eines allgemeinen Wahlrechts, welches Frauen die gleichen Rechte wie Männern verleiht, erklärt einigen Historikern zufolge den Wunsch, eine ursprüngliche Ungleichheit zu behaupten. Beispielsweise zeigen Nicole Edelmann, Martin Staum, Londa Schiebinger, Thomas Laqueur und Ludmilla Jordanova[150], wie infolge der Französischen Revolution das Thema weiblicher Verletzlichkeit aufgebauscht wurde, um Frauen an den heimischen Herd zu binden. Das Fehlen solcher Veränderungen in den englischen Abhandlungen der Epoche untermauert dieses Argument. Die in England verlegten Schriften zu Frauenkrankheiten streichen nicht ständig deren Besonderheiten heraus; auch weben sie kein derartiges Netz von Verweisen, welche die moralische Verantwortung von Frauen herausstellen.[151] Diese Art von Beobachtungen stützen auch die Arbeiten von Ludmilla Jordanova und Gianna Pomata, die auf eine Geschichte der Konstruktion des Geschlechterunterschiedes zielen, welche den zu rasch aufgebauten Gegensatz zwischen Kultur und Natur untersucht. In Ergänzung

---

148 Quinlan, 2008: 54.

149 Coleman, 1982: 34-35.

150 Edelman, 2003; Staum, 1996; Schiebinger, 1993; Laqueur, 1992, 2008; Jordanova, 1989, 1999.

151 *Gegen* Andrew Wilson (1777), der die Besonderheit der Frauen und das Risiko der Hysterie als Kraft analysierte, welche sie schützt, indem sie notfalls durch eine Pathologie auf die Aufmerksamkeit weist, mit der sie auf ihren Körper achten sollen.

dieser Arbeiten versuchen wir hier, einen für das Frankreich jener Jahre typischen Diskurstyp zu profilieren, wobei der Mediziner seine Funktionen an eine souveräne, nationale Aufgabe bindet und dabei eine bestimmte Zahl von Thesen entwickelt. In diesem neuen Kontext radikalisiert sich der Hysteriediskurs und fokussiert im Namen der neuen Nation die Frauen und die Hygiene und bestimmt so einen neuen Platz für die Medizin.

Gewiss wurden bereits in den 1770er Jahren Abhandlungen über Frauen (etwa Roussel[152]) oder Abhandlungen über die Gefahren der Masturbation (etwa Bienville[153]) veröffentlicht. Wenn aber Roussel sich der Unterscheidung dessen widmet, was Zerbrechlichkeit und was weibliche Empfindsamkeit ausmache, dann entfaltet er keineswegs das Programm einer Disziplin. Kurz nach Revolutionsende sieht die staatliche Intervention zugunsten der Gesundheit und der gesellschaftlichen Vorsorge mit dem Plan des Nationalkonvents, allen mindestens im sechsten Monat schwangeren Frauen beizustehen, plötzlich neue Prioritäten aufkommen. Damit wird die Gesundheit der Bürger – und dies noch vor ihrer Geburt – als Priorität präsentiert.[154] Wenn auch dieses Projekt wie viele andere aus Geldmangel nicht umgesetzt werden wird, so zirkuliert es gleichwohl in allen Départements und führt einen neuen Ton ein: Die Zukunft des menschlichen Geschlechts, welche Louis-Joseph-Marie Robert le Jeune [der Jüngere] als »Megalanthropogenesie«[155] bezeichnet, häufiger noch als

---

[152] Roussel, [1775]. Siehe Vila, 1995; Williams, 1994: 54-56.

[153] Bienville, [1771]. Siehe Wenger, 2007; und auch Jordanova, 1987; Quinlan, 2008: 47. Gilles Barroux (2008) hat Spuren eines bereits im 18. Jahrhundert vorhandenen Hygienediskurses untersucht, der sich an Rousseaus *Émile* orientiert.

[154] Im Ganzen herrschte die revolutionäre Idee vor, dass die Gesundheit »ein Naturrecht sei, auf das alle Bürger ein Anrecht besäßen«, und: »Wenn die Regierungen darauf ausgerichtet wären, die Naturrechte zu schützen, die öffentliche Gesundheit eine staatliche Aufgabe wäre« (La Berge, 1992: 16).

[155] »Die Römer trieben ihre Herrschsucht so weit, daß ihre Weiber, weil sie beständig bei den Triumphen, Schauspielen und Streitkämpfen zugegen waren, den Kindern gleichsam mit der Milch die Herrschsucht ihrer Väter einflößten. Die eigenthümliche Race verliert sich also von einer Generation zu anderen durch die Ausartung der Weiber; und das einzige Mittel, der Ausartung zuvorzukommen, ist die Verhütung der Vermischung ungleicher Racen. Die Natur hat den Weibern nicht allein das Privilegium der Schönheit gegeben; sie stehen aber auch dem Manne nicht immer an Muth, Klugheit und durchdringendem Geiste nach: und um aus dem weiblichen Geschlechte viele *Sappho's*, *Aspasien*, *Catharinen* oder *Elisabeths* her-

das Problem der Gesundheit der Mütter und ihrer Lebensweise stellen von nun an das Hauptthema dar.

Eines der ersten Werke dieses Typs, Pierre Boyveau-Laffecteurs 1794 veröffentlichter *Essai sur les maladies physiques et morales des Femmes* (dt. *Über die physischen und moralischen Krankheiten des weiblichen Geschlechts. Ein Handbuch für Frauenzimmer*; auch: *Die Kunst, sich gesund und schön zu erhalten für Frauenzimmer*), entwickelt dieses Argument. Im Tonfall ehrerbietig, respektvoll, fast eine Hommage, lauten die ersten Zeilen: »Die Weiber sind es, an die ich meine Worte richte; bloß nach ihrem Beifalle strebe ich; sie zu heilen, oder wenigstens ihre Leiden zu mindern und ihnen Trost zu gewähren, ist mein Zweck und mein süßer Lohn!« So wie Hunauld einige Jahrzehnte zuvor rechtfertigt Boyveau-Laffecteur die im Werk angewandte Sprache: »Nach diesem Plane muß ich die Sprache der Arzneykunst allgemein oder, wenn man lieber will, jedermann verständlich zu machen suchen.« In diesem Sinne wäre die Gelehrtensprache, die seiner Meinung nach oft an die Stelle der Erfahrung trete, kontraproduktiv: »Ich würde keineswegs vermögend sein, die Weiber zur Natur zurückzurufen, ich würde nie ihre Aufmerksamkeit erhalten und verdienen, ihr Lehrer zu sein, [...] wenn ich mich rätselhafter, unverständlicher Ausdrücke bediente.«[156] Und fügt hinzu: »Es heißt aber, die Sprache der Arzneykunst gemein machen, nichts anders, als mit seinen Lesern in einem Style reden, der gleichweit entfernt ist von, Anmaßung und Niedrigkeit, in einem Style, der einfach ist, aber bescheiden, und dessen ganzes Verdient in Deutlichkeit und Bestimmtheit besteht.«[157] Der Stil selbst wird gemäß moralischer Kriterien bestimmt. Der Adressat ist nicht nur die *Raison d'Être* des Werkes, er bestimmt dessen Form und Sprache. Der Arzt betont sein »Desinteresse«.[158] Selbst wenn das Werk sich an ungebildete Leser richtet, führt der Autor sogleich notwendige zusätzliche Verweise an, die seine Autorität beglaubigen. Von 47 Medizinern seit der Antike erwähnt er Theorien, häuft Namen unbekannter Ärzte

---

vorgehen zu sehen, bedarf es nur einer Verbreitung der *megalanthropogenischen Ehen.*« (Le Jeune, 180:2 19-2 [kursive Stellen im Original gesperrt, A.d.Ü.].)

156 Boyveau-Laffecteur, 1799: 1-2 [leicht modifiziert, A.d.Ü.].

157 Ebenda: 2.

158 Boyveau-Laffecteur, 1794: 3 [In der deutschen Übersetzung fehlt der Absatz, A.d.Ü.].

an und fügt eine Auswahl zeitgenössischer Berühmtheiten hinzu.[159] Manchmal rät er zur Lektüre bestimmter Werke (La Mettries Werk über die hysterische Katalepsie) und verurteilt mit Nachdruck andere (wie Le Camus' Medizinroman *Abdéker*, der den Frauen Schönheitstipps vermittle).[160]

Mit dem Vorwort bereits wird die Frau ins Verhältnis zum Arzt gesetzt. Boyveau-Laffecteur verknüpft diese Annäherung mit der Verwendung von Metaphern aus der medizinischen Sprache: Er sieht seine Aufgabe darin, »ein Geschlecht zur Natur zurückzuführen, das durch ansteckende Beispiele vom Pfade abkommt«, ganz im Gegensatz zur Konzentrationsfähigkeit und guten Absicht des Arztes: »mein Zweck und mein süßer Lohn«.[161] Die Sitten werden also durch die Annäherung über die Metapher als Krankheit wahrgenommen. Der Arzt sieht den »süßen Lohn« voraus, womit das Ergebnis seiner Handlungen auf die Seite einer sentimentalen Dankbarkeit fällt. Boyveau-Laffecteur macht sich zum guten Hirten, der die Frauen auf den richtigen Weg zurückführt, definiert durch ihre gesellschaftliche Pflicht. Metaphysische Bestrebungen werden auf diese Weise ersetzt durch die physiologische Festlegung der Rolle eines jeden. Durch sich überschneidende pathologische und moralische Verweise wird die Verbindung verstärkt und der Arzt erweist sich als für das Gleichgewicht der Familie unabdingbar, eben durch seine Sorge um die Definition des Frauseins. Er greift das Thema der für die moderne Kultur kennzeichnenden Korruption der Sitten auf und spricht als Mann, der Frauen zu schätzen weiß und ihre Verdienste hervorheben will: »Ich werde die

---

159 Dazu zählen: Hermes, Hippokrates, Erasistrates, Asklepiades, Celsus, Galen, Soranus, Moschion, Elephantis, Aspasie, Kleopatra, Avicenna, Avenzoar (Ibn Zuhr), Averroës, Guimter oder Gonthier, Heinrich von Sachsen, Fracastor, Fernel, Paré, Van-Heume, Mercado, Mercuriali, Primerose, Willis, Quillet, Graaf, Ettmüller, Sydenham, Mauriceau, Connor, Dionis, Helvetius, Freind, Stahl, Boerhaave, Hoffman, Mead, Fitzgerald, Schauriges, Astruc, Le Camus, Le Cat, Haller, La Mettrie, Sauvages, Van Swieten und Tissot. Jedem Namen folgt in diesem Werk ein Absatz mit den wichtigsten Beiträgen des jeweiligen Mediziners zu den Frauenkrankheiten (Boyveau-Laffecteur, 1794: 19-47; in der deutschen Übersetzung ist das gesamte Kapitel weggelassen [A.d.Ü.]).

160 Le Camus, [1748].

161 Boyveau-Laffecteur, 1794, Vorwort: VII. In der deutschen Übersetzung ist die Vorrede weggelassen, worauf der Übersetzer verweist (dt. Boyveau-Laffecteur, 1799, Vorrede des Übersetzers, V, siehe aber S. 2 [A.d.Ü.]).

Heldinnen des weiblichen Geschlechts nicht vergessen, die vor allem in der Antike durch ihr einfallsreiches Tun oder mit ihrer Schreibfeder die Heilkunst entsprechend vorangebracht haben.«[162] Hier stößt man erneut auf das Bild eines goldenen Zeitalters, während die Verwendung der Verben »erinnern«, »zurückführen«, »machen die Idee einer nötigen Rückkehr stärkt.

Der Erzähler spricht als Bürger und als solchen bezeichnet er sich auf der Titelseite seines Werkes, wo er der Nennung seines Namens seine nationalen Verantwortungen hinzufügt: »Lieferant der Marinespitäler und Regierungsbeauftragter für die Behandlung von Geschlechtskrankheiten, welche nicht durch Quecksilber kurierbar sind.«[163] Über die Heilung hinaus will er »die Frau ihrem Ehemann und die Mutter ihren Kindern zurückgeben, die Gesundgeborenen mit der Gesellschaftsordnung in engere Verbindungen bringen«.[164] Der Arzt ist derjenige, welcher auf Familienbindung achtet und darüber hinaus auf die Einwilligung eines jeden in die Rolle, welche ihm die Gesellschaftsordnung zuweist. Um den Zusammenhalt zu gewährleisten, ist es angeraten, Krankheiten zu verhindern und gegen die in der zeitgenössischen Kultur lauernden Gefahren wachsam zu sein. Und wenn man Boyveau-Laffecteur Glauben schenken soll, dann muss man immer auf der Hut sein: »Eine gehörig menstruirte Frau ist aber noch nicht gegen alle Gefahren gesichert, die ihrer Gesundheit drohen, und diese nur zu sehr gegründete Furcht führt uns noch auf andre Gegenstände.«[165] Vor der permanenten Bedrohung muss man umso durchgängiger aufmerksam sein. Und tatsächlich macht der Arzt nichts anderes als der Frau eine moralische Verantwortung zu geben: »Vom Gleichgewichte der physischen und moralischen Kräfte hängt das Temperament hauptsächlich ab.«[166] Er behauptet:

»Wer dieses Kapitel mit Aufmerksamkeit las, wird gefunden haben, daß es beim weiblichen Geschlechte im Ganzen genommen keine angeborne Krankheiten giebt und daß diejenigen, die sie von den Eltern erben,

162 Ebenda: 4; in der deutschen Übersetzung fehlt der Absatz [A.d.Ü.].

163 Ebenda: 1794: Titelseite; diese Angaben fehlen auf der Titelseite der deutschen Übersetzung [A.d.Ü.].

164 Ebenda: 1794, Vorwort: VI. In der deutschen Übersetzung ist die Vorrede weggelassen, worauf der Übersetzer verweist (dt. Boyveau-Laffecteur, 1799, Vorrede des Übersetzers, V [A.d.Ü.]).

165 Boyveau-Laffecteur, 1799: 12.

166 Ebenda: 40.

sich ohne Beschwerde von der Wiege bis zur Mannbarkeit selbst heilen; daß ferner eine Frau, wenn sie ohne angesteckt zu werden, oder am venerischen Gifte zu leiden, diese Epoche erreicht hat, nur dann krank ist, wenn sie sich vom Pfade der Natur entfernte und daß es bloß in ihrer Gewalt steht, durch ein ruhiges Studium ihrer Crisen, und durch das Gleichgewicht der moralischen und physischen Kräfte, welches die Stärke des Temperaments gründet, ihre Gesundheit wieder herzustellen.«[167]

Die Frau muss ihren Körper unter der Vormundschaft des Arztes untersuchen. Dies verlangt die unaufhörliche Gleichzeitigkeit des Verhältnisses von Seele und Körper: »[...] überzeugt, daß, wenn die Organe auf die Seele wirken, diese letztere umgekehrt auch einen großen Einfluß auf jene hat.«[168] Boyveau-Laffecteur bemüht sich, eine Verhaltensregel vorzuschreiben, um gegen die Kraft der weiblichen Emotionen anzukämpfen: »Die moralischen Ursachen sind es, auf die ein aufgeklärter Arzt sein Augenmerk richten muß.«[169] Dabei betont er die Relativität einer jeden ihrer Emotionen: »Von der tieffen Trauigkeit bis zur ausgelassenen Freude ist bei den Frauenzimmern nur ein Schritt. Jedermann weiß, welche Verwüstungen in der thierischen Organisation dieß Gefühl anrichten kann, das unser Glück ausdrücken soll. Es verwandelt das Lachen der Natur in Zuckungen, wenn es sich unsrer Seele zu plötzlich bemächtigt.«[170] Die Sprache wird immer heftiger und greift ohne Zögern auf sehr starke Metaphern zurück: »Die Hauptstädte sind das Grab aller der Weiber, die an Brustbeschwerden und hysterischen Zufällen leiden.«[171]

Wurde die Empfindsamkeit im 18. Jahrhundert als Effekt der Fasern angesehen, verstärkt durch Erziehung und Lebensweise, wird sie im 19. Jahrhundert zum »geheimen Einfluss des Geschlechtsorgans«.[172] Die Unterscheidung von Mann und Frau nimmt den Platz der Unterscheidung von Adel und Volk ein.[173] Eine neue Hierarchie unterteilt die Bevölkerung, assoziiert das Gehirn mit dem Mann und den Uterus mit der Frau. Immer mehr Arbeiten widmen sich Fragen der Erziehung, der Hygiene und der

---

167 Ebenda: 42 [leicht modifiziert, A.d.Ü.].

168 Ebenda: 115.

169 Ebenda: 119.

170 Ebenda: 123.

171 Ebenda: 62 [A.d.Ü.].

172 Virey, 1825: 262.

173 Zur Konfigurierung der Unterscheidungen Mann/Frau in Enzyklopädien siehe F. Vidal, 2006: 296-298.

Disziplin. Die Medizin orientiert ihr Tun an der Unterstützung einer erziehungsbedürftigen Weiblichkeit. Unterschiedliche Motive bestimmen diesen Ansatz: die Verteidigung der Nation zu einer Zeit, da sie durch innere Beschwerden geschwächt ist und das republikanische Modell exportieren will. Es geht auch darum, die Grundlagen für eine neue Gesellschaft schon bei der Geburt zu legen und sich deshalb den ungeborenen Kindern zu widmen. Schließlich geht es darum, eine neue Rolle für den Arzt zu schaffen: Machtlos gegenüber der Pathologie, zeigt er sich bereit, dem weiblichen Körper Aufgaben zu stellen.

Die Hysterie wird fortan als Pathologie einer doppelten – physiologischen und moralischen – Gefahr angenommen. Während die Fortpflanzung bis dato so präsentiert wurde, dass sie den Frauen jegliches Hysterierisiko nahm, drohte die Hysterie nunmehr, die Schwangerschaft zu beeinträchtigen. Für Louyer-Villermay »ist es zweifelsohne möglich, dass hysterische Personen ihr ganzes Leben steril sind«.[174] Im *Traité des maladies des femmes enceintes* [Abhandlung über die Krankheiten von Schwangeren], im Jahr VIII (1799/1800) von Baignères und Perral auf der Grundlage von Vorlesungen des renommierten Arztes Antoine Petit verfasst, liest man an zwei Stellen, dass Konvulsionen bei Müttern den Kindstod hervorrufen können.[175] Im gleichen Jahr präsentiert Pierre Gérauld an der *École de médecine* [Medizinische Hochschule] von Montpellier einen *Aperçu sur l'hygiène des femmes enceintes* [Überblick über die Hygiene von Schwangeren], worin er die Gefahren aufzeigt, welchen Frauen ausgesetzt sind, »die ihre ursprüngliche, natürliche Konstitution gegen das Verlangen, die Weichheit, die Hypochondrie und die Vapeurs eingetauscht haben«[176]. Die Vapeurs sind von nun an das Ergebnis einer Entscheidung der Frauen, wogegen der Arzt im Namen zukünftiger Gesellschaften vorgehen muss. Er zieht daraus den Schluss, dass »wenn die Lebensweise der Frauen sich weiter derjenigen annähert, welche die Natur offenbar allen Lebewesen vorgesehen hat; wenn sie sich früh an Leibesübungen, an Unwägbarkeiten und an alle Arten von Nahrungsmitteln gewöhnten, ertrügen sie die Schwangerschaft ebenso leicht wie alle anderen natürlichen Funktionen, und ohne dass ihr Leben oder ihre Gesundheit einer Gefahr ausgesetzt wären«. Das Imaginäre der Natur gewinnt nun moralische

174 Louyer-Villermay, 1806-1816: Bd. 1, 91.

175 Petit, Jahr VII [1798/99]: Bd. 1, 266-267, Bd. 2, 16-17.

176 Geraud, Jahr VII [1798/99].

Kraft. Durch das ganze 18. Jahrhundert hindurch diente der Mythos vom goldenen Zeitalter bei Diderot dazu, eine auf Entbehrung setzende Moral zu bekämpfen und die Physiologie zur Anführerin der Sitten zu machen. Umgekehrt ist nun die Natur mit einem moralischen Wert ausgestattet und dazu bestimmt, die Individuen zu klassifizieren. Sie steht nicht mehr als Synonym für sittliche Freiheit, sie ist eine Verordnung für jedermann. Ihre Hauptfunktion muss darin liegen, die Handlung eines jeden zu lenken sowie die Art und Weise, wie jeder einzelne sich benimmt. Dies definiert die Rolle der Frau bei der Fortpflanzung.

Der Vergleich mit Tieren wird nun Standard. Julien Joseph Vireys *De la femme sous ses rapports physiologique, moral et littéraire* [Über die Frau in ihren physiologischen, moralischen und literarischen Bezügen] zieht regelmäßig Tiere als Modell für die weibliche Physiologie heran. Und selbst an die Sektionen tritt er mit dem gleichen Blick: »Die *Nymphomanie* oder die *uterine Wut* [Gebärmutterraserei] ist meistens die Fortsetzung der erotischen Hysterie, wenn diese bei den Mädchen überhaupt nicht befriedigt wird.«[177] Eine derartige Gefahr entwickelt sich – wenn man die Entwicklung während der Pubertät heranzieht – nicht nur bei Frauen, weil »das Leben sich beim Manne zum Kopf hin vollzieht; bei der Frau dagegen sich auf die Gebärmutter konzentriert«.[178] Was nach Ambroise Paré und seinen Schülern bis dahin körperliche Anspannungen auflösen konnte, wird zu einer moralisch-physiologischen Bedrohung.

Gabriel Jouard ist noch radikaler. Er ist gegen die Vorstellung, dass die Frau Opfer nervöser Affektionen sei. Er behält die Nervosität den Männern vor, welche er mit dem Gehirn assoziiert: »Das Nervensystem ist der große Motor, der einzige Regulator des empfindlichen wie unempfindlichen, offensichtlichen wie verborgenen, tiefen wie flachen, freiwilligen wie unfreiwilligen Handelns aller Organe, und das Gehirn selbst ist das Zentrum der Vereinigung aller zentralen Nerveneindrücke.« Er stellt dem Gehirn die aus der Gebärmutter hervorgehende Frauenkrankheit Hysterie gegenüber: »Der *Uterus* [Die *Gebärmutter*] – trotz der bizarren Meinung, die daraus ein weiteres Nervenzentrum oder ein zweites Gehirn

---

177 Virey, 1825: 109. Vauteur fügt hinzu: »Bei dieser Art von Martyrium verstorbene Jungfrauen und beim venerischen Orgasmus getötete Tierweibchen hatten pralle und phlogose Eierstöcke; die Gebärmutter erfährt einen entzündlichen Erethismus, einen anzüglichen oder beißenden Juckreiz.« (Ebenda.)

178 Virey, 1824: Bd. 1, 176.

macht – enthält sehr wenig Nerven [...]. Doch welches Organ präsentiert mehr von diesen außergewöhnlichen, vorgeblich nervösen Phänomenen?«[179] Die Gebärmutter provoziert Beschwerden und diese Besonderheit illustriert und perpetuiert die Besonderheit, welche die Geschlechter trennt. Die Pathologie verstärkt sie noch und sieht die Frauen organischen Affektionen ausgeliefert, während die Männer Opfer von Affektionen des Nervensystems sind. Die Errichtung solcher Unterscheidungen bestätigt nochmals den Gebrauch der Hysterie in der Differenzierung der Geschlechter und ihre Ausdehnung auf den restlichen Körper. Jouard betont: »Wir müssen das Vorurteil abschütteln, die ganze Frage von der Metaphorik der gestörten Phantasie einiger *zu wenig nervöser* Köpfe ablösen, sie als Tatsache untersuchen, entweder um sie zu zerstören, oder um sie angemessen zu akzeptieren, und ich denke, dass sie dann seltener auf Frauen angewendet wird.«[180] Indem er die Auffassungen seiner Kollegen über die Rolle der Frau zuspitzt, macht Jouard die Pathologie einmal mehr zur funktionalen Konsequenz der Fortpflanzung.[181] Er schließt: »Man muss sich vornehmlich an den Blutkreislauf halten, um die Hauptursache für alles zu finden, was man oft und blind den weiblichen Nerven zuschreibt. Um sich davon zu überzeugen, sollte man nur daran denken, was in den beiden Abschnitten des Lebens einer Frau geschieht, zu Beginn und am Ende der Menstruation.«[182] Wenn beim Leibarzt des Königs und des Herzogs von Orleans, Jean Astruc, welcher zwischen 1740 und 1770 lehrte und publizierte, die Gebärmutter voller Nervenbahnen ist, was erkläre, warum sie ein Infektionsherd sei[183], besitzt für Jouard im Jahr 1804 die Gebärmutter

---

179 Jouard, 1804: 35.

180 Ebenda: 80.

181 »Da diese einzigartige Variante oder Form der Spezies nur zur Erfüllung eines solch überraschenden Phänomens zu existieren scheint, überrascht es kaum, dass die verschiedenen speziellen Funktionen, die zur Erfüllung dieses Zwecks auf seinen Anteil entfallen, sich auf diejenigen auswirken, welche dem Erhalt seines individuellen Lebens dienen, und es in Schwierigkeiten bringen.« (Ebenda: 66.)

182 Ebenda: 83.

183 Die allgemeine Beschreibung der Matrix zeigt zunächst, »viele Nervenfasern der Interkostalnerven und der Nervenpaare im Rückenmark des Rückgrats, welche zwischen den Lendenwirbeln austreten, enden in der Matrix.« Ferner präzisiert Astruc: »In diesem Fall gibt es stärkere, längere, häufigere Anfälle hysterischer Leidenschaft als bei jeder anderen Art von Unterdrückung, denn die Eindrücke, welche die Matrixnerven – seien es Blutgefäße voller dort auf einmal zurückgehaltenen Blutes oder Muskelfasern, die an Erethismus leiden oder stark verengt sind – dann

wenig Nerven und darum sei die Hysterie auch nicht nervlich. In der Zwischenzeit wurde der Uterus zum Ursprung der Pathologie erklärt. Von der Pathologie der Nerven geht man über zu einer Pathologie der Fortpflanzung.

Zur gleichen Zeit erfährt die Hysterie in verschiedenen Schriften von Philipe Pinel eine Reihe von Bearbeitungen und wechselt im Laufe der Veröffentlichungen ihren Platz radikal. Sie wird zunächst unter der Kategorie »Wahnsinn oder Entfremdung des Geistes« präsentiert, wovon insbesondere die Frauen aufgrund ihrer Empfindsamkeit, der Energie ihrer Affektionen und ihrer lebhaften Phantasie betroffen sind. Pinel führt gleichwohl die Heirat als Therapie an und nimmt damit eine Empfehlung aus einem hippokratischen Aphorismus gegen die Gebärmuttererstickung auf, die jedoch von den meisten Ärzten im 18. Jahrhundert verworfen wurde.[184] Im Jahr 1801 sieht er dann die Hysterie schon nicht mehr als Geisteskrankheit: Die Pathologie fehlt in seinem *Traité médico-philosophique sur l'aliénation mentale, ou La manie* [Medizinphilosophische Abhandlung über die geistige Entfremdung, oder die Manie], obwohl er damals Chefarzt der Salpêtrière war. Sie erscheint auch nicht mehr in der überarbeiteten und auf drei Bände angewachsenen Neuauflage des Werks im Jahr 1809. Einzig das 1802 veröffentlichte Werk *La médecine clinique* [Die klinische Medizin] widmet ihr ein Kapitel. Hier wird die Hysterie mit der Menstruation assoziiert, welche Pinel für die meisten Frauenkrankheiten als Ursache anführt. In der auf drei Bände erweiterten, im Revolutionsjahr XI (1802/03) veröffentlichten Neuausgabe der *Nosographie philosophique* (dt. *Philosophische Nosographie*) erscheint die Hysterie im Zentrum einer neuen Klassifizierung, innerhalb der Kategorie V (»Neurosen der Zeugung«) in der Unterabteilung »Genitalneurosen der Frau«.[185] Indem er die Definition der Hysterie dem Kapitel über die Nymphomanie folgen lässt, betont Pinel die Unterteilung zwischen Geisteskrankheit und physiologischer oder sexueller Krankheit und teilt ähnliche Symptome (Erzittern, Konvulsionen, Migränen) gemäß zweier antithetisch konstruierter Kategorien auf. Dreimal ergreift er die Gelegenheit, die Nützlichkeit der Ehe anzupreisen, und verkündet, wie wichtig es sei, die Hysterie von

---

erhalten, werden stärker, länger und häufiger sein.« (Astruc, 1761: I, 5, 149; zwischen 1762 und 1767 in London übersetzt und veröffentlicht).

184 Pinel, 1798: 288-289.

185 Pinel, 1818: 267, 282.

dem ihr Eigentlichen her zu betrachten, nämlich ihrer ursprünglichen Einschreibung in den Uterus.

Die Theorien sind altbekannt, allerdings ist der Ton verändert und die Behauptung nimmt eine neue Form an. Zwischen 1600 und 1800 lässt sich ein Wandel beobachten, im Zuge dessen die Hysterie zunächst mit Animalität assoziiert wird, dann mit exzessiver Empfindsamkeit, danach mit einem Leben im Übermaß und schließlich mit den Geschlechtsorganen. Wenn die Mediziner die Matrixtheorie wiederbeleben, dann nicht mehr als Gebärmutter des 17. Jahrhunderts, die den Körper gefährdete, indem sie eine Menge von Flüssigkeiten sammelte, die gären und sie im unglücklichen Fall infizieren konnten. Einzig die schwangere Frau schien vor solchen Unregelmäßigkeiten geschützt zu sein, ohne dass eine Verbindung zwischen dem ungeborenen Kind und möglichen Auswürfen Erwähnung gefunden hätte. Die Verbindung zur Gebärmutter war also zweifach: Infektionsherd und Zeugungswanne. Wenn die Gebärmutter am Ende des 18. Jahrhunderts wiederauftaucht, ist sie von jeglicher Assoziation mit Auswürfen frei. Sie selbst ist zur Quelle von Beschwerden geworden und zum Hauptorgan des weiblichen Körpers aufgestiegen.

Selbst wenn die Sprache weniger heftig erscheint, wird in den Theorien vom Anfang des 19. Jahrhunderts die Frau zunehmend stigmatisiert. In der Zwischenzeit wurde der Körper in seiner Gesamtheit aufgewertet: Im 18. Jahrhundert ist er zum Ort des Ausdrucks der Seele geworden; er wird durch die Erziehung der Sinne neu gedacht und als Teil des zu erziehenden Individuums höher bewertet. Die Aneignung des Körpers durch das Individuum zieht sich durch das ganze Jahrhundert. Im Gegenzug betrifft der kranke Körper das Subjekt, zeichnet das schwankende Individuum, dessen Exzesse, dessen Sitten. Das Geschlecht ist von nun an jedem Punkt des Körpers eingeschrieben, die Pathologie selbst dient dieser Zuordnung des Subjektes zum Geschlecht. Die Hysterie nimmt den weiblichen Körper in Beschlag und markiert alles, was ihn vom Mann unterscheidet. Joseph Capuron schreibt: »Sie greift gleichermaßen die in Keuschheit lebenden Mädchen an wie die mit losen Sitten; die wunschlos erfüllte Ehefrau wie die trauernde Witwe; die Frau mit monatlichen Regeln in gleichbleibenden Abständen und die Frau, deren Ausscheidung zufällig stockt oder mit höherem Alter ganz verschwindet.«[186] Nicht nur der Wort-

[186] Capuron, 1817: 85.

schatz wandelt sich, sondern auch der Standpunkt, von dem aus die Frau behandelt wird. Und wenn zuvor die Bedeutung der Rolle von Frau und Mann bei der Zeugung das Diskussionsthema war, wobei dem Mann die zentrale Rolle gegeben wurde, macht von nun an niemand mehr der Frau diese Rolle streitig. Das ist der Grund für einen Diskurs, der auf die Kontrolle der Lebensweise zielt. Um es mit wenigen Worten zu umreißen: Im 17. Jahrhundert spielt die Frau eine geringe Rolle bei der Zeugung; im 18. Jahrhundert wird sie verantwortlich dafür, und zu Beginn des 19. Jahrhunderts ist sie von dieser Rolle nicht mehr zu trennen.

Das Porträt der Frau als Opfer einer unkontrollierbaren Gebärmutter taucht auf. Für sie ist der Körper ein Hemmnis beim Beweis der Tugend. Ihre biologische Wirklichkeit wird von nun an zur Bedrohung. Die Gebärmutter ist nicht mehr mit Auswürfen gefüllt, die das weibliche Gleichgewicht gefährden. Nicht weniger beunruhigend ist ihre Öffnung, denn aus dieser Leere heraus regiert sie den Körper. Von nun an hat sie die Macht, die moralischen und intellektuellen Fähigkeiten der Frau zu beeinflussen. Die Gebärmutter garantiert nicht nur ihre pathologische Identität, sie bestimmt ihre Identität in der Gesundheit. Die Abhandlungen über Frauen etablieren eine Gleichung, wonach die Frau die Hysterie in Potenz ist; die Hysterie ist die verwirklichte Frau. Die Pathologie wird als Entdeckung des Körpers interpretiert. Sie wird nicht nur als Krise gesehen, die das körperliche Gleichgewicht zerbrochen hat, sondern als das, was dem Körper eine inhärente Anomalität zuschreibt. In diesen Abhandlungen wird die Hysterie zur Wahrheit der Frau, der eine biologische Rolle zugewiesen wird, und die dennoch unaufhörlich Gefahr läuft, an ihrer Rolle zu scheitern. Dieses Risiko bedarf also der Intervention des Arztes, welcher das Leben seiner Patienten reguliert sowie dessen Grenzen und Verbote festsetzt. Während eine ganze Palette von Werken erscheint, welche die Regeln einer erfolgreichen Erziehung festlegen, wird die Patientin verantwortlich für die Beschwerden, welche sie befallen. Der Arzt kehrt die Pathologie in die eigene Natur der Frau um. Die Idee eines weiblichen Stils hat sich verflüchtigt, ersetzt durch die biologische Realität des Uterus. Die Hysterie wird nicht allein als Krise angesehen, die das körperliche Gleichgewicht unterbricht, sondern als etwas, das zum Körper gehört.

Am erstaunlichsten ist der erneuerte Wille der Mediziner, die in ihren Augen physiologischen Notwendigkeiten mit der strengsten Moral zu assoziieren. Nach einer Beschreibung hysterischer Symptome, in denen er eine Todesgefahr sieht, behauptet Bauduit in seiner medizinischen Dissertation: »Die Ehe vertreibt so viele Symptome, weil man sich den Befehlen des Wachsens und Gedeihens unterordnet, weil man sich der ehrenvollen Aufgabe unterzieht, Mutter zu sein.«[187] Die Wechselseitigkeit zwischen der physiologischen Gesundheit und deren sozialem Platz ist der neue Schlüssel zur Gesellschaft. Dass eine medizinische Dissertation den Titel »Considérations médicales sur le mariage« [»Medizinische Betrachtungen über die Ehe«] trägt, sagt viel über den Pakt zwischen der Medizin und der öffentlichen Ordnung aus. Um die Hygiene eng an die öffentliche Ordnung zu binden, erzählt Baudin sogar das, was er von Esquirol selbst gehört haben will:

»Ein wohlgeborenes Mädchen von neunzehn Jahren, groß und stark, wird von hysterischen Anfällen mit heftigen und beinahe unaufhörlichen Krämpfen geplagt. Nach einer sehr langen und gänzlich erfolglosen Behandlung verschwand die junge Person eines Tages aus dem väterlichen Haus, und da alle Suchen, die wir zu ihrem Wiederauffinden unternommen haben, nutzlos blieben, haben wir nichts mehr von ihr gehört. Ein paar Monate später lief Monsieur Esquirol eines Abend durch einen etwas entlegenen Bezirk von Paris und wurde von einer Frau angehalten, in der er diejenige erkannte, die er erfolglos behandelt hatte. ›Was machen Sie hier?‹, fragte er sie. ›Ich werde geheilt‹, antwortete sie. Esquirol ging mit ihr nach Hause, um zu sehen, in welchem Zustand sie sich befand, und sah die Unglückliche auf einer dreckigen Liege schlafen, umgeben von den abscheulichsten Lumpen. Er konnte sie nicht aus diesem Zustand des Elends führen, denn sie beharrte auf ihrem Plan, dort zu genesen, als einziger Frucht, die sie durch Hurerei ernten wollte. Das unglückliche Opfer allzu glühender Bildung hat zehn Monate lang als Kurtisane der niedrigsten Klasse gearbeitet. Sie hatte zwei Fehlgeburten und kehrte schließlich vollständig geheilt zu Ihrem Vater zurück. Diese Frau ist heute verheiratet, Mutter einer Familie, und führt das regelmäßigste Leben.«[188]

Die Moral wird hier völlig der Ordnung des Körpers untergeordnet. Das regelmäßigste Verhalten kann nur durch einen gesunden Körper aufrechterhalten werden. Und im Gegensatz dazu führt ein hysterischer Körper zu einem Verhalten, welches sich nicht den Regeln der moralischen Ordnung fügt. Die Mediziner sind also von nun an die Priester und Füh-

---

187 Bauduit, 1822: 21; siehe auch Matlock, 1994: 1.

188 Bauduit, 1822: 23.

rer der sittlichen Ordnung. Und ihre Rolle definiert sich nicht durch die Verschreibung therapeutischer Mittel, sondern durch die Etablierung einer Disziplin, die sie verhindern soll. Die Ehe wird in diesem Sinne zu einer Notwendigkeit, die zugleich sozial und hygienisch ist und ein Gleichgewicht des Körpers in einer gemäßigten Sexualität bestimmt sowie Sauberkeit und Ertüchtigung als ebensolche Bedingungen für das Mutterwerden und einen gefassten Körper. Weil sie körperliche Beschwerden nicht antizipieren können, haben sie gesetzgebende Kraft über die Lebensweise.

Mit dem Ende der Revolution wird in Frankreich der Körper neu geschrieben. Auf genau diese Weise sichern die Mediziner sich eine Rolle: Eine für die Naturgesetze blinde Moral kann nur zum Verlust des Individuums führen. Einzig die aufgeklärte Untersuchung der Kenntnis des Körpers kann dessen Begierden vorhersehen und sie kontrollieren im Wissen darum, einen Teil davon zu gegebener Zeit zu befriedigen. Die Ärzte gewährleisten den gesellschaftlichen Zusammenhalt. Im Hinblick auf die neue Nation schlagen sie ein neues Bild der Medizin vor. Sie beschränken sich keinesfalls auf den Umkreis des Krankenhauses, sondern arbeiten daran, schreibend die Bürger und Bürgerinnen zu erreichen und ihre eigene Rolle in der Gesellschaft zu sichern. Diese Transformation des medizinischen Diskurses wird dadurch erleichtert, dass es noch vor der Revolution einen medizinischen Diskurs gab, der die Moderne kritisierte.

Wenn es so scheinen mag, als ob zu diesem Zeitpunkt die Hysterie ausschließlich aus ihrem Ursprung im Uterus definiert würde, sollten die 1820er Jahre im Gegenteil das Wiederauftauchen des Gehirns als Ursprung der Pathologie erleben. Jahrhunderte nach der Veröffentlichung von Le Pois' Werk von 1618 kehren Ärzte wie Étienne-Jean Georget in Frankreich und David Hosack[189] in den Vereinigten Staaten zu dieser Auffassung zurück und verstärken die Rolle der Nerven bei der Konzipierung der Hysterie.[190] Nichtsdestotrotz bleibt für viele die Hysterie mit dem Uterus assoziiert und zahlreiche Ärzte schließen sie ohne zu zögern aus ihrem

---

189 In seiner »praktischen Nosologie« unterscheidet David Hosack (1821) zwei Typen von Hysterie: *hysteria mentalis*, herrührend aus den Leidenschaften des Geistes, und *hysteria corporea*, herrührend aus den Organen des Körpers.

190 Siehe Thomas Trotter (1807), der diese Interpretation bereits zu Beginn des Jahrhunderts favorisiert. Siehe dazu Logans (1997) Analyse.

Analysefeld aus, um sich den Geisteskrankheiten zuzuwenden.[191] Das Gespenst der möglichen Interpretationen bleibt immer noch groß.

Zwischen Petit, Boyveau-Laffecteur und den Medizinern der Mitte des 18. Jahrhunderts hat sich eine wesentliche Sache verändert, nämlich der Typ der ins Auge gefassten Öffentlichkeit. Es geht nicht mehr darum, die adelige Frau davon zu überzeugen, dass sie in ihrem Arzt einen aufmerksamen Zuhörer finde; auch geht es nicht mehr darum, in einem unterwürfigen, verführerischen Ton zu sprechen und die medizinischen Thesen mit Salongeist zu durchmischen. Von nun an kommt es darauf an, zur (wahrscheinlich bourgeoisen) Bürgerin zu sprechen und über die Erziehung zu sinnieren, welche sie für ihre Kinder möchte. Man muss sich an den Bürger wenden, den Ehemann und Vater, der an die Zukunft seiner Familie denkt und darin blühende Gesundheit sehen will. Der Arzt wird aufgrund des gesellschaftlichen Charakters des medizinischen Wissens zum Politiker. Im Namen der Beziehung zwischen Seele und Körper schwingt er sich zum Beichtvater auf. Und indem der Platz des Arztes in der Gesellschaft sich ändert, verwandeln sich Ton und Gehalt der Botschaft. Der Arzt spricht mit der Autorität desjenigen, der über Wissen verfügt, der sich an die Frauen richtet, ohne von ihnen in Hinsicht auf Erfolg abhängig zu sein, ohne von ihnen anderes zu verlangen als bereitwillige Verfügbarkeit, Zeichen künftigen Gehorchens.

Die Konstruktion eines neuen sozialen Körpers geschieht über eine Reihe von Umkehrungen. In Kontrast zu Bichats *Recherches physiologiques sur la vie et la mort*[192] (dt. *Physiologische Untersuchungen über Leben und Tod*) und seinen in die Hunderte gehenden Sektionen, welche ihn zu einem exemplarischen Arzt des späten 18. Jahrhunderts machen, kommt zur gleichen Zeit ein anderer Arzttyp ans Licht. Dieser privilegiert nicht das Studium der Anatomie, sondern die Evaluierung der Rolle der Moralität, der Erziehung und der Hygiene. Um die Jahrhundertwende geht man von der noch jungen »medicinischen Policey« (Entwicklung eines öffentlichen Wegenetzes; Anlegen von Friedhöfen außerhalb der Städte; Anweisung, keine Exkremente auf die Straße zu kippen) über zur politi-

---

191 John Cooke (1820-1823) beispielsweise widmet sich den Schlaganfällen und erstellt eine lange Liste von Pathologien, welche dem Nervensystem entstammen, ohne Nennung der Hysterie. Siehe u.a. auch Spurzheim, 1817; Hallaran, 1818; Rayer, 1819.

192 Bichat, 1802.

schen Medizin.[193] Die Verbindung zwischen Medizin und sozialer Ordnung läuft über die Sittenpolizei; sie gewinnt Gestalt in der Radikalisierung des medizinischen Diskurses und in der Instrumentalisierung Rousseaus.

Auf diese Weise entwickelt sich ein anderer Schreibtypus parallel zu jener Schreibform, die sich als strenges Verzeichnis der Symptome versteht und auf der Ebene der von Foucault beschriebenen Sichtbarkeit des Körpers angesiedelt ist. Jener Diskurs wird nicht so sehr aus der Distanz eines Universalwissens denn aus der Nähe desjenigen errichtet, der vorgibt, die Männer, Frauen, Mütter, Jugendlichen zu kennen, der lange genug gelebt hat, um ihre Schwächen zu kennen, und der im Namen der Patienten spricht, die er getroffen hat. Er beansprucht seine Autorität über die Patienten auf der Basis empirischen Wissens und einer Erfahrungsgemeinschaft. Hier nähert sich der Arzt der Seelsorge und führt die neue Gesellschaft wie eine Herde. Zeitgleich mit dem Schreiben der »Klinik« entfaltet sich ein Schreiben, bei dem der Arzt in der ersten Person Singular auftritt und Personen anführt, die er getroffen hat und angeblich noch besser kennt als auf Basis bloßer Observation. Der medizinische Text übernimmt das Format der Erzählung, was einen Erzähler impliziert und einen wechselseitigen Verständnisraum. Dieser medizinische Aussagetypus stützt sich auf eine gemeinsame Gegenwart, beruft sich auf eine zu fliehende oder wiederzufindende Vergangenheit und eine zu konstruierende Zukunft. Das abgemessene Wort, das mit einer gewissen Trockenheit Nosologien und Tabellen aufstellt, geht auf eine zweite Ebene über. Das Schreiben bezeichnet, wobei es auf dem Umweg über Vergleiche funktioniert und im Namen einer vergangenen Erfahrung eine Kenntnis der menschlichen Tendenzen beansprucht, die Gesetzeskraft hat. Die Interpretation wird zur Extrapolation; sie umfasst die physischen Bedingungen und den moralischen Standpunkt. Der Arzt greift im Namen der Gesundheit eines zu leicht hysterisch werdenden Körpers in die Faltungen der Seele ein.

Diese Positionierungen fixieren dennoch nicht die Interpretation der Diagnose. Im Gegenteil vermehren sich die Benennungen stark. Gegen Mitte des 19. Jahrhunderts, so merkt Jan Goldstein an, »wurden die Hysterie und eine Reihe neuer Nervenzustände mit recht vager Definition – nervliche Überreizung, Nervenleiden, Neuropathie –, welche bestimmte

193 Foucault, 1969: 31-54; Rosen, 1974; Brockliss / Jones, 1997: 734-759; Jordanova, 1999: 143-159.

hysterische Symptome beinhalteten und wie die Hysterie nicht weit vom Wahnsinn entfernt waren, allmählich in der medizinischen *community* bekannt«.[194] Die Diagnose kennt neue Interpretationen auch in der Literatur[195], während ihre Anwendungen als Metapher in den Pamphleten und politischen Schriften zur Zeit der Pariser Kommune (1871) auftauchen.[196] Die Entwicklung der Forschungen in Psychologie, Psychiatrie und Kriminologie sowie die Erfindung der Psychoanalyse bieten Gelegenheiten, den Ausdruck mit neuen Bedeutungen aufzuladen, indem er je nach Werk u. a. mit dem Verbrechen, der Sexualität oder der Prostitution assoziiert wird. Neue Diskurse finden statt und nehmen alte Auffassungen der Hysterie auf, wenn dies ihrer Sache dient. Selbst die Form der Symptome ändert sich; von nun an machen die Mediziner aus der kreisbogenförmigen opisthotonischen Position eine der typischen Positionen der Hysterie, obwohl diese sich zuvor nur selten erwähnt findet.[197] So häufig die Kategorie der Hysterie auch vorkommt, es bleibt der Konsens schwierig, die Bezeichnung umstritten. Obschon allgemein als Pathologie anerkannt, betrachten einige die Hysterie immer noch als schlichte Simulation. Wörterbücher und Nosologien verändern permanent ihre Definition, selbst wenn sie daran gemahnen, dass unmöglich eine vollständige Liste an Symptomen gegeben werden könne.[198] Wie groß aber die Vielfalt der Interpretationen auch immer ist: Seit dem frühen 19. Jahrhundert ist die Hysterie als medizinische Kategorie anerkannt.

---

194 Goldstein, 1997: 422.

195 Carroy-Thirard, 1980, 1981, 1982; Micale, 1995: 2. Teil.

196 Beizer, 1994.

197 Außer in Alain Vircondelets Bericht über die Konvulsionen der Prinzessin von Lamballe und im Manuskript über die Anfälle der Madame de Vandermonde, das an Tissot geschickt wurde (UB Lausanne). [Der Opisthotonus ist der Krampf in der Streckmuskulatur des Rückens, A.d.Ü.]

198 Siehe etwa Beard, 1880: 11-85.

SCHLUSS

Auf dreierlei Weise versucht *Die Erfindung der Hysterie im Zeitalter der Aufklärung*, einen Beitrag zur Medizingeschichte des langen 18. Jahrhunderts zu leisten. Dafür versammelt es alle erfassten Diagnosen aus dem Zeitraum zwischen 1670 und 1820 unter der einen Kategorie der Hysterie und analysiert, was dabei zum Tragen kommt.

Erstens wird der Bruch vermessen, den der Ausdruck »Hysterie« in der Äußerung des Wissens bewirkte, und untersucht, welche spezifischen Bedeutungen bei diesem Prozess erkennbar sind und zu welchem Ziel sie erstellt wurden. Der Anteil religiöser Auslegungen der Konvulsionen scheint nur einen kleinen Prozentsatz der Schriften über die hysterische Pathologie auszumachen. Im medizinischen Kontext wurde die Affektion breit diskutiert; auch für literarische Schriften, öffentliche politische Debatten und selbst philosophische Werke stellte sie einen gemeinsamen Bezugspunkt dar. Literaten und Literatinnen beschrieben vaporöse Anfälle, um die Verbindung zwischen Geist und Körper jenseits des professionellen medizinischen Handelns zu exemplifizieren. Die physiologischen Phänomene wurden nach jeweils eigenen narrativen Bedürfnissen abwechselnd als Code, Wahrheit oder Manipulation porträtiert. Die Hysterie wurde zu dieser Zeit nicht als Frauenkrankheit angesehen, sondern galt bis zur Französischen Revolution als Pathologie des Adels.

Zweitens hilft diese genealogische Untersuchung einer Kategorie dabei, das Entstehen einer Disziplin besser zu verstehen, insbesondere wie sich Rolle und Status des Arztes in der französischen Gesellschaft des ausgehenden 18. Jahrhunderts etablierten. Im Gegensatz zu Untersuchungen über medizinische Institutionen oder zum medizinischen Blick befasst sich dieses Buch mit dem Wandel des Arztbildes vom Höfling zum Staatsbürger. Nach der Französischen Revolution ändern sich – mit dem neuen Interesse an der Volksgesundheit – die Herausforderungen, die sich für die hysterische Pathologie stellen: Sie ist keine Diagnose der privilegierten Klassen mehr, in ihr kristallisiert sich vielmehr ein medizinischer Diskurs über Frauen und deren Verantwortung gegenüber der Nation heraus. So kann man der Medizin eine politische Rolle zusprechen.

Schließlich werden drittens – durch die Berücksichtigung der Schreibpraktiken in der Vorstellung der Kategorie – neue methodologische Möglichkeiten für die Medizingeschichte und im weiteren Sinne für die Wissenschaftsgeschichte eröffnet. Indem die Aufmerksamkeit auf Schreibstrategien, auf Zitate und die Zirkulation rhetorischer Figuren gelegt wird, lässt sich Schritt für Schritt der Wandel von Konnotationen und Implikationen nachzeichnen. Wissenschaftsgeschichtlich präsentiert dieses Buch vor allem die Geschichte eines sich formierenden Wissens. Es identifiziert eine Bewegung der Kohärenz in der Erfindung einer medizinischen Kategorie und zugleich die konstanten Brüche dieser Kohärenz durch Fehlinterpretationen, in diversen Kontextualisierungen und bei der strategischen Umschichtung von Narrationen.

In Betrachtung des sich immerzu ändernden Charakters medizinischen Wissens wird hier die Tragweite der Schreibpraktiken umrissen, welche Entstehen und Verbreitung dieses Wissens kennzeichnet. Einen Sinn zu schaffen heißt, einen Status zu kreieren, von dem aus zu sprechen auch heißt, Bedeutungen in einem Verbund von Werten und Bezugspunkten auszuhandeln. Dieser Sinn muss geteilt, wiederaufgegriffen, verschoben sowie bestritten werden. Er muss nicht nur für Spezialisten Sinn ergeben. Die Beschreibung des Konstruktionsprozesses einer medizinischen Kategorie schließt die Beobachtung ein, dass die Akteure in Netzen des Sinns gefangen sind. Bei Verwendung einer neuen Kategorie haben die Autoren ein umso größeres Bedürfnis, sich auf eine Tradition, auf ein Imaginäres oder auf Metaphern zu berufen, um erfolgreich zu sein. Die Sprechenden grenzen sich beim Sprechen voneinander ab, nicht aufgrund mehr oder weniger verborgener Motive, sondern weil sie Repräsentations- und Akkreditierungssysteme fortsetzen und die Möglichkeit für etwas Neues, für ein Ereignis im Bereich des Wissens schaffen.

Es braucht mehr als eine Liste von Symptomen, um eine Pathologie samt Ursachenbezeichnung und vorgeschlagener Heilmethode zu konstruieren. Einen solchen Vorgang setzen zahlreiche Zielvorstellungen in Gang: Bestätigung einer Kompetenz in Bezug auf die Beschwerden, eine neue Annäherung an den Körper, Verständnis für Patiententypen, die Bandbreite ärztlicher Tätigkeit. Die Interpretation einer Diagnose wandelt sich abhängig von den Herausforderungen bestimmter Zeitpunkte. Die Entwicklung der Konzeption einer Pathologie ist hier untrennbar mit der

Entwicklung verbunden, mit der die Mediziner ihre Rolle in der Gesellschaft einnehmen.

Es ist eine neue Konfiguration des Wissens, welche nach 1800 die Verwendung des Ausdrucks »Hysterie« ins Leben ruft: Die Sprache weist Rollen und Pathologien zu und begrenzt diese. Die Konzeptualisierung der Diagnose artikuliert den Geschlechterunterschied. Der etablierten Kategorie entsprechen verteilte Kenntnisse. Wissen setzt Unterscheidungen ins Werk, welche zu dieser Jahrhundertwende sein Funktionieren erlauben, und es ordnet Fallstudien, Typen, Kategorien von Menschen, soziale Klassen und Geschlechter in einem einzigen Vorgang. Der Akt des Benennens zerteilt den Umfang des Wissens und reorganisiert es. Diese neue Aufteilung verleiht der Diagnose Form, orientiert die Wahrnehmung und entwertet eine ganze Reihe von Kategorien, welche nun als unnütz betrachtet werden.

Die Hysterie erscheint auf diese Weise als eine Pathologie, welche die Konfigurationen des Wissens antreibt, und ihre Theoriebildung ist die Aushandlung der aktuellen konzeptuellen Bedürfnisse. Die Theoriebildung hysterischer Affektionen bot noch im 17. Jahrhundert Gelegenheit, eine Therapie auf die Grundlage streng physiologischer Interpretationen von Beschwerden zu stellen, welche zu Symptomen wurden. Sie führte den Arzt dazu, mit Blick auf das physiologische Gleichgewicht Tränke und Aderlässe anzuordnen. Gewiss empfahl der Theoretiker seinen Kollegen, den sich oft in Bedrängnis befindlichen Patienten zu ermutigen, aber das war zweitrangig. Es ging darum, das Vertrauen der Patienten zu wecken, damit sie die Behandlung fortsetzen und genesen.

Will dagegen ein Arzt im 18. Jahrhundert die Vapeurs heilen, arbeitet er ganz anders. Er fasst zahlreiche und mehrdeutige Beschwerden in Worte und liest als Symptome, was andere als Äußerungen von Empfindsamkeit ansehen. Wenn Haunauld durch Sophies Stimme hindurch akribisch die Auswirkungen der Gefühlsschwankungen beschreibt, wenn Raulin vor Ironie warnt und vor dem Desinteresse an den Vapeurs, dann wollen sie die Emotionen neu als denjenigen Raum beschreiben, in den das Pathologische eingebettet ist. Umgekehrt wird Empfindsamkeit zu einem notwendigen Umweg, das Physiologische zu denken. Zu einer Zeit, als man intime Tagebücher und Briefwechsel führte, verschiebt der Arzt seinen Zuständigkeitsbereich. Man beobachtet die Entstehung von Schreibweisen, die das bewusst machen sollen, was später als Hysterie gelesen wird. Wenn

Mediziner, Literatinnen und Literaten von den heftigsten Anfällen berichten, gewinnt die Affektion Bedeutung für eben das, was sie in Worte fassen wollen. Sie schreiben über »die Hysterie« und damit über alles, was damit in Verbindung gebracht werden kann: wechselseitiger Einfluss von Seele und Körper, Phantasie, Empfindsamkeit, Sympathie, Genie. Indem Beschwerden oder Symptome in Worte gefasst werden, werden Tendenzen, Lebensweisen und Kristallisationen ausgemalt.

Auf diesem Umweg wuchs die Rolle der Medizin. Wir hoffen mit diesem Buch gezeigt zu haben, dass man Besonderheit und Tragweite der Medizin der Epoche übergeht, wenn man nur Sauvages, Cullen und Pinel liest. Die Nosologie ist, wie gezeigt wurde, nur eine der Gattungen medizinischen Schreibens. Die Mediziner konzentrieren sich keineswegs nur auf Diagnosen und Symptomreihen, sondern verfassen Schriften, die in einer »Grauzone« zwischen Pathologie und Gesundheit angesiedelt sind, und behandeln Emotion, Lebensweise, Mythos und Symptom in ein und derselben Lesart. Die Besonderheit der Medizin des 18. Jahrhunderts liegt eben in diesen Schreibpraktiken, welche die Medizin im Zentrum der Gesellschaft verankern.

Sobald auf den Kult der Feinheit die Problematisierung der Nation folgt, wird das Theoretisieren der Hysterie zur Gelegenheit, auch die Gefahren ihrer eigenen Entstehung zu thematisieren. Während man die Bedeutung der Fortpflanzung in nie gekannter Dringlichkeit betont, wird die Hysterie erneut ins Verhältnis zur Sexualität gesetzt. Wir haben uns jedoch weit entfernt von Ambroise Paré und André Du Laurens: Die Verortung der Hysterie in der Gebärmutter bietet keinen Anlass mehr, die zufälligen physiologischen Zustände einer Gebärmutter über den Willen einer Frau zu stellen; sie ist das Zeichen der Verantwortung für den weiblichen Körper. Ab jetzt sind die Sitten für die gesellschaftliche Gesundheit und für die Formierung eines politischen Körpers aus wachsamen Staatsbürgern notwendig. Die als Bedrohung gesehene Hysterie wird zum Anlass, die Rolle der Medizin neu zu definieren. Während die Gesellschaft sich von ihrer Zukunft her denkt, schreibt die Pathologie sich in den Uterus ein. Und welch größere Rolle könnte die Medizin haben als die Vorbeugung? Sie ist jedem Individuum nahe, selbst dem gesunden, wenn sie die Gefahren ausmalt und die Risiken abschätzt.

Die Schreibpraktiken, die im 17. und im größten Teil des 18. Jahrhunderts zur Konzeptualisierung hysterischer Affektionen beitragen, ähneln sich in Frankreich und England durchaus. Sie tauchen in Romanen, Briefwechseln, Ärzteautobiographien und Beobachtungen auf, ebenso wie in medizinischen Traktaten mit ähnlichen Anliegen. Die während der Krise der Konvulsionäre in Frankreich verfassten Pamphlete und Dissertationen spiegeln Texte, die während der Krise der *French prophets* in England publiziert wurden. In Frankreich jedoch hat die Revolution Platz für neue Verwendungen des Imaginären der Hysterie geschaffen und, bedeutsamer noch, einen neuen Kontext für die medizinische Praxis und ihr Bild. Die Verbindung zwischen Hysterie und Frau gewinnt in der Sprachregelung der neuen Republik eine eigene Dimension.

Mit der Veröffentlichung von Jean-Baptiste Louyer-Villermays Definition (1818) erhielt die Kategorie »Hysterie« in Frankreich neue Bedeutungen. Im Laufe des 19. Jahrhunderts zieht die Hysterie weiterhin das Interesse von Schriftstellern wie Wissenschaftlern auf sich. In der Literatur haben Gustave Flaubert, Joris Huysmans, Émile Zola, Charles Baudelaire, Guy de Maupassant sowie Jules und Edmond de Goncourt – um nur einige der zeitgenössischen Autoren zu nennen – die Züge der Hysterie bei Männern wie Frauen, Künstlern, Alkoholikern, Arbeitern oder Bürgerlichen wieder und wieder bearbeitet. In den Krankenhäusern und psychologischen Laboratorien ist die Hysterie an der Jahrhundertwende mit Jean-Martin Charcot und der Salpêtrière, der Schule von Nancy sowie mit Pierre Janet zum Untersuchungsgegenstand für die Neurologie und experimentelle Psychologie geworden, während Sigmund Freud im Zuge seiner Untersuchungen über die Affektion eine eigene Disziplin schuf: die Psychoanalyse.

Die hier verfolgte Methodologie führt zur Feststellung, dass das, was man in den unterschiedlichen Interpretationen einer Krankheit liest, etwas anderes ist als die fortschreitende Erkenntnis des Körpers. Es sind politische Notwendigkeiten, Machtverhältnisse zwischen den Kompetenzen, Strategien zur Instrumentalisierung von Werten und des Imaginären. Diese Richtungsänderungen ermöglichen den gesellschaftlichen Aufstieg des Arztes und eine wachsende Glaubwürdigkeit der Medizin. Es geht nicht darum, die Mediziner des Opportunismus zu bezichtigen, sondern zu verstehen, dass der Wandel im Schreiben über den Körper sich nicht von einer Neudefinition der Medizin trennen lässt. Diese Mutationen positionieren sich in einer Bewegung der Wechselseitigkeit: neue Denkweisen erlauben, neue Rollen anzustreben; neue Rollen suggerieren neue Denkweisen der Pathologie. Die Geschichte des Wissens findet am Schnittpunkt politischer und epistemologischer Fragen statt. Damit Kategorien und Konzepte entstehen, akzeptiert werden und in einem bestimmten Augenblick zirkulieren, müssen sie sich in einem bestimmten politischen Horizont verorten, dem sie trotzen und der sie stimuliert, in Übereinstimmung oder im Widerspruch. Mit der Veränderung solcher Horizonte ändert sich der Rahmen des Wissens, was Neuinterpretationen oder die Rückkehr alter, lange Zeit vernachlässigter Interpretationen zulässt. Die Untersuchung möglicher Rahmungen erlaubt, die Art und Weise auszumachen, wie Wissen entsteht. In den verschiedenen Räumen (private wie der Salon oder institutionelle wie Akademien, Gesellschaften und Universitäten) entwickeln sich für unterschiedliche Adressaten (je nach Gesellschaftsschicht, Tätigkeit, Geschlechterunterschied und kulturellen Interessen) verschiedene Typen von Schreibstrategien und schaffen nach und nach ebenso viele Aussagen wie Kategorien.

Über die Frage nach der Hysterie als Kategorie hinaus will dieses Buch einige methodologische Optionen für Wissenschaftshistoriker oder Wissenschaftsphilosophen anbieten. Die Hysterie steht hier exemplarisch für die Konstruktion einer medizinischen Kategorie. In der Bestimmung der Hysterie zeigt sich, wie sehr die Ausarbeitung des Wissens Unterschiede nicht nur reflektiert, sondern produziert. Indem der Arzt Verstehensweisen für körperliche Beschwerden offeriert (wobei er sie unter dem Ausdruck »Symptome« liest und sie in die Linearität organischer oder moralischer Ursachen einfügt), formt er zugleich die Erwartungen seiner Patienten und die Rolle der Medizin. Verschiedene Vorkommnisse und vielfältige Theoriebildungen zur Hysterie stimmen mit unterschiedlichen Einflusssphären überein. Die Transformationen in der Annäherung rühren nicht so sehr von den Änderungen im Verständnis der Pathologie her als von der Vielzahl der Fragen, welche ihre Untersuchungen anregt.

Konstellationen lösen sich auf, neue Ausdrücke erscheinen, Metaphern und Verweise erhalten neue Rollen. Das Tierhafte wird nicht als Körperrealität gedacht, gleichwohl ist es regelmäßig ein Bild, von dem ausgehend man den Körper denkt. Die Metapher des Proteus bleibt über Abweichungen hinweg bestehen und kommt im Laufe der Jahrhunderte dahin zurück, den Kristallisationen des Augenblicks eine Figur zu verleihen. Das Bild des Wunders wird über die religiöse Auseinandersetzung hinaus erneut aufgegriffen, allerdings im Blick auf das Können des Arztes. Bilder, Verweise, Zitate sind in Diskurse eingebaut, tauchen wegen ihrer Zuordnungskraft wieder auf und geben ihr ganzes Gewicht dem, was in einer strikten Bedeutungsordnung ungesagt bleibt. Einsätze und Aussagen wechseln, die gleichen Wörter kehren wieder. Die Signifikate (*signifiés*) werden verschoben, Motivationen divergieren; die Rückkehr einiger Worte gewährleistet Kontinuität in der Wissensbildung. In dieser Wiederholungsbewegung konsolidiert sich Wissen, präsentiert es sich als überarbeitete, zur Reife gelangte Vision. Während die Theorien und das Imaginäre von Text zu Text springen, ermöglichen die Spiegeleffekte, über alle Umschwünge in den Abläufen hinaus ein kohärentes Wissen herzustellen.

Die sorgfältige Analyse der Texte zeigt auch, wie widersprüchlich die Bewegung des Wissens in allen Schritten ist. Es sind nun aber eben diese Widersprüche, welche ein Hin- und Hergerissensein im Möglichen und im Werden erlauben. Ohne Beeinträchtigung der inneren Entwicklung bezeichnen sie einen Raum der Möglichkeit, der Erneuerung, der Bewegung. Fehlerhafte, gegen den Strich oder gegen den Sinn gebürstete Lektüren konfigurieren deren andauernde Neudefinition. Paradoxerweise zwingt eben das Zersplittern der Abläufe zur Wahl gemeinsamer Bezugspunkte. Die Einteilung nach Positionen, von denen aus die Texte geschrieben sind, führt zur Ausarbeitung von Legitimierungsstrategien. Gerade die Kluft zwischen den Motiven erzwingt die Ausarbeitung gemeinsamer Punkte als ebenso viele Treffpunkte, welche eine Verankerung der Diskurse erlauben. Die Rolle des Wissenschaftshistorikers besteht hier also darin, den unendlich problematischen und zufallsbedingten Charakter der Texte nachzuzeichnen, in denen Referenzen als Autorität und Kriterien als Beweise konstituiert werden.

In diesem Buch wurde der Versuch unternommen, die Zuordnungsmacht der Sprache und zugleich ihr außergewöhnliches Vermögen zur Verschiebung anzuzeigen. Wie bildet man mit einem Körper Sinn? Wie legitimiert man diesen Sinn? Wie perpetuiert sich dieser Sinn oder wie verschwindet er? Wie spielt ein Text die Behauptungen eines anderen herunter? Daran arbeiten alle Texte, nuancieren den Sinn und drehen ihn manchmal um. Indem sie ihn aktualisieren und in eine neue sinnliche Gemeinschaft einschreiben, definieren die Texte sich mit ihm, in Bezug auf ihn. D ie Analyse der Aussagen hat festzustellen erlaubt, wie das Wissen den Akteuren entweicht, die es konstruieren und benutzen, und wie seine Entwicklung von dieser Zersplitterung selbst abhängt. Gegen ein Vorgehen gerichtet, welches das Wissen als Produkt von Bedingungen der Möglichkeit (Kant) zu einem bestimmten Zeitpunkt wiedereinschriebe, hoffen wir gezeigt zu haben, dass es in alle Richtungen geht. Das Wissen schreibt sich fort im Ungesagten und im Exzess. Im gegenläufigen Umschreiben nimmt es neue Formen an. Durch das Spiel der Diskurse und ihre Zirkulation verschiebt sich das Wissen. Seine Zuordnungskraft wird gelockert, es verbindet sich mit neuen Einsätzen und mit neuen Gegenständen. Im Exzess des Sinns wie im Gegensinn ist das Wissen immer in Bewegung.

ABBILDUNGSVERZEICHNIS

TEXTNACHWEISE

Einige Kapitel oder Teilkapitel dieses Buches wurden bereits in anderer Form veröffentlicht:

Einleitung: »De la dénomination d'une maladie à son assignation. Hystérie et la différence sexuelle face à la pathologie entre 1750 et 1820«, in: Nicole Pellegrin und Martine Sonnet (Hgg.), *Les discours sur légalité/l'inégalité des sexes de 1750 aux lendemains de la Révolution*, Saint-Etienne: Presses de l'Université de Saint-Etienne, 2012, 131-147.

Kapitel 1 und 3: «...*Vous en guérirez et tout sera dit.* De la circonspection dans l'énonciation de la maladie au XVIIIe siècle (Suisse, France, Angleterre)«, in: Claire Crignon und Marie Gaille (Hgg.), *Qu'est-ce qu'un bon patient? Qu'est-ce qu'un bon médecin?*, Paris: Seli Arslan, 2010, 263-273.

Kapitel 2 und 5: »Capturer l'indéfinissable: Métaphores et récits sur l'hystérie dans les écrits médicaux français et anglais entre 1650 et 1800«, in: *Annales. Histoire, Sciences Sociales* 65,1 (Jan.-Febr. 2010), 63-85.

Kapitel 3: »*L'art de vaporiser à propos*, pourparlers entre un médecin et une marquise vaporeuse«, *Dix-huitième siècle* 39 (2007), 505-519.

Kapitel 3: »Autobiographies of illness as medical legitimacy in the works of Francis Fuller, George Cheyne, Charles Revillon and the Count de Puységur«, in: Christoph Holzhey (Hg.), *Tensions/Spannung*, Berlin: Turia & Kant, 2010, 49-69.

Kapitel 4: »Ruse and re-appropriation in *Philosophy of the vapours, or Reasoned letters of an attractive woman* by C.J. de B. de Paumerelle«, *French Studies* 65,2 (2011), 174-187.

Kapitel 5: »S/he who traps last traps best: The diagnosis of vapours and the writing of observations in late eighteenth century France«, in: Sabine Arnaud und Helge Jordheim (Hgg.), *The body and its images in eighteenth-century Europe. Le corps et ses images dans l'Europe du dix-huitième siècle*, Paris: Champion, 2012, 147-165.

Kapitel 6: »Medical writing, philosophical encounters, and professional strategy: The defiance of Pierre Pomme«, in: *Gesnerus. Swiss Journal of the History of Medicine and Sciences* 66 (2009), 218-236.

LITERATURVERZEICHNIS DER ANGEFÜHRTEN QUELLEN UND SCHRIFTEN

QUELLENTEXTE

A – HANDSCHRIFTEN

Archives de la Bibliothèque du Patrimoine Montpellier, Médiathèque:

- Barthez, Paul-Joseph: Consultations médicales
- Notes de médecine physiologique recueillies au cours de moral Broussais par Émile Rouet D.M.M.

Archives Départementales de Vaucluse (Avignon):

- Fonds Requin (5 F 196)

Archives Municipales d'Arles:

- Bonnemant, Abbé: Manuscrits: Extrait des singularités historiques, littéraire, politiques et sacrées et prophanes de la ville d'Arles, Bd. 225
- Lettres (M 2541)

Archives de la Société Royale de Médecine [SRM], Académie de Médecine (Paris): 4 Dokumente 1775-1779, Dossier 9, Nr. 22

- Collet, 1777, SRM 117, Dossier 20
- Concours de la Société royale de médecine, Dossier 1, Nr. 2, März 1786
- Denis, SRM 133, Dossier 25, Nr. 1, Académie de médecine
- SRM 163, Dossier 10, Nr. 25
- SRM 197, Dossier 8, 1786

Assistance Publique (Paris):

- Registres de Bicêtre, QUE, 6 Q 6 6, 1 Q 2 84

Bibliothéque de l'Arsenal, Bibliothèque Nationale Française (Paris):

- Archives de Police de la Bastille: 10 204, 5802 (R142564)

Bibliothèque de l'Ecole de Médecine de Montpellier:

- Berthe: Pathologie et thérapeutique, choix de consultations, H 612
- Broussonet, Victor: Cours de pathologie, H 567, 284
- Damon, E.J.: H 589, Dossier 17, feuillet 102
- Grasset, Joseph: Manuscrit, H 721.1
- Varia H. 630

Bibliothèque de Genève [vorher: BPU Genève] (Genf):

- Tronchin, Théodore: Registre de consultations (1756-1759)

Bibliothèque interuniversitaire de Santé [vorher: BIUM] (Paris):

- Anonym: De l'hystéricie, 5069-5070

Bibliothèque Jacques Villon (Rouen):

- Archives de l'Académie des Sciences, Belles Lettres et Arts de Rouen (C. 17): Marrigues, André: »Observation sur des suppressions des regles guéries par l'électricité par A. M., maître en chirurgie du bayage royal de Versailles«, lue le 1er X 1762

Bibliothèque Universitaire de Lausanne:

- Fonds S.A.D. Tissot

Francis A. Countway Library (Cambridge, Mass.):

- Pinel, Philippe: Notions préliminaires de pathologie. Nouvelle/La vraie pathologie ou l'enseignement de la médecine ramené à celui des sciences physiques, B MS b 13

Moody Medical Library, University of Texas Medical Branch (Galveston)

- Blocker Collection:
  Cheyne, George: The English malady; or, A treatise of nervous diseases of all kinds as spleen, vapours, lowness of spirits; hypochondriacal and hysterical distempers, &c., 1734 [Ausgabe mit handschriftlichen Anmerkungen].

B – DRUCKE

Alibert, Jean-Louis: Nosologie naturelle, ou, Maladies du corps humain distribuées par familles, Paris 1817.

Andree, John: Cases of the hysteric fits, and système vitus dance, with the process of cure, London 1746.

Antike Heilkunst: Ausgewählte Texte aus den medizinischen Schriften der Griechen und Römer, hg. v. Jutta Kollesch und Diethard Nickel, Leipzig 1986.

Aquin, Antoine d', Antoine Vallot, Guy-Crescent Fagon: Le Journal de santé de Louis XIV [1675], Grenoble 2004.

Aristoteles: Über die Zeugung der Geschöpfe, in: ders.: Die Lehrschriften, hg. v. Paul Gohlke, 28 Teile in 9 Bdn., Paderborn 1947-1961, Bd. 8.3 (1959).

Aristoteles: Problemata [Pseudo-Aristoteles, Les Problèmes d'Aristote, traitant de la nature de l'homme, & de la femme, des principes de la génération, de la formation des enfans au ventre de leur mere, et de l'usage de toutes les parties du corps humain, 1668], in: ders.: Die Lehrschriften, hg. v. Paul Gohlke, 28 Teile in 9 Bdn., Paderborn 1947-1961, Bd. 9 (1961).

Arnauld: Testament de la République et ses derniers adieux, liste et noms de ceux qui doivent en hériter et de ceux qui n'auront aucune part à la succession, 1799.

Artaize, Henri de Feucher chevalier d': Le cri de l'humanité pour les victimes egorgées sous Robespierre.
Artaud, Jean-Baptiste: Taconnet ressuscité, voyageant à Paris et en province, Paris 1790.
Astruc, Jean: Traité des maladies des femmes, où l'on a tâché de joindre à une théorie solide la pratique la plus sûre et la mieux éprouvée, Paris 1761.

Bacher, Alexandre-André-Philippe-Frédéric: De la médecine considérée politiquement, Paris 1802/03 [An XI].
Bachaumont, Louis Petit de: Mémoires secrets pour servir à l'histoire de la République des lettres en France depuis 1767 jusqu'à nos jours, 36 Bde., London 1783-1786, Bd. 9, London 1784.
Balzac, Honoré de: Glanz und Elend der Kurtisanen [Splendeurs et misères des courtisanes, 1838-1844], 1845.
Barbeyrac, Charles: Dissertations nouvelles sur les maladies de la poitrine, du cœur, des femmes, vénériennes & quelques maladies particulières, Amsterdam 1731.
Bartholin, Thomas fils: Institutions anatomiques, augmentée et enrichie pour la seconde fois, tant par des opinions et observations nouvelles des modernes dont la plus grande partie n'a jamais été mise en lumière, que de plusieurs figures en taille douce, Paris 1647.
Bauduit, P.: Considérations médicales sur le mariage, thèse présentée et soutenue à la Faculté de médecine de Paris, Paris 1822.
Bayle, François, Henri Grangeron (Hgg.): Relation de quelques personnes prétendues possédées faite d'autorité du Parlement de Toulouse, Toulouse 1682.
Bayle, Pierre, Dictionnaire historique et critique, Rotterdam 1697, 4. Aufl. 1730.
Baynard, Edward, John Floyer: History of cold bathing, both ancient and modern in two parts, London 1722.
Beard, George: A practical treatise on nervous exhaustion, New York 1880.
Beauchêne, Edme-Pierre Chauvot de: De l'influence des affections de l'âme dans les maladies nerveuses, avec le traitement qui convient à ces maladies, Montpellier 1781.
Beaumarchais, Pierre-Augustin Caron de: Der Barbier von Sevilla oder die unnütze Vorsicht [Le Barbier de Séville, 1775], in: Beaumarchais sämmtliche Schauspiele, Bd. 1, Gotha 1826.
Bergasse, Nicolas: Lettre d'un médecin de la faculté de Paris, à un médecin du collège de London, Den Haag 1781.
Bergasse, Nicolas: Betrachtungen über den thierischen Magnetismus: oder die Theorie der Welt und der organirsirten Wesen. nach denen Grundsätzen des Herrn Mesmer [Considérations sur le magnétisme animal ou sur la théorie du monde et des êtres organisé, d'après les principes de M. Mesmer, avec des pensées sur le mouvement par M. le Marquis de Chastellux, de l'Académie françoise, Den Haag 1784], Dresden 1790.
Bernadac, Christian, Sylvain Fourcassié: Les possédées de Chaillot, Paris 1983.
Bertholon, Abbé Pierre: De l'électricité du corps humain dans l'etat de santé et de maladie, ouvrage couronné par l'académie de Lyon dans lequel on traite de l'électricité de l'atmosphère, de son influence & de ses effets sur l'économie animale, Lyon 1780.

Bichat, Xavier: Physiologische Untersuchungen über Leben und Tod [Recherches physiologiques sur la vie et la mort, 1799], Tübingen 1802; zugleich: Kopenhagen 1802.

Bienville, D. T. de: De la nymphomanie. Ou, fureur utérine [1771], hg. v. Jean-Marie Goulemot, Paris 1980.

Blackmore, Richard: A treatise on spleen and vapours, or, Hypochondriacal and hysterical affections, London 1725.

Bonnaire, Louis de: Examen critique, physique et théologique des convulsions et des caracteres divins qu'on croit voir dans les accidens des Convulsionnaires, 1733.

Boissier de Sauvages de la Croix, François: Nosologia methodica, sistens morborum classes, genera et species juxta Sydenhami mentem et botanicorum ordinem, Amsterdam 1763.

Boissier de Sauvages de la Croix, François: Nosologie méthodique dans laquelle les maladies sont rangées par classe suivant le système de Sydenham et l'ordre des botanistes, ouvrage augmenté par quelques notes en forme de commentaire par M. Nicolas, Paris 1771.

Boissier de Sauvages de la Croix, François: Nosologie méthodique ou distribution des maladies en classes, en genres et en especes suivant l'esprit de Sydenham, & la méthode des botaniste par François Boissier de Sauvages, traduite sur la dernière édition latine, par M. Gouvion, Lyon 1772.

Boissier de Sauvages de la Croix, François: Ecrits divers, hg. v. Gilles Barroux, Dijon 2011.

Bordeu, Antoine: Dissertation sur les eaux minerales du Bearn, 1750.

Bordeu, Théophile de: Œuvres complètes de Bordeu, hg. v. A.B. Richerand, 2 Bde., Paris 1882.

Bouillon-Lagrange, Edme-Jean Baptiste: Réflexions sur les affections nerveuses et sur quelques médicamens usités dans ces sortes de maladies, présentées et soutenues à l'Ecole Spéciale de Médecine de Strasbourg, le 2 Frimaire An XIV à midi [d.i. 23.11.1805], Straßburg 1805.

Bourdelin, Ludovicus Henricus: L'art iatrique, Amiens 1776.

Boyveau-Laffecteur, Pierre: Die physischen und moralischen Krankheiten der Frauenzimmer [Essai sur les maladies physiques et morales des femmes, Paris 1794], Leipzig 1799; später als: Über die physischen und moralischen Krankheiten des weiblichen Geschlechts, Leipzig 1805.

Bressy, Joseph: Recherches sur les vapeurs, London 1789.

Brisseau, Jacques Pierre: Traité des mouvements sympathiques, avec une explication de ceux qui arrivent dans le vertige, l'epilepsie, l'affection hypocondriaque, et la passion hystérique, Paris 1692.

Brissot, Jacques Pierre: Nouveaux voyages dans les Etats-Unis de l'Amérique septentrionale, faits en 1788, Paris 1791.

Broussais, François-Joseph-Victor: Examen des doctrines médicales et des systèmes de nosologie: Ouvrage dans lequel se trouve fondu l'examen de la doctrine médicale généralement adoptée, précédé de propositions renfermant la substance de la médecine physiologique, Paris 1821.

Browne, Richard: Medicina musica; or, A mechanical essay on the effects of singing, musick, and dancing, on human bodies, revis'd and corrected, London 1729.

Buffon, George-Louis Leclerc de: Herrn von Buffons allgemeine Naturgeschichte [Histoire naturelle, générale et particulière. Avec la description du cabinet du Roy, Paris 1749]. Eine freye mit einigen Zusätzen vermehrte Übersetzung nach der neuesten französ. Außgabe von 1769, von Friedrich Heinrich Wilhelm Martini, [7 Bde.], Berlin 1771-1774; Nachdruck Frankfurt am Main 2008.

Buffon, George-Louis Leclerc de: Von der Natur der Thiere, Bd. 7 von: Herrn von Buffons allgemeine Naturgeschichte, Berlin 1774.

Buffon, George-Louis Leclerc de: »Discours sur la nature des animaux« [1749], in: Retz, Noël: Des maladies de la peau et de celles de l'esprit, telles que les vapeurs, la mélancolie, la manie, & qui procèdent des affections du foie, leur origine, la description de celles qui sont le moins connues, les traitements qui leur conviennent, 3. Aufl. Paris 1790.

Bulleins, William: Bulwarke of defence against all sicknesse, soarenesse, and woundes that doe dayly assaulte mankinde: which bulwarke is kept with hilarius the gardener, health the physician, with the chirurgian, to helpe the wounded souldiours. gathered and practiced from the most worthy learned, both olde and new. To the great Comfort of mankinde [1562], London 1579.

Burke, Edmund: Bemerkungen über die französische Revoluzion und das Betragen einiger Gesellschaften in London bey diesen Ereignissen, Berlin 1793; später als: Betrachtungen über die Französische Revolution, Zürich 1987.

Burney, Fanny: Kamilla oder ein Gemälde der Jugend [Camilla, 1796], Berlin 1798.

Burney, Fanny: Cäcilie: Denkwürdigkeiten einer reichen Erbin [Cecilia, 1782], 5 Bde., Leipzig 1853.

Cabanis, Pierre-Jean-Georges: Du degré de certitude de la médecine, Paris 1802/03 [An XI]; Nachdruck Genf 1989.

Campan, Madame Chalon, Jean de Angulo Carlos: Mémoires de Madame Campan, première femme de chambre de Marie-Antoinette, Paris 1979.

Campadron: Mémoires. Journal de médecine, Paris 1763.

Capuron, Joseph: Traité des maladies des femmes, depuis la puberté jusqu'à l'âge critique inclusivement, Paris 1812, 1817.

Caraccioli, Louis-Antoine: Le livre à la mode, Verte-feuille [d.i. Paris] 1757, 2. Aufl. 1759; Deutsch als: Das Buch von der Mode. Nach der allgemeinen Mode übersetzt, vermehrt, und verbessert, Grünfeld [d.i. Braunschweig] 1760; auch als: Das Mode-Buch.

Caraccioli, Louis-Antoine: Livre de quatre couleurs. Aux quatre éléments, de l'imprimerie des quatre saisons, 1760; Neuausgabe als: Le livre à la mode. Suivi du livre des quatre couleurs, hg. v. Anne Richardot, Saint-Etienne 2005.

Cardano, Girolamo: Des Girolamo Cardano von Mailand eigene Lebensbeschreibung [De vita propria, 1643], Jena 1914, Nachdrucke München 1969, erneut Tübingen 2014.

Carrère, Thomas: Traité des eaux minérales du Roussillon, Perpignan 1756.

Casanova, Giacomo: Lana caprina. Lettre d'un Lycanthrope [1771], Paris 1998.

Casanova, Giacomo: Aus den Memoiren des Venetianers Jacob Casanova de Seingalt, oder Sein Leben, wie er es zu Dux in Böhmen niederschrieb, 12 Bde., Leipzig 1822-1828.

Casaubon, Meric: A treatise concerning enthusiasm, London 1655, Neudruck: Gainesville 1970.

Chambon de Montaux, Nicolas: Des maladies de femmes, 2 Bde., Paris 1784.

Chambon de Montaux, Nicolas: Encyclopédie méthodique, médecine, par une société de médecins, Bd.: HA-JUS, Paris 1798.

Charrière, Isabelle de: Cecilie und Kalliste, oder Briefe aus Lausanne [Lettres écrites de Lausanne, 1784-1786], Bayreuth 1792.

Chassaignon, Jean-Marie: Cataractes de l'imagination, deluge de la scribomanie, vomissement littéraire, hémorrhagie encyclopédique, par Epiménide l'nspiré. Dans l'antre de Trophonius, au pays des visions, Lyon 1779.

Chastelain, Matthieu: Traité des convulsions et des mouvemens convulsifs, qu'on appelle à présent vapeurs, Paris 1691.

Chevalier, Jean-Baptiste: Mémoires et observations sur les effets des eaux de Bourbonne. Les bains en champagne dans les maladies hystériques & chroniques, Paris 1772.

Cheyne, George: An essay on health and long life, Bath 1724.

Cheyne, George: The English malady or, a treatise of nervous diseases of all kinds as spleen, vapours, lowness of spirits, hypochondriacal and hysterical distempers, &c. in three parts, London und Dublin 1733; Neuausgabe: The English malady, hg. v. Roy Porter, London 1991.

Cheyne, George: The natural method of curing the diseases of the body and the disorders of the mind, depending on the body, London 1773.

Cheyne, George: The letters of Dr George Cheyne to the Countess of Huntington, hg. v. Charles F. Mullet, St. Marin 1940.

Chirac, Pierre: Dissertations et consultations médicinales, Paris 1744-1755.

Choderlos de Laclos, Pierre-Ambroise-François: Schlimme Liebschaften [Les liaisons dangereuses, Paris 1989], Berlin und Weimar 1981.

Consultation sur les convulsions, Paris 1735.

Cooke, John: Treatise on nervous diseases, 2 Bde., London 1820-1823.

Correspondance inédite du roi Stanislas-Auguste Poniatowski et Mme Geoffrin (1764-1777), hg. v. Charles Mony, Paris 1875.

Cottin, Sophie: Clara von Alben [Claire d'Albe, Paris 1799], Prag 1800.

Crooke, Helkiah: Mikrokosmotraphia. A description of the body of man together with the controversies thereto belonging, London 1615.

Cullen, William: First lines of the practice of physic, for the use of students, Dublin 1777-1784.

Cullen, William: Synopsis nosologiae methodicae, Edinburg 1785; Französisch als: Institutions de médecine pratique, Bd. II, Paris 1785; Deutsch als: Kurzer Inbegriff der medicinischen Nosologie: oder systematische Eintheilung der Krankheiten, von Cullen, Linné, Sauvages, Vogel, & Sagar; nach der 3. Vermehrten Ausgabe mit einigen Zusätzen übersetzt, 2 Bde., Leipzig 1786; Englisch als: Nosology. Or, an arrangement of diseases, by classes, orders, genera and species, with the distinguished characters of each and the outlines of the systems, of Sauvages, Linneaus, Vogel, Sagar, and Macbride, Edinburg 1800.

Cullen, William: Synopsis and nosology being an arrangement and definition of diseases. Hartford 1792.

Cureau de la Chambre, Marin: L'art de connoistre les hommes, Amsterdam 1660.

Cureau de la Chambre, Marin: Les charactères des passions, ou il est traitté de la nature, des causes & des effects, des larmes, de la crainte, du desespoir, Amsterdam 1658, weitere Ausgaben: Amsterdam 1660, Paris 1662.

Daignan, Guillaume: Tableau des variétés de la vie humaine, avec les avantages & les désavantages de chaque constitution; & des avis très-importans aux peres & aux meres sur la santé de leurs enfans, de l'un & de l'autre sexe, sur-tout à l'âge de la puberté, où l'on fait voir qu'à cette époque, la plupart des maladies ne doivent pas être considérées comme telles mais bien comme des efforts salutaires de la nature, pour le développement des organes; & que les maladies graves doivent être traitées avec plus de ménagement & de circonspection qu'à tout autre âge, Paris 1786.

Daquin, Joseph: Analyse des eaux thermales d'Aix en Savoye, dans laquelle on expose les diverses manières d'user de ces eaux, la méthode & le régime de vivre qu'il convient de suivre pendant leur usage, & les différentes maladies pour lesquelles elles ont employées; avec plusieurs observations qui y sont relatives, pour en constater les propriétés, Chambéry 1773.

Debrett, J.: Important facts and opinions relative to the King, character of the public accounts at St. James, London 1789.

Deduit: Le vendangeur aérostatique ou les adieux du baquet mesmérique, London 1786.

Du Deffand, Madame [Marie Anne de Vichy-Chamrond]: Lettres de Madame du Deffand, Paris 2002.

Delandine, Antoine François: De la philosophie corpusculaire et des procédés magnétiques chez les divers peuples, Paris 1785.

Diderot, Denis: »Über die Frauen« [»Sur les femmes«, in: ders.: Œuvres complètes, Bd. 1: Philosophie, Paris 1994], in: ders., Erzählungen und Gespräche, 4. Aufl., Leipzig 1984 [1953], S. 206-220; weitere Auflagen: 1954, 1964, 1987, 2010.

Diderot, Denis: Die Nonne [La religieuse, 1796, Paris 1994], Berlin 1984.

Diderot, Denis: Die geschwätzigen Kleinode [Les bijoux indiscrets, 1748], Potsdam 1920.

Diderot, Denis: »Salon de 1767«, in: ders., Salons, Bd. 2, Paris 1821, S. 1-432.

Digby, Kenelm: Discours fait en une célèbre assemblée par le chevalier Digby, chancelier de la reine de Grande Bretagne, touchant la guerison des playes par la poudre de sympathie, Paris 1658.

Dionysius Longin: Vom Erhabenen. Griechisch und Teutsch, nebst dessen Leben, einer Nachricht von dessen Schrifften, und einer Untersuchung, was Longin durch das Erhabene verstehe, von Carl Heinrich Heineken, Köln 1738.

Dissertation sur les miracles et en particulier sur ceux qui ont été operés au tombeau de Mr de Pâris, en l'eglise de Saint Médard de Paris, avec la relation & les preuves de celui qui s'est fait le 3e Novembre en la personne d'Anne Le Franc de la Paroisse de Seulement Barthelemy, 1731.

Dissertation sur les miracles, recherche de la vérité; ou, Lettres sur l'œuvre des convulsions, 1733-1737.
Doppet, François-Amédée: La Mesmeriade ou, le triomphe du magnétisme animal, Genf 1784.
Doppet, François-Amédée: Le médecin de l'amour, Paris 1787.
Dorat, Claude Joseph: »Les malheurs de l'inconstance«, in: Romans libertins du XVIIIe siècle, hg. v. Raymond Trousso, Paris 1993.
Du Freny, Rivière: »La malade sans maladie« [1699], in: ders.: Œuvres, Bd. 2, Paris 1781, S. 1-114.
Du Laurens, André: Discours de la conservation de la veue, des maladies mélancoliques, des catharres, & de la vieillesse, Rouen 1600.
Du Laurens, André: Le septiesme livre des œuvres anatomiques auquel premierement l'histoire des parties génitales, tant des hommes que des femmes est exactement descrite, & pas apres les controverses qui se rencontrent en icelle, expliquées, Paris 1646.
Duchesne la Mère: Journal des femmes, Paris 1792.
Dufau, Pierre Armand: »Observation sur une hystérie vermineuse«, in: Journal de médecine, chirurgie, pharmacie 29 (1768), S. 120-129.
Dumoulin, Jacques: Nouveau traité du rhumatisme et des vapeurs ou après avoir expliqué les causes, les symptômes, & les signes de ces maladies, l'on donne les remèdes propres et facultés pour les guérir, Paris 1703.
Duncan, Andrew: Heads of lectures on the theory and practice of medicine, 3. Aufl., Edinburg 1781.

Eslon, Charles d': Observations sur le magnétisme animal, London 1780.
Ettmüller, Michael: Pratique speciale de medecine sur les maladies propres des hommes, des femmes & des petits enfants, avec des dissertations du même auteur, sur l'epilepsie, l'yvresse, le mal hypocondriaque, la douleur hypocondriaque, la corpulence, & la morsure de la vipère, 2. Aufl., Lyon 1698; Deutsch teilübersetzt als: Übersicht über ärztliche Maßnahmen, hg. v. Eduard Maibach, Frankfurt am Main 2006.

Falconer, William: An essay on the baths waters in four parts, containing a prefatory introduction on the study of mineral waters in general, London 1770.
Ferrand, Jacques: De la maladie d'amour; ou, mélancholie erotique, discours curieux qui enseigne à cognoistre l'essence, les causes, les signes & les remedes de ce mal fantastique, Paris 1627.
Ficino, Marsilio: »Expositio Prisciani & Marsilii in Theophrastum de sensu, phantasia, & intellectu« [1497], in: ders.: Opera omnia, hg. v. Paul Oskar Kristeller, Turin 1983.
Finch, Anne: »A pindaric ode on the spleen« [1709], in: William Stukeley: Of the spleen, its description and history, uses and diseases... To which is added some anatomical observations in the dissection of an elephant, London 1723.
Fontenelle, Bernard le Bovier de: Entretiens sur la pluralité des mondes, Amsterdam 1686; Deutsch als: Dialoge über die Mehrheit der Welten, Berlin 1780, auch als: Herrn von Fontenelles Unterhaltungen über die Vielzahl der Welten, Halle 1794.

Fournel, Jean-François: Essai sur les probabilités du somnambulisme magnétique, pour servir à l'histoire du magnétisme animal, Amsterdam 1785.

Fournel, Jean-François: Remontrances des malades aux médecins de la faculté de Paris, Amsterdam 1785.

Freind, John: Emmenologie, ou Traité médical d'evacuation ordinaire aux femmes où l'on explique les phénomènes, les retours, les vices, & la méthode curative, qui la concernent selon la loi de la méchanique, Paris 1730.

Fuller, Francis: Medicina gymnastica, or A treatise concerning the power of exercise with respect to the animal oeconomy, London 1705.

Furetière, Antoine: Essai d'un dictionnaire universel contenant généralement tous les mots français tant vieux que modernes, et les termes de toutes les sciences et des arts, Amsterdam 1685.

Galen von Pergamon [Galien]: Œuvres anatomiques, physiologiques et médicales, hg. v. Charles Daremberg, 2 Bde., Paris 1854-1856.

Galen von Pergamon [Galien]: Systématisation de la médecine, hg. v. Jacques Boulogne und Daniel Delattre, Lille 2003.

Gamet, Jean-Marie: Théorie nouvelle sur les maladies cancéreuses, nerveuses et autres, Paris 1772.

Georget, Etienne-Jean: De la folie, Paris 1820; Deutsch teilübersetzt als: Über die Physiologie des Nervensystems und insbesondere des Gehirns. Untersuchungen über die Nervenkrankheiten überhaupt und vornehmlich über den Sitz, die Natur und die Behandlung der Hysterie, der Hypochondrie, der Epilepsie und des krampfhaften Asthmas., Leipzig 1823.

Geraud, Pierre: Aperçu sur l'hygiène des femmes enceintes, présenté à l'école de médecine de Montpellier, le II Thermidor, an 7 de la République française, Montpellier 1798/99 [An VII].

Goldoni, Carlo: Die verstellte Kranke, oder Der rechtschaffene Arzt. Ein Lustspiel in drey Aufzügen [La Finta ammalata, 1751], Wien 1767, Leipzig 1768.

Goldoni, Carlo: Mein Theater, mein Leben [Mémoires pour servir à l'histoire de ma vie et à celle du théâtre, 1787], Berlin 1954 [Leipzig 1788].

Gracián, Balthasar: Handorakel & Kunst der Weltklugheit [L'Oracle manuel et l'art de la prudence, Paris 1647], Leipzig 1982, Stuttgart 1992, Zürich 2012.

Guibert, Jacques-Antoine-Hippolyte de: Eloge du maréchal de Catinat, Edinburg 1775, erweitert als: Eloge du maréchal de Catinat, du chancelier de l'Hospital, de Thomas de l'Académie française. Suivi de l'éloge inédit de Claire-Françoise de Lespinasse. Publié par sa veuve, sur les manuscrits et d'après les corrections de l'auteur, Paris 1806.

Guillon-Pastel, Marie-Nicolas-Silvestre: »Des maladies nerveuses«, in: Magasin encyclopédique ou Journal des sciences, des lettres et des arts 6/2 (1800), S. 313-325.

Guindant, Toussaint: La nature opprimée par la médecine moderne, Paris 1768.

Guyon, Louis: Le cours de médecine en françois contenant le miroir de beauté et santé corporelle, 6. Aufl., Lyon 1673.

Hallaran, William Saunders: Practical observations on the causes and cure of insanity, 2. Aufl., Cork 1818.

Haller, Albrecht von: Anfangsgründe der Phisiologie des menschlichen Körpers, 8 Bde., Berlin 1759-1776 [Elementa physiologiae corporis humani, 8 Bde., 1757-1766]; Französisch als: Élémens de physiologie; ou, Traité de la structure et des usages des differentes parties du corps humain, Paris 1752.

Haller, Albrecht von: Von den empfindlichen und reizbaren Teilen des menschlichen Körpers [De partibus corporis humani sensibilibus et irritabilibus, 1752], Leipzig 1922; Französisch als: Mémoires sur la nature sensible et irritable du corps animal, Lausanne 1756-1760.

Haywood, Eliza: The injur'd husband and Lasselia, Lexington 1999.

Hecquet, Philippe: Le naturalisme des convulsions, 2 Bde., Solothurn 1733.

Hélian: Dictionnaire du diagnostic, ou l'art de connoître les maladies, Paris 1771.

Hippokrates: Werke, hg. v. Johann Friedrich Carl Grimm, 4 Bde., Altenburg, 1781-1792, Neuauflage Glogau 1837/38; weitere Ausgaben: Die Werke des Hippokrates, hg. v. Richard Kapferer, Stuttgart 1934-1939, Bd. 23-24: Die Frauenkrankheiten.

Hoffmann, Friedrich: La médecine raisonnée [Medicina rationalis systematica, 4 Bde., Halle 1718-1740], 9 Bde., Paris 1739-1743.

Holt, Edward: The public and domestic life of his late ... majesty, George the Third: Comprising the most eventful and important period in the annals of British history, Bd. 1, Sherwood 1820.

Hosack, David: A System of practical nosology. To which is prefixed a synopsis of the systems of Sauvages, Linnaeus, Vogel, Sagar, Macbride, Cullen, Darwin, Crichton, Pinel, Parr, Swediar, Young and Good, with reference to the best authors on each disease, 2. Aufl., New York 1821.

Huish, Robert: The public and private life of his late...majesty, George the Third: Embracing its most memorable Incidents...and tending to illustrate the causes, progress, and effects, of the principal political events of his glorious reign, London 1821.

Hunauld, Pierre: Dissertation sur les vapeurs et les pertes de sang, Paris, J.-Leloup, 1756, 2. Aufl. 1771; neu aufgelegt als: La philosophie des vapeurs, hg. v. Sabine Arnaud, Paris 2009.

Important facts and opinions relative to the King, faithfully collected from the examination of the Royal physicians, and clearly arranged under General Heads, London 1789.

James, Robert: A medicinal dictionary, including physic, surgery, anatomy, chymistry, and botany, in all their branches relative to medicine; together with A history of drugs, an account of their various preparations, combinations, and uses; and an introductory preface, tracing the progress of physic and explaining the theories which have principally prevail'd in all ages of the world, 3 Bde., London 1743-1745; Frz. als Dictionnaire universel de médecine, de chirurgie, de chymie, de botanique, d'anatomie, de pharmacie, d'histoire naturelle de James, Paris 1746-1748.

Joly, Henry: Discours d'une estrange et cruelle maladie hypocondriaque venteuse, qui a duré onze ans. Accompagnée de l'hystérique passion, avec leurs noms, causes, signes, accidents terribles, & leurs remèdes, Paris 1609.

Jonston, John: Idea universae medicinae practicae, Amsterdam 1644; Englisch als: The Idea of practical physick, übers. v. Nicholas Culpeper, London 1657.

Jorden, Edward: A briefe discourse of a disease called the suffocation of the mother. Written upon occasion which has been of late taken thereby, to suspect possession of an evil spirit or some strange supernatural power, wherein is declared that diverse strange actions and passions of the body of man which in the common opinion, are imputed to the devil, have their true natural causes and do accompagny this disease, London John Windet, 1603; neu hg. v. Michael MacDonald: Witchcraft and hysteria in Elizabethan London. Edward Jorden and the Mary Glover case, London 1991.

Jouard, Gabriel: Nouvel essai sur la femme considérée comparativement à l'homme, principalement sous les rapports moral, physique, philosophique, etc., avec des applications nouvelles à sa pathologie, Paris 1804.

Kéralio, Marie-Françoise de: Les visites, Paris 1792.

Kinneir, David: A new essay on the nerves and the doctrine of the animal spirits rationally considered; Shewing the great benefit an the true use of bathing and drinking the bath waters, in all nervous disorders, and obstructions, 2. Aufl., London 1739.

La Framboisière, Nicolas-Abraham de: Œuvres, Paris 1613.

La Mettrie, Julien Offray de: Die Mensch-Maschine [L'homme-machine, 1748], Hamburg 1990.

La Mettrie, Julien Offray de: Histoire naturelle de l'ame, nouv. ed. revuë fort exactement, corrigé de quantité de fautes qui s'etoient glissées dans la premiere, & augmentée de la lettre critique de M. de la Mettrie à Madame la Marquise du Chattelet, Oxford 1747.

La Mettrie, Julien Offray de: Ouvrage de Pénélope; ou, Machiavel en medecine par Aletheius Demetrius [1748], 3 Bde., Genf 1768.

Lafage, Pierre: Essai sur la nymphomanie ou fureur utérine. Présenté à l'Ecole de Montpellier et soutenu le 2 floréal an VII [d.i. 21. April 1799], Montpellier 1799/1800 [An VIII].

Lallemant, Jean Baptiste Joseph: Essai sur le mécanisme des passions en général, Paris 1751.

Lange, Martin: Traité des vapeurs où leur origine, leurs effets, et leurs remèdes sont mécaniquement expliqués, Paris 1689.

Lanthénas, François-Xavier: De l'Influence de la liberté sur la santé, la morale et le bonheur, Paris 1792.

Le Brun, Réverend Père Pierre: Histoire critique des pratiques superstitieuses qui ont séduit les peuples et embarassé les savants avec la méthode et les principes pour discerner les effets naturels de ceux qui ne le sont pas [1702], 2. Aufl., Amsterdam 1733.

Le Camus, Antoine: Abdeker. Ou, L'art de conserver la beauté [1748], hg. v. Alexandre Wenger, Grenoble 2008.

Le Camus, Antoine: Médecine de l'esprit où l'on traite des dispositions et des causes physiques qui, en conséquence de l'union de l'âme avec le corps, influent sur les opérations de l'esprit; Et des moyens de maintenir ces opérations dans un bon état, ou de les corriger quand elles sont viciées, Paris 1753; Deutsch teilübersetzt als: Diätetisches Taschenbuch für Gelehrte oder Lebensregeln zur Erhaltung und Kultur der Geisteskräfte, Elberfeld 1797.

Le Fort de la Molinière, Adrien Claude: Les vapeurs, Paris 1753.

Le Jeune, Robert: Versuch über die Megalanthropogenesie oder die Kunst, geistreiche Kinder zu erzeugen, aus welchen große Männer gebildet werden können [Essai sur la mégalanthropogénèsie; ou, l'Art de faire des enfans d'esprit, qui deviennent des grands hommes, Paris 1801], Leipzig 1802.

Le Loyer, Pierre: Discours des spectres et des visions apparitions d'esprits, comme anges, démons, et ames, se monstrans visibles aux hommes, où sont rapportez les argumens et raisons de ceux qui revocquent en doute ce qui se dit sur ce subject, & autres qui en approchent, comme les voix, & sons prodigieux, signes, ecstases & songes admirables, & encore les histoires des apparitions, semblalbles prodiges advenus en chaque sicle, princes des meilleurs autheurs, & puis finalement les moyens de discernes les bons & mauvais esprits, ensemble les remedes & exorcsmes pour chasser et conjuerer les Demons, Paris 1608.

Le Pois, Nicolas: Selectiorum observationum et consiliorum. De cognoscendis et curandis, præcipue internis humani corporis morbis, Pont-à-Mousson 1618.

Lennox, Charlotte: Don Quixote im Reifrocke: oder die abentheuerlichen Begebenheiten der Romanenheldinn Arabella, Hamburg 1754; später als: Der weibliche Quichotte oder Arabellas Abenteuer, Weimar 1976.

Liébault, Jean: Trois livres des maladies et infirmitez des femmes, Rouen 1651.

Lieutaud, Joseph: Précis de la médecine pratique, 3. Aufl., Paris 1781.

Lignac, Louis François Luc de: De l'homme et de la femme considérés physiquement dans l'état du mariage. Lille 1773.

Linné, Charles [Karl von]: Linnaeus' philosophia botanica, Oxford 2003.

Linné, Carl von: Philosophie botanique dans laquelle sont expliqués les fondements de la botanique, avec les définitions de ses parties, des exemples des termes, des observations sur les plus rares, enrichie de figures, trad. Fr. A. Quesné, Paris 1788.

Locke, John: An essay concerning human understanding, London 1690; Französisch als: Essai philosophique concernant l'entendement humain, Amsterdam 1742; Deutsch als: Ein Versuch über den menschlichen Verstand, Altenburg 1757.

Louyer-Villermay, Jean-Baptiste: Recherches historiques et médicales sur l'hypocondrie, isolée, par l'observation et l'analyse, de l'hystérie et de la mélancolie, Paris 1802.

Louyer-Villermay, Jean-Baptiste: »Hypocondrie« und »Hystérie«, in: Dictionnaire des sciences médicales, par une société de médecins et de chirurgiens, Bd. 23, Paris 1806, 1818.

Louyer-Villermay, Jean-Baptiste: Traité des maladies nerveuses ou vapeurs et particulièrement de l'hystérie et de l'hypocondrie, 2 Bde., Paris, 1806, 1816.

M. J. F.: De la passion de l'amour. De ses causes, & des remedes qu'il faut y apporter, en la considérant comme une maladie, Paris 1782.

Mandeville, Bernard: A treatise of the hypochondriack and hysterick passions, vulgarly call'd the hypo in men and vapours in women, London 1711.

Manningham, Richard: The symptoms, nature, causes and cure of the febricula. Or, little Fever, commonly called, the nervous hysteric fever, the fever of the spirits; Vapours, hypo and the spleen, London 1746.

Marat, Jean Paul: Abenteuer des jungen Grafen Potowski. Herzensroman [Les aventures du jeune comte Potowski. Un roman de cœur, 1847], 2 Bde., Leipzig 1856.

Marescot, Michel: Discours véritable sur le faict de Marthe Brossier de Romorantin, pretendue démoniaque, Paris 1599.

Maret, Hugues: Mémoire dans lequel on cherche à déterminer quelle influence les mœurs des Français ont sur la santé, Amiens 1772.

Marivaux, Pierre Carlet de: Die Sklaven-Insel. Ein Lustspiel von einer Handlung [L'Isle des esclaves, 1725], 1750.

Marryat, Thomas: The new practices of physick, founded on irrefragable principles and confirmed by long and painful experience, Dublin 1764.

Mauriceau, François: Traité des maladies des femmes grosses et de celles qui sont accouchées, enseignant la bonne & véritable méthode pour bien aider les femmes en leurs accouchements naturels, & les moyens de remedier à tous ceux qui sont contre-nature, & aux indispositions des enfans nouveau-nés, avec une description tres-exacte de toutes les parties de la femme qui servent à la génération; le tout accompagné de plusieurs figures convenables au sujet [1668], Paris 1694.

Mead, Richard: Of the power and influence of the sun and moon on humane bodies and of the diseases that rise from thence, London 1712.

Meilham, Senac de: L'Emigré [1797], Paris 1965.

Menuret de Chambaud, Jean-Jacques: Essai sur l'histoire médico-topographique de Paris; ou, Lettres à M. d'Aumont, professeur en médecine à Valence, sur le climat de Paris, sur l'état de la médecine, sur le caractère et le traitement des maladies, & particulièrement sur le petite vérole et l'inoculation, Paris 1784.; 2. Aufl. 1786.

Mercier, Louis-Sébastien: Néologies ou vocabulaire de mots nouveaux. A renouveler ou pris dans des Acceptions nouvelles, Paris 1801.

Mesmer, Franz: Abhandlung über die Entdeckung des thierischen Magnetismus, Karlsruhe 1781, Nachdruck Tübingen 1985; Französisch als: Aphorismes de M. Mesmer, dictés à l'assemblée de ses eleves, & dans lesquels on trouve ses principes, sa théorie, les moyens de magnétiser, 2. Aufl. Nizza 1785.

Mesmer, Franz: Mémoire sur la découverte du magnétisme animal, Genf und Paris 1779.

Michaud, Louis-Gabriel: Biographie universelle ancienne et moderne, Bd. 8, Paris 1813.

Montaigne, Michel de: Essais [Essais, 3 Bde., Paris 1999], Frankfurt am Main 1998.

Montbron, Fougeret de: Margot, die Flickschusterin. Galante Abenteuer im Frankreich des 18. Jahrhunderts [Margot la ravaudeuse, 1741], München 1978.

More, Henry: Enthusiasmus triumphatus [1662], Nachdruck: Los Angeles 1966.

Motherby, G.: A new medical dictionary: Or, general repository of physic, containing an explanation of the terms, and a description of the various particulars, London 1795.

Nicot, Jean: Thresor de la langue francoyse, tant ancienne que moderne. Auquel entre autres choses sont les mots propres de marine, venerie, & faulconnerie, cy devant ramassez par Aimar de Ranconnet, vivant conseiller & president des enquestes en Parlement. Reveu et augmenté en ceste derniere impression de plus de la moitie; par Jean Nicot, vivant conseiller du roy, & Me. des requestes extraordinaire [sic] de son hostel. Avec une grammaire françoyse et latine, & le recueil des vieux proverbes de la France. Ensemble le Nomenclator de Junius, mis par ordre alphabetic, & creu d'une table particuliere de toutes les dictions. Dedié à monsieur le president Bochart, sieur de Champigny, Paris 1606.

Nollet, Abbé Jean Antoine: Essai sur l'électricité des corps, Paris 1746.

Nynauld, Jean: De la lycanthropie, transformation et extase des sorciers [1615], hg. v. N. Jacques-Chaquin, M. Préaud, Paris 1990.

Nysten Pierre-Hubert: Dictionnaire de médecine et des sciences accessoires à la médecine, avec l'étmologie de chaque terme, suivi de deux volabulaires, l'un latin, l'autre grec, Paris 1814.

Palissot De Montenoy, Charles: Le cercle des originaux, Lüttich 1777.

Panckoucke, Charles-Joseph (Hg.): Encyclopédie méthodique, Lüttich 1782-1832.

Paré, Ambroise: De la génération, in: ders.: Œuvres,... divisées en 28 livres avec les figures et portraicts, tant de l'anatomie que des instruments de chirurgie, et de plusieurs monstres, revues et augmentées, 28 Bde., Paris 1585, Bd. 9, Nachdruck Paris 1976.

Patin, Guy: Le medicine partinenti alle infirmità delle donne, Venedig 1574.

Paumerelle, Claude J. de Bethmont de: La philosophie des vapeurs, Lausanne 1774; La Philosophie des vapeurs, 2. Aufl., Lausanne 1784; Neuauflage in: La Philosophie des vapeurs, hg. v. Sabine Arnaud, Paris 2009.

Pechey, John: The whole works of that excellent physician, Dr. Thomas Sydenham wherein not only the history and cures of acutes diseases are treated of, after a new and accurate method; but also the shortest and safest way of curing most chronical diseases, 11, Aufl., London 1740.

Perfect, William: Methods of cure in some particular cases of insanity. The epilepsy hypochondriacal affection, hysteric passion, and nervous disorders, prefixed with some accounts of each of those complaints, Rochester 1780.

Perry, Charles: A mechanical account and explication of the hysteric passion, under all its various symptoms and appearances and likewise of all such other diseases as are peculiarly incident to the sex... to which is added, an appendix. Being a dissertation on cancers in general; But more especially such as happen in the breasts of women, London 1755.

Petit, Marc-Antoine: Traité des maladies des femmes enceintes, des femmes en couche et des enfans nouveaux nés, précédé du mécanisme des accouchemens, médecin de Paris, démonstrateur et professeur au jardin des plantes et membres de plusieurs académies, par les citoyens baignères et perral, Paris 1798/99 [An VII].

Petit, Marc-Antoine: »Discours sur l'influence de la Révolution française sur la santé publique prononcé le 30 septembre 1796«, in: ders.: Essai sur la médecine du cœur;

auquel on a joint les principaux discours prononcés à l'ouverture des cours d'anatomie, d'opérations et de chirurgie clinique, Lyon 1806.

Pétetin, Jacques-Henri-Désiré: Mémoire sur la découverte des phénomènes qui présentent la catalepsie et le somnambulisme, symptômes de l'affection hystérique essentielle, avec des recherches sur la cause physique de ces phenomenes, Lyon 1787.

Pétetin, Jacques-Henri-Désiré: Electricité animale, prouvée par la découverte des phénomènes physiques et moraux de la catalepsie hystérique, et de ses variétés, et par les bons effets de l'électricité artificielle dans le traitement de ces maladies, Paris 1808.

Pinel, Philippe: Nosographie philosophique. Ou, la méthode de l'analyse appliquée à la médecine, Paris 1798/99 [An VII], 2. Aufl. Paris 1802/03 [An XI], 3. Aufl. 1807, 6. Aufl. 1818; Deutsch als: Philosophische Nosographie oder Anwendung der analytischen Methode in der Arzneikunde, Tübingen 1799; Philosophische Krankheitslehre, 2 Bde., Kopenhagen, 1799/1800.

Pinel, Philippe: La médecine clinique rendue plus précise et plus exacte par l'application de l'analyse ou recueil et résultat d'observations sur les maladies aigues faites à la Salpêtrière, Paris 1802.

Planque, François: Bibliothèque choisie de médecine, tirée des ouvrages périodiques, tant françois qu'étrangers, avec plusieurs pièces rares, & remarques utiles & curieuses, Bd. 3, Paris 1750.

Platon: Sämtliche Werke. In der Übersetzung von Friedrich Schleiermacher, 6 Bde., Hamburg 1957-1959 [darin die Schriften: Ion, Der Staat, Nomoi, Phaedrus, Timaois].

Pomme, Pierre: Traité des affections vaporeuses des deux sexes. Ou maladies nerveuses, vulgairement appelées maux de nerfs, Paris 1760, weitere Ausgaben: Lyon 1763, 1765, 1767, 1769, 1771, Paris 1782, 1798-1799, 1804.

Deutsch als: Abhandlung von den hysterischen und hypochondrischen Nervenkrankheiten beider Geschlechter, oder von den Vapeurs, in welcher man bemühet ist, mit einer gründlichen Theorie eine auf Wahrnehmung gegründete Heilungsart zu verbynden, Breslau und Leipzig, 1775. Englisch als: A treatise on hysterical and hypochondriacal diseases. In which a new and rational theory is proposed, and a cure recommended, London 1777. Italienisch als: Sopra le affezioni vaporese. Opera del Signore Pomme, figlio, Neapel 1765. Spanisch als: Nuevo método para curar flatos, hypocondria, vapores y ataques hystericos de las mujeres de todos estados. Y en todo estado, con el qual los enfermos podrán por sí cuidar de su salud en falta de medico que les dirija, Madrid 1776, weitere Auflagen: 1786, 1794.

Pomme, Pierre: Nouveau recueil des pièces publiées pour l'instruction du procès que le traitement des vapeurs a fait naître parmi les médecins, dans lequel on trouve la réponse à toutes les objections que l'on faites contre la méthode humectante, et des nouvelles observations pratiques qui en démontrent la sûreté, Paris 1771.

Pomme, Pierre: Supplément au traité des affections vaporeuses des deux sexes ou Maladies nerveuses, dans lequel on trouve: 1. Mémoire et observations cliniques sur l'abus du quinquina, 2. Réfutation de la doctrine médicale de Brown 3. Notice sur l'électricité, le galvanisme et le magnétisme, Bd. 3, Paris 1804 [An XII].

Pomme, Pierre: Réponse de M. Pomme à Bret, Louis Bret, analyse comparée de quelques observations citées par M. Pomme, Arles 1806.

Pomme, Pierre: Réfutation de la doctrine médicale du docteur Brown, médecin écossais, suivie d'une notice sur l'électricité, le galvanisme et le magnétisme, sous le rapport des maladies nerveuses, 3. Aufl., Arles 1808.

Pope, Alexander: Lockenraub: ein scherzhaftes Heldengedicht [The rape of the lock, 1744], Leipzig 1772.

Portal, Antoine: Précis des journaux tenus pour les malades qui ont été electrisés pendant l'année 1785, & des mémoires sur le même objet, adressés à la Société royale de médecine pendant la même année, Paris 1786.

Pressavin, Jean-Baptiste: Nouveau traité des vapeurs. Ou traité des maladies des nerfs dans lequel on développe les vrais principes des vapeurs, Lyon 1770; Deutsch als: Neue und gründliche Abhandlung von den Nerven-Krankheiten und den Dünsten, oder sogenannten Vapeurs: worinnen zugleich die rechte Art dieselben zu heilen, gelehret wird, Nürnberg 1772.

Priscian [Priskianos Lydos]: On Theophrastus on sense-perception, Ithaca 1997.

Purcell, John: A treatise of vapours or hysterick fits containing an analytical proof of its causes, mechanical explanations of all its symptoms and accidents according to the newest and most rational principles. Together with its cure at large, London 1702.

Puységur, Armand Marie-Jacques de Chastenet: Recherches expériences et observations physiologiques sur l'homme dans l'état de somnambulisme naturel provoqué par l'acte magnétique, Paris 1811.

Rabelais, François M.: Abenteuerliche und ungeheuerliche Geschichtsschrift vom Leben, Raten und Taten der Herren Grandgusier, Gargantua und Pantagruel [Le tiers livre des faictz et dictz du noble Pantagruel, 1546], Straßburg 1575, 1590; später als: Gargantua und Pantagruel, 2 Bde., München und Leipzig 1911, Bd. 1.

Radcliffe, Ann: A Sicilian romance [1790], New York und Oxford 1993.

Radcliffe, Ann: The romance of the forest [1791], New York und Oxford 1999.

Radcliffe, Ann: Udolphos Geheimnisse [The mysteries of Udolpho, 1794], Wien und Prag 1798.

Radcliffe, Ann: Der Italiäner oder der Beichtstuhl der schwarzen Büssermönche [The Italian, or the confessional of the black penitents, 1797], 3 Bde., Königsberg 1797-1799.

Radet, Jean-Baptiste: Les docteurs modernes, comédie parade suivie du baquet de santé, Paris 1784.

Rapport des commissaires chargés par le Roi de l'examen du magnétisme animal, imprimé par l'ordre du Roi, Nizza 1785.

Raulin, Joseph: Traité des affections vaporeuses du sexe avec l'exposition de leurs symptômes... & la méthode de les guérir, Paris 1758, 2. Aufl. 1759.

Raulin, Joseph: Traité des fleurs blanches avec la méthode de les guérir, Paris 1766.

Raulin, Joseph: Traité des eaux minérales de Verdusan, Paris 1772-1774.

Rayer, Pierre François Olive: Mémoire sur le delirium tremens, Paris 1819.

Receuil général des pièces concernant le procez entre la Demoiselle Cadière, de la ville de Toulon, et le Père Girard, Jésuite, Recteur du Séminaire Royale de la Marine de ladite ville, Bd. 1, 1732.

»Recherches historiques sur le magnétisme animal, principalement dans l'ancienne Italie, sous les Empereurs, et dans les Gaules«, in: Bibliothèque du magnétisme animal, Bd. 2, Paris 1817.

Report from the committee appointed to examine the physicians who have attended his majesty during his illness, touching the present state of his majesty's health, London 1789.

Retz, Noël: Des maladies de la peau et de celles de l'esprit, telles que les vapeurs, la mélancolie, la manie, & qui procèdent des affections du foie, leur origine, la description de celles qui sont le moins connues, les traitements qui leur conviennent [1786], 3. Aufl., Paris 1790, 1810; Deutsch teilübersetzt als: Die Krankheiten der Haut, ihre Ursachen, ihre Symptome und ihre sowohl schickliche als widersinnige Behandlungen, Breslau 1788.

Rétif de la Bretonne, Nicolas-Edme: Les nuits de Paris [1788], hg. v. Jean Varlot, Michel Delon, Paris 1987; Deutsch teilübersetzt als: Revolutionsnächte, München 1920, Die Nächte von Paris: 1789-1793, Leipzig 1989, Revolutionäre Nächte in Paris, München 1989.

Revillon, Charles: Recherches sur les causes des affections hypochondriaques, appelées communément vapeurs, Paris 1779; 2., erw. Aufl. 1786; Deutsch teilübersetzt als: Briefe eines Arztes an einen Hypochondristen, Gotha 1781.

Richardson, Samuel: Clarissa. Die Geschichte eines vornehmen Frauenzimmers [Clarissa, 1748], 7 Bde., Göttingen 1748-1753.

Richardson, Samuel: Pamela oder die belohnte Tugend [Pamela, 1740], Leipzig 1772.

Robin, Abbé: Du traitement des insensés dans l'hôpital de Bethléem de London traduit de l'anglois [erw. frz. Übersetzung von: Thomas Bowen, Historical account of the origin, progress, and present state of Bethlem hospital, London 1783]; suivi d'observations sur les insensés de Bicêtre et de la Salpêtrière, Amsterdam 1787.

Robinson, Nicolas: A new system of the spleen and vapours and hypochondriack melancholly, London 1729.

Roger, Joseph-Louis: Traité des effets de la musique sur le corps humain, Paris 1803.

Rostaing: Réflexions sur les affections vaporeuses ou examen du traité des vapeurs des deux sexes, Amsterdam 1768, weitere Auflagen: Paris 1767, 2. Aufl. 1768, 3. Aufl. 1778.

Rousseau, Jean-Jacques: Die Träumereien eines einsamen Spaziergängers [Les rêveries du promeneur solitaire, 1782], in: ders.: Schriften, hg. v. Henning Ritter, 2 Bde., München 1978, Bd. 2, S. 637-760.

Rousseau, Jean-Jacques: Emil oder Über die Erziehung [Émile, ou, de l'éducation, 1762], 13. Aufl., Paderborn 1998 [1971].

Roussel, Pierre: Système physique et moral de la femme ou tableau philosophique de la constitution, de l'état organique du tempérament, des mœurs et des fonctions propres au sexe [1775], Paris 1803, Nachdruck 1869.

Rush, Benjamin: Inquiry into the natural history of medicine among the Indians of North-America and a comparative view of their diseases and remedies with those of the civilized nations before the American Philosophical Society, held at Philadelphia, on the 4th of February, Philadelphia 1774.

Rush, Benjamin: »An account of the influence of the military and political events of the American Revolution upon the human body«, in: Medical inquiries and observations, to which is added an appendix, containing observations on the duties of a physician, and the methods of improving medicine, 2. Aufl. Philadelphia, nachgedruckt London 1779.

Saiffert, Andreas: Beiträge zur übschäftlichen Artzneilehre der Seuchen oder sogenannten langwierigen Krankheiten, Paris, Braunschweig und Leipzig 1804.

Saurin, Bernard-Joseph: Les mœurs du temps, Paris 1788.

Sennert, Daniel: Institutiones medicinae, Wittenberg 1611.

Servan, Joseph Michel Antoine: Doutes d'un provincial, proposés à messieurs les médecins-commissaires, Lyon 1784.

Sevigné, Marie de Rabutin-Chantal, Marquise de: Correspondance, Bd. 3 (1680-1696), Paris 1978.

Smollet, Tobias: Begebenheiten des Peregrine Pickels [The adventures of Peregrine Pickle, 1751], 4 Bde., Leipzig 1753.

Smollet, Tobias: Begebenheiten des Roderick Random [The adventures of Roderick Random, 1748], 2 Bde., Hamburg 1755.

Smollet, Tobias: Humphrey Klinkers Reisen [The expedition of Humphry Clinker, 1771], 3 Bde., Leipzig 1772.

Soranus von Ephesus: Die Gynäkologie des Soranus von Ephesus. Geburtshilfe, Frauen- und Kinderkrankheiten, Diätetik der Neugeborenen, hg. v. Heinrich Lüneburg, München 1894.

Spatantigarude: Les vieilles lanternes, conte nouveau ou allegorie faite pour ramener les uns et consoler les autres. Etrennes pour tout le monde avec une clef pour rire et des notes pour pleurer, London und Paris 1785.

Spurzheim, J. G.: Observations on the deranged manifestations of the mind; or, insanity, London 1817.

Staël, Germaine de: Corinna oder Italien [Corinne ou l'Italie, 1807], Leipzig 1807, 1879.

Sterne, Laurence: Yoricks empfindsame Reise durch Frankreich und Italien [A sentimental journey, 1768], 1769.

Sterne, Laurence: Das Leben und die Meynungen des Herrn Tristram Shandy [Tristram Shandy, 1759], 2 Bde., Berlin 1769.

Sue, Pierre: Anecdotes historiques, littéraires et critiques, sur la médecine, la chirurgie, & la pharmacie [1785], Brüssel 1789.

Sue, Pierre: Apperçu général, appuyé de quelques faits sur l'origine et le sujet de la médecine légale, Paris 1799.

Sydenham, Thomas: Dissertatio epistolaris ad ... Gulielmum Cole, ... de observationibus nuperis circa curationem variolarum confluentium, nec non de affectione hysterica, per Thomas Sydenham, London 1682; Englisch als: »An epistle from Dr Tho. Sydenham, to Dr. Mr WM Cole; Treating of the small pox and hysteric disease« [1682], in: The entire Works of Dr. Sydenham wherein the history of acute and chronic diseases, and the latest and most effectual methods of treating them, are faithfully, clearly and accurately delivered, to which are added explanatory and practical notes from the

best medicinal writers, London 1742; Deutsch als: »An den Herrn Doctor Cole«, in: ders., Sämtliche medicinische Werke, 2 Bde., hg. v. R. Rohatzsch, Ulm 1838/39, Bd. 2, S. 34-37, 38-141.
Sydenham, Thomas: Celeberrimi opera omnia medica. Editio novissima, Genf 1696.
Sydenham, Thomas: Médecine pratique, Paris 1774, 1784; Deutsch als: Medizinische Werke, hg. v. Joseph Johann Mastalir und Johann David Hörling, 2 Bde., Wien 1786/87.

Thouret, Michel Augustin: Recherches et doutes sur le magnétisme animal, Paris 1784.
Tissot, Samuel-Auguste-David: Versuch von denen Krankheiten, welche aus der Selbstbefleckung entstehen [L'onanisme, 1760], Frankfurt und Leipzig 1760, 1781; später auch als: Von der Onanie, oder Abhandlung über Krankheiten, die von der Selbstbefleckung herrühren, Wien 1782.
Tissot, Samuel-Auguste-David: Anleitung für das Landvolk in Absicht auf seine Gesundheit [Avis au peuple sur sa santé, 1763], Zürich 1767, weitere Ausgabe: Wien 1792.
[Trevoux] Dictionnaire universel françois et latin, vulgairement appelé dictionnaire de Trevoux, 7 Bde., Paris 1752.
Tourette, Georges Gilles de la: Traité clinique et thérapeutique de l'hystérie d'après l'enseignement de la Salpêtrière, Paris 1891.
Trotter, Thomas: A view of the nervous tempérament being a practical inquiry into the increasing prevalence, prevention and treatment of those diseases, commonly called nervous, bilious, stomach and liver complaints; Indigestion, low spirits; gout, London 1807.

Urban, Sylvanus: The Gentleman's Magazine 61/1 (1787).

Voyage du diable et de la folie, ou causes des révolutions de France, Brabant, Liège et autres, Imprimé dans la Lune, 1793.
Van Helmont, Johannes Baptista: Aufgang der Artzney-Kunst, Das ist: Noch nie erhörte Grund-Lehren von der Natur zu einer neuen Beförderung der Artzney-Sachen, so wol die Kranckheiten zu vertreiben als ein langes Leben zu erlangen [Oriatrike or physik refined, the common errors therein refuted and the whole art reformed and rectified being a new rise and progress of phylosophy and medicine, for the destruction of diseases and prolongation of life, London 1662], Sultzbach 1683.
Vandermonde, Charles-Augustin: Dictionnaire portatif de santé dans lequel tout le monde peut prendre une connoissance suffisante de toutes les maladies ... instructions nécessaires pour être soi-même son propre médecin, 2 Bde., Paris 1770.
Vandermonde, Charles-Augustin: »Colique de Poitou«, in: Journal de médecine, chirurgie, pharmacie, etc. 8 (1758).
Varandée, Jean: Posthumus [...] in lucem editus, de morbis & affectibus mulierum, Lyon 1619; Französisch als: Traité des maladies des femmes, Paris 1666.
Venette, Nicolas: Tableau de l'amour humain considéré dans l'état du mariage, Amsterdam 1686.

Venette, Nicolas: La génération de l'homme ou le tableau de l'amour conjugal, divisé en quatre parties, Köln 1721.
Vernet, Jules: La magnétismomanie, Paris 1816.
Vicq d'Azyr, Felix: Traité d'anatomie et de physiologie, Paris 1786.
Vieussens, Raymond: Réponse du Sieur Vieussens, docteur en médecine, de la faculté de Montpellier à trois lettres imprimées du Sieur Chirac, professeur en médecine de l'université de la même ville, Montpellier 1698.
Vigarous, Joseph Marie Joachim: Cours élémentaire de maladies des femmes, ou essai sur une nouvelle méthode pour étudier et pour classer les maladies de ce sexe, Paris 1801.
Virey, Julien Joseph: Histoire naturelle du genre humain, Paris 1824.
Virey, Julien Joseph: De la femme sous ses rapports physiologique, moral et littéraire [1823], Paris 1825.
Viridet, Jean: Dissertation sur les vapeurs, Yverdon 1726.
Voltaire: Questions sur l'Encyclopédie, dictionnaire philosophique [1770-1772] (Œuvres complètes, hg. v. Adrien-Jean-Quentin Beuchot, Bd. 18), Paris 1878.
Voltaire: Correspondance avec les Tronchin, hg. v. André Delattre, Paris 1950.
Voltaire: Correspondance, hg. v. Théodore Besterman, 13 Bde., Paris 1964-1993, Bd. 10: 1769-1772, Paris 1986.

Whytt, Robert: Observations on the nature, causes, and cure of those disorders which have been commonly called nervous, hypochondriac, or hysteric: To which are prefixed some remarks on the sympathy of the serves, Edinburg 1767; Deutsch als: Beobachtungen über die Natur, Ursachen und Heilung der Krankheiten, die man gemeiniglich Nervenübel ingleichen hypochondrische und hysterische Zufälle nennet, 3. Aufl. Leipzig 1794; Französisch als: Les vapeurs ou maladies nerveuses et hypochondriaques ou hystériques; reconnus & traitées dans les deux sexes, Nouvelle édition, à laquelle on a joint un extrait d'un ouvrage anglois du même auteur, sur les mouvements vitaux & involontaires des animaux, servant d'introduction à celui-ci, 2 Bde., Paris 1777.
Wier, Johann: Von verzeuberungen verblendungen auch sonst viel und mancherles gepler des Teuffels und seines ganzen Heers [De l'imposture des diables, enchanteurs et sorciers, 1570], Basel 1565.
William, Godwin: Caleb Williams oder Die Dinge, wie sie sind [Caleb Williams, 1794], 2. Aufl., Leipzig 1985.
Willis, Thomas: »An essay of the pathology of the brain and nervous stock in which convulsive diseases are treated of, translated out of latine into English, by S.P.«, in: The remaining medical works of that famous and renowned physician Dr Thomas Willis of Christ Church in Oxford, and Sidley, professor of natural philosophy in that famous university, London 1681, 1684.
Wilson, Andrew: Medical researches being an an enquiry into the nature and origin of hysterics in the female constitution, and into the distinction between that disease and hypochondriac or nervous disorder, London 1777.
Wollstonecraft, Mary: Maria, or the wrongs of a woman [1798], New York 1992.

SEKUNDÄRLITERATUR

Ackerknecht, Erwin H.: La médecine hospitalière à Paris (1794-1848) [Medicine at the Paris Hospital, 1794-1848, Baltimore 1967], Paris 1986.

Andrews, Jonathan, Andrew Scull: Undertaker of the mind. John Monro and mad-doctoring in eighteenth-century England, Berkeley 2001.

Apostolidès, Jean-Marie: Le roi-machine. Spectacle et politique au temps de Louis XIV, Paris 1981.

Arnaud, Sabine (Hg.): La philosophie des vapeurs, Paris 2009.

Arnaud, Sabine: »Une maladie indéfinissable? L'hystérie, de la métaphore au récit, au XVIIIe siècle«, in: Annales. Histoire, Sciences Sociales 65/1 (2010), S. 63-85.

Arnaud, Sabine: »Tension and narrative. Autobiographies of illness as medical legitimacy in the works of Francis Fuller, George Cheyne, Charles Revillon and the Count de Puységur«, in: Tensions / Spannung, hg. v. Christoph Holzhey, Berlin 2010, S. 49-69.

Arnaud, Sabine: »S/he who traps last traps best. The diagnosis of vapours and the writing of observations in late eighteenth-century France«, in: The body and its images in eighteenth-century Europe, hg. v. Sabine Arnaud und Helge Jordheim, Paris 2012, S. 147-165.

Aubert, François (Hg.): Pierre Pomme, médecin: récit familial, Arles 1998.

Aucante, Vincent: La philosophie médicale de Descartes, Paris 2006.

Azouvi, François: »Sens et fonction épistémologiques de la critique du magnétisme animal par les académies«, in: Revue d'histoire des sciences 29/2 (1976), S. 123-142.

Baecque, Antoine de: »La folie du jeu«, in: L'état de la France pendant la Révolution 1789-1799, hg. v. Michel Vovelle, Paris 1988, S. 175-176.

Baecque, Antoine de: La Révolution à travers la caricature, Paris 1989.

Baecque, Antoine de: Le corps de l'histoire. Métaphores et politique 1770-1800, Paris 1993.

Baecque, Antoine de: La gloire et l'effroi. Sept morts sous la terreur, Paris 1997.

Baecque, Antoine de: Les éclats du rire. La culture des rieurs au XVIIIe siècle, Paris 2000.

Baecque, Antoine de, Françoise Mélonio: Lumières et liberté. Les dix-huitième et dix-neuvième siècles (Histoire culturelle de la France, Bd. 3), Paris 2004.

Barbé, Léo: »La bibliothèque d'un médecin gascon au milieu du XVIIIe siècle«, in: Bulletin de la Société Archéologique, Historique, Littéraire & Scientifique du Gers 92/3 (1991), S. 200-213.

Barker-Benfield, Graham John: The culture of sensibility. Sex and society in eighteenth-century Britain, London 1992.

Barras, Vincent, Philippe Rieder: »Écrire sa maladie au siècle des Lumières«, in: La médecine des Lumières tout autour de Samuel-Auguste Tissot, hg. v. Vincent Barras und Micheline Louis Couvoisier, Genf 2001.

Barras, Vincent, Stefan Hächler, Stéphane Pilloud: »Consulter par lettre au XVIIIe siècle«, in: Gesnerus 61 (2004), Nr. 3/4, S. 232-253.

Barroux, Gilles: Philosophie, maladie et médecine au XVIIIe siècle, Paris 2008.

Bataille, Georges: »Informe«, in: ders.: Documents, Doctrines, Archéologie, Beaux-Arts, Ethnographie, 7 (1929), S. 382; Neuauflage Paris 1968, S. 177-178.

Bataille, Georges: Die innere Erfahrung (nebst Methode der Meditation) [L'expérience intérieure, 1992], München 1999.

Baudrillard, Jean: Die Konsumgesellschaft. Ihre Mythen, ihre Strukturen [La société de consommation. Ses mythes, ses structures, 1970], Wiesbaden 2015.

Beaujour, Michel: Miroirs d'encre, rhétorique de l'autoportrait, Paris 1980.

Beizer, Janet: Ventriloquized bodies: Narratives of hysteria in nineteenth-century France, Ithaca 1994.

Benrekassa, Georges: »La pratique et l'aveu, ce que parler veut dire...«, in: Dix-huitième siècle 39 (2007), S. 109-128.

Benvéniste, Emile: Problèmes de linguistique générale, 2 Bde., Paris 1980 [1964/1970], Bd. 1 auf Deutsch als: Probleme der Allgemeinen Sprachwissenschaft, Frankfurt am Main 1977 [1974].

Bernadac, Christian, Sylvain Fourcassié: Les possédées de Chaillot, Paris 1983.

Berriot-Salvadore, Evelyne: Un corps, un destin. La femme dans la médecine de la Renaissance, Paris 1993.

Berriot-Salvadore, Evelyne: »Les Médecins analystes de la passion érotique à la fin de la Renaissance«, in: La Peinture des passions de la renaissance à l'âge classique, hg. v. Bernard Yon, Saint-Etienne 1995, S. 257-269.

Bertucci, Paola, Giuliano Pancaldi (Hgg.): Electric bodies, episodes in the history of medical electricity, Bologna 2001.

Bertucci, Paola: »Revealing sparks: John Wesley and the religious utility of electrical healing«, in: British Society for the History of Science 39/3 (2006), S. 341-362.

Bocchicchio, Rebecca P.: »Blushing, trembling, and incapable of defense: The hysterics of the British recluse«, in: The passionate fictions of Eliza Heywood. Essays on her life and work, hg. v. Kirsten Saxton, Lexington 2000, S. 95-114.

Brandt, Christina: »Genetic code, text, and scripture. Metaphors and narration in German molecular biology«, in: Science in Context 18/4 (2005), S. 629-648.

Brockliss, L.W.B.: Calvet's web Enlightenment and the Republic of letters in eighteenth-century France, New York 2002.

Brockliss, Laurence, Colin Jones: The medical world of early modern France, Oxford und New York 1997.

Bronfen, Elisabeth: »Hysteria, phantasy, and the family romance. Ann Radcliffe's romance of the forest«, in: Women Writing 2/1 (1994), S. 171-180.

Cadden, Joan: Meanings of sex difference in the Middle Ages. Medicine, science and culture, Cambridge 2003.

Campbell, John Angus, Keith Benson: »The rhetorical turn in science studies«, in: Quarterly Journal of Speech 82/1 (1996), S. 74-91.

Canguilhem, Georges: Die Herausbildung des Reflexbegriffs im 17. und 18. Jahrhundert [La formation du concept de réflexe au XVIIe et au XVIIIe siècle, Paris 1955], München 2008.

Canguilhem, Georges: Das Normale und das Pathologische [Le normal et le pathologique, Paris 1966], Frankfurt am Main 1977.

Carroy-Thurard, Jacqueline: »Possession, extase, hystérie au XIXe siècle«, in: Psychanalyse à l'Université 5/19 (1980), S. 499-515.

Carroy-Thurard, Jacqueline: Le mal de Morzine: De la possession a l'hystérie (1857-1877), Paris 1981.

Carroy-Thurard, Jacqueline: »Hystérie, théâtre, littérature au XIXe siècle«, in: Psychanalyse à l'Université 7/26 (1982), S. 299-317.

Carson, John: The measure of merit, Princeton 2007.

Castle, Terry: The female thermometer. 18th-century culture and the invention of the uncanny, Oxford 1995.

Certeau, Michel de: Das Schreiben der Geschichte [L'écriture de l'histoire, Paris 1975], Frankfurt am Main 1991.

Certeau, Michel de: Mystische Fabel. 16. bis 17. Jahrhundert [La fable mystique, Paris 1982], Berlin 2010.

Certeau, Michel de: Le lieu de l'autre: histoire religieuse et mystique, Paris 2005.

Chappey, Jean-Luc: La Société des observateurs de l'homme, 1799-1804. Des anthropologues au temps de Bonaparte, Paris 2002.

Chartier, Roger: »Texts, printings, reading«, in: The new cultural history, hg. v. Lynn Hunt, Berkeley 1989, S. 151-175.

Chaunu, Pierre: »Sur la fin des sorciers au XVIIe siècle« in: Annales. Économies, sociétés, civilisations, 24/4 (1969), S. 895-911.

Cixous, Hélène, Clément Catherine: La jeune Née, Paris 1975.

Cixous, Hélène: Portrait de Dora, Paris 1976.

Coleman, William: Death is a social disease. Public health and political economy in early industrial France, Madison, Wisconsin 1982.

Compagnon, Antoine: La seconde main; ou, Le travail de la citation, Paris 1979.

Cook, Harold J.: »Bernard Mandeville«, in: Blackwell companions to philosophy: A companion to early modern philosophy, Bd. 23, Oxford 2002.

Corsi, Pietro: »After the Revolution. Scientific language and French politics, 1795-1802«, in: The practice of reform in health, medicine, and science, 1500-2000. Essays for Charles Webster, hg. v. Margaret Pelling und Scott Mandelbrote, Aldershot 2005, S. 223-245.

Crignon-De Oliveira, Claire: De la mélancolie à l'enthousiasme. Robert Burton (1577-1640) et Antony Ashley Cooper, comte de Shaftesbury (1671-1713), Paris 2006.

Cunningham, Andrew, Roger K. French (Hgg.): Medical Enlightenment of the eighteenth century, Cambridge 1990.

Cutting-Gray, Joanne: Woman as »nobody« and the novels of Fanny Burney, Gainesville 1992.

Dacome, Lucia: »Balancing acts: Picturing perspiration in the long eighteenth century«, in: Studies in History and Philosophy of Biological and Biomedical Sciences 43 (2012), S. 379-391.

Darnton, Robert: Der Mesmerismus und das Ende der Aufklärung in Frankreich [Mesmerism and the end of the Enlightenment in France, Cambrigde/Mass. 1968], Frankfurt am Main 1986; Französisch als: La fin des Lumières. Le mesmérisme et la Révolution, Paris 1995 [1984].

Daston, Lorraine, Katherine Park: Wonders and the order of nature, New York 1998.

Daston, Lorraine: Wunder, Beweise und Tatsachen. Zur Geschichte der Rationalität, Frankfurt am Main 2001.

Daston, Lorraine, Fernando Vidal (Hgg.): The moral authority of nature, Chicago und London 2004.

Daston, Lorraine, Elizabeth Lunbeck (Hgg.): Histories of scientific observation, Chicago 2011.

Daston, Lorraine, Peter Galison: »Objectivity and its critics«, in: Victorian Studies 50 (2008), S. 666-677.

Davis, Natalie Zemon: Fiction in the archives, pardon tales and their tellers in sixteenth-century France, Stanford 1987.

Debus, Allen G.: Chemistry and medical debate. Van Helmont to Boerhaave, Canton 2001.

Dechambre, Amédée (Hg.): Dictionnaire encyclopédique des sciences médicales, Bd. 24, Paris 1880.

Delon, Michel: L'invention du boudoir, Cadeilhan 1999.

Deneys-Tunney, Anne: L'écriture du corps. De Descartes à Laclos, Paris 1992.

Derrida, Jacques: Dissemination [La dissémination, Paris 1972], Wien 1995.

Dhombres, Nicole, Jean Dhombres: Naissance d'un pouvoir: sciences et savants en France (1793-1824), Paris 1989.

Dieckmann, Herbert: Cinq leçons sur Diderot, Genf 1959.

Dixon, Laurinda: Perilous chastity. Women and illness in Pre-Enlightenment art and medicine, Ithaca 1995.

Dixon, Thomas: »Patients and passions. Languages of medicine and emotion, 1789-1850«, in: Medicine, Emotion, and Disease, 1750-1950, hg. v. Fay Bound Alberti, New York 2006, S. 22-52.

Dorlin, Elsa: La Matrice de la race. Généalogie sexuelle et coloniale de la nation française, Paris 2006.

Duchesneau, François: La physiologie des Lumières. Empirisme, modèles et théories, London 1982.

Duden, Barbara: Geschichte unter der Haut. Ein Eisenacher Arzt und seine Patientinnen um 1730, Stuttgart 1987.

Edelman, Nicole: Les métamorphoses de l'hystérique, du début de XIXe siècle à la grande guerre, Paris 2003.

Edelman, Nicole, Jean-Pierre Peter, Luis Montiel (Hgg.): Histoire sommaire de la maladie et du somnambulisme de Lady Lincoln, Paris 2009.

Elias, Norbert: Die höfische Gesellschaft: Untersuchungen zur Soziologie des Königtums und der höfischen Aristokratie; mit einer Einleitung: Soziologie und Geschichtswissenschaft, Neuwied 1969, weitere Auflagen; Französisch als: La société de cour, Paris 2008.

Ellenberger, Henri F.: Die Entdeckung des Unbewussten: Geschichte und Entwicklung der dynamischen Psychiatrie von den Anfängen bis zu Janet, Freud, Adler und Jung [The discovery of the unconscious, the history and evolution of dynamic psychiatry, New York 1970], 2 Bde., Bern 1973; Neuausgabe: Zürich 2005.

Emch-Deriaz, Antoinette: Tissot. Physician of the Enlightenment, New York 1992.

Evans, Martha Noel: Fits and start. A genealogy of hysteria in modern France, Ithaca 1991.

Farge, Arlette: Das brüchige Leben: Verführung und Aufruhr im Paris des 18. Jahrhunderts [La vie fragile. Violence, pouvoirs et solidarités à Paris au XVIIIe siècle, Paris 1986], Berlin 1989.

Farge, Arlette: »Les artisans malades de leur travail«, in: Annales. E.S.C. 32/5 (1977), S. 993-1006.

Farge, Arlette: Effusion et tourment, le récit des corps. Histoire du peuple au XVIIIe siècle, Paris 2007.

Farge, Arlette: Le cours ordinaire des choses dans la cité du XVIIIe siècle, Paris 1994.

Fissell, Mary E.: Vernacular bodies. The politics of reproduction in early modern England, Oxford 2004.

Foucault, Michel: Wahnsinn und Gesellschaft. Eine Geschichte des Wahns im Zeitalter der Vernunft [Folie et déraison. Histoire de la folie à l'âge classique, Paris 1961, 2. Aufl. 1972 unter dem Titel: Histoire de la folie à l'âge classique], Frankfurt am Main 1969, 2. Aufl. 1973, 20. Aufl. 2013.

Foucault, Michel: Psychologie und Geisteskrankheit [Maladie mentale et psychologie, Paris 1995], Frankfurt am Main 1968.

Foucault, Michel: Die Geburt der Klinik. Eine Archäologie des ärztlichen Blicks [Naissance de la clinique. Une archéologie du regard médical, Paris 1963, 2. Aufl. 1972], München 1973, 2. Aufl. Berlin 1976, 3. Aufl. Frankfurt am Main 1988, 9. Aufl. 2011.

Foucault, Michel: Dits et Ecrits. Schriften [Dits et Ecrits, 4 Bde., Paris 1994], 4 Bde.; Bd. 1: 1954-1969, Frankfurt am Main 2001, 2. Aufl. 2007, Bd. 2: 1970-1975, Frankfurt am Main 2002, Bd. 3: 1976-1979, Frankfurt am Main 2003, Bd. 4: 1980-1988, Frankfurt am Main 2005.

Foucault, Michel: »Ärzte, Richter und Hexer im 17. Jahrhundert« [»Médecins, juges et sorciers au XVIIe siècle«, in: Dits et écrits, Bd. I, Paris 1994], in: ders., Dits et Ecrits. Schriften in 4 Bdn., Frankfurt am Main 2001, Bd. 1, S. 958-973.

Foucault, Michel: »Dies ist keine Pfeife« [»Ceci n'est pas une pipe«, in: Dits et écrits, Bd. 1, Paris 1994], in: ders., Dits et Ecrits. Schriften in 4 Bdn., Frankfurt am Main 2001, Bd. 1, S. 812-830.

Foucault, Michel: Die Anormalen [Les anormaux, hg. v. François Ewald, Alessandro Fontana, Valerio Marchetti, Antonella Salomoni, Paris 1999], Frankfurt am Main 2003.

Foucault, Michel: Die Macht der Psychiatrie [Le pouvoir psychiatrique, hg. v. François Ewald, Alessandro Fontana, Paris 2003], Frankfurt am Main 2005.

Garin, Eugenio: »'Phantasia' e 'imaginatio' fra Ficino e Pomponazzi«, in: ders., Umanisti, artisti, scienzati. Studi sul Rinascimento italiano, Rom 1989, S. 303-317.

Gelfand, Toby: Professionalizing modern medicine, Paris surgeons and medical science and institutions in the 18th century, London 1980.

Genette, Gérard: Mimologiken. Reise nach Kratylien [Mimologiques. Voyages en Cratylie, 1976], München 1996, Frankfurt am Main 2001.

Gilman, Sander L.: Difference and pathology. Stereotypes of sexuality, race and madness, Ithaca 1993.

Gillispie, Charles Coulston: Sciene and polity in France at the end of the Old Regime, Princeton 1980.

Goldstein, Jan: Console and classify. The French psychiatric profession in the nineteenth century [1987], Chicago 2001; Französisch als: Consoler et classifer. L'essor de Ia psychiatrie française, Le Plessis-Robinson 1997.

Goldstein, Jan: Hysteria complicated by ecstasy, Princeton 2010.

Golinski, Jan: »Barometers of change. Meteorological instruments as machines of Enlightenment«, in: The Science in enlightened Europe, hg. v. William Clark, Jan Golinski und Simon Schaffer, Chicago 1999, S. 69-91.

Gooding, David, Trevor Pinch, Simon Schaffer (Hgg.): The uses of experiment. Studies in the natural sciences, Cambridge 1989.

Goodman, Dena: The Republic of letters. A cultural history of the French Enlightenment, Ithaca 1994.

Gould, Rebecca: »Sterne's sentimental Yorick as male hysteric«, in: Studies in English Literature (1500-1900) 36/3 (1996), S. 641-653.

Goulemot, Jean-Marie: Ces livres qu'on ne lit que d'une main. Lecture et lecteurs de livres pornographiques au XVIIIe siècle, Paris 1994.

Green, Monica (Hg.): The Trotula. A medieval compendium of women's medicine. Philadelphia 2000.

Green, Monica: »Bodies, gender, health, disease. Recent work on Medieval women's medicine«, in: Sexuality and culture in medieval and Renaissance Europe (Studies in medieval and Renaissance history, 2/1 (2005)), hg. v. Philip M. Soergel, New York 2005, S. 1-46.

Groneman, Carol: »Nymphomania. The historical construction of female sexuality«, in: Signs 19/2 (1994), S. 337-367.

Guerrini, Anita: Obesity and depression in the Enlightenment. The life and times of George Cheyne, Norman 2000.

Hannaway, Caroline C.F.: Medicine, public welfare, and the state in 18th-century France. The société royale de médecine of Paris (1776-1793), Baltimore 1974.

Harkness, Deborah: »Nosce teipsum. Curiosity, the humoural body and the culture of therapeutics in late sixteenth- and early seventeenth-century England«, in: Curiosity and wonder from the renaissance to the Enlightenment, hg. v. Robert John Weston Evans und Alexander Marr, Aldershot 2006, S. 171-192.

Harries, Elizabeth W.: »Fragments and mastery. Dora and Clarissa«, in: Eighteenth-Century Fiction 5/3, (1993), S. 217-238.

Hawes, Clement: Mania and Literary Style: The rhetoric of enthusiasm from the Ranters to Christopher Smart, Cambridge 1996.

Heilbron, John: Electricity in the 17th and 18th centuries. A study of early modern physics, Berkeley 1979.

Heyd, Michael: »Be Sober and reasonable«. The critique of enthusiasm in the 17th and early 18th century, New York 1995.

Hine, Ellen McNiven: Jean Jacques Dortous de Mairan and the Genevan connection: Scientific networking in the 18th century, Oxford 1996.

Imbroscio, Carmelina: Le malattie dell'anima tra scienza e pregiudizio. Letteratura medica e letteratura parodica nel settecento francese, Bologna 2002.

Irigaray, Luce: Speculum. Spiegel des anderen Geschlechts [Spéculum de l'autre femme, Paris 1974], Frankfurt am Main 1980.

Irlam, Shaun: The poetics of enthusiasm in eighteenth-century Britain, Stanford 1999.

Jaquier, Claire: L'erreur des désirs. Romans sensibles au XVIIIe siècle, Lausanne 1998.

Jewson, Nicholas D.: »The disappearance of the sick-man from medical cosmology, 1770-1870«, in: Sociology 10/2 (1976), S. 225-244.

Jones, Colin: »Plague and its metaphors in early modern France«, in: Representations 53 (1996), S. 97-127.

Jordanova, Ludmilla: »The popularization of medicine. Tissot on onanism«, in: Textual Practice 1/1 (1987), S. 68-79.

Jordanova, Ludmilla: Sexual visions. Images of gender in science and medicine between the eighteenth and the twentieth centuries, Madison 1989.

Jordanova, Ludmilla: Nature displayed, gender, science and medicine, 1760-1820, London 1999.

Kantorowicz, Ernst H.: Die zwei Körper des Königs. Eine Studie zur politischen Theologie des Mittelalters [The King's two bodies. A study in mediaeval political theology, Princeton 1957], München 1990.

Keel, Othmar: L'avènement de la médecine clinique et moderne en Europe, 1750-1815. Politiques, institutions, savoirs, Montreal 2002.

King, Helen: Hippocrates' woman. Reading the female body in ancient Greece, New York 1998.

King, Helen: The disease of virgins. Green sickness, chlorosis and the problem of puberty, London 2004.

King, Helen: »The mathematics of sex. One to two or two to one?«, in: Sexuality and culture in Medieval and Renaissance Europe (Studies in Medieval and Renaissance history, 2/3 (2005)), hg. v. Philip M. Soergel, New York 2005, S. 47-58.

King, Lester S.: »Boissier de Sauvages and the eighteenth-century nosology«, in: Bulletin of the History of Medicine 40 (1966), S. 43-51.
Klein, Lawrence Eliot, Anthony J. LaVopa (Hgg.): Enthusiasm and Enlightenment in Europe, 1650-1850, San Marino 1998.
Klein, Robert: »L'enfer de Ficin«, in: Umanesimo e esoterismo, hg. v. E. Castelli, Padoua 1960, S. 47-84.
Kniebiehler, Yvonne, Cathérine Fouquet: La femme et les médecins. Analyse historique, Paris 1983.
Knox, Ronald Arbuthnort: Enthusiasm: A chapter in the history of religion, with special references for the 17th and 18th centuries, London 1950.
Kreiser, Robert: Miracles, convulsions and ecclesiastical politics in early 18th-century Paris, Princeton 1978.

La Berge, Ann F.: Mission and method. The early nineteenth-century French public Health movement, Cambridge 1992.
Labrude-Estenne, Jacqueline: Médecins et médecine dans l'univers romanesque de T. Smollet et de L. Sterne 1748-1771, Paris 1995.
Lacan, Jacques: »Wortmeldung zur Übertragung« [»Intervention sur le transfert«, in: ders.: Ecrits, Paris 1996, S. 215-225], in: ders.: Schriften, 2 Bde., Bd. 1, Wien und Berlin 2015, S. 252-267.
Laqueur, Thomas: Auf den Leib geschrieben. Die Inszenierung der Geschlechter von der Antike bis Freud [Making sex. Body and gender from the Greeks to Freud, Cambridge 1990], Frankfurt am Main 1992.
Laqueur, Thomas W.: Die einsame Lust. Eine Kulturgeschichte der Selbstbefriedigung [Solitairy sex. A cultural history of masturbation, New York 2003], Berlin 2008.
Lawrence, Christopher: »The nervous system and society in the Scottish Enlightenment«, in: Natural order. Historical studies of scientific culture, hg v. Barry Barnes und Steven Shapin, Beverly Hills 1979, S. 19-40.
Le Maire, Catherine: De la cause de Dieu à la cause de la nation. Le Jansénisme au XVIIIe siècle, Paris 1998.
Le Maire, Catherine: Les convulsionnaires de Saint-Médard, Paris 1985.
Léonard, Jacques: La médecine entre les pouvoirs et les savoirs, Paris 1981.
Léonard, Jacques: Médecins, malades et sociétés dans la France du XIXe siècle, Paris 1992.
Licoppe, Christian: La formation de la pratique scientifique. Le discours de l'expérience en France et en Angleterre. 1630-1820, Paris 1996.
Livi, Jocelyne: Vapeurs de femmes. Essai historique sur quelques fantasmes médicaux et philosophiques, Paris 1984.
Lockwood, Dean Putnam: Ugo Benzi. Medieval philosopher and physician 1376-1439, Chicago 1951.
Logan, Peter Melville: Nerves and narrative. A cultural history of hysteria in 19th-century prose, Berkeley 1997.

Lord, Alexandra: »'The great arcana of Deiti'. Menstruation and menstrual disorders in eighteenth-century British medical thought«, in: Bulletin of the History of Medicine 73/1 (1999), S. 71-99.

Macalpine, Ida, Richard Alfred Hunter: George III and the mad business, London 1969.
Maclean, Ian: The Renaissance notion of woman. A study in the fortunes of scholasticism and medical science in European intellectual life, Cambridge 1980, 1995.
Mandressi, Rafael: Le regard de l'anatomiste. Dissections et invention du corps en occident, Paris 2003.
Mandrou, Robert: Magistrats et sorciers en France au XVIIe siècle. Une analyse de psychologie historique, Paris 1980.
Marin, Louis: Le récit est un piège, Paris 1978.
Marin, Louis: La parole mangée et autres essais théologico-politiques, Paris 1986; Englisch als: Food for thought, Baltimore 1997.
Martin, Julian: »Sauvages's nosology. Medical Enlightenment in Montpellier«, in: The medical Enlightenment of the eighteenth century, hg. v. Andrew Cunningham und Roger French, Cambridge 1990, S. 111-137.
Matlock, Jann: Scenes of seduction, prostitution, hysteria and reading difference in the nineteenth-century France, New York 1994.
Mazzoni, Cristina: Saint Hysteria. Neurosis, mysticism, and gender in European culture, Ithaca 1996.
McClive, Cathy: »Menstrual knowledge and medical practice in France, c. 1555-1761«, in: Menstruation. A cultural history, hg. v. Gillian Howie und Andrew Shail, New York 2005, S. 76-89.
Mee, Jon: Romanticism, enthusiasm, and regulation, poetics and the policing of culture in the Romantic period, New York 2003.
Micale, Mark S.: Approaching hysteria. Disease and its interpretations, Princeton 1995.
Micale, Mark S.: Hysterical men. The hidden history of male nervous illness, Cambridge 2008.
Montrelay, Michelle: L'ombre et le nom. Sur la Féminité, Paris 1977.
Moravia, Sergio: Il tramonto dell'illuminismo: Filosofia e politica nella società francese (1770-1810), Bari 1981.
Mullan, John: Sentiment and sociability. The language of feeling in the eighteenth century [1988], New York 2002.

Nance, Brian: Turquet de Mayerne as baroque physician. The art of medical portraiture, Amsterdam 2002.

Otis, Laura: Membranes. Metaphors of invasion in nineteenth-century literature, science, and politics, Baltimore 1999.

Packard, Randall M., Mary Fissell (Hgg.): Women, health, and healing in early modern Europe (Bulletin of the history of medicine, 82/1), Baltimore 2008.

Parent, Françoise: »De nouvelles pratiques de lecture«, in: Histoire de l'édition française, 2 Bde., hg. v. Roger Chartier und Henri-Jean Martin, Paris 1982-1984, Bd. 2: Le livre triomphant, 1660-1830 [1984], S. 801-818; weitere Auflage 1990.

Park, Katherine: Secrets of women. Gender, generation, and the origin of human dissection, New York 2006.

Pauthier, Céline: L'exercice illégal de la médecine (1673-1793). Entre défaut de droit et manière de soigner, Paris 2002.

Peter, Jean-Pierre: »Médecine, épidémies et société en France à la fin du XVIIe siècle d'après les archives de l'Académie de médicine«, in: Bulletin de la Société d'histoire moderne 14 (1970), S. 2-9.

Peter, Jean-Pierre: »Le corps du délit«, in: Nouvelle Revue de Pyschoanalyse 3 (1971), S. 71-108.

Peter, Jean-Pierre, »Entre femmes et médecins. Violence et singularités dans les discours du corps d'après les manuscrits médicaux de la fin du XVIIIe Siècle«, in: Ethnologie Française 6 (1976), S. 341-348.

Peter, Jean-Pierre: »Kranke und Krankheiten am Ende des 18. Jahrhunderts (aufgrund einer Untersuchung der Königlich-Medizinischen Gesellschaft 1774-1794)« [»Une enquête de la Société royale de médecine (1774-1794). Malades et maladies au XVIIIe siècle«, 1967], in: Biologie des Menschen in der Geschichte. Beiträge zur Sozialgeschichte der Neuzeit aus Frankreich und Skandinavien, hg. v. Arthur E. Imhof, Stuttgart-Bad Cannstatt 1978, 274-326.

Peter, Jean-Pierre: »Puységur et l'enfant fou ou la raison originelle«, in: ders. (Hg.): A. M. J. de Chastenet, marquis de Puységur. Un somnambule désordonné? Journal du traitement magnétique du jeune Hébert, Le Plessis-Robinson 1999, S. 9-88.

Pigeaud, Jackie: La maladie de l'âme. Étude sur la relation de l'âme et du corps dans la tradition médico-philosophique antique, Paris 1981.

Pomata, Gianna, Nancy Siraisi (Hgg.): Historia. Empiricism and erudition in early modern Europe, Cambridge 2005.

Pomata, Gianna: »Observation rising. Birth of an epistemic genre, ca. 1500-1650«, in: Histories of scientific observation, hg. v. Lorraine Daston und Elizabeth Lunbeck, Chicago 2011, S. 45-80.

Pomata, Gianna: »Sharing cases. The observationes in early modern medicine«, in: Early Science and Medicine 15/3 (2010), S. 193-236.

Porter, Roy: »'Expressing yourself ill'. The language of sickness in Georgian England«, in: Language, Self and Society. A social history of language, hg. v. Peter Burke und Roy Porter, Cambridge 1991, S. 276-299.

Porter, Roy: »Willis, Francis (1718-1807)«, in: Oxford dictionary of national biography, Oxford 2004.

Pschyrembel, Willibald: Klinisches Wörterbuch, 258. Aufl., Berlin 1998.

Quinlan, Sean M.: The great nation in decline. Sex, modernity and health crises in revolutionary France, ca. 1750-1850, Aldershot 2008.

Ramsay, Matthew: Professional and popular medicine in France, 1770-1830. The social world of medical practice, Cambridge 1988.
Rancière, Jacques: Das Fleisch der Worte. Politik(en) der Schrift [La chair des mots, Paris 1998], Zürich 2010.
Rausky, Franklin: Mesmer, ou la révolution thérapeutique, Paris 1977.
Rey, Roselyne: Naissance et développement du vitalisme en France de la deuxième moitié du 18e siècle à la fin du premier Empire, Oxford 2000.
Ricoeur, Paul: Zeit und historische Erzählung [Temps et récit, Paris 1983], München 1988.
Rieder, Philip: La figure du patient au XVIIIe siècle, Genf 2010.
Rigoli, Juan: Lire le délire. Aliénisme, rhétorique et littérature en France au XIXe siècle, Paris 2001.
Riskin, Jessica: Science in the age of sensibility. The sentimental empiricists of the French Enlightenment, Chicago 2002.
Risse, Guenter B.: New medical challenges during the Scottish Enlightenment, Amsterdam 2005.
Riva, Massimo: Saturno e le grazie, malinconici e ipocondriaci nella letteratura italiana del settecento, Palermo 1992.
Rocca, Julius: »William Cullen and Robert Whytt on the nervous system«, in: Brain, Mind and Medicine. Essays in eighteenth-century neuroscience, hg. v. Harry Whitaker, C.U.M. Smith und Stanley Finger, New York 2007, S. 85-98.
Roche, Daniel: Le siècle des Lumières en province. Académies et académiciens provinciaux, 1680-1789, Bd. 1, Paris 1989.
Roger, Jacques: Les sciences de la vie dans la pensée française du XVIIIe siècle. La génération des animaux de Descartes à l'Encyclopédie, Paris 1963.
Rommevaux, Sabine: »Magnetism and Bradwardine's rule of motion in fourteenth- and fifteenth-century treatises«, in: Early science and medicine. A Journal for the study of science, technology and medicine in the pre-modern period 15/6 (2010), S. 618-647.
Roos, Anna Marie: »Luminaries in medicine. Richard Mead, James Gibbs, and solar and lunar effects on the human body in early modern England«, in: Bulletin of the history of medicine 74/3 (2000), S. 433-457.
Rosen, George: Madness in society. Chapters in the historical sociology, Chicago 1968, 1980.
Rosen, George: From medical police to social medicine: Essays on the History of Health Care. New York 1974.
Rosenberg, Charles, Golden Janet (Hgg.): Framing disease. Studies in cultural history, New Brunswick 1992.
Rousseau, George Sebastian: »Mysticism and millenarianism: 'Immortal Dr. Cheyne'«, in: Hermeticism and the Renaissance. Intellectual history of the occult in early modern Europe, hg. v. Allen G. Debus und Ingrid Merkel, Washington 1988, S. 192-230.
Rousseau, George Sebastian: »A strange pathology. Hysteria in the early modern world, 1500-1800«, in: Hysteria beyond Freud, hg. v. Sander L. Gilman, Berkeley 1993, S. 91-221.

Salomon-Bayet, Claire: L'institution de la science et l'expérience du vivant: Méthode et expérience à l'Académie Royale des Sciences, 1777-1793, Paris 1978.

Schaffer, Simon: »Natural philosophy and public spectacle in the eighteenth century«, in: History of Science 21 (1983), S. 1-43.

Schefer, Jean Louis: L'Espèce de chose mélancolie, Paris 1978.

Schiebinger, Londa: Schöne Geister. Frauen in den Anfängen der modernen Wissenschaft [Nature's body. Gender in the making of modern science, Boston 1993], Stuttgart 1993.

Schleiner, Winfried: »Early modern controversies about the one-sex model«, in: Renaissance Quaterly 53/1 (2000), S. 180-191.

Schmid, Thomas H.: »My authority. Hyper mimesis and the discourse of hysteria in *The female Quixote*«, in: The Rocky Mountain Review of Language and Literature 51/1 (1997), S. 21-35.

Scott, Joan Wallach: Gender and the politics of history, New York 1988.

Scull, Andrew: Hysteria. The biography, Oxford 2009.

Scull, Andrew: The most solitary of afflictions. Madness and society in Britain, 1700-1900, New Haven 1993.

Seth, Catriona (Hg.): Marie-Antoinette. Anthologie et dictionnaire, Paris 2006.

Seth, Catriona: Les rois aussi en mouraient. Les Lumières en lutte contre la petite vérole, Paris 2008.

Shapin, Steven: A social history of truth, civility and science in seventeenth-century England, Chicago 1995.

Shapin, Steven, Never pure: Historical studies of science as if it was produced by people with bodies, situated in time, space, culture, and society, and struggling for credibility and authority, Baltimore 2010.

Shapin, Steven, Simon Schaffer: Leviathan and the air-pump, Hobbes, Boyle and the experimental life, Princeton 1985, 2011.

Sheriff, Mary D.: »Passionate spectators, on enthusiasm, nymphomania and the imagined tableau«, in: Enthusiasm and Enlightenment in Europe, 1650-1850 (Huntington Library Quaterly 60/1-2 (1997)), hg. v. Lawrence Eliot Klein und Anthony J. La Vopa, San Marino/CA. 1998, S. 51-83.

Showalter, Elaine: »Hysteria, feminism, and gender«, in: Hysteria beyond Freud, hg. v. Sander L. Gilman u.a., Berkeley 1993, S. 286-344.

Shuttleton, David E.: »Methodism and George Cheyne's 'More enlightening principles'«, in: Medicine in the Enlightenment, hg. v. Roy Porter, Amsterdam 1995, S. 316-335.

Shuttleton, David E.: »'Pamela's library': Samuel Richardson and Dr. Cheyne's 'universal cure'«, in: Eighteenth-Century Life 23/1 (1999), S. 59-79.

Shuttleton, David E.: Smallpox and the literary imagination 1660-1820, Cambridge 2007.

Sournia, Jean-Charles: La Médecine Révolutionnaire (1789-1799), Paris 1989.

Starobinski, Jean: Aktion und Reaktion: Leben und Abenteuer eines Begriffspaars [Action et réaction. Vie et aventures d'un couple, Paris 1999], München und Wien 2001.

Starobinski, Jean: Rousseau: eine Welt von Widerständen [Jean-Jacques Rousseau. La transparence et l'obstacle, 1957], München 1988 [1958].

Staum, Martin S.: Cabanis. Enlightenment and medical philosophy in the French Revolution, Princeton 1980.

Staum, Martin S., Donald E. Larsen (Hgg.): Doctors, patients, and society: Power and authority in medical care, Waterloo 1981.

Staum, Martin S.: »L'idéologie dans les écoles centrales«, in: L'institution de Ia raison. La révolution culturelle des idéologues, hg. v. François Azouvi, Paris 1992, S. 163-196.

Staum, Martin S.: Minerva's message. Stabilizing the French Revolution, London 1996.

Steinke, Hubert: Irritating experiments. Haller's concept and the European controversy on irritability and sensibility, 1750-1790, Amsterdam 2005.

Stengers, Jean, Anne Van Neck: Histoire d'une grande peur. La masturbation, Brüssel 1984.

Stolberg, Michael: »Medical popularization and the patient in the eighteenth century«, in: Cultural approaches to the history of medicine. Mediating medicine in early modern and modern Europe, hg. v. Willem de Blécourt und Cornelie Usborne, New York 2004, S. 89-107.

Stolberg, Michael: »Menstruation and sexual difference in early modern medicine«, in: Menstruation. A cultural history, hg. v. Gillian Howie und Andrew Shail, New York 2005, S. 90-101.

Tallent, Alistaire: »The hysterical lesbian and the unspeakable in Diderot's *La religieuse*«, in: Romance Review (2002,) S. 117-125.

Thomas, Chantal: La reine scélérate. Marie-Antoinette dans les pamphlets, Paris 1989.

Todorov, Tzvetan: »Introduction à la poétique«, in: Poétique 11 (1972), S. 289-292.

Tort, Patrick: La raison classificatoire. Quinze études, Paris 1989.

Trillat, Etienne: Histoire critique de l'hystérie, Paris 1986.

Tronchin, Henri: Un médecin du XVIIIe siècle, Théodore Tronchin 1709-1781, d'après des documents inédits, Paris 1906.

Veith, Ilza: Hysteria. The history of a disease, Chicago 1965; Französisch als: Histoire de l'hystérie, Paris 1973.

Vidal, Daniel: Miracles et convulsions Jansénistes au XVIIIe siècle, Paris 1987.

Vidal, Fernando: Les sciences de l'âme XVIe-XVIIIe siècle, Paris 2006.

Vila, Anne C.: »Sex and sensibility. Pierre Roussel's système physique et moral de la femme«, in: Representations 52 (1995), S. 76-93.

Vila, Anne C.: Enlightenment and pathology. Sensibility in the literature and medicine of 18th-century France, Baltimore 1998.

Wagner, Peter: »The discourse on sex – or sex as a discourse. Eighteenth-century medical and paramedical Erotica«, in: Sexual underworlds of the Enlightenment, hg. v. Roy Porter und George Sebastian Rousseau, Manchester 1987, Chapell Hill 1988, S. 46-68.

Weiner, Dora B.: The citizen-patient in revolutionary and imperial Paris, Baltimore 1993, 2. Aufl. 2002.

Wellman, Kathleen: La Mettrie. Medicine, philosophy, and Enlightenment, Durham 1992.

Wenger, Alexandre: La fibre littéraire. Le discours médical sur la lecture au XVIIIe siècle, Genf 2007.

Wenger, Alexandre: »Le 'Procès Pierre Pomme'. Légitimité professionnelle et violence polémique dans une querelle médicale du XVIIIe siècle«, in: Le mot qui tue. Les violences intellectuelles de l'antiquité à nos jours, hg. v. Vincent Azoulay und Patrick Boucheron, Paris 2009, S. 191-206.

Wild, Wayne: Medicine-by-Post: The changing voice of illness in eighteenth-century British consultation letters and literature (Clio Medica, 79), Amsterdam und New York 2006.

Williams, Elizabeth A.: »The French Revolution, anthropological medicine and the creation of medical authority«, in: Re-creating authority in revolutionary France, hg. v. Bryant T. Ragan und Elizabeth A. Williams, New Brunswick 1992, S. 80-86.

Williams, Elizabeth A.: The physical and the moral. Anthropology, physiology, and philosophical medicine in France, 1750-1850, Cambridge 1994.

Williams, Elizabeth A.: »Hysteria and the court physician in Enlightenment France«, in: Eighteenth-Century Studies 35/2 (2002), S. 247-255.

Wilson, Lindsay: Woman and medicine in the French Enlightenment. The debate over maladies des femmes, Baltimore 1993.

Yang-Sook, Shin: »The hysterical structure of *The rape of the lock*«, in: The Journal of English literature 42/3 (1996), S. 523-547.

Yeo, Richard: »Classifying the sciences«, in: The Cambridge History of science, Bd. 4, Cambridge 2003, S. 214-266.